Carl-Auer

Michael E. Harrer
Hansjörg Ebell

Hypnose und Achtsamkeit in der Psychoonkologie

Mit Geleitworten von Herbert Kappauf
und Norbert Loth

2021

Themenreihe »Hypnose und Hypnotherapie«
hrsg. von Bernhard Trenkle
Reihengestaltung: Uwe Göbel
Umschlaggestaltung: Heinrich Eiermann
Umschlagfoto: © Eigens – stock.adobe.com
Illustration S. 69: Brigitte Pfurtscheller
Redaktion: Markus Pohlmann
Satz: Drißner-Design u. DTP, Meßstetten
Printed in Germany
Druck und Bindung: CPI books GmbH, Leck

MIX
Papier aus verantwortungsvollen Quellen
FSC® C083411
www.fsc.org
CPI klimaneutral
Mehr Bäume.Weniger CO_2

Erste Auflage, 2021
ISBN 978-3-8497-0394-3 (Printausgabe)
ISBN 978-3-8497-8336-5 (ePUB)

Bibliografische Information der Deutschen Nationalbibliothek:
Die Deutsche Nationalbibliothek verzeichnet diese Publikation in der Deutschen Nationalbibliografie; detaillierte bibliografische Daten sind im Internet über http://dnb.d-nb.de abrufbar.

Informationen zu unserem gesamten Programm, unseren Autoren und zum Verlag finden Sie unter: **https://www.carl-auer.de/**
Wenn Sie Interesse an unseren monatlichen Nachrichten haben, können Sie dort auch den Newsletter abonnieren.

Carl-Auer Verlag GmbH
Vangerowstraße 14 • 69115 Heidelberg
Tel. +49 6221 6438-0 • Fax +49 6221 6438-22
info@carl-auer.de

Inhalt

Geleitwort aus onkologischer Perspektive

Auch wenn Zusammenhänge zwischen seelischem Erleben und der Entstehung oder dem Verlauf von Krebserkrankungen im Laufe der Medizingeschichte immer wieder beschrieben worden sind, ist die Psychoonkologie als interdisziplinäres wissenschaftliches Fachgebiet kaum 50 Jahre alt. Sie richtet ihre Aufmerksamkeit im klinischen Bereich weniger auf die Krank*heit* der Betroffenen, sondern auf ihr Krank*sein*, und dies mit der Zielsetzung, ein gutes Leben trotz, mit und nach einer Krebserkrankung wahrscheinlicher werden zu lassen. Ein Pionier der modernen Psychoonkologie, der Zürcher Psychiater und Psychoanalytiker Fritz Meerwein, schrieb vor 40 Jahren in seiner *Einführung in die Psycho-Onkologie*, dem ersten deutschsprachigen Lehrbuch des Fachgebiets (Meerwein 1981, S. 11):

> »Psychologisch gesprochen spielt sich das Krebsleiden im sogenannten ›Selbst‹ der Patienten ab. Als Selbst wird die teils bewusste, teils unbewusste innere Vorstellung bezeichnet, die sich der Mensch im Verlauf seines Lebens von sich gebildet hat. Sie enthält den Niederschlag sowohl der guten wie der schlechten Erfahrungen, die seit frühester Kindheit im Umgang mit dem eigenen Körper, der eigenen Person, aber auch den wichtigsten Bezugspersonen des alltäglichen Lebens erworben worden sind. Die Qualität dieser Erfahrungen sowie die Fähigkeit, diese Erfahrungen zu verarbeiten und nutzbringend anzuwenden, bestimmen den Grad der Selbstachtung, über die ein Mensch verfügen kann. Seelisches Wohlbefinden ist ohne Besitz eines gewissen Ausmaßes solcher Selbstachtung nicht möglich.«

Inzwischen gibt es viele Psychoonkologie-Fachbücher, und zu etlichen durfte auch ich beitragen. Wie kaum ein anderes stellt jedoch das vorliegende Buch von Michael Harrer und Hansjörg Ebell, beides Ärzte und Psychotherapeuten, das »Selbst« der Krebsbetroffenen und gleichzeitig selbstreflexiv das der Therapeuten und damit die Patient-Therapeut-Beziehung in den Mittelpunkt – ohne überhaupt diese psychoanalytische Terminologie zu verwenden.

Beim Lesen wird durchgängig klar: Die beiden Autoren schöpfen aus dem reichen Erfahrungsschatz einer jahrzehntelangen patientenorientierten Praxis. Diese dekonstruieren sie mit Fallbeispielen, um modellhaft transparent zu machen, wie sie Patienten konkret helfen und professionell begleiten. Sie befassen sich dabei mit allen Aspekten von Krebserkrankungen: von der Krebsangst, der Diagnose und Aufklärung, behandlungsassoziierten Beschwerden, über Nachsorge und »Survivorship« bis zur psychoonkologischen Begleitung in der Palliativmedizin und Sterbephase.

Ein Buch mit dem Titel *Hypnose und Achtsamkeit* würden viele Ärzte vielleicht der Ecke im Buchladen zuordnen, in der esoterische Gesundheitsliteratur mit Patientenratgebern schmust. Dieses Buch sollte sich im Regal dagegen neben den klassischen Lehrbüchern der Onkologie, Schmerztherapie, Allgemeinmedizin, Krankenpflege und Psychotherapie platziert finden. Beim Lesen ist es genauso aufschlussreich wie erfrischend, wie die Autoren Hypnose und Hypnotherapie entmystifizieren, aufzeigen, dass es nicht um theatralische Manipulation geht, sondern um Anleitung zur Selbstermächtigung und Selbstwirksamkeit.

Suggestive Kommunikation findet häufig und überall im klinischen Alltag statt. Sei es das Stirnrunzeln des Arztes beim Blick auf ein Röntgenbild bei der Visite mit einem in den Raum gesprochenen »Sieht nicht gut aus!« oder die Autosuggestion einer Patientin: »Mein Immunsystem ist schon immer schwach.« Derartige negative Suggestionen und Autosuggestionen sind die Essenz von Nocebos. Andere Suggestionen und Autosuggestionen können dagegen nicht nur die Wirklichkeit anders erleben lassen, sondern diese auch klinisch relevant positiv verändern – nicht nur bei Ängsten, Schmerzen oder chemotherapieassoziierten Symptomen wie Übelkeit und Erbrechen.

Eine junge Frau kommt nach einer erfolgreichen Krebsbehandlung zu einer onkologischen Kontrolluntersuchung zu mir: »Ich konnte die ganze letzte Nacht nicht schlafen. Zwischendurch habe ich dann geträumt, dass ich vor dem Krankenhaus stand und würfeln musste, mit einem Riesenwürfel. Ich habe eine Drei gewürfelt. In der Schule früher war ich auch eine ›Dreierschülerin‹.« Im klinischen Alltag werden derartige – häufige – Narrative und innere Bilder meist als Small Talk ignoriert. Das vorliegende Buch sensibilisiert dafür, sie auch in der nicht psychotherapeutischen Begegnung diagnostisch und therapeutisch zu nutzen und durch Aufmerksamkeitslenkung oder Teilearbeit zu verändern.

Selbst ein todkranker Patient ist nie nur krank. Er hat auch gesunde Anteile, und seien es »nur« Erinnerungsbilder. Derartige Ressourcen werden von Ärzten und anderen professionellen Helfern oft gar nicht wahrgenommen. Dabei können sie von ihnen viel lernen und sie therapeutisch nutzen.

Das Buch thematisiert Werte- und Bedürfnisperspektiven im therapeutischen Prozess sowie Elemente der Salutogenese, beispielsweise Sinn als Orientierungshilfe. Diese Elemente überschneiden sich mit dem Konzept von Achtsamkeit im Verständnis von rezeptiver Aufmerksamkeit und nicht wertender Bewusstheit von momentanen Vorgängen und Erfahrungen. Die beiden Autoren beschreiben Hypnose und Achtsamkeit als Tandem. Dabei beziehen sie sich nicht nur auf die therapeutische Anleitung von Patienten zur Achtsamkeit, sondern auch auf die Achtsamkeit der Therapeuten in der hypnosystemischen Therapie.

Das Buch brilliert mit seiner klaren Didaktik, die den komplexen Inhalt sehr gut vermittelt und ein empathisches Interesse an und in der therapeutischen Begegnung weckt. Auch bei den Ausführungen zur Achtsamkeitsphilosophie des Buddhismus vermeidet es jegliches Missionieren, und bei der hilfreichen Übersicht über psychoonkologische Konzepte verzichten die Autoren auf ideologische Wertungen. Sie betrachten Therapie und jede hilfreiche therapeutische Beziehung, ob in der Chirurgie, der Strahlenmedizin, der invasiven Schmerztherapie oder der Allgemeinarztpraxis, als resonante, symmetrische Beziehung, in der Erstarrtes wieder lebendig schwingen und Sinnhaftigkeit schaffen kann.

Ich kann dem Buch nur möglichst breite Resonanz in der Medizin, nicht nur bei psychoonkologischen Experten wünschen. Für Letztere sollte es Basislektüre sein.

Herbert Kappauf
Facharzt für Innere Medizin, Hämatologie,
Onkologie und Palliativmedizin
Facharzt für Psychosomatische Medizin und Psychotherapie

Geleitwort aus hypnotherapeutischer Perspektive

Michael E. Harrer und Hansjörg Ebell lösen sich in ihrer Darstellung weitgehend von einer Orientierung an Methoden – und seien es Hypnose und Achtsamkeit. Sie legen vielmehr Wert auf die Vermittlung der wesentlichen Elemente hypnotherapeutischer Kommunikation und beschreiben für die psychoonkologische Praxis eine Vielzahl von kreativen, prozessinduzierenden und -steuernden verbalen und nonverbalen Interaktionsformen. Diese Elemente sind lösungs- und heilungsorientiert und in einem hypnosystemischen Gesamtverständnis verortet, das darauf vertraut, dem Patienten innewohnende Ressourcen verwenden zu können. Auch aus Sicht der aktuellen Therapieforschung sind »therapeutisch wirksame Kommunikation« und eine gute, vertrauensvolle therapeutische Beziehung die wesentlichen Wirkfaktoren – und keineswegs irgendwelche »wirkmächtigen Techniken oder Methoden«.

Als erfahrene Hypnotherapeuten lieben beide Autoren die Arbeit mit Metaphern. Ihr Buch beeindruckt durch die gekonnte Umsetzung der Metapher des Teppichwebens. Auch die Fallgeschichten verdeutlichen diese handwerkliche Kunst und lassen sie lebendig werden. Mittels theoretischer und praktischer Querverbindungen und Verknüpfungen verweben die Autoren unterschiedliche Auffassungen von Krankheit und Heilung sowie von therapeutischen Ansätzen zu einem aktuellen, ganzheitlichen und »multimodalen« Behandlungskonzept für die Psychoonkologie. Zentral ist ihr Modell einer Pyramide therapeutisch wirksamer Kommunikation, deren Spitze das oberste Ziel der beiden Autoren bildet: die selbsthypnotischen Fähigkeiten und die Autonomie der Patienten zu fördern.

Die in diesem Buch verwendete Resonanzmetapher lädt zu einem Ausflug in die Welt der Physik und der Musik ein. Das menschliche Bedürfnis nach Wohlbefinden und Harmonie weist eher in Richtung Musik. Teppichweben und Musikhören sprechen wesentliche Sinneskanäle an und haben in mir die Idee induziert, mein Geleitwort ab hier hypnotherapeutisch als Symphonie zu konzipieren und zum Klingen zu bringen.

Der Begriff Symphonie bezeichnet Instrumentalwerke mit einer über die Jahrhunderte wechselnden Form und Besetzung. In diesem

Fall wurde eine Symphonie für zwei Soloinstrumente – *Hypnose* und *Achtsamkeit* – komponiert. Ihr Hauptthema einer »resonanzbasierten und patientenzentrierten Psychoonkologie« klingt in unterschiedlichsten Variationen und Beispielen an. Auch wenn sich beide Instrumente zu ähneln scheinen, unterscheiden sie sich doch in ihrem Klangcharakter. Der im gekonnten Zusammenspiel entstehende zauberhafte Klang und die universelle Resonanz kann Wunder wirken.

Doch worauf gründet sich die dominierende Rolle dieser beiden herausragenden Soloinstrumente? Milton Erickson und Buddha repräsentieren im vorliegenden Buch die lange Geschichte der beiden Instrumente. Im Orchester zeitgenössischer tiefenpsychologischer, verhaltenstherapeutischer und systemischer Behandlungskonzepte spielen sie als tragendes Grundthema Melodien von den grundlegenden Haltungen zum Leben und Menschsein. Die Symphonie ist einer Patient-Behandler-Beziehung gewidmet, die mittels therapeutisch wirksamer Kommunikation gelingt.

Seit über 40 Jahren fasziniert mich das Phänomen Hypnose und speziell der hypnotisch veränderte Bewusstseinszustand in der psychotherapeutischen Begegnung. Beim Lesen des Buches tauchen in meiner Erinnerung viele in diesen Jahrzehnten mit Hansjörg Ebell gemeinsam erlebte Situationen auf: angeregte Gespräche und kollegiale Diskussionen auf Hypnosetagungen und internationalen Kongressen, in denen wir mit vielen geschätzten Kollegen und Kolleginnen engagiert um das Verständnis von Hypnose und ihrer therapeutischen Anwendung im Bereich von Psychotherapie und Medizin gerungen haben. Das vorliegende Buch ist eine gelungene Integration von Hypnose und Achtsamkeit – sowohl in der Theorie als auch in der Praxis – für den psychoonkologischen Bereich und bietet einen Kanon der wertschätzenden und hilfreichen Kommunikation für Patient und Behandler an.

Im wissenschaftlichen Bereich konnte man sich in den letzten Jahren mehr oder weniger auf die Definition von Elkins et al. (2015) einigen: »Hypnose ist ein veränderter Bewusstseinszustand mit einer fokussierten Aufmerksamkeit, reduziertem peripheren Gewahrsein und erhöhter Fähigkeit, auf Suggestionen zu reagieren.« Gut eingebettet in einen medizinisch-onkologischen Behandlungskontext reicht das differenzierte und gleichzeitig pragmatische Verständnis der Autoren für Hypnose von einem »zeitgenössischen Etikett für ein archaisches Heilungsritual« bis hin zu einem »heilungsfördernden (sozio)psychophysiologischen Zustand«.

Beim Lesen dieses Buches fand ich mich immer wieder in kreativen Trancezuständen wieder, wohl induziert durch die Fülle und Komplexität der hypnotherapeutischen Themen in ihrer Kombination mit psychoonkologischen Inhalten und der Fundierung der Achtsamkeit in der buddhistischen Psychologie. So möchte ich für dessen Lektüre jedem Leser gerne ein Wort von Milton Erickson mitgeben: »Enlightenment is always preceded by confusion« (Der Erleuchtung geht immer Verwirrung voraus).

Norbert Loth
Gründungsmitglied der
Deutschen Gesellschaft für Hypnose und Hypnotherapie e. V. (DGH)

1 Worum es geht – eine Einführung

Ich (Michael E. Harrer, MEH) erinnere mich noch gut an den ersten Patienten, zu dem ich als frischgebackener psychoonkologischer Liaisonpsychiater »notfallmäßig« gerufen wurde. Vor ihm stand ein Tablett voller Infusionsflaschen unterschiedlicher Größe mit roten und klaren Flüssigkeiten, deren Verabreichung er verweigerte. Nachdem ich seine Bedenken verstanden hatte, konnte ich ihn dabei unterstützen, mit seinem Arzt einen neuen, für ihn passenden Behandlungsplan auszuhandeln. Aus einem späteren Gespräch ist mir ein Satz von ihm in Erinnerung geblieben: »Seit ich krank bin, höre ich wieder das Singen der Vögel.«

Inzwischen sind Jahrzehnte vergangen. Als mich Hansjörg Ebell fragte, ob wir gemeinsam ein Buch schreiben, in dem wir versuchen, unsere Erfahrungen in der Begleitung krebskranker Menschen weiterzugeben, war ich begeistert. Es ist recht umfangreich geworden, da wir uns die Aufgabe gestellt haben, viele Anregungen für die Praxis wie Fäden zu einem Teppich mit wiederkehrenden Mustern zu verweben.

Vier Kettfäden: Die Phasen im Verlauf der Erkrankung, das subjektive Leiden der Patienten, die Beziehungsdimension sowie eine therapeutisch wirksame Kommunikation

Das Weben eines Teppichs beginnt mit dem Aufspannen der sogenannten Kettfäden. Das sind jene Fäden, die auf einem Webstuhl in Längsrichtung verlaufen und sich durch das gesamte Gewebe ziehen. Als solche sehen wir in unserem Buch vier Themen:

Der erste, in der Mitte ausgespannte Faden strukturiert und gliedert. Er bezieht sich auf die *zeitlich-biografische Dimension einer Krebserkrankung* und die *idealtypischen Phasen ihres Verlaufs*. Dieser beginnt bei der Diagnostik, Diagnosemitteilung und Therapieplanung. Es folgt die Zeit der Therapie bis hin zur Heilung und einer notwendigen Neuorientierung als Überlebender oder »Survivor« (Abschn. 8.1.2). Die Krankheit kann aber auch chronisch verlaufen, und Rezidive sind jederzeit möglich. Wenn eine Krebserkrankung zum Tode führt, stellt sich die Aufgabe, Menschen in ihrer letzten Krankheitsphase zu begleiten, die dann auch zur letzten Phase ihres Lebens wird.

Inmitten einer hochgerüsteten Hightechmedizin und angesichts des Dominierens eines störungsspezifischen Denkens und Vorgehens auch in der Psychotherapie wollen wir die einzelnen Patientinnen und Patienten mit ihrem *subjektiven Erleben und Leiden,* aber auch mit ihren Sehnsüchten und Zielen in den Mittelpunkt der Aufmerksamkeit rücken. So durchzieht das Buch als zweiter Kettfaden die Beschreibung des subjektiven Leidens der Patientinnen und Patienten auf den unterschiedlichen Wegstrecken und mit den phasenspezifischen Bedürfnissen. Die stetige Erinnerung an die *Bedürfnisbrille* soll die Aufmerksamkeit der begleitenden Behandler umlenken: weg vom Fokus auf zu behebende Symptome und Störungen, hin zu bedürfnisorientierten Zielen.

Der dritte Faden ist ein Menschenbild, das Menschen als soziale und in Beziehungen eingebettete Wesen versteht. So sehen wir jede professionelle Interaktion als eine Begegnung zweier Menschen in ihren Rollen und mit ihrer persönlichen Geschichte. Die Anerkennung der Tatsache, dass beide daran beteiligt sind, bezeichnen wir als *intersubjektive Sicht* auf jedes Geschehen. Um den Blick auf die Beteiligung der Behandler, insbesondere der Ärztinnen und Ärzte, zu richten, diesen zu schärfen und zur Reflexion anzuregen, bekommt auch deren Perspektive ausdrücklich Raum.

Der vierte Faden ist jener der Kommunikation, die darüber bestimmt, wie diese Begegnungen verlaufen. Wir beschreiben die wünschenswerte Form des kommunikativen Austauschs mit unseren Patientinnen und Patienten als *therapeutisch wirksame Kommunikation*. Diese Bezeichnung ergibt sich aus der Annahme, dass sich jeder auch noch so kleine Austausch auf eine wohltuende, stärkende, vielleicht sogar heilsame – eben therapeutische – Weise auswirken kann. Therapeutisch wirksame Kommunikation sollte vier Kriterien erfüllen: Sie ist patientenzentriert und bedürfnisorientiert, sie regt zu einem Perspektivenwechsel an, und sie ist in eine bewusst gestaltete therapeutische Beziehung eingebettet.

Ein *Pyramidenmodell* beschreibt fünf Stufen der Umsetzung einer solchen therapeutisch wirksamen Kommunikation (Abschn. 5.1, Abb. 2). Die ersten drei Stufen betreffen den kommunikativen Alltag in der Onkologie. Sie beziehen sich darauf, wie Patientinnen und Patienten angemessen zu informieren sind sowie ein für sie passender Behandlungsplan erarbeitet und im weiteren Verlauf mit ihnen gemeinsam gestaltet wird – eine Aufgabe, wie sie sich auch beim eingangs erwähnten Patienten stellte. Die vierte und fünfte Stufe der Pyramide beschreiben die Möglichkeiten von Hypnose und Selbsthypnose im psychoonkologischen Kontext.

Drei methodische Schussfäden: Perspektivenwechsel, Hypnose und Achtsamkeit

Beim Weben eines Teppichs dienen Weberschiffchen dazu, die sogenannten Schussfäden quer zu den Kettfäden einzuweben. In unserem

Buch sind es drei methodische Schussfäden, die gemeinsam mit den vier Kettfäden das Gewebe unseres Konzepts bilden: der Perspektivenwechsel, die Hypnose und die Achtsamkeit. Ihre Facetten bilden gemeinsam mit dem in ihnen enthaltenen Beziehungsangebot die Mittel und konkreten Vorgehensweisen, mit denen die Prinzipien einer therapeutisch wirksamen Kommunikation verwirklicht werden.

Mit *Perspektivenwechsel* meinen wir das durchgehende Prinzip, eine Umorientierung der Aufmerksamkeit der Patienten und Patientinnen anzustreben: vom Kämpfen *gegen* etwas zum Hinbewegen *auf etwas zu*, was ihnen im Leben wichtig und wertvoll ist und Sinn gibt – *weg* von Vermeidungszielen, *hin* zu Annäherungszielen; *weg* von der einengenden Fokussierung auf die Krankheit und ihre Symptome, *hin* zu einem Blick auf die gesunden Anteile und Ressourcen und auf das, was Gesundheit und Resilienz fördert. Ein weiterer Perspektivenwechsel ergibt sich durch das Kultivieren eines wohlwollenden »inneren Beobachters« im Rahmen der Achtsamkeitspraxis.

Bei der *Hypnose* legen wir den Schwerpunkt darauf, zwei natürliche Fähigkeiten zu nutzen. Menschen können sich gleichsam selbst hypnotisieren. Das kann zu einengenden »Problemtrancen« führen, die sie wie das sprichwörtliche Kaninchen beim Anblick einer Schlange erstarren lassen. Auf der anderen Seite kann die Wirksamkeit von *Suggestionen* und *Autosuggestionen* dazu beitragen, sich eigenen Zielen anzunähern. Die zweite menschliche Fähigkeit besteht darin, *Bewusstseinszustände* einzunehmen, in denen sich Möglichkeitsräume erschließen, die im Alltagsbewusstsein nicht zugänglich sind. Alle Kulturen in der Geschichte der Menschheit haben Heilungsrituale entwickelt, um diese Räume zu öffnen. Getragen von einer Sicherheit gebenden und Zuversicht vermittelnden therapeutischen Beziehung wird es möglich, sich wieder dem zuzuwenden, was einem im Leben wichtig ist, guttut und Heilungsprozesse anregt. Bei der Anwendung von Hypnose heben wir insbesondere zwei Aspekte heraus: zum einen *ideomotorische Phänomene*, die dazu dienen, das Vertrauen in unwillkürliche Prozesse und das eigene Unbewusste zu stärken und zu nutzen; zum anderen die *Arbeit mit Persönlichkeitsanteilen*, die Menschen in ihrer inneren Vielfalt und ihren oft widersprüchlichen Bedürfnissen abholt und begleitet. Hypnose wird als intersubjektiver Austausch verstanden, als Resonanzprozess der Wechselwirkung zweier Individuen – insbesondere auch mit ihren unbewussten Anteilen.

Achtsamkeit wird als Basiskompetenz von Therapeutinnen und Therapeuten beschrieben. Sie ermöglicht ihnen, sich ihren Patientinnen und Patienten in einem Zustand zur Verfügung zu stellen, der geprägt ist durch eine verkörperte und wohlwollende Präsenz und die Offenheit, sich in sie einzustimmen, einzufühlen und sich auf ihre Welt einzulassen. Im Kern der Achtsamkeitspraxis steht die Kultivierung eines *inneren Beobachters*, mit dessen Hilfe der Therapeut auch seine eigene Innenwelt und sein Handeln freundlich beobachtet und auf das Patientenwohl ausrichtet. Drei Facetten der Achtsamkeit sind in der Psychoonkologie für die Betroffenen von besonderer Bedeutung. Zum einen die *Fokussierung auf den gegenwärtigen Moment*, die in der Bemerkung des anfangs zitierten Patienten deutlich wird. Sie trägt bei aller Unsicherheit über die Zukunft zur Lebensqualität in der Gegenwart bei. Die anderen beiden Facetten, die Raum bekommen, sind *Akzeptanz* und *Selbstmitgefühl.*

Das Bild des Teppichwebens könnte fälschlicherweise eine lineare zeitliche Abfolge der einzelnen Fäden und Bausteine suggerieren. Meist sind mehrere, manchmal sogar alle Fäden *gleichzeitig wirksam und bedingen einander.* Als Metapher für diese Gleichzeitigkeit, Verwobenheit und wechselseitige Bedingtheit bietet sich ein Gleichnis aus der hinduistischen Mythologie an: Indras Netz. Es beschreibt ein unendlich großes Netzwerk von Fäden, das sich über dem Palast der Gottheit Indra auf dem Berg Meru ausspannt. In jedem Knotenpunkt des Netzes findet sich ein Juwel mit unendlich vielen Facetten, in denen sich alle anderen Juwelen widerspiegeln. Eine multiperspektivische Sicht, wie wir sie vermitteln wollen, hat stets mehrere dieser Facetten im Blick und was sich in ihnen spiegelt. Dadurch eröffnet sich die Wahl, welche man aufgreift. Im Sinne der Spiegelung begegnen wir den gleichen Themen stets auf neue Weise, wenn sie sich in unterschiedlichen Juwelen widerspiegeln und sich dabei weitere Bedeutungen enthüllen. Querverweise in diesem Buch sollen darauf aufmerksam machen und dabei helfen, diese Verbindungen zu knüpfen und ihnen nachzugehen.

Es bleibt Ihnen als Leserin oder Leser überlassen, wo und wie Sie in das Buch einsteigen. Wir vertrauen darauf, dass es Ihnen gelingt, die Fäden und Juwelen des Netzes immer umfassender zu einem für Sie persönlich sinnvollen Ganzen zu integrieren und mit Ihren eigenen Erfahrungen zu verknüpfen.

Für wen ist unser bunter Teppich gedacht?

Dieser Teppich passt auf den Boden eines Therapieraums, in dem *Psychotherapeutinnen* und *Psychotherapeuten* Menschen mit einer onkologischen Erkrankung begleiten. Er vermittelt Einblicke in die Psychoonkologie und deren Konzepte, aber auch in die Themen und Bedürfnisse der Betroffenen im Verlauf der Erkrankung, und er soll inspirieren. Unser Teppich soll einen guten Boden für alle Berufsgruppen bilden, die in der *psychosozialen Onkologie* tätig sind, sei es in der klinischen *Psychologie*, der *Sozialarbeit*, der *Seelsorge*, der *Beratung* oder in anderen Bereichen. Um Personen aus allen Herkunftsberufen den Zugang zu unseren Konzepten zu erleichtern, werden viele der Fachbegriffe in einem Glossar erklärt.

Wir wünschen uns sehr, dass sich *Ärztinnen und Ärzte* aus der Onkologie von unserem Beitrag angesprochen fühlen. Ihnen obliegt es ja, ihre Patientinnen und Patienten angemessen zu informieren, einen Behandlungsplan zu erstellen, die medizinischen Therapien durchzuführen und immer wieder an die individuellen Gegebenheiten anzupassen. Patienten sind auf eine *gelingende Kommunikation* mit ihren Behandlern angewiesen, die wiederum die Grundlage jeder psychoonkologischen Begleitung bildet.

Wir sprechen auch *Hausärzte* an, die krebskranke Menschen oft über viele Jahre begleiten; ebenso *Pflegepersonen*, die in ihrem unmittelbaren und kontinuierlichen Kontakt mit Patienten im stationären Bereich oder in der ambulanten Krankenversorgung an einer therapeutisch wirksamen Kommunikation interessiert sind. Vieles von dem, was wir vermitteln wollen, gilt nicht nur in der Onkologie, sondern auch bei anderen chronischen Krankheiten. Letztendlich sollen unsere Anregungen den *kranken Menschen* zugutekommen, und vielleicht finden auch diese in unserem Buch etwas Hilfreiches, und sei es, dass sie durch die Lektüre genauer herausfinden und klarer formulieren können, was sie sich von ihren professionellen Begleitern wünschen.

Unabhängig von ihrem beruflichen Hintergrund will das Buch all jene Personen erreichen, die sich sowohl konzeptuell als auch im konkreten Vorgehen einen Überblick über eine *patientenzentrierte Onkologie* verschaffen wollen. Es richtet sich an alle, die sich dafür interessieren, welche Möglichkeiten Hypnose und Achtsamkeit für die professionelle Zusammenarbeit mit lebensbedrohlich und chronisch kranken Menschen allgemein bieten.

Einladung zur Resonanz

Wir hoffen, Sie für die Komplexität begeistern zu können, die unserer multiperspektivischen und vernetzten Sichtweise innewohnt. Wer einfache, störungsspezifische Rezepte erwartet, wird enttäuscht werden. Wer sich von der Vielfalt der in diesem Buch anklingenden Sichtweisen und Möglichkeiten inspirieren lässt, kann im Vertrauen auf eigene kluge bewusste und unbewusste innere Anteile neugierig sein, was vom Angebotenen Resonanz auslöst und Ihnen in der Begegnung mit Ihren Patientinnen und Patienten im passenden Augenblick wieder einfällt.

Und damit sind wir bei der letzten Metapher, die unser Buch durchzieht und unser Denken prägt. Sie stammt aus dem Bereich der Musik: *Resonanz.* Resonanz bedeutet ein Schwingen auf derselben Wellenlänge, das Verbindung schafft. Resonanzerfahrungen in menschlichen Beziehungen und mit der Natur können verwandeln und Verstummtes wieder zum Klingen bringen. Sie sind heilsam und können beglücken – wie das Singen der Vögel. Für einen Patienten auf mitfühlende Weise präsent zu sein, sich auf ihn einzustimmen und mit ihm in Resonanz zu gehen, ist die Basis jeder Therapie und für sich allein schon heilsam. Menschen einzuladen, mit sich selbst in Resonanz zu sein, mit dem, was sie im Kern ausmacht und sie lebendig werden lässt, ist der Weg, den wir vorschlagen.

In diesem Sinne wünschen wir uns, dass unser Buch zu vielen gelingenden Resonanzerfahrungen beitragen kann.

Salzburg und München im Frühling 2021
Michael E. Harrer und Hansjörg Ebell

Anmerkung: Uns ist wichtig, zumindest in der Einführung *ausdrücklich* Leserinnen und Leser anzusprechen, Psychotherapeutinnen und Psychotherapeuten, Ärztinnen und Ärzte, Frauen und Männer aus allen Berufsgruppen, aber auch Patientinnen und Patienten, Klientinnen und Klienten. Wenn wir in der Folge das generische Maskulinum verwenden, dann tun wir das auf Wunsch des Verlags im Sinne einer leichteren Lesbarkeit.

Als Ärzte sprechen wir in diesem Buch von Patienten (und nicht von Klienten), auch um das mit der Krankheit verbundene Leiden zu würdigen (lat. *patiens,* dt. »erduldend, leidend«). Wenn wir handelnde und behandelnde Personen als *Behandler* bezeichnen, meinen wir Vertreter und Vertreterinnen aller in einer zeitgemäßen interdisziplinären onkologischen Versorgung beteiligten Berufsgruppen, deren Aufgaben und Themen sich überschneiden.

2 Begleitung ein Stück des Weges: Die Geschichte von Frau S.

Frau S. wird unmittelbar nach der Geburt ihres ersten, gesunden Kindes mitgeteilt, dass sowohl die chirurgische Entfernung eines Eierstocks als auch eine anschließende Chemotherapie notwendig seien. Die letzten drei Monate ihrer Schwangerschaft muss die 35-jährige Patientin wegen vorzeitiger Wehen in der Universitätsklinik stationär behandelt werden. Sie muss strikte Bettruhe einhalten, weil die wehenhemmenden Medikamente die Leber so schwer belasten, dass sie abgesetzt werden müssen. Eine Zyste im linken Eierstock wird immer wieder mittels Ultraschall untersucht. Die häufigen Kontrollen, die von Frau S. als ausweichend erlebten Erklärungen und der besorgte Gesichtsausdruck des untersuchenden Arztes steigern ihre Ängste, es könnte sich um eine bösartige Gewebeveränderung handeln. In der bei der Entbindung mittels Kaiserschnitt entnommenen Gewebeprobe werden dann tatsächlich Krebszellen gefunden. Aus dem Verdacht wird Gewissheit. In einer Folgeoperation wird der betroffene Eierstock entfernt. Bei diesem Eingriff entleert sich Zysteninhalt in den Bauchraum. Darum wird eine anschließende Chemotherapie aus medizinischer Sicht für unbedingt erforderlich gehalten. Der erste Therapiezyklus erfolgt unmittelbar nach der zweiten Operation und löst bei Frau S. extreme Übelkeit mit Erbrechen aus.

Nach ihrer Entlassung aus dem Krankenhaus ist Frau S. so erschöpft, dass es für sie unvorstellbar ist, den vorgesehenen zweiten und dritten Zyklus der Chemotherapie als ambulante Nachbehandlung zu überstehen. Ihre Befürchtungen werden dadurch genährt, dass sie im Aufklärungsgespräch darauf hingewiesen wurde, dass die Nebenwirkungen von Chemotherapien in der Regel mit jedem Zyklus stärker würden. Der psychoonkologische Konsiliardienst der Klinik empfiehlt ihr in dieser Situation dringend, psychotherapeutische Unterstützung in Anspruch zu nehmen.

Bei unserem ersten Gespräch in meiner Praxis (Hansjörg Ebell, HE) bekommen die Tragik und Dramatik ihrer Erfahrungen viel Raum: Anstatt nach der Geburt ihr Baby stillen und umsorgen zu können, findet der von der Patientin als »Horrortrip« erlebte stationäre Krankenhausaufenthalt nicht nur kein Ende, sondern setzt sich fort und steigert sich noch weiter. Insbesondere die Aussage des behandelnden Arztes, der ihr die Notwendigkeit einer Chemotherapie eindringlich klar machen wollte, hat Frau S. sehr verängstigt, aber auch wütend gemacht. Bei ihr ist sinngemäß angekommen, sie müsse zustimmen, denn sie wolle ja nicht, dass ihr Kind in vier Jahren nur noch ein Foto von ihr als Erinnerung hat.

Unabhängig davon, wie der genaue Wortlaut gewesen ist oder ob sie den Arzt »nur« falsch verstanden hat, überprüfen wir diese und ähnliche Aussagen in späteren Therapiesitzungen gründlich darauf, welche positiven und/oder negativen Botschaften darin enthalten sind. Nachdem Frau S. Ruhe und Stabilität wiedergewonnen hat, können viele negative Suggestionen bearbeitet und wie alte Munition entschärft werden. Aus hypnotherapeutischer Sicht ist entscheidend, wie die als starke Suggestionen zu betrachtenden Sätze bei der Patientin angekommen sind, und nicht, was genau gesagt wurde.

Frau S. fühlt sich in ihrer Überforderung und Verzweiflung verstanden und angenommen. Allein das führt zu einer spürbaren Beruhigung. Von der Notwendigkeit der vorgeschlagenen Chemotherapie ist sie überzeugt. So konzentrieren wir uns auf eine gemeinsame Suche danach, was ihr helfen könnte, die im zweiten Zyklus verabreichten Medikamente besser zu vertragen und zuversichtlicher in die Zukunft zu schauen trotz ihrer Erschöpfung und der schlimmen Erfahrungen im ersten Therapiezyklus. Frau S. setzt nun ihre Hoffnung darauf, dass die Infusionen auch die letzte Krebszelle, die bei der Gewebeentnahme »entkommen« sein könnte, erreichen und vernichten – auch wenn es dafür keine Garantie gibt.

Nichts ist ihr wichtiger, als möglichst bald in der Lage zu sein, sich um ihr Kind zu kümmern, das bisher vom Ehemann und ihren Eltern zu Hause liebevoll versorgt wird. Als Gegengewicht zu den in den letzten Monaten vorherrschenden Gefühlen von Ohnmacht und Hilflosigkeit macht sie in Hypnose und Selbsthypnose wohltuende und stärkende Erfahrungen.

Erste Hypnose: Nach wenigen Suggestionen, es sich auf ihrem gepolsterten Stuhl mit einer hohen Lehne möglichst bequem zu machen, sich zurückzulehnen und ihr Körpergewicht als angenehme Schwere zu genießen, lehnt Frau S. ihren Kopf zurück – und ihre Augen schließen sich.

> »Einerseits wissen Sie, dass Sie hier und heute *[Datum]* in meiner Praxis sitzen, angenehm schwer auf diesem bequemen Stuhl, andererseits können Sie den Wunsch verspüren, dass Sie viel lieber ganz woanders wären, wo es Ihnen richtig gut geht, wo auch immer das

sein mag – an einem Ort oder besser in einem intensiven Erleben oder einer Erfahrung, die Ihnen helfen kann. Eine Erfahrung, die Ihnen erlaubt, all das, was wir vorher auf der bewussten Ebene an Schwierigem und Herausforderndem ausführlich besprochen haben, für eine Weile weit hinter sich zu lassen, um endlich zur Ruhe zu kommen und Kraft zu schöpfen – insbesondere im Hinblick auf die demnächst anstehende zweite Chemotherapie.«

Ihr Gesicht wirkt entspannt. Frau S. atmet ruhig und regelmäßig.

»Wenn Sie nun immer tiefer eintauchen in ein Gefühl des Wohlbefindens und der Sicherheit nach diesen anstrengenden und herausfordernden Wochen, ja Monaten, können Sie jetzt – gespeist aus Ihren guten Erinnerungen – mit allen Sinnesqualitäten, mit dem, was Sie jetzt spüren, sehen und hören, vielleicht sogar riechen und schmecken, erleben, dass es Ihnen richtig gut geht. Je tiefer Sie eintauchen können in dieses intensive und gute Erleben, umso leichter könnte sich eine der beiden Hände anfühlen, während die andere sich immer schwerer, angenehm schwer, anfühlen wird.«

Beide Hände sind auf den Oberschenkeln bequem abgelegt. Die rechte Hand bewegt sich nun ein wenig, rutscht ein paar Millimeter zurück, am ehesten infolge der muskulären Entspannung in den Oberarmen und Schultern.

»Vielleicht kann die rechte Hand sich sogar so leicht anfühlen, dass sie zu schweben beginnt – ganz von allein, ohne Ihr aktives Zutun – als Zeichen dafür, dass Sie immer tiefer eintauchen in Ihr erholsames, gutes Erleben. Ein Erleben, das Ihnen erlaubt, nicht nur jetzt und hier und heute zur Ruhe zu kommen, sondern Ihnen auch gute Dienste erweisen kann, wenn Sie demnächst Ihre nächste Infusion bekommen und dann auf einer bequemen Liege liegen werden und sich ganz auf das konzentrieren können, was Ihnen guttut.«

Die Hand hebt sich ganz allmählich und ruckartig, wie durch ein Zahnrad angetrieben, einige Zentimeter nach oben und schwebt nun über dem Stoff der Hose.

»Solange Ihre rechte Hand mir zeigt, dass Sie innerlich gut unterwegs sind, werde ich nur noch wenige Vorschläge machen. Genießen Sie es.«

Um der Patientin zu signalisieren, dass ich weiter für sie und mit ihr da bin und um sie meiner Präsenz zu versichern, kommentiere ich etwa zehn Minuten lang nur ab und zu etwas, etwa einen tiefen Atemzug, mit »sehr gut« und verbinde das Geschehen mit Vertiefungssuggestionen. Aufgrund der anhaltenden Handlevitation – die Hand hebt sich allmählich immer weiter –, gehe ich davon aus, dass sie in einer optimalen Szenerie gelandet ist, auch wenn ich nicht weiß, in welcher.

Als ihre Hand beginnt, allmählich wieder zahnradartig abzusinken, fordere ich Frau S. auf, sich genügend Zeit zu nehmen für die Rückkehr ihrer Aufmerksamkeit ins Hier und Jetzt. Ich schlage vor, von dieser aktuellen, intensiven und guten Erfahrung all das zu erinnern, was wert ist, erinnert zu werden. Zugleich könne sie all das erst mal einem inneren »Archiv des Vergessens« überlassen, was dort besser aufgehoben ist, um sich ganz auf die Herausforderungen der kommenden Chemotherapie konzentrieren zu können. Nach einer kurzen angesagten Pause leite ich in normaler Stimmlage die Reorientierung ein:

> »Und nun zählen Sie bitte selbst innerlich rückwärts von zehn bis null, ohne die Zahlen auszusprechen. Über neun, acht, sieben und so weiter ... bis Sie ... bei den mittleren Zahlen angekommen ... bemerken, wie Sie sitzen ... dass z. B. der Kopf ein wenig zur Seite geneigt ist und Sie ihn leicht bewegen können, um wieder ganz aufrecht zu sitzen ... und spätestens bei den kleinen Zahlen atmen Sie mal tief durch ... genau so ... um sich dann zu recken und zu strecken wie nach einem erholsamen Schlaf ... um bei eins die Augen zu öffnen und bei null wieder ganz da zu sein.«

Nachdem Frau S. ihre Augen geöffnet hat und mich anblickt, begrüße ich sie mit einem freundlichen Lächeln. Dann besprechen wir ausführlich ihre Erfahrungen in der Hypnose. Es habe sich angefühlt wie eine aktuelle, sehr lebendige Hier-und-Jetzt-Erfahrung. Sie berichtet, sie habe intensiv die Anstrengung und die Kraft erlebt, die sie von früheren sportlichen Aktivitäten, vom Laufen und vom Schwimmen, kenne. Anschließend habe sie sich – total erschöpft – ausgeruht.

Nach all dem, was die Patientin durchmachen musste, wobei sie ihre Kräfte verausgabt hatte, kann sie ihre nachvollziehbare, bis dahin als negativ empfundene Erschöpfung auf eine ganz selbstverständliche und natürliche Weise umdeuten, als positiv erlebten Ausgangspunkt, als Beginn von Erholung und Wiederauftanken. Dieses Erleben wird zu einem Wendepunkt und leitet einen Perspektivenwechsel ein: weg von der Vermeidung der unerträglichen Nebenwirkungen der Chemotherapie, hin zu ihren Möglichkeiten und Fähigkeiten, sich stattdessen auf eine positive Imagination zu konzentrieren.

Ausgehend von dieser Hypnoseerfahrung entwickelt Frau S. ihr maßgeschneidertes, persönliches Selbsthypnoseritual: Während der Chemotherapie-Infusionen konzentriert sie sich auf die Vorstellung und das damit verbundene Erleben, dass sie »mit aller Kraft flussaufwärts schwimmt«. Ihr Einfall, diese Vorstellung zu nutzen, ist insofern genial, als »die starke Strömung, die körperabwärts vom Scheitel bis zu den Zehen deutlich zu spüren ist, das gleichzeitige Aufsteigen von Übelkeit oder gar Erbrechen unmöglich macht«. In ihrer Vorstellung sinkt sie am Ende dieser Anstrengung, »endlich am Ufer, an einem warmen Sandstrand angekommen, vor Erschöpfung in einen tiefen und erholsamen Schlaf«.

Zusätzlich unterstützend wirkt sich vermutlich aus, dass die Chemotherapie ambulant in der Praxis eines niedergelassenen Onkologen verabreicht wird. Das erspart ihr den erneuten Kontakt mit der Klinik, mit der die monatelangen Ängste, der Schrecken der Diagnose und die operativen Maßnahmen assoziiert sind.

Frau S. verträgt mithilfe dieser und ähnlicher Imaginationen den zweiten Zyklus der Chemotherapie wesentlich besser als den ersten. Dass sie den dritten Zyklus noch viel besser verträgt als den zweiten, erlebt sie als persönlichen Erfolg. Sie verbucht ihn als besonders groß, da sie die gleiche Medikation gegen die Übelkeit erhalten hat und ihre Erfahrungen der im Rahmen der Aufklärung gehörten Information widersprechen, die Nebenwirkungen würden mit jedem Zyklus zunehmen. Aus hypnotherapeutischer Sicht gelten derartige Informationen als potenzielle Negativsuggestionen (Nocebo, Abschn. 5.6.3).

Frau S. erringt diesen persönlichen Sieg mithilfe einer Bewältigungsstrategie, die auf ihren ureigenen Fähigkeiten beruht. Zugang zu diesen Fähigkeiten findet sie mit professioneller psychoonkologischer Unterstützung und angeleitet in Hypnose. Deren Umsetzung und Anwendung erfolgt dann autonom mittels Selbsthypnose.

Zum weiteren Verlauf: Auf die psychoonkologische Krisenintervention zu Beginn und auf die dargestellte Unterstützung bei der Bewältigung der Herausforderungen der Chemotherapie mit Hypnose und Selbsthypnose folgt noch eine weitere Phase der Begleitung. Im Zeitraum von etwa einem Jahr bearbeitet Frau S. in einer psychotherapeutischen Zusammenarbeit im eigentlichen Sinne verschiedene Therapieziele und Themen.

Diese Schilderung des hypnotherapeutischen Vorgehens am Beispiel von Frau S. erfolgt aus der Perspektive des mitbehandelnden ärztlichen

Psychotherapeuten (HE), der sie psychoonkologisch »ein Stück ihres Weges« begleitet. Im Zentrum dieser Begleitung stand die von beiden anerkannte Notwendigkeit der medizinisch indizierten Krebstherapie.

Im persönlichen intersubjektiven Austausch zweier Menschen in den Rollen von Arzt und Patientin blieb es während der Behandlung über weite Strecken hin offen, wie »die Geschichte« langfristig ausgehen wird – insbesondere in der dramatischen Krisensituation, dem Anlass zur ersten Begegnung. Erst im Rückblick konnten bestimmte Entwicklungen erkannt, benannt und gemeinsam reflektiert werden.

Die über viele Jahre gesammelten Erfahrungswerte sowie eine prinzipielle Zuversicht des Therapeuten (HE) im Hinblick auf die Fähigkeiten und Möglichkeiten von Menschen in extremen Belastungssituationen waren für beide Seiten hilfreich, auch wenn sie ein gutes Ergebnis keineswegs garantieren. Für Frau S. war die Weichenstellung wichtig, dass im Behandlungssystem einer Universitätsklinik endlich – nach Monaten – psychoonkologische Kompetenz hinzugeholt wurde. Vermutlich hätte Frau S. die ambulante Chemotherapie auch ohne psychotherapeutische Unterstützung »irgendwie« überstanden. Es bestand allerdings das Risiko einer schlechteren Prognose für den Fall, dass sie die Therapie nach dem ersten oder zweiten Zyklus wegen der – trotz entsprechender Medikation – unerträglichen Nebenwirkungen abgebrochen hätte.

Die Beziehung des Psychoonkologen zum überweisenden verantwortlichen Onkologen war kollegial und anerkennend, insbesondere nachdem sich die Verträglichkeit der Chemotherapie auf beeindruckende Weise verbesserte. Die in diesem Fall gelungene und höchst wünschenswerte wechselseitige – die Patientin einschließende – positive Verstärkung und Unterstützung ist allerdings eher nicht die Regel.

Jahre später besuchte Frau S. mich zu einem Nachgespräch, um das ich sie gebeten hatte. Dabei hob sie drei Punkte hervor, die für Sie damals besonders hilfreich waren: die erstaunliche Intensität der positiven Erfahrungen in Hypnose und Selbsthypnose, die Unterstützung beim Verstehen und Einschätzen der Bedeutung von Befunden und Aussagen der Ärzte und die Klärung wichtiger Themen und Konflikte bei ihrer Rückkehr in eine »neue Normalität«.

Die Geschichte der Begleitung von Frau S. verdeutlicht einige für uns wesentliche Punkte:

- Sie zeigt, dass eine psychoonkologische Begleitung die Durchführung von medizinischen Maßnahmen unterstützen oder gar erst ermöglichen kann. Sie gibt auch Einblicke, welche Rolle dabei ein hypnotherapeutisches Vorgehen in unterschiedlichen Settings spielen kann: im Rahmen einer Krisenintervention, in der Begleitung bei der Bewältigung der Krankheit und der Therapie, aber auch in einem psychotherapeutischen Setting im eigentlichen Sinne. Dabei ist vorauszusetzen, dass das Therapiekonzept dem aktuellen Stand des onkologischen Wissens entspricht, dass es erforderlich und sinnvoll ist und dass der Patient dem Vorgehen zustimmen kann.

- Zum anderen veranschaulicht das Beispiel, wie mit einem hypnotherapeutischen Vorgehen ein den Patienten zunächst nicht bewusstes individuelles Potenzial erschlossen und therapeutisch wirksam wird. Indem die Betroffenen mit ihrem höchst subjektiven Erleben, ihren ureigenen Fähigkeiten, Möglichkeiten und Ressourcen mit einbezogen werden, wird jedes Behandlungskonzept wesentlich ergänzt und bereichert. Es öffnen sich Möglichkeitsräume, die dazu beitragen, aus einem objektiv angemessenen auch ein subjektiv zufriedenstellendes Gesamttherapiekonzept zu machen.
- Persönliche Hindernisse und Schwierigkeiten von Betroffenen zu bekämpfen führt oft in Sackgassen bis hin zum Abbruch der Therapie. Werden diese Hürden stattdessen als Herausforderungen angenommen und ernst genommen, lassen sich in der Regel gemeinsam Möglichkeiten finden und individuelle Lösungswege entwickeln. Ein derartiges Vorgehen führt immer weiter, als wenn die Bedürfnisse der Betroffenen übergangen, ihnen etwas aufgezwungen wird oder ihre Erfahrungen nicht angemessen berücksichtigt werden. In der Onkologie werden wir immer wieder an Grenzen stoßen: an die individuellen Grenzen der Patienten, die Grenzen der Behandler, die Grenzen der Medizin und an jene existenziellen Grenzen, die das Leben setzt. Es lohnt sich immer, gemeinsam zu erkunden, wo genau diese verlaufen.

3 Arzt, Patient und Krankheit – eine Dreiecksbeziehung

Der Titel des Klassikers von Michael Balint (1957/2019), *Der Arzt, sein Patient und die Krankheit,* beschreibt die in der Krankenbehandlung entstehende Dreiecksbeziehung. In der Onkologie wird die Behandlung heutzutage allerdings nicht mehr von einem einzelnen Arzt geleistet, sondern von einem multiprofessionellen Team von Behandlern, das sich im Idealfall gut vernetzt. Jeder Patient ist einzigartig und nur vor dem Hintergrund seiner Lebensgeschichte und seiner aktuellen soziokulturellen Einbettung zu verstehen. Meist hat auch er ein »Team« von Angehörigen, Bekannten, Selbsthilfegruppen, komplementären Mitbehandlern etc. um sich.

3.1 Krebs: Fakten, Mythen und Metaphern

Unter Krebs wird eine Vielfalt höchst unterschiedlicher onkologischer Erkrankungen verstanden. So ist auch jeder Krebs auf seine Weise einzigartig – in seinen genetischen Charakteristika und Biomarkern, in seiner Lokalisation, seiner Wachstumsgeschwindigkeit und Ausbreitung sowie in seinem Ansprechen auf die zur Verfügung stehenden Therapiemöglichkeiten.

Wenn Menschen an Krebs erkranken, sind sie kein unbeschriebenes Blatt. Sie verfügen über ein mehr oder weniger bewusstes, oft schwer in Worte fassbares *Vorwissen* über die Erkrankung, das sich aus unterschiedlichsten Quellen speist. Meist mischen sich Fakten mit Mythen und Metaphorischem, mit individuellen Erfahrungen und Erzählungen aus der Familie und dem Freundeskreis sowie mit Informationen aus digitalen Medien. Die so entstandenen Annahmen prägen die ersten Bedeutungsgebungen und Erwartungen, die Patienten mit ihrer Krebsdiagnose verknüpfen.

Krebs ist sehr häufig. In Deutschland erkranken jährlich etwa 500.000 Personen neu an Krebs, bei über 230.000 Menschen war die Erkrankung im Jahr 2018 die Todesursache. Da mit zunehmender Lebenserwartung Krebserkrankungen immer häufiger werden und Krebs dank verbesserter und neuer Therapieoptionen immer mehr zu einer chronischen Erkrankung wird, ist mit einer Zunahme von

Krebserkrankungen zu rechnen – trotz aller Bemühungen um Prävention und Früherkennung.

Im Gegensatz zu gesunden Zellen vermehren Krebszellen sich ungezügelt. Unter Laborbedingungen können sie nach der Entnahme den an Krebs Erkrankten um Jahrzehnte überleben. Diese unkontrollierte Vitalität kann das Leben bedrohen (Mukherjee 2012). Krebszellen können umgebendes gesundes Gewebe infiltrieren und zerstören, Organgrenzen durchbrechen und Metastasen bilden.

Trotz aller Möglichkeiten der modernen Medizin zur wirksamen Behandlung kann jede Krebsdiagnose als *existenzielle Bedrohung* erlebt werden – unabhängig von der medizinischen Prognose, der Malignität der Krebszellen und der Dynamik ihrer Ausbreitung im Organismus. Wenn sich die unvermeidliche Tatsache unserer Sterblichkeit nicht mehr beiseiteschieben lässt, sind wir mit der Endlichkeit der menschlichen Existenz konfrontiert. Es sind die eigenen Zellen, die durch unkontrolliertes Wachstum und ungebremste Verbreitung »bösartig« werden und letztlich das Leben kosten können. Oft ruhen Krebszellen über Jahre oder Jahrzehnte und bleiben im Verborgenen, bis sie sich in körperlichen Symptomen äußern. Oder – was oft noch mehr verunsichert – sie werden durch Zufall oder bei einer Vorsorgeuntersuchung entdeckt. Die mit Krebs verknüpften Vorstellungen sind oft geprägt von Assoziationen hilflosen Ausgeliefertseins, von Schmerzen und Leiden durch die Erkrankung selbst oder durch belastende Therapien.

Der Wunsch, das Unberechenbare und »Böse«, das im eigenen Körper wächst, zu kontrollieren, nährt die Suche nach dessen Ursachen. Die Neigung oder Prädisposition, an Krebs zu erkranken, kann in den Genen vererbt werden, oder ein bestimmter Lebensstil kann die Krebsentstehung begünstigen. Nicht selten fühlen sich Menschen durch eine Krebserkrankung für ein Risikoverhalten und ihre ungesunde Lebensführung bestraft. *Schuld- und Schamgefühle* werden oft auch von ärztlicher Seite geschürt, sei es durch den Hinweis auf Risikoverhalten wie übermäßige UV-Licht-Exposition bei Hautkrebs, Rauchen bei Lungenkrebs, Alkoholabusus, ungesunde Ernährung und Übergewicht, Bewegungsmangel oder wechselnde Sexualpartner, versäumte Früherkennung oder durch zu späte Inanspruchnahme diagnostischer Maßnahmen.

Bei Krebserkrankungen leben Teile des Organismus auf Kosten des Ganzen und können dessen Untergang herbeiführen. Dieses Charakteristikum führt in nichtmedizinischen Kontexten zur *meta-*

phorischen Verwendung des Begriffs »Krebsgeschwür« als Inbegriff des Schädlichen und Bösartigen.

So trägt vieles dazu bei, dass es keineswegs selten noch als *Tabu* erlebt wird, über Krebs zu sprechen. Das erschwert die Kommunikation zwischen den Erkrankten und ihrem Umfeld, aber auch mit den Behandlern. Auf der anderen Seite scheint sich oft alles nur noch um die Erkrankung und die mit ihr verbundenen Bedrohungen und Folgen zu drehen. Nach dem ersten Schock wird für den Kampf gegen den Krebs mobilisiert.

Der *Kampf* und *Krieg* gegen den Krebs ist wohl die wirkmächtigste *Metapher* im Bereich der Medizin. Indem Richard Nixon 1971 den »Krieg gegen den Krebs« (»war on cancer«) ausrief, erklärte der damalige US-Präsident der Krankheit gewissermaßen den Krieg. Fünfzig Jahre später weiß man sehr viel mehr über die Komplexität seiner Entstehung, sodass die Illusion eines endgültigen Sieges der Medizin über den Krebs unsinnig erscheint. Dem einzelnen Patienten kann der *Mythos* des Kampfes allerdings ein Gefühl von Würde, von Selbstachtung, Stärke und Kontrolle verleihen. Den Kampf aufzunehmen und aktiv zu gestalten befreit aus der Opferrolle. Auch wenn der Betroffene den Kampf verliert, kann er sich als tapferer und mutiger Kämpfer fühlen, der nie aufgegeben hat. Auf der anderen Seite kann der Kämpfermythos auch dazu führen, dass eine Verschlechterung der Krankheit auf mangelnden Kampfgeist zurückgeführt und somit als eigenes Versagen erlebt wird. Unhinterfragt kann sich der Mythos auch dahingehend auswirken, dass sich Patienten innerlich oder von außen gedrängt fühlen, aussichtslose und zugleich Leid bringende Kämpfe zu führen. Und selbst wenn die Krankheit überwunden wird, bleibt der Tod letztlich unvermeidlich. Kriegsmetaphern rufen Bilder des Kampfes zwischen dem Guten und dem Bösen hervor, zwischen Mächten des Lichtes und der Finsternis, zwischen Leben und Tod. Sie produzieren Sieger und Verlierer, maximal herrscht für eine gewisse Zeit Waffenstillstand.

Vorstellungen von Kampf und Krieg führen nicht selten zur *symmetrischen Eskalation:* Je größer die dem Feind zugeschriebene Bedrohung wird, desto gewaltvoller und radikaler werden die Waffen. So besteht die Gefahr, im Kampf gegen die Krankheit den Patienten als ganze Person zu vergessen. Körperteile werden in Operationen geopfert, Chemotherapien und energiereiche Strahlen werden in maximal tolerierbarer Dosis verabreicht, wobei oft erhebliche Schädigungen gesunder Zellen in Kauf genommen werden müssen. Viele Therapien sind invasiv und nebenwirkungsreich und beeinträchtigen die Lebensqualität. Manche – wie beispielsweise Knochenmarktransplantationen bei Leukämien – beinhalten sogar das Risiko, an den Folgen der Therapie zu sterben, das Auftreten weiterer Krebserkrankungen zu fördern und die Lebenserwartung insgesamt zu verkürzen. Obwohl der Preis hoch ist, wird er angesichts eines möglichen Gewinns bezahlt. Ob sich die Opfer lohnen, stellt sich im Einzelfall erst im Nachhinein heraus. Jeder Betroffene kann diese Frage nur für sich selbst beantworten.

Neben Kampf und Krieg finden sich rund um Krebs auch noch andere Metaphern. Die Metapher der *Reise* betont den prozesshaften zeitlichen und oft chronischen Verlauf einer Krebserkrankung. Der Mythos erinnert an die Heldenreisen der Antike, die Suche nach dem heiligen Gral oder an Entwicklungsgeschichten von Helden auf der Suche nach Weisheit. Auch krebskranke Menschen können sich als Helden erleben, die sich im gefährlichen Land von Krankheit und Tod oder in unbekannten Innenwelten wiederfinden und eines Tages gereift heimkehren. Manche Patienten vergleichen die Erfahrung des Überlebens der Erkrankung und der Therapie mit einer Neu- oder Wiedergeburt, der die Chance eines Neubeginns innewohnt.

Mythen und Metaphern wirken integrierend und sinnstiftend, indem sie helfen, Unbekanntes durch Analogien mit Bekanntem zu verstehen und Erfahrungen in ein größeres Ganzes einzuordnen. Sie sind Quellen von Symbolen, Bildern und Geschichten. Hypnotherapeutisch und systemisch (»hypnosystemisch«) geprägte Begleiter achten auf die Bilder und Metaphern des Patienten und auf deren Auswirkungen, also darauf, ob sie ihn befähigen und stärken oder einschränken und schwächen. Sie schlagen dem Patienten auch neue Bilder und Metaphern vor und geben Impulse, die zur positiven und heilungsfördernden Gestaltung seiner individuellen Wirklichkeit beitragen und inneren Frieden und Wohlbefinden möglich machen. In der Achtsamkeitspraxis übt man, immer wieder innezuhalten, um die Auswirkungen der inneren Bilder zu erkennen und im Beobachtermodus beispielsweise zu bemerken, wenn sich eine übermäßige Identifikation mit dem »Kämpfer« auf unheilsame Weise auswirkt.

3.2 Der Patient und sein individuelles Erleben

Wenn heutzutage in der Onkologie von einer *personalisierten* Krebstherapie gesprochen wird, dann sind damit in der Regel Vorgehensweisen gemeint, bei denen die Tumorzellen eines Patienten molekularbiologisch untersucht werden. Dabei wird nach bestimmten Biomarkern gefahndet, um die Krebszellen an den veränderten Stellen zielgerichtet anzugreifen (»targeted therapy«).

Wenn wir in der Psychoonkologie und einer biopsychosoziospirituellen Praxis von einer individualisierten und maßgeschneiderten Therapie sprechen, so ist damit etwas weit Umfassenderes gemeint. Bei der Begleitung von Patienten mit Krebserkrankungen wird nicht nur der Tumor, sondern der ganze Organismus und die ganze Person mit ihren Bedürfnissen und Werten und in ihrer soziokulturellen Einbettung wahrgenommen und berücksichtigt. Die Geschichte der Krank*heit* und die Erfahrungen des Krank*seins* werden als Teil der Geschichte eines erkrankten Menschen verstanden. Die Bedeutung, die er seiner Erkrankung gibt, wird auf dem Hintergrund seiner aktuellen Lebensphase und Situation gesehen. Sie ist auch von jenen Geschichten geprägt, die in seiner Familie über Krebs erzählt werden und wurden, wie Verwandte oder Bekannte mit ihrer Krankheit umgegangen sind, wie sie mit ihr gelebt haben oder gestorben sind.

Eine auf den ersten Blick paradox erscheinende Frage ist bei chronischen Erkrankungen von großer Bedeutung: Wie viel Krank*heit* verträgt Gesund*sein* (Ebell 2017a)? Wie kann es also gelingen, dass sich Menschen trotz einer Krebserkrankung – selbst wenn sie fortschreitet – als erstaunlich gesund erleben? Auch diese Frage ist nur höchst individuell zu beantworten. Die Vorstellung eines Gesundheits-Krankheits-Kontinuums bietet eine konzeptuelle Basis für ein »Sowohl-als-auch«. So zeigt die Perspektive der Salutogenese, der Erforschung der Frage, wie Gesundheit entsteht, Wege auf, neben aller Krank*heit* auch Gesund*heit* und Gesund*sein* zu fördern (Abschn. 4.4). Das Ausmaß an Krank*heit*, das sich mit dem Gesund*sein* eines Menschen verträgt, ist erstaunlich groß, wenn er über Eigenschaften verfügt, die man als Resilienz zusammenfassen kann (S. 49 f.), und es trotz der Krankheit möglich ist, Gesundheitsziele zu verfolgen.

Das subjektive Erleben und das mit der Erkrankung verbundene Leiden des Patienten werden maßgeblich von der aktuellen *Krankheitsphase* geprägt. Zunächst stehen meist Diagnostik und Therapie mit der Hoffnung auf Heilung im Vordergrund. Es kann auch ein Rezidiv diagnostiziert worden sein oder sich die Aufgabe stellen, sich mit dem bevorstehenden Sterben auseinanderzusetzen.

Therapeutisch wirksame Kommunikation trachtet danach, all dies zu berücksichtigen. Sie betont neben einer arzt- und krankheitszentrierten Sicht die Bedeutung der individuellen Wirklichkeit des Patienten und seines subjektiven Erlebens und Leidens und orientiert sich primär an seinen Bedürfnissen. Sie versteht Kommunikation als eingebettet in eine therapeutische Beziehung und deren gesundheitsfördernde Auswirkungen. Therapeutisch wirksame Kommunikation fördert einen mehrfachen Perspektivenwechsel:

- vom Kampf gegen die Krank*heit* hin zu dem, was stattdessen wünschenswert ist
- von dem, was nicht (mehr) möglich ist, hin zu dem, was möglich ist
- von der Einengung der Aufmerksamkeit auf die Symptome der Krankheit hin zur Förderung gesunder Anteile
- von der Fokussierung auf Probleme hin zum Suchen, Finden und Fördern von Ressourcen.

Die therapeutisch wirksame Kommunikation bildet den Kern unseres Vorgehens (Abschn. 4).

3.3 Die Behandler in der Onkologie und ihre Rollen

Krebs als körperliche Erkrankung erfordert eine angemessene medizinische Behandlung nach den Regeln der ärztlichen Kunst. In der aktuellen Medizin ergeben sich diese Regeln aus der Praxis einer sogenannten *evidenzbasierten Medizin* (EbM). Wir beziehen uns dabei auf eine Definition, die unter EbM die Integration dreier Elemente versteht – der Expertise des Arztes, der Evidenz aus der Forschung und der Individualität des einzelnen Patienten (Sackett et al. 1996, S. 71; Übers. d. Verf.):

> »Die Praxis der evidenzbasierten Medizin bedeutet die Integration individueller klinischer Expertise mit der besten verfügbaren externen Evidenz aus systematischer Forschung. Mit individueller klinischer Expertise meinen wir das Können und die Urteilskraft, die Ärzte durch ihre Erfahrung und klinische Praxis erwerben. Ein Zuwachs an Expertise spiegelt sich auf vielerlei Weise wider [...] und in einem umsichtigen und mitfühlenden Erkennen und Berücksichtigen der Problematik des indi-

> viduellen Patienten, seiner Rechte und Präferenzen bei der klinischen Entscheidungsfindung für seine Behandlung.«

Krebserkrankungen und ihre Therapien stellen Belastungen dar, die nicht selten die unmittelbar Betroffenen und die mitbetroffenen Angehörigen an ihre Grenzen bringen. Auch dafür gilt es im Rahmen der onkologischen Behandlung Unterstützung anzubieten.

Die *alltägliche Kommunikation* mit den Patienten stellt eine große Herausforderung für alle Beteiligten dar: Dazu gehören die Gestaltung auch kurzer Patientenkontakte, die Art und Weise der Vermittlung bzw. des Austauschs von Information oder die Entscheidungsfindung bei der Erstellung eines Gesamtbehandlungsplans und dessen prozessorientierte Modifikation. Diese Herausforderungen werden im Klinikalltag keineswegs immer optimal bewältigt. Dabei entsteht viel unnötiges Leiden, oft aus Zeitmangel. Aber auch viele zeitsparende Möglichkeiten therapeutisch wirksamer Kommunikation verstreichen ungenutzt.

Allein schon die *Kommunikation der beteiligten Behandler untereinander* ist eine anspruchsvolle Herausforderung. Ist höchste medizinische Qualität gefragt, können nur mehr sogenannte Tumorboards die Zusammenschau der Befunde und das Abwägen der zunehmend komplexer werdenden Therapieoptionen wie Operationen, Chemotherapie und anderer Formen medikamentöser Therapie sowie Strahlentherapien und deren Timing leisten. Das sind regelmäßige Fallbesprechungen von Teams aus Vertretern diverser medizinischer Spezialfächer. Der Therapievorschlag wird im Idealfall aufgrund der aktuellen Studienlage evidenzbasiert auf die Krankheit hin optimiert. Wer in einer Zusammenschau aller relevanten Fakten mit dem Patienten spricht, ihn bei seinen Entscheidungsprozessen berät und unterstützt, das Vorgehen mit ihm abstimmt und danach auch über den weiteren Verlauf den Überblick behält, ist dann oft nicht mehr so klar und eindeutig festgelegt.

Die moderne Onkologie handelt arbeitsteilig und multiprofessionell. Am erfolgreichsten ist die Behandlung, wenn es gelingt, die Vielfalt des Wissens der beteiligten Berufsgruppen und Personen und deren Austausch als Bereicherung zu erfahren. Vom Spezialisten bis zum Hausarzt, vom Strahlentherapeuten bis zum Psychiater, von Pflegepersonen, Sozialarbeitern, Seelsorgern bis hin zum Psychoonkologen. Es bedarf gelingender Kommunikation, die Beiträge aller zu integrieren und gemeinsam mit dem Patienten einen Gesamtbehandlungsplan zu dessen Wohl auszuhandeln.

Die *Sehnsucht* vieler Patienten nach einem »Halbgott in Weiß«, der alles kann und weiß, ist gerade in Zeiten der Not gut nachvollziehbar. Im Idealfall laufen alle Fäden bei *einer* möglichst kontinuierlich und verlässlich zur Verfügung stehenden Person zusammen. Im optimalen Fall wäre das ein Onkologe mit medizinischer, psychosozialer und kommunikativer Kompetenz. Das Beiziehen von Spezialisten aus den sogenannten Psychofächern, sei es ein Psychoonkologe oder Psychiater, wird von Patienten oft als zusätzliche Stigmatisierung und auf der Beziehungsebene als Abweisung erlebt. Manchmal berät der Hausarzt den Patienten; an einigen Tumorzentren gibt es Case-Manager. Nach positiven Erfahrungen schreibt der Patient auch nicht selten dem Psychoonkologen die Rolle zu, ihm bei Entscheidungen beizustehen und ihn zu beraten.

Bei jeglicher Behandlung ist die Bildung einer *therapeutischen Allianz* Voraussetzung für deren Erfolg. Dazu bedarf es dreier Säulen: einer Vertrauensbeziehung, einer Übereinkunft über die Ziele und einer Einigung über die Mittel der Behandlung (Bordin 1979). Auf die Einbettung der Behandlung und Kommunikation in *Beziehungskontexte* werden wir im Rahmen unseres Konzepts in den Abschnitten 4.3 und 6.5.2 ausführlich eingehen. Für die unterschiedlichen *Ziele* in der Onkologie und die zu deren Erreichung eingesetzten Mittel gibt es eine Vielzahl von Spezialisten. Die Delegation der Aufgaben an verschiedene Personen und Berufsgruppen führt dazu, dass Patienten die Behandlung oft als fragmentiert erleben, weil häufig einer nicht vom anderen weiß, Informationen fehlen und sich deren Zielsetzungen nicht selten widersprechen oder gar nicht explizit zum Thema gemacht werden. Das Aushandeln einer Übereinkunft über die im Gesamtbehandlungsplan einzusetzenden *Mittel* ist jener Bestandteil einer therapeutischen Allianz, der in der Onkologie wohl am häufigsten zu kurz kommt.

Von den Behandlern wird viel erhofft und erwartet. Die Vielfalt der Bedürfnisse von Patienten kann nur aus einer entsprechenden *Vielzahl von Rollen* heraus erfüllt werden. Die Annahme, es könne *eine* Person geben, die all diese aus Patientensicht wünschenswerten Rollen erfüllt, erscheint unrealistisch.

Da ist die Rolle des medizinischen Spezialisten, der die Diagnostik beherrscht und über Therapieoptionen Bescheid weiß und diesbezüglich berät oder auf Wunsch des Patienten sogar entscheidet. Diese Rolle sollte sich mit der eines Kommunikationsspezialisten verbinden, der die Informationen individuell angepasst verständlich und in »verdaulichen« Portionen vermittelt. Er sollte dialogfähig sein, sich empathisch in den Patienten einfühlen können und ihn aus dieser Einfühlung heraus individualisiert beraten können. Er sollte sich nicht aus der Ruhe bringen lassen, Hoffnung und Zuversicht vermitteln und zugleich realistisch sein. Es sollte immer jemanden geben, der Lösungen für die ständig auftauchenden Probleme kennt oder der zumindest weiß, wer Ideen dazu haben könnte. Jemand sollte bei der Krankheitsbewältigung unterstützen und dem Patienten Erfahrungen von Selbstwirksamkeit ermöglichen, indem er ihn auch darin berät, wie dieser selbst zu seinem Wohlergehen beitragen kann. Wenn alles Mögliche getan, alles Lösbare gelöst und alles, was gesagt werden muss, gesagt ist, bedarf es *einer professionellen, mitmenschlichen Präsenz* (S. 171 ff.).

Diese vielen Rollen überfordern einen einzelnen Arzt. Zudem entsprechen sie kaum den Rollenbildern, die sich aus dem *Selbstbild vieler Ärzte* ergeben. Dieses ist in der Onkologie von den oben beschriebenen Mythen geprägt, vom Arzt als Kämpfer gegen den Krebs oder gar den Tod. Für manche Ärzte fühlt es sich an, als hätten sie selbst den Kampf verloren, wenn ihr Patient stirbt. In der klassischen Kampfmetapher gibt es nur zwei mögliche Ausgänge: Man wird zum *Sieger* oder *Verlierer.* In der modernen Krebsmedizin ist jedoch bei vielen Patienten, um in der Kriegsmetapher zu bleiben, ein länger dauernder Waffenstillstand ein angemessenes Ziel. Je ohnmächtiger sich Menschen fühlen, umso überlebensnotwendiger ist ein Erleben von Kontrolle. So wird in der Medizin viel getan, um Kontrollillusionen zu schaffen oder aufrechtzuerhalten. Dazu dienen auch Vorstellungen, Krebserkrankungen oder deren Therapie mit einfachen linear-kausalen Modellen erklären und beherrschen zu können.

Michael Balint (2019) benannte es schon vor über fünfzig Jahren als *»apostolische Funktion des Arztes«*, wenn dieser glaubt, er besäße die Offenbarung darüber, was das Richtige für den Patienten sei, und es sei seine heilige Pflicht, die Unwissenden und Ungläubigen unter den Patienten zu diesem, seinem Glauben zu bekehren. Es besteht die Gefahr, dass unter dem Mantel einer evidenzbasierten Medizin, die sich ausschließlich auf die Ergebnisse kontrollierter Studien bezieht, diese apostolische Funktion im Selbstverständnis von Ärzten wieder bestärkt wird. Balint hat seine Warnung bezüglich der apostolischen Funktion des Arztes noch durch das Bild der »*Droge Arzt*« bzw. des »*Arztes als Arznei*« ergänzt. Seine Ehefrau – die Psychoanalytikerin Enid Balint (1969) – hat den Begriff der *patientenzentrierten Medizin* geprägt und sich um deren Integration in ein ansonsten krankheitszentriertes Vorgehen bemüht.

Psychoonkologen stellt sich die Frage, wie sie den Patienten dabei unterstützen können, Menschen zu finden, die die für ihn notwendigen Rollen ausfüllen, und welche der geforderten Rollen sie selbst einnehmen können. Das hängt selbstverständlich auch vom Quellenberuf der psychoonkologisch Tätigen ab. Eine Rolle, die sich für uns Autoren bewährt hat, ist die eines *Reisebegleiters* (Ebell 2008b).

Die gemeinsame Reise führt in ein unbekanntes Gebiet, in die einzigartige individuelle Wirklichkeit des Patienten. Auch wenn der Verlauf der Reise offen ist, gibt es Gründe, zuversichtlich zu sein. Bei der Reiseplanung und den notwendigen Entscheidungen wirken der Patient und sein Begleiter zusammen. Sind Berge zu erklimmen, weiß der *Bergführer* über die Wege Bescheid, die zum Gipfel führen. Er weiß um Möglichkeiten, schwierige Stellen zu passieren. Der Patient bestimmt, welche Ziele er erreichen und welche Gipfel er besteigen will. Dazu werden gemeinsam realistische Etappen- und Tagesziele formuliert. Oft ist der Weg allerdings im Vorhinein nicht klar. Von östlicher Weisheit inspirierte Reisebegleiter vertrauen darauf, dass sich im Laufe des Weges immer wieder neue Ausblicke und Perspektiven ergeben und der Weg beim Gehen entsteht.

Neben der Rolle des Reisebegleiters ist es oft Aufgabe des psychoonkologisch Tätigen, die Kommunikation der relevanten Beteiligten zu unterstützen und Dialoge zu ermöglichen. Oft geht es um eine ergänzende Sicht auf die Dinge, um neue Perspektiven, um einen neuen Blick, um wohlwollende Augen, um *Zeugenschaft* und Verständnis für das, was dem Patienten widerfährt. Oft ist gefragt, bei der Fokussierung der Spezialisten auf ihre jeweiligen Bäume, den Wald nicht aus den Augen zu verlieren. Oft geht es um einen gemeinsamen Blick, der über eine Momentaufnahme hinausgeht, und um ein daraus entwickeltes Feedback an den Patienten, einen Blick, der auch die Vergangenheit und Zukunft mit einbezieht: in der Rückschau die Erinnerung daran, was der Patient schon geschafft hat und welche Entwicklungen schon möglich waren. In der gemeinsamen Betrachtung, wo er im Moment steht, und dessen, wo die Reise insgesamt hingeht und welche nächsten Schritte in diese Richtung führen. Dabei gilt der Fokus immer dem, was dem Patienten selbst wichtig ist und bedeutungsvoll erscheint. Sich daran immer wieder zu erinnern, ist von zentraler Bedeutung, gerade, wenn die Zeit knapp ist oder knapp werden könnte.

Nicht zuletzt werden die Rollen und Handlungsspielräume der Behandler maßgeblich durch das Gesundheitssystem bestimmt, in dessen Rahmen sie arbeiten und das zunehmend von ökonomischen Gesichtspunkten geprägt wird. Kritische Stimmen sehen viele Entwicklungen in der Onkologie auch im Zusammenhang der negativen Einflüsse durch eine »Krebsindustrie« im Kontext einer umfassenderen »Gesundheitsindustrie« (Lauterbach 2015).

4 Therapeutisch wirksame Kommunikation

In der Onkologie nimmt die Kommunikation zwischen allen Beteiligten einen zentralen Stellenwert ein. »Man kann nicht nicht kommunizieren« – lautet das erste Axiom Paul Watzlawicks (Watzlawick, Beavin u. Jackson 1967/2017), und es ist zu bedenken, dass der Empfänger letztendlich darüber bestimmt, welche Botschaft bei ihm ankommt, und nicht der Absender. Man sollte aber darauf achten, jede Kommunikation, jede auch noch so kleine Begegnung im klinischen Alltag, möglichst auf eine Weise zu gestalten, dass sie therapeutisch wirksam werden kann. Das ist unser Ziel und unsere Arbeitshypothese.

Therapeutische Kommunikation – wie wir sie verstehen – soll *patientenzentriert* sein, das heißt sich an die Person des Patienten richten und sich an seiner Erfahrungswelt, seinem individuellen Leiden, an seinem Wohl und seinen *Bedürfnissen orientieren*. Die dafür notwendige Perspektive fokussiert die Aufmerksamkeit auf das subjektive Erleben und das persönliche Krank*sein* des Patienten. Dies ist eine notwendige Ergänzung der behandlerzentrierten und insbesondere arztzentrierten Perspektive, bei der – krankheitszentriert – Symptome des Patienten und deren Erklärung im Rahmen der Krebskrank*heit,* deren Diagnose und Behandlung im Zentrum der Bemühungen der Behandler und ihrer Aufmerksamkeit stehen.

Eine therapeutisch wirksame Kommunikation muss eingebettet sein in eine intersubjektive Beziehung zweier Menschen mit ihren Rollen als Behandler bzw. Behandelter. Auf Therapeutenseite sind *Mitgefühl* und eine *mitmenschlich gestaltete Professionalität* auf Augenhöhe wesentlich für deren Gelingen. Die Metapher der *Resonanz* erscheint uns als geeignet, um sich der Komplexität dieser Kommunikation mit zwei grundverschiedenen Perspektiven auf dasselbe Thema anzunähern und um wesentliche Punkte zu beschreiben, die zu deren Gelingen beitragen können.

Therapeutisch wirksame Kommunikation zielt darauf ab, den Patienten in seiner Welt abzuholen und ihn zu begleiten. Sie wirkt verändernd, indem sie auf der Grundlage einer tragfähigen und entlastenden therapeutischen Beziehung auf unterschiedlichen Ebenen *Zuversicht* vermittelt und zu einem *Perspektivenwechsel* einlädt. Hypnose und Achtsamkeit sind gut geeignet, Erfahrungen zu vermitteln, in denen die Welt mit neuen Augen betrachtet und Dinge erlebt werden, die das Leben auch unter schwierigsten Bedingungen nicht nur aushaltbar, sondern darüber hinaus sinnvoll und lebenswert machen.

Um all diesen Zielen zu dienen, wirken hypnosystemische Verständnismodelle und Vorgehensweisen mit Elementen der Achtsamkeit – einander ergänzend – auf optimale Weise zusammen. In den folgenden Abschnitten werden wir die zentralen vier Elemente der therapeutisch wirksamen Kommunikation skizzieren und sie später auch in ihrer konkreten Umsetzung immer genauer beschreiben.

4.1 Therapeutisch wirksame Kommunikation ist patientenzentriert

In der S3-Leitlinie »Psychoonkologische Diagnostik, Beratung und Behandlung von erwachsenen Krebspatienten« einigten sich Experten darüber, die anzustrebende Form von Kommunikation als *patientenzentrierte Kommunikation* zu beschreiben (AWMF et al. 2014, S. 82):

> »Patientenzentrierte Kommunikation bezeichnet ein kommunikatives Verhalten, das den Patienten in seiner aktuellen körperlichen und emotionalen Verfassung wahrnimmt, seine persönlichen Werte, Bedürfnisse und Präferenzen berücksichtigt und seine Selbstkompetenz, Handlungs- und Entscheidungsfähigkeit fördert. [...]
>
> Kommunikation mit Krebspatienten und ihren Angehörigen soll durch alle in der Onkologie tätigen Berufsgruppen patientenzentriert erfolgen. Sie soll sich an deren individuellen Anliegen, Bedürfnissen und Präferenzen hinsichtlich Information, Aufklärung und Beteiligung an Entscheidungen orientieren. Diese sollen wiederholt im Krankheitsverlauf, insbesondere in kritischen Krankheitsphasen (Diagnose, Rezidiv/Progredienz), erfragt werden.«

Zur Abstimmung der Ziele und Aufgaben patientenzentrierter Kommunikation auf die besonderen Erfordernisse von Menschen mit Krebserkrankungen differenziert die Leitlinie sechs Funktionen der Kommunikation (ebd., nach Epstein a. Street 2007):

- »Fördern einer hilfreichen, ›heilsamen‹ Beziehung
- Austausch von Informationen
- Umgehen mit Emotionen
- gemeinsame Entscheidungsfindung zum weiteren Vorgehen

- Toleranz für Ungewissheit fördern
- Unterstützen von Selbstbestimmung, Kontrolle und Handlungsfähigkeit«

Diese sechs Funktionen *patientenzentrierter Kommunikation* bedingen einander zum Teil wechselseitig. Um wirksam zu werden, müssen sie ineinandergreifen. Man stelle sich die Situation einer Frau mit Brustkrebs vor, der empfohlen wird, nach der ersten Behandlung 5 Jahre lang einen Östrogenrezeptormodulator einzunehmen. Um die Wahrscheinlichkeit zu erhöhen, dass sie dieser Empfehlung folgt, müssen mehrere Faktoren zusammenspielen:

Die Patientin sollte dem klinischen Team vertrauen, Informationen über Wirkungen und Nebenwirkungen erhalten haben, Wege kennen, mit ihren Zweifeln und Ängsten umzugehen, und die Unsicherheitsfaktoren verstehen, die jeder Behandlungsempfehlung innewohnen. Sie sollte auf die von ihr bevorzugte Weise in diese Therapieentscheidung einbezogen worden sein, und sie sollte sich jeden Tag daran erinnern, das Medikament auch wirklich zu nehmen.

Die Beziehungen zwischen diesen Funktionen sind komplex und wechselseitig:

- So wird die Patientin ihren Ärzten mehr vertrauen, wenn diese ihr die notwendigen Informationen auf eine passende Weise vermitteln. Das Vertrauen wird wiederum ihre Ängste mindern.
- Im Gegensatz dazu wird eine während des Informationsgesprächs sehr ängstliche Patientin Schwierigkeiten haben, Informationen aufzunehmen. Das wiederum wird sich voraussichtlich negativ auf das Vertrauen in die Behandlung und das Behandlungsteam auswirken.

In einer patientenzentrierten Kommunikation gelingt die Dreiecksbeziehung zwischen »Behandler«, Patient und Krankheit, indem sich die Beteiligten dem gemeinsamen Thema von Krankheit und dem mit ihr verbundenen Leiden zuwenden. Über das Teilen von Aufmerksamkeitsfokus, Absicht und Zielen entsteht Resonanz und damit Verbundenheit; es konstituiert sich ein *Resonanzdreieck* (S. 106). Im Gegensatz dazu führen nicht gelingende Kommunikation und fehlende Resonanz zur Entfremdung, einem Phänomen, das als »Entfremdungsdreieck« benannt wurde (Rosa 2016).

Im Beziehungsdreieck zwischen Behandler (z. B. Arzt), Patient und Krankheit finden sich oft auch destruktive Dynamiken, die als *Opfer-Täter-Retter-Dreieck* (Petzold 2021) beschrieben, erkannt und überwunden werden können. Wenn sich Patienten als Opfer ihrer Krankheit fühlen, werden Behandler zu Rettern. Werden zur Rettung sehr eingreifende und nebenwirkungsreiche Therapien notwendig oder bleiben die angekündigten oder erhofften Erfolge aus, werden die Retter als Täter und Therapien als Verfolgung erlebt. Um sich aus der Opferrolle zu befreien, beschuldigen Patienten nicht selten ihre Ärzte oder die Medizin. Indem Patienten zu Anklägern werden, geraten die ursprünglichen Retter in die Opferrolle. Diese Dynamik neigt dazu zu eskalieren, insbesondere wenn die Behandler dann ihrerseits zu beschuldigen beginnen oder zu immer nebenwirkungsreicheren Therapien greifen, um aus der Opferrolle heraus und wieder in die Rolle des Retters zu gelangen.

Ein Ausstieg aus den in diesem Dreieck wechselnden Rollen wird durch eine patientenzentrierte Kommunikation mit ihren oben aufgeführten Funktionen möglich – indem wieder die Bedürfnisse und Werte des Patienten in den Vordergrund gerückt werden. Indem er in seiner Autonomie, aber auch mit seinen Emotionen und in seiner Verletzlichkeit gesehen und respektiert wird und erstrebenswerte Ziele Vorrang gegenüber einer Rettung bekommen, die um jeden Preis erfolgen soll.

4.2 Therapeutisch wirksame Kommunikation ist bedürfnisorientiert

Den Leitlinien, aber auch einer ärztlich-therapeutischen Grundhaltung entsprechend, sollte es selbstverständlich sein, sich an den Bedürfnissen des einzelnen Patienten zu orientieren. Menschen mit einer Krebserkrankung machen aber leider sehr häufig andere Erfahrungen. In unserem Modell empfehlen wir als eine der Brillen, mit denen wir Patienten betrachten, eine *Bedürfnisbrille.* Patientenzentriertheit ist garantiert, wenn es gelingt, die individuellen, aktuellen, mittelfristigen und langfristigen Bedürfnisse der Patienten, ihr Gesund- und Krank*sein,* im Auge zu behalten. Die Bedürfnisbrille ermöglicht auch einen einfühlsamen, verständnisvollen und konstruktiven Umgang mit Gefühlen. Diese können als Signale betrachtet werden, die auf Bedürfnisse hinweisen.

Da sich die Bedürfnisse im Verlauf einer Erkrankung verändern, werden wir bei den einzelnen Wegstrecken im Verlauf der Erkrankung immer wieder auch auf phasenspezifische Bedürfnisse eingehen und sie mit den auftretenden Gefühlen in Beziehung setzen.

Wir werden ein Modell der vier emotionalen Grundbedürfnisse vorstellen: Bindung und Verbundenheit, Autonomie, Kompetenz und Orientierung (Abschn. 5.3.1, S. 61 f.) Sie dienen als Raster zur Suche nach Unerfülltem sowohl bei Patienten als auch ihren Behandlern. Zugleich regt die Bedürfnisbrille zum Perspektivenwechsel an, zur Umfokussierung von Problemen und Symptomen auf Wünschenswertes und Ressourcen. Gemeinsam kann immer wieder nach Möglichkeiten gesucht werden, auf eine Balance der Bedürfnisse zu achten und die Spielräume zu deren Erfüllung zu bemerken und auszuschöpfen.

Die Bedürfnisorientierung bezieht sich auch und insbesondere auf die Art und Weise, wie Betroffene über ihre Krank*heit* informiert und in Entscheidungsprozesse einbezogen werden wollen. Diese Umsetzung wird anhand des SPIKES- und NURSE-Modells diskutiert (Abschn. 5.5.1). Die Bedürfnisorientierung bezieht sich nicht nur auf die angestrebten Ziele der Behandlung, sondern auch auf deren *Prozessqualität*. Sie bezieht sich schlussendlich darauf, auch das Lebensende – so weit wie möglich – den Bedürfnissen der Patienten und ihrer Angehörigen entsprechend zu gestalten (Abschn. 10.2, S. 334). In unserem Stufen- oder Pyramidenmodell bezeichnen wir das als die gemeinsame Erarbeitung und Einigung auf einen objektiv angemessenen und subjektiv möglichst befriedigenden Gesamtbehandlungsplan und dessen gemeinsame Modifikation je nach Krankheitsverlauf (Abb. 2, S. 53).

4.3 Therapeutisch wirksame Kommunikation ist beziehungsorientiert – Resonanz

Kommunikation und Beziehung bedingen einander. Die Art und Weise der Kommunikation gestaltet die Beziehung; zugleich wird die Art der Kommunikation durch das Beziehungsangebot und die Haltung der Beteiligten beeinflusst. Eine evidenzbasierte Medizin fokussiert auf möglichst wissenschaftlich fundierten, nachgewiesenermaßen wirksamen Interventionen bei definierten Krankheiten und »Störungen«. Dabei bleiben Arzt und Patient als Personen und ihre Beziehung im bereits erwähnten Dreieck zwischen Arzt, Patient und dessen Krankheit (Kap. 3) zumindest konzeptuell unberücksichtigt. In unserem Plädoyer für eine resonanzbasierte Medizin wählen wir die aus Physik und Musik stammende Metapher der *Resonanz* für eine beziehungsorientierte Medizin: Ein Klangkörper schwingt in seiner Eigenfrequenz und bringt einen anderen zum Mitschwingen. Dessen Schwingung wirkt wieder auf den ursprünglichen Klangkörper zurück. Es entsteht Resonanz (Abb. 1).

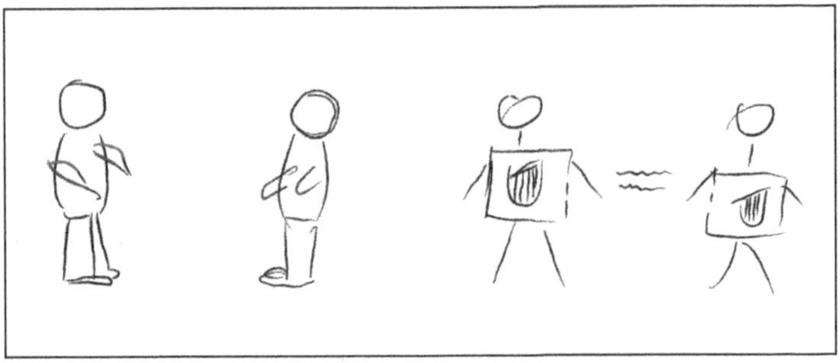

Abb. 1: Spontane Skizze zu interpersonaler Resonanz (MEH 1995) mit »inneren Harfen«, deren Saiten in Resonanz miteinander schwingen

Das Bild des Klangkörpers macht deutlich, dass ein resonanzbasiertes Vorgehen auch einer körperlichen und emotionalen Resonanzbereitschaft und Schwingungsfähigkeit des Behandlers bedarf, einer bewussten, verkörperten Präsenz und der Bereitschaft, sich für eine begrenzte Zeit auf professionelle Weise als ganze Person zum Wohl des Patienten zur Verfügung zu stellen. Es bedarf darüber hinaus auch der Fähigkeit der Behandler, sich selbst immer wieder zu zentrieren und auf die persönliche Eigenschwingung einzustimmen. Diese eigene Erdung, Zentrierung und Einstimmung auf sich selbst ist Ausgangspunkt und Endpunkt des Zyklus, der als Trias von Präsenz, Einstimmung auf den Patienten und Resonanz beschrieben wurde (Siegel 2012; siehe S. 105 u. 174). Im Bereich der Achtsamkeit finden sich einfache Übungen, diese Fähigkeiten zur Präsenz zu kultivieren.

Präsenz ist charakterisiert durch eine Haltung grundsätzlichen *Wohlwollens* dem Patienten gegenüber und dem Wunsch, dessen Leiden so weit wie möglich zu lindern. In diesem Sinne beschreiben wir sie als *mitfühlende* Präsenz. Indem die Behandler ihre Patienten als Mitmenschen betrachten, begegnen sie ihnen auf *Augenhöhe*. Indem sie sich ihrer eigenen Endlichkeit bewusst sind, ist ihnen auch klar, dass sie letzten Endes »im gleichen Boot« sitzen. Zugleich sind sie sich der Rolle gewahr, aus der heraus sie die Begegnung mit ihren Patienten gestalten. Der Begriff einer *mitmenschlichen und mitfühlenden Professionalität* beinhaltet dieses Rollenbewusstsein. Auch dazu zeigt die Achtsamkeitspraxis Wege auf, indem sie einen »Metaarzt« (S. 182) kultiviert. Der Metaarzt achtet darauf, diese Intentionen und die mit ihnen verknüpften höchst anspruchsvollen Übungsfelder nicht aus den Augen zu verlieren. Dazu trägt auch eine Bewusstheit über jene Anteile seiner Gegenübertragung bei, die zwar in der Resonanz mit dem Patienten auftauchen, aber ihre Ursprünge in der eigenen Lebensgeschichte haben (S. 354 f.).

Gerade angesichts der existenziellen Bedrohung im Rahmen onkologischer Erkrankungen erscheint uns neben der Unterstützung der Patienten beim Kampf gegen die Krank*heit* und für all das, was das Leben lebenswert macht, die Rolle eines »Begleiters ein Stück des Weges« (Ebell 2008b) von entscheidender Bedeutung. Dessen Gegenwart führt Patienten aus Isolation und Entfremdung. Sie ermöglicht ihnen, aus Kampf- und-Flucht-Zuständen mit verständlichen Vermeidungszielen in Zustände größtmöglicher Sicherheit und Gelassenheit umzuschalten. Nur dann können realistische Hoffnungen auftauchen und angemessene Annäherungsziele angestrebt und erreicht werden. Denn nicht erst, wenn alles der Medizin Mögliche getan und alles Wichtige gesagt ist, wird die *mitmenschliche Präsenz* des begleitenden Arztes oder Therapeuten zu einer bedeutsamen Ressource für Gesundung und Heilung (Rousseau 2010; vgl. S. 171 ff.).

4.4 Therapeutisch wirksame Kommunikation fördert den Perspektivenwechsel von Vermeidungszielen zu Annäherungszielen

Zentraler Bestandteil therapeutisch wirksamer Kommunikation ist ein Perspektivenwechsel. Wir verstehen darunter die Umorientierung des Patienten von Vermeidungszielen hin zu Annäherungszielen, eine Lenkung seiner Aufmerksamkeit von dem, was er *nicht* will, zu dem, was er anstrebt und ihm guttut. Die konkrete Umsetzung dieses Perspektivenwechsels durchzieht alle Anwendungen des Pyramidenmodells, er wird auf dessen zweiter Stufe näher erläutert (Abschn. 5.6).

Zur Umorientierung des Patienten müssen auch die Behandler den Fokus ihrer Aufmerksamkeit entsprechend verändern. Dazu bedarf es entsprechender *handlungsleitender Konzepte.* Die vier für uns dabei hilfreichsten Modelle sind:

- die mit der Salutogenese verknüpfte Vorstellung eines Gesundheits-Krankheits-Kontinuums
- das »beidäugige Sehen«, das neben den Problemen auch Ressourcen in den Fokus nimmt
- Resilienz
- das Konzept des Aufblühens und des posttraumatischen Wachstums.

Perspektive der Salutogenese: Gesundheits-Krankheits-Kontinuum und Kohärenzsinn

Krebserkrankungen stellen eine dichotome Kategorisierung in gesund oder krank radikal infrage. Das Erleben der Betroffenen schwankt zwischen gesund und krank, und oft fühlen sie sich gleichzeitig irgendwie krank *und* gesund. Oder das subjektive Gefühl, gesund bzw. krank zu sein, und die »objektiven« Befunde der Krank*heit* klaffen in die eine oder andere Richtung weit auseinander.

Diesem Erleben kommt am ehesten die Beschreibung eines Gesundheits-Krankheits-Kontinuums nahe (Antonovsky 1997). Gemäß diesem Modell bewegen wir uns zeitlebens zwischen den Extrempolen gesund und krank hin und her. Die Medizin versucht, Patienten vom Krankheitspol zu entfernen, indem sie die Krank*heit* und ihre Symptome bekämpft. Dies kann aber ebenso geschehen, wenn sich Patienten auf ihr Gesundsein konzentrieren. Der in unserem Modell angestrebte Perspektivenwechsel sucht nach allem, was dazu beitragen kann, sich dem Gesundheitspol anzunähern – und seien es »nur einige Millimeter«.

Als zentralen gesundheitsförderlichen Faktor fand Antonovsky (1997) eine überdauernde innere Haltung, die er als *Kohärenzsinn* (»sense of coherence«) bezeichnete, der sich aus drei Komponenten zusammensetzt: Verstehbarkeit (»comprehensibility«), Handhabbarkeit (»manageability«), und Sinnhaftigkeit (»meaningfulness«) – aus dem Gefühl zu verstehen, was vorgeht, dem Gefühl, die sich stellenden Herausforderungen handhaben zu können, und dem basalen Gefühl, dass sich ein Engagement lohnt und sinnvoll ist. In diesem Bereich gibt es Überschneidungen mit den Bedürfnissen von Kompetenz und Orientierung (S. 61 f.).

Beidäugiges Sehen: Ressourcen *und* Probleme in den Blick nehmen

»Gesundheitsziele« erfüllen subjektiv bedeutsame Bedürfnisse. Um sich ihnen anzunähern, gilt es, zieldienliche Ressourcen zu finden, zu aktivieren oder zu schaffen. Wir beschreiben den sich an Ressourcen orientierenden Perspektivenwechsel als *beidäugiges diagnostisch-therapeutisches Sehen* (Fürstenau 2002; siehe S. 68 f.). Dieses ermöglicht es auf flexible Weise, mit dem einen Auge die Probleme und *gleichzeitig* mit dem anderen Auge die Bewältigungsmöglichkeiten und Ressourcen zu sehen. Zwinkernd kann man das eine oder das andere Auge verschließen, um sich jeweils dem Blick mit dem anderen zu widmen. Man kann pendelnd zwischen beiden Perspektiven wechseln. Der gleichzeitige Blick mit beiden Augen aus unterschiedlichen Positionen macht Stereosehen und damit räumliches Wahrnehmen möglich. In einer biopsychosoziospirituellen Praxis können Probleme, vor allem aber auch Ressourcen, auf vier Ebenen gesucht und gefunden werden: der körperlichen, der psychischen, der sozialen (und kulturellen) sowie der spirituell-religiösen Ebene (Abschn. 5.4).

Resilienz

Zur Bewältigung unvermeidlicher Leidenszustände kann man die Resilienz stärken, spätestens, wenn man mit der Bekämpfung von Krank*heit* und Symptomen an seine Grenzen stößt. Insofern zielt die Psychoonkologie auch immer auf eine Stärkung von Widerstands- und Abwehrkräften, auf ein »Gedeihen trotz widriger Umstände« (Welter-Enderlin u. Hildenbrand 2016).

Aus einer bindungsorientierten neurowissenschaftlichen Sicht (»affiliative neuroscience«) beruht Resilienz auf drei Prinzipien (Feldman 2020): Der Plastizität (»plasticity«) im Sinne der Regulations- und Anpassungsfähigkeit, der Einbettung von Menschen in soziale Systeme (»sociality«) und der spezifisch menschlichen Fähigkeit zur Bedeutungsgebung (»meaning«), also der Fähigkeit, auch Widrigkeiten, Leiden und traumatischen Erfahrungen Sinn zu geben. Hierbei kommen Spiritualität und Religion eine bedeutende Rolle zu. Auf der neurobiologischen Ebene werden drei resilienzfördernde Komponenten beschrieben: die Synchronisierung biologischer und verhaltensbezogener Rhythmen (»biobehavioral synchrony«), das Oxytocinsystem und das »soziale Gehirn« (»affiliative brain«).

Synchronisierungsprozesse stehen im Mittelpunkt eines resonanzbasierten Vorgehens. Entspannung in einer Sicherheit gebenden therapeutischen Beziehung ist ein weiterer Eckpfeiler. Dabei werden über eine Aktivierung des Parasympathikus (Abschn. 7.3.1) und die Ausschüttung von Oxytocin Erholung und Heilungsprozesse möglich (Abschn. 8.4.3, S. 293). Von den vielen als resilienzfördernd erkannten Einflüssen stellen wir die Beziehungsfaktoren in den Vordergrund: Menschen, die verlässlich und wertschätzend für einen da sind, die Ressourcen und Potenziale erkennen, an einen glauben und zuversichtlich in die Zukunft blicken.

Posttraumatisches Wachstum und »Aufblühen«

Neben der Bekämpfung von Krank*heit* und der Förderung von Gesund*sein* trotz der Krank*heit* beschreibt die positive Psychologie noch ein Phänomen jenseits von Krank*heit* und Gesund*heit*, das sie als *Aufblühen* (»flourishing«) bezeichnet. Es erscheint paradox, dass sich durch das Auftreten einer lebensbedrohlichen Krankheit neben allen Einschränkungen auch Freiheitsspielräume und Möglichkeiten eröffnen, die vor der Erkrankung undenkbar gewesen wären. Die Erinnerung an die Endlichkeit des Lebens setzt oft Kräfte frei, Dinge zu beenden oder neu zu beginnen. Seitens der Betroffenen kann sich entfalten und aufblühen, was bis dahin zurückstehen oder im Verborgenen bleiben musste.

Den Blick von den Verlusten hin zu den durch die Krankheit möglichen positiven Aspekten, ja Gewinnen, zu lenken, ist die vierte Form des Perspektivenwechsels, den wir anregen. Das Konzept eines *posttraumatischen Wachstums* weist in diese Richtung (Abschn. 9.3.4). Betätigungen, die zum Aufblühen führen, sind häufig dadurch charakterisiert, dass sie in einem gewissen Maße zur Erfüllung aller vier Grundbedürfnisse (Abschn. 5.3.1) beitragen und als sinnvoll erlebt werden.

Ein Aufblühen kann durch eine Erweiterung der Aufmerksamkeit und den damit verbundenen Aufbau von Ressourcen erklärt werden. Durch positive Emotionen angetrieben, kommen Prozesse in Gang, die sich als eine spiralförmige Aufwärtsbewegung beschreiben lassen. In Zuständen positiver Gefühlslagen erweitern sich die Aufmerksamkeit und die Wahrnehmung. Diese Öffnung ermöglicht es, wohltuende Aspekte der Realität, Ressourcen und neue Handlungsspielräume wahrzunehmen oder zu entwickeln, die ansonsten nicht zugänglich sind. Die Integration dieser Ressourcen führt wiederum zu positiven Emotionen und einer zunehmenden Weitung der Aufmerksamkeit. Selbstverstärkende Rückkopplungsmechanismen werden erneut zum Motor der Aufwärtsbewegung (Fredrickson 2004).

Sicherheit als Voraussetzung für einen Perspektivenwechsel in diesen vier Dimensionen

Ein Perspektivenwechsel wird möglich, wenn es gelingt, jene Sicherheit zu gewinnen, die zum Ausstieg aus dem über die Stressachse aktivierten psychophysiologischen Kampf-Flucht-Modus notwendig ist. Eine resonante, Sicherheit vermittelnde therapeutische Beziehung kann dazu beitragen. Die Bindungsforschung hat gezeigt, dass eine Aktivierung des *Social-Engagement-Systems* (Porges 2019; siehe S. 172) Explorationsverhalten und damit eine Umschaltung von Vermeidungs- zu Annäherungsprogrammen ermöglicht. Rituale der Suche nach Annäherungszielen erlauben in unserem Pyramidenmodell eine sehr konkrete, individuelle und der Situation angepasste Recherche und laden zu einem Perspektivenwechsel in den vier dargestellten Dimensionen ein.

5 Begleitung auf der ersten Wegstrecke: Diagnostik, Aufklärung und Therapieplanung

Krebs entsteht nicht von einem Tag auf den anderen. Bei den häufigsten Tumorarten dauert es Jahre, bis sie sich klinisch manifestieren. Die für die Entscheidung über Therapiemaßnahmen erforderliche Diagnostik nimmt oft mehr Zeit in Anspruch, als es den Betroffenen lieb ist. Abklärung und Aufklärung sind als Prozess zu sehen, der Zeit braucht, um verstehen und verarbeiten zu können, was es bedeutet, an einer bestimmten Art von »Krebs« zu erkranken, und was auf einen zukommt.

Die ersten Kontakte mit dem Medizinsystem und die Anfänge der Geschichte der Krankheit sowie des kranken Menschen und seiner Behandler sind von besonderer Bedeutung, weil in dieser Zeit wesentliche Weichenstellungen erfolgen. Wenn man zum Patienten wird, wird einem schnell klar, welche Erwartungen, aber auch welche Rechte mit dieser Rolle verbunden sind. Etwa wie viel Information und Mitbestimmungsrecht einem zusteht oder ob relevante Angehörige von Anfang an einbezogen werden. Oft müssen Patienten erst herausfinden, wer ihnen als Ansprechpartner zur Verfügung steht und wer wofür zuständig ist. Wenn in dieser ersten, prägenden Krankheitsphase gravierende Enttäuschungen, Fehler und Missverständnisse vorkommen, kann sich das auf alle weiteren Stationen des Krankheitsverlaufs ungünstig auswirken. Es ist wie beim Zuknüpfen einer Jacke: Wer das erste Knopfloch verfehlt, kommt mit dem Zuknöpfen nicht zu Rande. Auf der anderen Seite ist es von unschätzbarem Wert, wenn Patienten gerade in Zeiten größter Verunsicherung erleben, dass es nicht ausschließlich um die Krankheit, sondern auch um sie als Menschen geht, dass ihre Bedürfnisse und Wünsche berücksichtigt werden, dass sie gehört und verstanden werden, dass sie den Behandlern vertrauen und sich bei ihnen gut aufgehoben fühlen können.

5.1 Das Pyramidenmodell therapeutisch wirksamer Kommunikation im Überblick

Die Nutzung und praktische Umsetzung unseres Pyramidenmodells therapeutisch wirksamer Kommunikation (Abb. 2) beginnt in der Zeit der Abklärung, Aufklärung und Therapieplanung und zieht sich durch alle weiteren Krankheitsphasen. Jede Interaktion in der Onkologie – jede noch so kurze Begegnung – beinhaltet ein großes therapeutisches Potenzial. Somit kann das Modell in den Bereichen *aller* an der onkologischen Diagnostik und Behandlung beteiligten Berufsgruppen genutzt werden. Einige der Prinzipien können sich auch im Kontakt mit Angehörigen oder im Umgang der Behandler mit sich selbst positiv auswirken.

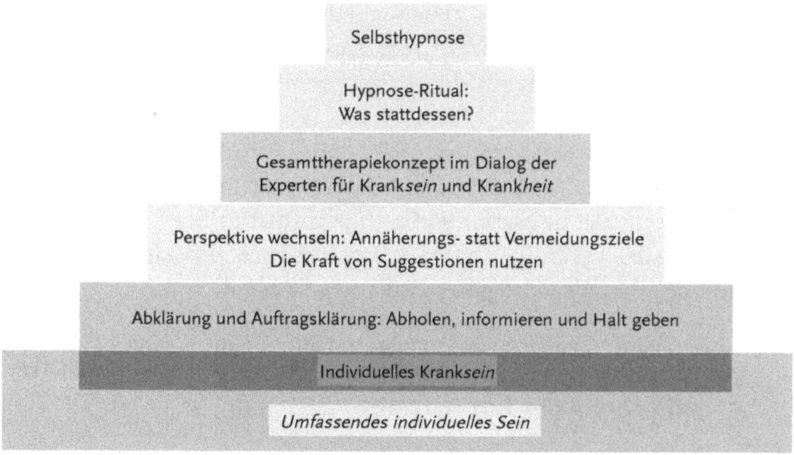

Abb. 2: Pyramidenmodell mit den Stufen einer therapeutisch wirksamen Kommunikation – Übersicht

Das leidvolle subjektive Erleben des einzelnen Patienten bildet den Ausgangspunkt und den Gradmesser aller diagnostischen und therapeutischen Bemühungen. In unserem Modell bildet das *allumfassende individuelle Sein* des einzelnen Patienten den grundlegenden Boden, auf dem die Pyramide steht. Das *Leiden* im Rahmen des Krank*seins* umfasst nur einen bestimmten Ausschnitt dieses Bodens, in dem ihr *Fundament* verankert ist: die Leidenserfahrungen, die aus Anlass der onkologischen und psychoonkologischen Zusammenarbeit thematisiert und verhandelt werden.

Als didaktisches Modell zur Veranschaulichung der wesentlichen Aspekte therapeutisch wirksamer Kommunikation dient eine fünfstufige Pyramide, die auf dem gerade beschriebenen *Fundament* steht. Die *beiden unteren Stufen* integrieren die schon dargestellten Prinzipien therapeutischer Kommunikation von Patientenzentriertheit, der Beziehungs- und Bedürfnisorientierung und des Perspektivenwechsels (Kap. 4) mit den hypnosystemischen Prinzipien Pacing und Leading sowie der Suggestion. Die *dritte Stufe* betont den Dialog zwischen Arzt und Patient als Voraussetzung zum Aushandeln und Einigen auf einen Gesamtbehandlungsplan, der den Regeln der ärztlichen Kunst ebenso entspricht wie den Bedürfnissen des Patienten.

Hypnose und Selbsthypnose werden in diesem Kontext als eine besonders intensive Form der therapeutischen Kommunikation mit speziellen Techniken und Ritualen verstanden, die das Behandlungskonzept ergänzen. Beide bilden die *Spitze der Pyramide.* Die Selbsthypnose als Eigenaktivität des Patienten ist damit gleichsam das Tüpfelchen auf dem i.

Integriert eine therapeutisch wirksame Kommunikation darüber hinaus noch Prinzipien der Achtsamkeit, eröffnen sich zusätzliche Möglichkeiten, auf heilsame Weise zu kommunizieren. Die vielfältigen Aspekte des Pyramidenmodells therapeutisch wirksamer Kommunikation durchziehen das ganze Buch (vgl. Abb. 8, S. 102).

5.2 Individuelle Leidenserfahrungen als Ausgangspunkt und Basis der Kooperation

Üblicherweise erklärt sich die Medizin (nur) für all das zuständig, was als krank definiert wird. Im psychischen Bereich wären das Leidenszustände, denen sich psychiatrische Diagnosen zuordnen lassen. In Ergänzung zu dieser oft als Stigmatisierung erlebten Betrachtungsweise wollen wir die Aufmerksamkeit auf das subjektive Erleben der Betroffenen lenken. Jenseits aller pathologiezentrierten Diagnosesysteme und dichotomisierenden Kategorisierungen wie pathologisch oder normal, wie krank oder gesund, wollen wir möglichst alltagssprachlich beschreiben, was Patienten erfahren, oft ohne es in Worte fassen zu können. Dies betrifft insbesondere die existenzielle Dimension im Erleben einer Krebserkrankung, die meist ausgeblendet wird, auch wenn sie im Hintergrund mitschwingt. Worte für das Erleben zu finden und es dadurch fassbarer zu machen und mit anderen Menschen teilen zu können, wirkt allein oft schon entlastend.

5.2.1 Milton H. Erickson: Ein »verwundeter Heiler«

Das Menschenbild der Ericksonschen Hypnotherapie ist geformt durch den außergewöhnlichen und selbstwirksamen Umgang ihres

Begründers Milton H. Erickson (1901–1980) mit seinen eigenen Krankheiten und Handicaps. Eine Episode prägte sein Leben und charakterisiert ihn und seine Besonderheit:

Als 17-Jähriger drohte eine Infektion mit dem Poliovirus (Kinderlähmung) auch Miltons Atemmuskulatur zu lähmen, was einem Todesurteil gleichkam. Bewegungsunfähig lag er in seinem Bett auf einer Farm im Mittleren Westen der USA. Er hörte mit, wie seinen Eltern vom Arzt eröffnet wurde, dass er wohl den Sonnenaufgang am nächsten Morgen nicht erleben werde – ihm sei nicht mehr zu helfen. Mit letzter Kraft bat er seine Eltern, sein Bett so zu positionieren, dass er beim Fenster hinaus nach Osten schauen konnte. Da es nicht möglich war, das Bett so weit zu drehen, richteten sie eine Kommode mit einem Spiegel so aus, dass sich darin das Fenster spiegelte, durch das er nach Osten schauen konnte. Das war dann der Fokus, den Milton die ganze Nacht hindurch bis zum Morgen im Auge hatte. Seinen Blick richtete er kontinuierlich in die gewünschte Zukunft mit dem Ziel, den Sonnenaufgang zu erleben (Klein 2010). Entgegen allen Erwartungen erlebte er den Morgen und fiel dann in einen langen, komatösen Schlaf.

Als er wieder erwachte, war er bis zum Hals gelähmt. In der folgenden Zeit setzte seine Familie ihn tagsüber in den Schaukelstuhl, in dem er stundenlang völlig bewegungslos saß. Der mit allen Fasern seines Körpers gespürte Wunsch, wenigstens aus dem Fenster schauen zu können, soll dazu geführt haben, dass sein Schaukelstuhl sich minimal bewegte. Milton Erickson begann daraufhin systematisch, mit der Erinnerung an das Spüren früherer Bewegungen mental zu arbeiten. So fokussierte er beispielsweise über Stunden seine ganze Aufmerksamkeit auf seine Hand und bemühte sich mit aller Kraft, sich so intensiv wie möglich an konkrete Empfindungen und Bewegungen zu erinnern. Beispielsweise daran, wie es ist, eine Heugabel in den Händen zu halten. Anfangs stellten sich minimale, völlig unkoordinierte, ruckartige Bewegungen ein. Mit der Zeit begannen sich seine Finger koordinierter zu bewegen, und die Kraft nahm zu.

Legendär ist die Kanutour, die er im folgenden Sommer allein auf einem Fluss mit vielen Staustufen unternahm. Zunächst war er auf Hilfe angewiesen, weil seine Beine weder sein eigenes Gewicht noch das Kanu tragen konnten. Er hatte sein Abenteuer mit Krücken begonnen, am Ende der Tour brauchte er sie nicht mehr. Er hatte wieder gelernt, ohne Unterstützung zu gehen.

Sein ganzes Leben lang übte und verfeinerte Milton Erickson seine Fähigkeit, Dinge zu nehmen, wie sie kommen, und das Beste daraus zu machen, auch bei weiteren großen gesundheitlichen und persönlichen Herausforderungen (vgl. Peter 1987). In seinen letzten Lebensjahren hielt er im Rollstuhl sitzend seine Lehrseminare trotz starker Schmerzen ab. Seine gesammelten Werke (in dt. Übersetzung: Rossi u. Erickson 2015) weisen ihn als einflussreichen Genius aus. Er hat nicht nur die zeitgenössischen Auffassungen von Hypnose geprägt, sondern trug auch zur Weiterentwicklung der Psychotherapie im Allgemeinen wesentlich bei. So gilt es beispielsweise heute in fast allen Schulen und Methoden als selbstverständlich, sich an Ressourcen zu orientieren und eine systemische Perspektive einzunehmen. Erzählungen über Erickson lassen Bilder vom Archetyp des »verwundeten Heilers« anklingen.

5.2.2 Wege zur Diagnose

Wie Menschen auf die Diagnose einer Krebserkrankung reagieren, hängt von vielen Faktoren ab: welche Mythen sie über Krebs verinnerlicht haben, welche persönlichen Vorerfahrungen – insbesondere mit dem Schicksal von nahen Angehörigen – sie mit dem Thema verbinden und auch welcher Weg zur Diagnose geführt hat. In einem Extremfall fehlt ein vorbereitender Weg, nämlich dann, wenn es sich um eine *Zufallsdiagnose* handelt – wenn Menschen z. B. aus einem anderen Grund einen Arzt aufsuchen und bei ihnen dann völlig unerwartet eine Krebserkrankung diagnostiziert wird. In einem anderen Extremfall haben kranke Patienten eine lange *Odyssee* hinter sich, eine Reise durch das Medizinsystem, auf der die Suche nach einer Ursache von Symptomen lange erfolglos blieb. Diese Suche ist mit quälender Unsicherheit verbunden, nicht selten auch mit Enttäuschungen, Kränkungen oder der Angst, als Hypochonder dargestellt zu werden.

Im Fall eines Zufallsbefundes ist die Diagnose *ausschließlich* eine Katastrophe. Im anderen Fall oder nach Phasen langer Verunsicherung wird die Mitteilung ambivalent erlebt oder – bei allem Schlimmen – oft gar als *Erleichterung* empfunden, endlich zu wissen, was los ist. Es wird dadurch klarer, worauf man sich einzustellen hat und was die nächsten Schritte sind, mit denen man aktiv zur Bewältigung der Herausforderungen beitragen kann.

Der wohl häufigste Weg zur Diagnose beginnt bei der Entdeckung von Hinweisen auf eine Krebserkrankung, wie eines Knotens in der

Brust oder eines wachsenden Muttermals. Die Zeit, die bis zum Aufsuchen eines Arztes verstreicht, hängt hauptsächlich vom *subjektiven Krankheitskonzept* des Betroffenen ab, also davon, wie er seine Symptome deutet, welche Krankheit er vermutet und was er mit ihr verbindet (S. 117 ff.). Beim Arztbesuch steht dann die Frage im Raum, ob es Krebs ist. Ob und wie diese Frage aufgegriffen wird, führt zu den ersten Weichenstellungen. Auf irgendeine Weise ist der Patient innerlich vorbereitet. Dort gilt es, ihn abzuholen.

Ein immer häufigerer Weg zur Diagnose führt über die sogenannte Krebsvorsorge, die aber in Wirklichkeit eine Maßnahme zur *Früherkennung* ist. Aufgrund dieser Fehleinschätzung darf es nicht verwundern, dass viele Menschen von einer Krebsdiagnose besonders überrascht werden, obwohl sie doch immer »brav« zur Krebsvorsorge gegangen sind. Wenn etwa bei einer Mammografie ein verdächtiger Befund erhoben und in dessen Folge Krebs diagnostiziert wird, ist das Erleben der Betroffenen auch wieder höchst ambivalent: einerseits der Schock, andererseits die Erleichterung, dass die Diagnose frühzeitig gestellt wurde, und die Erkrankung somit besser behandelbar ist, als wenn sie später erkannt worden wäre. Diese zweite Seite der Medaille wird häufig auch ärztlicherseits betont. Manchmal wird dabei übertrieben dargestellt, was für ein Glück es sei, die Diagnose jetzt schon gestellt zu haben. Das Leiden und die Einschränkungen, die Patienten durch die Therapie erfahren, können dabei ungehört und unverstanden bleiben.

Wie moderne Medizin gleichzeitig Fluch und Segen bedeuten kann, zeigt sich insbesondere in jenen Fällen, in denen einschneidende »therapeutische« Maßnahmen erfolgen, obwohl sich (noch) keine Krebserkrankung manifestiert hat. Auf diese Weise sind insbesondere jene Frauen betroffen, bei denen aufgrund des gehäuften Auftretens von Krebserkrankungen in der Familie *genetische Untersuchungen* auf ein erhöhtes Risiko hinweisen, in absehbarer Zeit an Krebs zu erkranken. Die Entscheidung von Frauen mit sehr hohem Erkrankungsrisiko, sich Brüste oder Eierstöcke entfernen zu lassen, um einer lebensbedrohlichen Krebserkrankung vorzubeugen, wird immer höchst zwiespältig bleiben.

In diesem Bereich offenbart sich auch die Problematik des *medizinischen Krankheitsbegriffs*, der sich durch die Zunahme der diagnostischen Möglichkeiten immer weiter ausdehnt. Die Berechtigung zur eingreifenden Behandlung speist sich aus einem – von einem genetischen Befund abgeleiteten – Konstrukt einer potenziellen Krank*heit*. Subjektiv fühlten sich diese Frauen bis zum Zeitpunkt der Mitteilung in der Regel gesund. Erst durch den Befund werden sie als (potenziell) krank definiert. Die therapeutischen Maßnahmen bringen Einschränkungen, und es fühlt sich eher so an, als würden die Betroffenen erst durch die Therapie krank (gemacht). Die Problematik, die sich durch das Auseinanderklaffen zwischen den immer subtileren diagnostischen Erkenntnissen der modernen Medizin und dem subjektivem Krankheitserleben ergibt, wird in diesem Beispiel besonders deutlich. Die Medizin behandelt Krank*heitsbilder*, aber nicht unbedingt das Leiden der Menschen und ihr unmittelbar erfahrenes Krank*sein*. In diesem Falle schafft sie Leiden, um ein potenzielles – als schlimmer eingeschätztes – Leiden zu verhindern.

5.2.3 Sturz aus der normalen Wirklichkeit

In der im Alltag wirksamen und mit anderen Menschen geteilten »normalen« *Wirklichkeitskonstruktion* gilt stillschweigend die Übereinkunft, dass wir selbst morgen die gleichen sind wie heute und dass auch die Welt morgen noch die gleiche sein wird; dass wir – vielleicht etwas variierend je nach Alter – noch genügend Zeit haben werden, unsere Probleme zu lösen und unsere Wünsche zu erfüllen. Der Tod – oder genauer gesagt: der *eigene* Tod – hat in der normalen Wirklichkeit vieler Menschen keinen Platz. Diese sind sich der Tatsache in der Regel nicht bewusst, dass sie mit jedem Schritt, den sie tun, auf den eigenen Tod zugehen und er sie eines Tages unwiderruflich ereilen wird. Sie begegnen ihm ohne vorgegebene Handlungsanweisungen und letztlich allein. Im alltäglichen Lebensgefühl gibt man sich gerne der Illusion hin, sich selbst und die Welt einigermaßen im Griff zu haben. Man tut, was man immer tut.

Angesichts der Konfrontation mit der eigenen Endlichkeit und dem eigenen Tod wird diese Illusion der »normalen Wirklichkeit« brüchig. Wenn eine Krebsdiagnose als mögliches Todesurteil empfunden wird, durchdringt die Realität des spürbar nahenden eigenen Todes den Schutzmantel dieser Wirklichkeitskonstruktion. Der bisher bewährten »Wirklichkeit«, die man mit anderen Menschen geteilt und gelebt hat, wird der Boden entzogen.

Oft schwindet die Todesbedrohung aus dem Bewusstsein, wenn Ärzte Hoffnung vermitteln, die Therapie anspricht oder man nach längerer rezidivfreier Zeit zuversichtlich ist, geheilt zu sein. In langen Nächten oder bei der Diagnose von Metastasen mit all den Assoziationen, die dadurch ausgelöst werden, wird die bisher erlebte Sicherheit, Geborgenheit und Planbarkeit des Lebens in vielen Fällen grundlegend erschüttert. »Der Sturz aus der normalen Wirklichkeit« (Gerdes 1984) bleibt als Erfahrung im Hintergrund, auch wenn Betroffene mit aller Kraft versuchen, die vertraute Wirklichkeit zu halten und möglichst viel Normalität wiederherzustellen.

Eine Krebsdiagnose wird oft als *abrupter Schnitt oder Bruch in der Kontinuität des Lebens* erfahren. Es fühlt sich so an, als ob nichts mehr so weitergehen könne wie bisher, nichts mehr im eigenen Leben normal ist (ebd., S. 22):

> »Der Körper nicht, die Zukunftsaussichten nicht, das Zusammenleben oder Alleinsein nicht und auch die ungelösten Konflikte und das verborgene Unglück nicht. Auch die normale Vertröstung auf die Zukunft funktioniert nicht mehr – denn diese Zukunft wird es möglicherweise gar nicht mehr geben. Man ist plötzlich nicht mehr wie die anderen und steht deshalb allein vor dem eigenen Leben.«

Angesichts der schlagartig real gewordenen persönlichen Nähe des Todes werden wie unter einem Brennglas bislang *verdeckte Konflikte* und *unerfüllte Sehnsüchte* sichtbar. Oft wirkt die Krebsdiagnose auch wie der letzte Tropfen, der ein Fass zum Überlaufen bringt. Das Ungelöste und Unerfüllte wird deutlich und drängt in der vielleicht nur noch kurzen verbleibenden Zeit auf Lösung. Manches lässt sich klären und regeln. Oft sind konkrete Lösungen nicht möglich, etwa wenn wesentliche Träume im Leben unerfüllt geblieben sind und auch zukünftig bleiben müssen.

Das Aufwachen in der neuen Wirklichkeit kann zum Hinterfragen all dessen führen, was das bisherige Leben bestimmt hat. Angesichts der möglicherweise nur mehr beschränkten Zeit, die einem zur Verfügung steht, wirkt vieles sinnlos und leer. Das plötzliche Bewusstsein des Heideggerschen In-die-Welt-Geworfenseins, in ein Sein zum Tode, lässt Menschen ihre Grenzen erfahren. Sie fühlen sich aus der normalen Welt hinauskatapultiert. Auch wenn sie einkaufen und Straßenbahn fahren, fühlen sie sich oft nicht mehr als Teil der normalen Wirklichkeit. Sie empfinden sich als anders als die anderen, haben das Wichtigste nicht mehr mit ihnen gemeinsam: das unhinterfragte Vertrauen auf ein Morgen.

Ganz konkret sind Betroffene *mit einer neuen Welt konfrontiert,* in der sie sich erst zurechtfinden müssen – die Welt der Krankheit und der Medizin, mit einer neuen Sprache und mit Fachbegriffen, deren Bedeutung sie erst herausfinden müssen, mit Regeln, die sie erst lernen müssen. Die Welt engt sich ein; Entscheidungen müssen getroffen, Pläne müssen gefasst und dann auch umgesetzt werden. Der normale Ablauf des Alltags wird unterbrochen: durch die von außen vorgegebenen Termine, durch Krankenhausaufenthalte, durch all das, was plötzlich unumgänglich notwendig scheint. So ist das Umfeld der Patienten nicht nur durch die unerwartet auftauchende Bedrohung, sondern auch dadurch mitbetroffen, dass die Erkrankten ihre gewohnten Rollen nicht mehr im bisher üblichen und selbstverständlichen Maße ausfüllen können. Hohe Flexibilität bei allen ist gefragt.

5.3 Werte- und Bedürfnisperspektive

Der Gesunde hat viele Wünsche, der Kranke nur einen – wird in einem Sprichwort behauptet. Das stimmt und stimmt zugleich auch nicht. In der Medizin wird häufig davon ausgegangen, dass alles dem Wunsch und dem Ziel unterzuordnen ist, die Krankheit zu besiegen und wieder gesund zu werden. So trifft es oft auf Unverständnis, wenn diagnostische Maßnahmen oder Behandlungen aufgeschoben oder unterlassen werden, weil dem Betroffenen etwas anderes wichtiger ist.

Eine resonanzbasierte Onkologie ist patientenzentriert und dadurch charakterisiert, dass sie die Werte und Bedürfnisse des individuellen Patienten in ihrem Vorgehen mitberücksichtigt. Zu einem befriedigenden Leben bedarf es der Erfüllung verschiedener unterschiedlichster Bedürfnisse. Somit geht es genauer gesagt um das Setzen von Prioritäten bei den in bestimmten Situationen und Krankheitsphasen erfüllbaren Bedürfnissen. Diese priorisierende Reihung muss letzten Endes der Patient selbst vornehmen; allerdings benötigt er dazu oft Entscheidungshilfen. So werden wir zu jeder Krankheitsphase die Werte- und Bedürfnisperspektive ergänzen, um ihre Bedeutung zu betonen und als Orientierung für die Behandler bei der Aufgabe, Patienten beim Herausfinden und Formulieren ihrer Bedürfnisse und deren Priorisierung zu unterstützen. Sich den Möglichkeiten der Realisierung von Werten und der Erfüllung von Bedürfnissen zuzuwenden entspricht wieder dem Perspektivenwechsel weg vom ausschließlichen Kampf gegen Krank*heit* und Symptome hin zur Förderung von Gesundheit und dessen, was Lebensqualität bedeutet und was sie erhöht (Abschn. 4.4).

5.3.1 Vier emotionale Grundbedürfnisse: Bindung, Autonomie, Kompetenz und Orientierung

Ein für die Psychoonkologie gut brauchbares und überschaubares Modell ist jenes der vier emotionalen Grundbedürfnisse (Mende 2010):

- Das *Bedürfnis nach Bindung* erwächst aus der sozialen Einbindung von Menschen und ihrer wechselseitigen Abhängigkeit. Gerade nach dem Sturz aus der normalen Wirklichkeit bekommen Teilhabe und Gefühle von Zugehörigkeit und Verbundenheit besondere Bedeutung. Deren Abwesenheit bedeutet Ausgestoßensein, Alleinsein und Isolation. Es gilt, ein Unterstützungsnetzwerk zu aktivieren oder aufzubauen. Resonanzbasierte Kommunikation kann dieses Bedürfnis erfüllen, indem die durch Resonanz hervorgerufenen Erfahrungen ein Gefühl von Verbundenheit vermitteln. Diese Art zu kommunizieren betont den Dialog und sorgt damit auch für ein Gehört- und Verstandenwerden.
- Das *Bedürfnis nach Autonomie* ist neben der Bindung gleichsam der zweite Flügel, den Menschen brauchen, um fliegen zu können. Sie fühlen sich respektiert und in ihrer Würde geachtet, wenn auch ihr Bedürfnis nach Autonomie so weit wie möglich erfüllt wird. Gerade in der Onkologie fühlen sich Menschen oft dem Medizinsystem wie einer Maschinerie ausgeliefert, und vielfach sind sie es auch ganz real. So gilt es, sie bei der Ausweitung und Ausnutzung jener Spiel- und Möglichkeitsräume zu unterstützen, die ihnen bleiben – um diese autonom zu gestalten und zumindest soweit als möglich dem Grundbedürfnis nach Autonomie nachzukommen.
- Das *Bedürfnis nach Kompetenz* überschneidet sich mit jenem nach Selbstwirksamkeit und nach Handhabbarkeit im Sinne Antonovskys (S. 48). Zum Kompetenzerwerb trägt das Bewusstmachen, Aktivieren und Erwerben von Ressourcen bei. Kompetenz ist in Zeiten und Bereichen von besonderer Bedeutung, in denen Menschen sich von neuen Anforderungen überrollt und überfordert fühlen. Somit gilt es in der Onkologie, Patienten dabei zu unterstützen, Kompetenzen zur Bewältigung der vielfältigen Herausforderungen zu erwerben. Das beginnt bei der Fähigkeit, sich jene Informationen zu besorgen, die sie brauchen, und mit der Flut von zunächst unverständlichen Informationen umzugehen und sie zu bewerten. Das ist Hilfe

beim Zurechtfinden im Medizinsystem. Das ist Unterstützung beim Klären, Formulieren und Kommunizieren von Bedürfnissen und bei deren Erfüllung in allen relevanten Systemen, in die der Patient eingebunden ist.

- Das *Bedürfnis nach Orientierung* überschneidet sich mit den Komponenten Verstehbarkeit und Sinnhaftigkeit des Kohärenzsinnes (S. 48). Wenn dieses Bedürfnis unerfüllt bleibt, melden sich Gefühle von Verwirrung, Orientierungslosigkeit und Sinnlosigkeit. In der Onkologie müssen sich Menschen plötzlich in einem völlig neuen Gebiet zurechtfinden, in dem vieles unverständlich ist und bleibt. Manches von dem, was im bisherigen Lesben Sinn gab, erscheint entweder sinnlos oder ist nicht mehr möglich. Somit ist Unterstützung bei Orientierung und Neuorientierung gefragt. Diese Neuorientierung betrifft insbesondere auch Themen der *Identität:* Wer bin ich in dieser neuen Phase des Lebens, und wie positioniere ich mich in der Welt?

5.3.2 Normalisieren

Aus dem weiter oben erläuterten Sturz aus der normalen Wirklichkeit ergibt sich das Bedürfnis, so viel Normalität wie möglich zu leben, so gut wie möglich zu funktionieren oder zumindest die Fassade von Normalität zu bewahren. Nach diesem Verständnis ermöglicht nur die Normalität Teilhabe und Zugehörigkeit zur normalen Wirklichkeit aller anderen Menschen. Insofern ist Normalisieren eine wesentliche Hilfestellung.

Wir verstehen unter Normalisieren die professionelle Rückmeldung an Patienten, dass sie sich mit ihren Reaktionen auf die Erkrankung durchaus »im grünen Bereich« befinden bzw. dass ihr Verhalten oft der Anpassung dient und eine normale Reaktion auf außergewöhnliche Belastungen darstellt. Normalisieren gibt Orientierung, zumindest dahingehend, dass man nicht noch ein zweites Problem in Form einer pathologisierenden psychiatrischen Diagnose dazubekommt. Wenn auch als pathologisch zu klassifizierende Ausprägungen von Belastungsreaktionen vorkommen, bleiben sie aber eher die Ausnahme und sind oft durch psychiatrische Vorerkrankungen mitbedingt.

5.3.3 Teilemodelle, Ambiguitätstoleranz und weitere Bedürfnisse im Kontext des klinischen Dialogs

Im Ursprung ist die Sehnsucht von Menschen, mit *allen* ihren Anteilen gesehen, gehört, verstanden und angenommen zu werden, wohl dem Bindungsbedürfnis zuzuordnen. So besteht die Kunst der Kommunikation oft darin, die unterschiedlichsten und naturgemäß widersprüchlichen Anteile der Patienten wahrzunehmen und zu würdigen: Das sind jene Anteile, die funktionieren, die Fassade aufrechterhalten und um jeden Preis als normal angesehen werden wollen. Das sind aber auch jene, für die nichts mehr normal ist, die sich als im Chaos versinkend erleben und in großer existenzieller Not sind. Und das sind nicht zuletzt jene Anteile, die den Alltag bewältigen können und wollen und möglichst konkrete Unterstützung bei dessen Neuorganisation brauchen. Wie in dieser Formulierung angedeutet, bieten sich *Teilemodelle* wie Ego-States oder das Modell des inneren Teams an, um der ständig wechselnden inneren Vielfalt gerecht zu werden. Die Übersetzung von Widersprüchlichkeiten, inneren Konflikten und Bedürfnissen in ein Teilemodell gehört zu den wesentlichen in diesem Buch vermittelten Grundkonzepten. Sie wird uns immer wieder begegnen, da sie sich in vielen Fällen als hilfreich erwiesen hat, innere Widersprüche zu ordnen und zu integrieren (Abschn. 8.5).

Die Konfrontation mit einer onkologischen Erkrankung bringt es mit sich, dass viele Sicherheiten und Eindeutigkeiten verloren gehen. So stellt sich die Aufgabe, mit Unsicherheit und Vieldeutigkeit bezüglich der eigenen Identität bzw. mit den »Teilidentitäten« umzugehen und damit möglichst gut zu leben. Um diese Aufgabe zu bewältigen und Unberechenbarkeit und Vieldeutigkeit gut auszuhalten, bedarf es eines hohen Ausmaßes an einer Fähigkeit, die als *Ambiguitätstoleranz* bezeichnet wird. Dabei kann sich unterstützend auswirken, sich einerseits auf den schlimmsten Fall vorzubereiten und alle Möglichkeiten seiner Handhabung zu durchdenken, andererseits auf das Beste zu hoffen. Im Pendeln zwischen den beiden Extremen gilt es, Schritt für Schritt und dem Lernprozess angepasst, das Gute zu sehen und anzunehmen und Zuversicht zu entwickeln. »Nicht länger warten« kann dabei eine hilfreiche Devise sein. Hierbei hilft die Achtsamkeit mit der erlernbaren Fähigkeit, den Fokus flexibel zu steuern.

Ungewissheit lässt sich aushalten, wenn das Bedürfnis nach Bindung erfüllt ist und das Gefühl vorherrscht, nicht allein zu sein, was immer auch kommen mag. Sie lässt sich aushalten, wenn das Bedürfnis nach Autonomie erfüllt ist oder der Patient zumindest ein Stück weit mitentscheiden und mitgestalten kann. Ambiguität ist auszuhalten, wenn das Bedürfnis nach Kompetenz erfüllt ist und Zuversicht besteht, handhaben zu können, was immer auch kommen mag. Sie ist auszuhalten mit einem Gefühl, dass es sich lohnt und Sinn macht, sich den Herausforderungen zu stellen. Mit dem Konzept der vier emotionalen Grundbedürfnisse im Hintergrund finden sich immer Möglichkeiten, die Ambiguitätstoleranz zu stärken.

In einem klinischen Dialog, der von einer wertschätzenden Beziehung getragen ist, werden weitere wesentliche Patientenbedürfnisse erfüllt (Engel 1992):

- etwas zu erkennen und, komplementär dazu, selbst erkannt zu werden
- etwas zu verstehen, selbst verstanden zu werden und sich verstanden zu fühlen
- sich selbst etwas erklären zu können, etwas zu wissen und etwas erklärt zu bekommen.

Die Erfüllung dieser Bedürfnisse stärkt Gefühle von Sicherheit, Vertrauen und Zugehörigkeit. Das Bedürfnis, zu verstehen und alles mit der Krankheit Zusammenhängende erklärt zu bekommen, wird am besten erfüllt von einem Arzt bzw. jenem Anteil eines Arztes, der die disziplinierte Neugier wissenschaftlichen Denkens verkörpert. Auf der Basis eines Vertrauensverhältnisses können Patienten oft darauf verzichten, alles genau bis ins Detail wissen zu wollen. Das Bedürfnis, auch in seiner Not gesehen, verstanden und ernst genommen zu werden, würde ein Behandler verkörpern, der sich dem Patienten aus einer Haltung mitmenschlicher Professionalität mitfühlend zuwendet. Bedenkenswert ist dabei die Unterscheidung zwischen *verstehen* (»understand«) und *wissen* (»know«). Sie begründet, warum sich ein Patient unverstanden fühlen kann, obwohl der Arzt mit Recht davon überzeugt ist, dass er ihm alles genau erklärt hat.

In diesem Dialog stellt sich in Zeiten der Digitalisierung bei vielen Patienten die Aufgabe, jene Informationen auf eine konstruktive Weise zu nutzen, die sie aufgrund umfangreicher Recherchen von »Dr. Google« aus dem Internet erhalten haben. In der Entscheidungsphase gilt es, die von den Patienten kommenden Impulse im Sinne ihrer Autonomie aufzugreifen und auf Augenhöhe zu diskutieren, andererseits die Patienten bei der Gewichtung der Informationen zu unterstützen und inmitten oft großer Verunsicherung wieder Orientierung zu ermöglichen.

5.4 Biopsychosoziospirituell orientierte klinische Praxis

Onkologische Erkrankungen betreffen den ganzen Menschen und sein Umfeld. Bei der nahezu unendlichen Fülle von Informationen über den Betroffenen und seinen Kontext bedarf es der Orientierung, worauf der einzelne Behandler seine Aufmerksamkeit richten soll. Auf der biomedizinischen Ebene sind die Maßnahmen zur Diagnostik in der Regel recht klar. Beim Blick auf die Person wird – zumindest in der Theorie – das biopsychosoziale Modell mit seinen drei Ebenen zitiert (Engel 1992).

Für das notwendige *kultursensible Vorgehen* ist als vierte Ebene auch der soziokulturelle Hintergrund des Betroffenen und seines Umfelds zu berücksichtigen. Im Falle existenzieller Bedrohung muss in diesem Modell darüber hinaus die Sinndimension bzw. eine fünfte sogenannte *spirituell-religiöse Ebene* ergänzt werden – insbesondere als Ressource (Harrer 2001; Sulmasy 2002; Abschn. 9.2.1).

Exkurs: Miss Marple und das biopsychosoziale Modell

Der Schweizer Psychosomatiker Rolf Adler (2009) veranschaulicht das biopsychosoziale Modell anhand eines englischen Kriminalfilms. Der Film *Der Wachsblumenstrauß* – beruht auf einem Roman von Agatha Christie. Miss Marple und ihr Freund – der Bibliothekar Mister Stringer – ziehen durch die Straßen, um Geld für einen wohltätigen Zweck zu sammeln. Dabei kommen sie auch zur Türe des Herrenhauses des schwerreichen Mister Enderby. Sie öffnen die Haustüre und rufen nach dem Hausherren. Er erscheint im ersten Stock, fasst sich an die Brust, bricht zusammen, fällt die Treppe hinunter und landet vor den Füßen der beiden Bittsteller. Miss Marple muss erkennen, dass Mister Enderby tot ist. Sie steigt die Treppe hinauf, um zu klären, was genau passiert ist. Auf der Galerie öffnet sie eine Tür, woraufhin eine wilde, hässliche Katze über ihre Schulter springt und wieder verschwindet.

Miss Marple ist sofort klar: Es war Mord. Mister Enderby litt an einer chronischen Herzerkrankung (biologische Ebene) und hatte bekanntermaßen einen pathologischen Horror vor Katzen (psychische Ebene). Er wurde von einer Katze zu Tode erschreckt, die ein Besucher (soziale Ebene), wahrscheinlich einer der vier gierigen Erben, in böser Absicht in das Haus geschmuggelt hatte. Als Miss Marple den Todesfall auf der Polizeistation meldet und den zuständigen Inspektor über ihren Verdacht informiert, macht dieser sich über sie lustig. Er bleibt bei seiner festen Überzeugung, der Tod sei durch Herzversagen bedingt. So hatte es der Arzt diagnostiziert. Der Inspektor zeigt auch keinerlei Absicht, diesen Fall weiterzuverfolgen. (Er gibt sich mit der körperlichen Ebene zufrieden und sieht davon ab, psychische und soziale Informationen zu berücksichtigen.) Erst als es zu einem zweiten offensichtlichen Mord kommt, schaltet er sich – immer noch verärgert über Miss Marples Einmischung – in die Ermittlungen ein. (Das Ergebnis der Jagd nach dem Mörder soll hier nicht verraten werden.)

Miss Marple beharrt auf dem biopsychosozialen Modell im Sinne einer Top-down-Regulation (vom Gehirn gesteuerter körperlicher Reaktionsmuster): Mister Enderby war aufgrund seiner pathologischen Angst vor Katzen nicht dazu in der Lage, angemessen auf die unerwartete Begegnung zu reagieren. Der dadurch ausgelöste Stress aktivierte die Kampf-Flucht-Reaktion und das Selbstbewahrungs- bzw. Rückzugsmuster mit fatalen Auswirkungen auf sein Herz-Kreislauf-System. Auf der Organ- und Gewebeebene führte das über eine Durchblutungsstörung der Herzkranzgefäße und Sauerstoffmangel zu einer elektrischen Instabilität und schlussendlich zu Kammerflimmern und damit zum Tod.

Viele Ärzte erleben die Umsetzung des biopsychosozialen Modells mit seinen drei Ebenen bereits als Überforderung. Sie fragen nach der klinischen Relevanz und den praktischen Konsequenzen des Sammelns der Unzahl an Informationen, die sich in einem Patientengespräch gewinnen lassen und weitere Gespräche nach sich ziehen können. Vielfach geben sie den erhöhten Zeitbedarf beim Erheben auch von als relevant eingeschätzten psychosozialen Daten als Hindernis an.

In der Onkologie ist zumindest die Forderung nach einer *mehrdimensionalen Diagnostik* inzwischen allerdings unumstritten. Dabei geht es auch darum, nach sogenannten *Komorbiditäten* (Begleiterkrankungen) *auf der psychischen Ebene* zu fahnden, um beispielsweise eine Depression zu diagnostizieren und einer Behandlung zuzuführen. Man zieht dazu einen Psychoonkologen oder Psychiater hinzu und gegebenenfalls auch einen Sozialarbeiter. Vielleicht wird noch ein Seelsorger gerufen – in der Sterbephase. Der zuständige Arzt – wenn es einen solchen gibt – würde dann im optimalen Fall die Konsiliarbefunde dieser Fachleute lesen. Es stellt sich allerdings die Frage, inwieweit sich der Patient als ganze Person wahrgenommen fühlt, wenn das biopsychosoziale Modell auf diese Weise interpretiert und seine Umsetzung auf viele Personen verteilt wird.

In einer integrierten – und nicht fragmentierenden – Form der biopsychosozialen Medizin und einer resonanzbasierten Onkologie würde umgesetzt, was Wolfgang Wesiack (von Uexküll u. Wesiack 1991), ein Pionier der psychosomatischen Medizin, als *diagnostisch-therapeutischen Zirkel* beschrieben hat. Diese Sichtweise widerspricht dem, was normalerweise in der Medizin als Dogma gilt – man müsse zuerst eine Diagnose stellen, erst dann könne man eine Therapie verordnen: Vielmehr entfaltet schon allein die gemeinsame Suche danach, was bei einer Krebserkrankung besonders belastet, eine therapeutische Wirkung. Die gemeinsame Anstrengung trägt dazu bei, dass der Patient sich selbst besser versteht, Worte findet, um sein Leiden auszudrücken, und dann auch noch erlebt, verstanden zu werden (vgl. Maio 2020). Werden das gemeinsame Verständnis und die zugehörigen Schlussfolgerungen zudem in der Behandlungsplanung berücksichtigt, entspricht das der Praxis einer patientenzentrierten und resonanzbasierten Medizin.

Auch wenn es nicht sehr viel mehr Zeit kosten und langfristig sogar Zeit sparen würde, bestimmte Fragen zu stellen, verstreicht die Zeit der Abklärung diesbezüglich leider meist ungenutzt. Denn kommen wesentliche Vorinformationen schon vor der Diagnosemitteilung zur Sprache, kann in diesem Zeitraum die therapeutische Beziehung aufgebaut und gestärkt werden. In dieser frühen Phase könnte eine diesbezügliche Einstiegsfrage lauten: »Wir wissen es ja noch nicht. Aber falls eine Behandlung notwendig ist, was sollte ich von Ihnen als Person wissen, damit wir Sie gut behandeln können?«

5.4.1 Erweiterung des biopsychosozialen zum biopsychosoziospirituellen Modell

In einer biopsychosoziospirituellen Praxis stellt sich die Herausforderung, aus der Fülle der Faktoren, die in komplexen Wechselwirkungen stehen, jene Informationen herauszufinden und ihnen Platz zu geben, die im Einzelfall von Bedeutung sind. Der Behandler kann von sich aus zunächst nicht wissen, welche das sind. Aber er kann beispielsweise die zuvor genannte oder andere Fragen stellen. Er kann auf Hinweise hören, die der Patient ihm gibt, sie aufgreifen und vertiefend nachfragen. Das hilft dabei, auszuwählen und zu fokussieren.

Biopsychosoziale Medizin bedeutet auch, den Menschen auf dem Hintergrund seiner *Biografie* zu verstehen. Wenn sich etwa starke Gefühle oder schwer nachvollziehbare Reaktionen zeigen, gilt es nachzufragen. Dazu bieten sich möglichst einfache Fragen an, wie z. B:

- Was macht es Ihnen so schwer, die Chemotherapie zu akzeptieren?
- Haben Sie schon Erfahrungen mit Operationen?
- Kennen Sie jemanden mit einer ähnlichen Erkrankung?
- Welche Erfahrungen haben Sie bisher mit Ärzten und anderem medizinischen Personal gemacht?

Im Kontext existenzieller Bedrohung und potenzieller Todesnähe stellen sich Sinnfragen und Fragen danach, was nach dem Tod kommt. Damit werden Fragen von *Glauben, Spiritualität und Religion* zum Thema. Viele Menschen beziehen aus diesem Bereich Kraft. So erscheint insbesondere im Bereich der Onkologie und der Palliativmedizin eine Erweiterung des biopsychosozialen Modells zu einem biopsychosoziospirituellen Modell notwendig (Abschn. 9.2.1).

Zur Klärung der Frage, auf welche Weise die verschiedenen Ebenen des biopsychosozialen Modells interagieren, haben die Stressforschung und die *Psychoneuroimmunologie* sehr viel beigetragen. Forschende aus diesem Gebiet fordern, die psychosoziale Ebene selbst dann zu berücksichtigen, wenn die Therapie nur auf die Beeinflussung des Krebswachstums abzielen würde (Ott et al. 2017). Aufgrund neuer Forschungsmethoden, die sich auf Prozess- und Einzelfallforschung beziehen, mehren sich die Hinweise, dass psychosoziale Faktoren – entgegen einer lange vertretenen Überzeugung – sehr wohl wesentlichen Einfluss auf den Krankheitsverlauf haben können.

5.4.2 Pendeln zwischen Problemen und Ressourcen

Eine Dimension des Perspektivenwechsels in der therapeutisch wirksamen Kommunikation besteht darin, in Gesprächen zwischen der Problemperspektive und der Ressourcenperspektive zu *pendeln,* um Probleme möglichst frühzeitig mit Ressourcen zu verknüpfen. Vor dem Hintergrund des biopsychosoziospirituellen Modells kann man sich sowohl beim Blick auf die Probleme als auch bei dem auf die Ressourcen auf alle vier Ebenen beziehen. *Beidäugiges diagnostisch-therapeutisches Sehen* (Fürstenau 2002) würde dann bedeuten, die Patienten durch eine »quadrofokale Gleitsichtbrille« zu betrachten (Abb. 3).

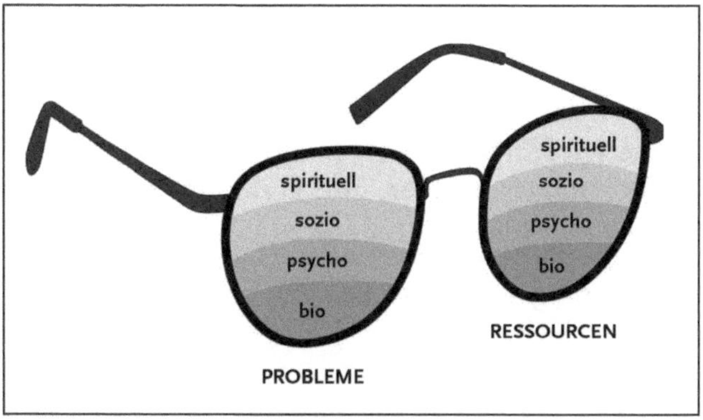

Abb. 3: Quadrofokale Brille zum beidäugigen Sehen

5.4.3 Ökologie und Resonanz

Die Ärztin, Psychotherapeutin und Musiktherapeutin Monika Glawischnig-Goschnik (2019, S. 284) bezieht auch noch die *ökologische* Ebene mit ein:

> »In einer Resonance Based Medicine wird den verschiedensten Ebenen des biopsychosozioökospirituellen Modells gleichwertige und gleich gültige Bedeutung zuerkannt. Die Wahl der spezifischen und passenden Intervention wird vor allem von der Dringlichkeit einer Behandlungsoption abhängen und von den intersubjektiven Resonanz- und Entscheidungsprozessen zwischen Behandlerin und Patientin, also von den Subjekten der therapeutischen Beziehung. Im Laufe dieses Resonanzprozesses erschließt sich zunehmend die Komplexität, kann formuliert und nachgefragt werden, und anhand von Leitlinien, persönlicher Expertise und unerwarteten Resonanzen und Einfällen können von den Subjekten brauchbare Interventionsmöglichkeiten entwickelt werden.«

Glawischnig-Goschnik erinnert daran, dass wir als menschliche Wesen Teil des Ökosystems unserer Erde sind, eingebettet in die Natur mit ihren natürlichen Rhythmen. Sie betont die Kostbarkeit der Liebe zur Natur, zu unserer Welt und zur Freude am Lebendigen. Resonanzerfahrungen mit der Natur stehen auch in schweren Zeiten als wertvolle Ressource zur Verfügung, an die zu erinnern sich immer wieder lohnt.

Der sogenannte Metatherapeut (S. 182) wäre aus der Beobachterperspektive dafür zuständig, die auftauchenden Resonanzen wahrzunehmen und gemeinsam mit dem Patienten zu gewichten. Dabei achtet er auf eine angemessene *Balance* zwischen dem Blick mit *beiden* Augen auf die *vier* Ebenen.

5.5 Erste Pyramidenstufe – Diagnostik: Abholen, informieren und Halt geben

Das Medizinsystem stellt sich traditionell primär die Aufgabe, Ursachen und Erklärungen für das Leiden zu finden, aus denen sich Optionen zu dessen Heilung oder Linderung ergeben. Darum findet sich auf der ersten Stufe der Kommunikationspyramide Abklärung und Aufklärung. Ärzte suchen nach Krankheitsbildern, die sich mit den Symptomen und Befunden des Patienten in Einklang bringen lassen. Sie geben den Patienten jene Informationen, die diese brauchen, um sich auch selbst ein Bild von ihrer Krankheit machen und orientieren zu können. Der Prozess von Abklärung und Aufklärung verläuft in unserem Modell im Rahmen einer Halt gebenden therapeutischen Beziehung, die von therapeutisch wirksamer Kommunikation und Resonanz geprägt ist (Abb. 4).

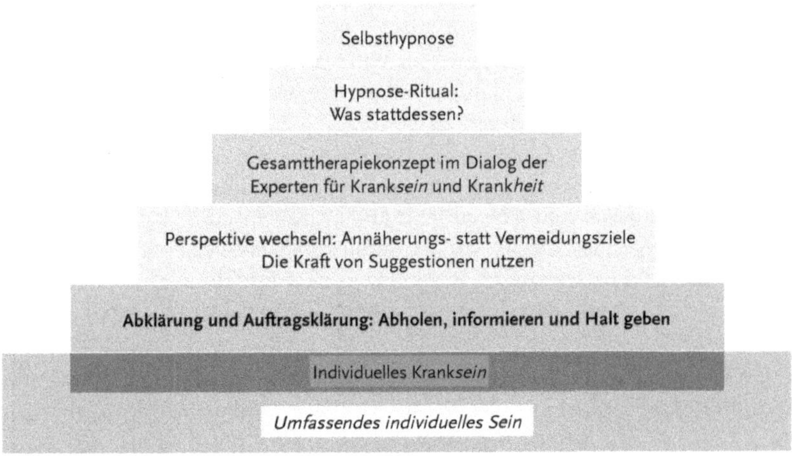

Abb. 4: Pyramidenmodell mit den Stufen einer therapeutisch wirksamen Kommunikation – die erste Stufe

Unabhängig davon, auf welchem Wege sich der Verdacht auf eine Krebserkrankung ergibt, stellt sich den Ärzten die Aufgabe einer angemessenen Diagnostik. Die Befunde und Symptome eines Patienten müssen mit diagnostischen Kategorien in Einklang gebracht werden. Auch wenn das in der Praxis derzeit wohl nur selten berücksichtigt wird, sollte aus unserer Sicht schon das diagnostische Vorgehen patientenzentriert schrittweise erfolgen. Dass das Einverständnis von Patienten auch für die Diagnostik notwendig und sinnvoll ist, wird bei genetischen Untersuchungen offensichtlich. Der Nutzen einer routinemäßigen Erhebung von Tumormarkern ohne Verdachtsmomente wird kontrovers diskutiert, z. B. beim prostataspezifischen Antigen (PSA).

In einer Medizin, in der es darum geht, Krankheiten zu behandeln, erscheint es logisch, dass diese diagnostiziert werden müssen. Aus einer patientenzentrierten Handlungslogik, mit deren Hilfe das subjektive Leiden von Menschen verringert werden soll, steht im Gegensatz zu einer krankheitszentrierten Logik die Frage nach den Auswirkungen und Konsequenzen jeder einzelnen diagnostischen Maßnahme auf dieses Leiden im Vordergrund. Zumindest wenn die Auswirkungen der einzelnen Schritte nicht eindeutig klar und als günstig zu bewerten sind, müssten sie hinterfragt und mit dem Patienten abgestimmt werden. Wenn etwa frühzeitig klar ist, dass jemand keinesfalls dazu bereit ist, sich einer indizierten Therapie zu unterziehen, stellt sich dringend die Frage, welche diagnostischen Erkenntnisse unbedingt erforderlich sind und ob sie den Betreffenden eher glücklich oder unglücklich machen.

Ob sich Menschen diagnostischen und therapeutischen Maßnahmen unterziehen, hängt wesentlich von ihrem subjektiven Krankheitskonzept, vom Vertrauen in die Medizin und von der Beziehung zu ihren behandelnden Ärzten ab. Sowohl die von den Ärzten gegebenen Informationen als auch die zwischen den Zeilen vermittelte ärztliche Sicht beeinflusst alle drei Faktoren.

Versteht man Abklärung und Aufklärung als Prozess, gibt es immer wieder Möglichkeiten für Rückkopplungsschleifen im Sinne des diagnostisch-therapeutischen Zirkels. Die Reaktionen des Patienten auf erste Verdachtsmomente oder Befunde werden diagnostisch genutzt. Zugleich wirkt ein verständnisvoller, respektvoller und einfühlsamer Umgang mit diesen Reaktionen bereits therapeutisch.

Im Krankheitsverlauf ergibt sich immer wieder die Notwendigkeit, Nachrichten zu übermitteln: schlechte, manchmal weniger schlechte, manchmal auch gute. Ihre Vermittlung kann auf eine Weise erfolgen, die im besten Sinne gleichzeitig therapeutisch wirkt und diagnostisch in dem Sinn ist, dass sie neue Erkenntnisse über den Patienten und sein Umfeld bringt.

5.5.1 Mit SPIKES, NURSE und WWSZ resonanzbasiert vorgehen

Rund um das Thema »breaking bad news«, Überbringen schlechter Nachrichten, gibt es umfangreiche Literatur und empfehlenswerte Fortbildungsangebote mit konkreten Übungsmöglichkeiten. Im gegebenen Rahmen setzen wir drei Modelle mit unserem Vorschlag eines resonanzbasierten Vorgehens in Beziehung:

- das SPIKES-Schema (Baile et al. 2000) im Hinblick auf Befund- und Diagnosemitteilungen
- das NURSE-Schema (Back et al. 2005) zum Umgang mit Emotionen
- das WWSZ-Schema (Langewitz 2011) für eine patientenzentrierte Kommunikation.

Exkurs: SPIKES, NURSE, WWSZ im Überblick

SPIKES-Schema zum Ablauf von Befund- und Diagnosemitteilungen

S – *Setting:* Das Gespräch sollte in einem möglichst ungestörten und angemessenen örtlichen und zeitlichen Rahmen erfolgen. Gegebenenfalls sind Angehörige und Vertreter anderer Berufsgruppen (z. B. Bezugspflegeperson) hinzuzuziehen.

P – *Perception:* Als Ausgangspunkt für das Gespräch dienen die Wahrnehmung und Einschätzung der aktuellen Situation durch den Patienten. Als erster Schritt muss diese erhoben werden

I – *Invitation:* Einholen der Einladung bzw. des Auftrags des Patienten, ihm jene Informationen zur Verfügung zu stellen, die seinem Informationsbedürfnis entsprechen, das es in diesem Schritt zu erheben gilt

K – *Knowledge:* Vermitteln von Wissen und Informationen auf eine diesem Auftrag und den Möglichkeiten, Bedürfnissen und Wünschen des Patienten angepasste Weise

E – *Exploring Emotions, Empathy:* Angemessene Berücksichtigung der Gefühle des Patienten und empathisches Mitschwingen (Resonanz)

S – *Summary:* Zusammenfassung und Ausblick. Rückversicherung, was beim Patienten angekommen ist.

NURSE-Schema zum Umgang mit Gefühlen des Patienten

N – *Naming:* Emotion identifizieren und als Vorschlag benennen

U – *Understanding:* Verständnis für die auftretenden Gefühle vermitteln

R – *Respect:* Rückmeldung im Sinne einer respektvollen und wertschätzenden Akzeptanz für die emotionalen Reaktionen. Rückmeldung, dass die Gefühle angemessen sind und es ebenso angemessen ist, sie zu zeigen und auszudrücken

S – *Support:* Unterstützung in allen möglichen Formen anbieten. Erheben und Aktivieren aufgabenbezogener vorhandener Ressourcen. Unmittelbares Angebot zusätzlicher Ressourcen bzw. Hinweis auf entsprechende Angebote

E – *Exploring:* Erforschen der Emotion durch genaueres Nachfragen.

WWSZ-Schema der patientenzentrierten Kommunikation

W – *Warten,* dem Patienten Raum geben, sich zu äußern; dazu Pausen entstehen lassen

W – *Wiederholen* des Gesagten

S – *Spiegeln*

Z – *Zusammenfassen.*

Bei der Umsetzung dieser didaktischen Schemata in die Praxis besteht im schlimmsten Fall das Risiko, dass die einzelnen Schritte herzlos abgespult und abgehakt werden. Das Konzept eines resonanzbasierten Vorgehens soll dieser Gefahr entgegenwirken, indem es dazu beiträgt, den Sinn dieser Kürzel vertieft zu verstehen, sie mit Leben zu füllen und mit Mitgefühl umzusetzen.

Zum SPIKES-Schema

Setting: Ein klarer und auch räumlich geschützter Rahmen des Gesprächs ist Grundvoraussetzung für Sicherheit. Ein angemessener zeitlicher Rahmen ist notwendig, um sich aufeinander einstimmen und auf einen Prozess einlassen zu können, Zeit zu haben, die Informationen ankommen zu lassen. In einem kontextbewussten Vorgehen wird man auch darauf achten, weitere für ein bestimmtes Thema relevante Personen möglichst frühzeitig mit einzubeziehen.

Perception: Das Erheben der derzeitigen Einschätzung des Patienten entspricht dem Prinzip des Abholens und würdigt die Bedeutung des subjektiven Krankheitskonzepts. Da viele Patienten im Internet recherchieren, sind auch diesbezügliche Detailinformationen zu berücksichtigen.

Invitation: Das Einholen der Einladung bzw. des Auftrags des Patienten, ihm die gewünschten Informationen zu geben, ist Ausdruck eines patientenzentrierten Vorgehens, ein Schritt, der selten explizit erfolgt. Zur Einladung gehört im Sinne der Bedürfnisorientierung auch die Klärung der diesbezüglichen Bedürfnisse des Patienten. Was ist ihm wichtig? Was genau will er wissen? Wie ausführlich soll die Information sein? Das Sichern einer grundsätzlichen und aktuellen Empfangsbereitschaft des Patienten ist Voraussetzung dafür, dass er mit den neuen Informationen in Resonanz gehen kann.

Knowledge: Die im vorherigen Schritt erfolgte Klärung des Auftrags gibt dem Arzt Orientierung, welche Informationen in welcher Ausführlichkeit gefragt sind. Sie werden möglichst in diesem Sinne vermittelt, in einer Sprache, die beim Patienten Resonanz findet.

Emotions & Empathy: Das Wahrnehmen der kognitiven und vor allem der emotionalen Reaktionen des Patienten durch den Arzt erlebt jener als empathische Einfühlung und Resonanz (»feeling felt«). Gefühle sind als Signale und Botschaften zu sehen, die es zu entschlüsseln gilt. Darauf geht das NURSE-Schema näher ein. Im Rahmen des SPIKES-Schemas sind Gefühle vordergründig auch als Signal zu sehen, bei der Vermittlung von Informationen zumindest kurze Zeit innezuhalten. Das Timing und der Rhythmus der Vermittlung bestimmen, ob Resonanz möglich wird und ob zwischen den Zeilen Vertrauen und ein Gefühl von Verbundenheit entstehen kann. Nur wenige Sekunden Pausen am richtigen Ort, ohne viele Worte, ein mitfühlender Augenkontakt – all das kann wesentliche Weichen stellen.

Summary: Das Zusammenfassen und der gemeinsame Ausblick bilden in diesem Schema die letzte Rückkopplungsschleife. Die Frage, was beim Patienten angekommen ist, enthält implizit auch die Frage, womit er im Gespräch in Resonanz gegangen ist, und welche weiteren Resonanzen dies in ihm ausgelöst hat. Der Ausblick auf die nächsten Schritte und das kommende Gespräch sichert eine weitere Feedbackschleife im Sinne des diagnostisch-therapeutischen Zirkels.

Zum NURSE-Schema

Die Schritte des NURSE-Schemas sind – pointiert formuliert – nur durch die Achtsamkeit des Behandlers und ein resonanzbasiertes Vorgehen zu verwirklichen.

Naming: Die Emotion eines Patienten benennen zu können ist ein höchst komplexer Vorgang. Es bedarf der differenzierten Wahrnehmung der verbalen und nonverbalen Äußerungen der Patienten und der Empathiefähigkeit aufseiten des Beobachters. Diese betrifft die kognitive Ebene, ein Wissen darum, welches Gefühl als natürliche Reaktion auftauchen könnte, und das interpretierende Hören des verbalen Ausdrucks von Gefühlen. Die Empathiefähigkeit bedarf zudem der Resonanzbereitschaft und Resonanzfähigkeit, um mit den Gefühlen des Patienten in Resonanz zu gehen, dieser Resonanz nachzuspüren und sie in Worte zu fassen. Dafür müssen ein entsprechendes Vokabular und eine angemessene Sprache zur Verfügung stehen. Das Benennen von Gefühlen gibt dann dem Patienten eine Rückmeldung darüber, dass eine Resonanz erfolgt ist. Dies schafft Sicherheit und ein Gefühl, gesehen und verstanden zu werden. Als Hilfe zur Disidentifikation verstanden (S. 162 f.), schafft das Benennen Abstand und macht fassbar, was im Patienten gerade vorgeht.

Understanding & Respect: Verständnis und ein respektvoller Umgang mit den auftauchenden Gefühlen gibt Sicherheit, fördert Vertrauen und erfüllt damit Beziehungsbedürfnisse. Wenn Gefühlen eine wertvolle Bedeutung zugemessen wird, gibt das Orientierung. Das Auftauchen heftiger Gefühle kann man in der Regel als Hinweis darauf auffassen, dass es um wesentliche Bedürfnisse geht. Angst bezieht sich in diesem Kontext auf die Zukunft, auf eine Bedrohung der Erfüllung von Bedürfnissen. Trauer kann signalisieren, dass Menschen dabei sind, von der Erfüllung bestimmter Bedürfnisse Abschied zu nehmen.

Support: Die naheliegendste Quelle für Unterstützung ist eine gegenwärtige, resonanzbereite und resonanzfähige Person als Gegenüber. Diese sollte dazu in der Lage sein, sich sowohl auf die Gefühle des Patienten einzustimmen und mit ihm in Resonanz zu gehen als auch sich selbst zu regulieren. Dies kann den Patienten im Sinne einer Co-Regulation (S. 173) bei seiner Emotionsregulation unterstützen: Gelingende Zyklen der Co-Regulation schaffen einerseits Vertrauen in die Beziehung, stärken andererseits aber ebenso das Vertrauen in die Selbstregulation. Das Erleben, die Fassung wiedergewonnen zu haben, nachdem man sie verloren hat, kann dazu ermutigen, sich auch in Zukunft auftauchenden Gefühlen zu stellen, anstatt sie unterdrücken und vermeiden zu müssen. Die Kenntnis des Rasters der emotionalen Grundbedürfnisse kann dabei helfen, passende Unterstützungsangebote zu finden: Geht es mehr darum, Bindung, Autonomie, Kompetenz oder Sinnerleben zu fördern?

Exploring: Der diagnostisch-therapeutische Zirkel macht klar, dass das diagnostische Explorieren nur künstlich von dessen therapeutischen Wirkungen getrennt werden kann. Insofern beginnt das Erkunden schon beim ersten Schritt dieses Schemas, beim Benennen. Die Reaktion des Patienten verdeutlicht, ob er sich verstanden fühlt und im Sinne eines »... ja genau« einen Augenblick innehalten, durchatmen und sich zurücklehnen kann. Er könnte beispielsweise aber auch rückmelden, dass es nicht Angst sei, die aufgetaucht ist, sondern nur eine Sorge, die sich gemeldet habe. Aus einer explorativen Haltung können unterschiedliche Möglichkeiten angeboten werden, ein Gefühl zu verstehen, etwa in Form der Übersetzung des dahintersteckenden Bedürfnisses in einen Wunsch. Aus diesem Wunsch ergeben sich dann Unterstützungsmöglichkeiten.

Zum WWSZ-Schema

Auch die im Akronym WWSZ formulierten Schritte einer patientenzentrierten Kommunikation sind nur auf der Basis einer wertschätzenden und mitfühlenden Präsenz des Behandlers wirksam.

Nachdem der Arzt dem Patienten seine Sicht der Dinge erläutert hat, muss er *warten.* In unserer Sprache sollte er Raum geben oder, genauer gesagt, einen Raum eröffnen, in dem der Patient mit dem Gehörten in Resonanz gehen kann. Ein Raum, in dem er nachdenken und nachfühlen kann, was das in ihm auslöst. Ein Raum, in dem Suchprozesse nach dem möglich sind, was für ihn bedeutsam und wichtig ist. Ein Raum, in dem der Patient Worte finden kann, um das auszudrücken, was in ihm vorgeht, was ihn beschäftigt und was er vom Arzt braucht.

Hat er Worte gefunden, kann der Arzt diese *wiederholen.* Er macht damit deutlich, dass der Patient in ihm Gehör, Resonanz und Verständnis gefunden hat. In einer Feedbackschleife kann der Patient rückmelden, ob das Wiederholte dem entspricht, was er ausdrücken wollte.

Spiegeln ist eine umfassendere Rückmeldung dessen, was beim Arzt angekommen ist bzw. auf der emotionalen Ebene in Resonanz gekommen ist. Das Gespiegelte soll bereichernd wirken und dem Patienten dabei helfen, sich selbst besser zu verstehen. Das kann auch dadurch geschehen, dass bestimmte Signale dem Patienten erst durch die Rückmeldung bewusst werden.

Das *Zusammenfassen* ist eine letzte die Resonanz bestätigende und sichernde Rückkopplungsschleife.

5.5.2 Pacing und Leading als Grundlagen resonanzbasierten Vorgehens

Wenn man das Herstellen einer gemeinsamen Wirklichkeit auf den dialogischen Austausch von Informationen reduziert, kann man diesen Informationsaustausch als einen sich wiederholenden *Ask-Tell-Ask-Kreisprozess* (Back et al. 2005) beschreiben: Stelle eine Frage, gib die gewünschten Informationen, und frage dann erneut nach: Was ist angekommen? Wie ist es angekommen? Was ist noch offen?

Aus hypnotherapeutischer Perspektive dienen das umfassendere Konzept und die Techniken des sogenannten Pacing und Leading dem Abholen des Patienten in seinem Sosein. Umfassender insofern, als es vom Grundverständnis auf das Herstellen eines guten *Rapports* (frz. *rapport* für »Beziehung, Verbindung«) abzielt und damit explizit auch den Beziehungsaspekt betont. Von der Technik her ist es umfassender, weil es auch nonverbales Verhalten miteinbezieht.

Definition: Pacing und Leading

Die Begriffe Pacing und Leading bezeichnen das Kernelement hypnotherapeutischer Kommunikation. Beide Aspekte sind untrennbar miteinander verbunden und bedingen einander wie Henne und Ei oder Ein- und Ausatmen.

Pacing umfasst alle Aspekte, durch die der Therapeut sich mit dem Ziel der Resonanz auf den Patienten einstimmt, sein Verhalten auf mehreren Ebenen mit jenem des Patienten abstimmt und sich ihm angleicht (engl. *pace* für »Schritt, Geschwindigkeit«). Nonverbal passt er etwa seine Körperhaltung, Stimmlage oder seinen Atemrhythmus an den Patienten an. Er verwendet eine ähnliche Sprache und greift Schlüsselworte auf. Er holt den Patienten möglichst bei dessen Vorwissen, Vorstellungen und Werten ab.

Während es beim Pacing um ein vielschichtiges Verstehen und Spiegeln des Gegenwärtigen geht, fokussiert *Leading* primär auf etwas für den Patienten Neues. Entsprechende Vorschläge bzw. Suggestionen (engl.: *suggestion;* frz.: *suggestion* für »Vorschlag«) laden dazu ein, eine bestimmte Richtung einzuschlagen. Der Therapeut achtet auf die Auswirkungen seiner Leading-Schritte und vergewissert sich immer wieder im Anschluss durch Pacing, wie weit der Patient den gegebenen Impulsen gefolgt und mitgekommen ist. Er holt ihn nach jeder Veränderung wieder ab.

Insofern sind Pacing und Leading untrennbar miteinander *verwoben.* Leading basiert immer auf Pacing, und jedes Pacing enthält immer auch Aspekte von Leading. Denn Patient und Therapeut können niemals in allen Aspekten übereinstimmen. Insofern sind Pacing und Leading nur theoretisch-didaktisch voneinander zu trennen. Als *zirkulärer Prozess* treten sie immer simultan auf. Der Therapeut nimmt abwechselnd Pacing oder Leading in den Vordergrund, wodurch das jeweils andere in den Hintergrund tritt.

Gelingendes *Pacing* ist ein Prozess, in dem Verstehen und Verständigung wie von selbst geschehen. Pacing ist Ausdruck von Resonanz und stellt sie her. Ganz automatisch ahmen wir Bewegungen und Körperhaltungen von Menschen nach, auf die wir uns einstimmen und mit denen wir in intensivem Austausch sind.

Bei der Mitteilung von schlechten Nachrichten könnten beispielsweise in einer bestimmten Phase des Gesprächs die Beteiligten mit nach vorn geneigten Oberkörpern und hängenden Köpfen, kaum mehr atmend und verstummend zu Boden blicken. Niedergeschlagenheit und Schwere sind für alle spürbar. Alle sind mit ihr und miteinander in Resonanz. Es wirkt verbindend, dies für einige Augenblicke zuzulassen und gemeinsam auszuhalten. Das wäre ein Beispiel für Pacing.

Im Sinne des NURSE-Schemas könnte einer der Behandler in einem nächsten Schritt versuchen, ein Wort für das geteilte Gefühl zu finden, das im Idealfall durch ein Nicken bestätigt wird. Das wäre ein erstes *Leading* (engl. für »Führen«). Dann könnte der das Gespräch leitende Arzt im Sinne der Achtsamkeitspraxis beispielsweise seine Fußsohlen am Boden spüren, um sich wieder zu erden, einen tiefen Atemzug nehmen und dabei seinen Oberkörper aufrichten. Das wäre ein nonverbaler Leading-Schritt.

Bei einem guten Rapport folgt der Gesprächspartner ganz automatisch und verändert seinerseits die Körperhaltung. Anschließend trägt vielleicht auch ein bestätigender und ermutigender Augenkontakt weiter zur Co-Regulation bei und lässt das Erregungsniveau weiter sinken. Dadurch kann sich das zuvor eingeengte Aufmerksamkeitsfeld wieder erweitern und sich auch das weitere Vorgehen mit einer erhöhten Aufnahmebereitschaft auf Ressourcen und Lösungen richten.

In der Hypnose wird Pacing – das Abholen des Patienten – oft nur als Voraussetzung dafür gesehen, ihn möglichst effizient in Richtung seiner Ziele zu führen (Leading). Pacing in dieser Form auf seine Funktion als Voraussetzung für das Wirksamwerden von Suggestionen in Leading-Prozessen zu reduzieren, wird seinem Wert aber keineswegs gerecht. Vielmehr ermöglicht das spiegelnde Angleichen in körperlich-emotionalen Dimensionen eine Einfühlung im engen Wortsinn und damit Resonanzerleben.

Voraussetzung für Pacing ist die eigene Präsenz und die Zuwendung zum Patienten. Das wiederholte Abholen des Patienten in seiner Welt und seinem Wertesystem signalisiert Wertschätzung und Empathie. Pacing dient dazu, den Patienten zu verstehen und seinerseits von ihm verstanden zu werden, indem man sich ihm innerlich und äußerlich ähnlich macht (Weerth 2005). Pacing in diesem Sinne ist der Weg, um mit dem Patienten in Resonanz zu kommen.

5.6 Zweite Pyramidenstufe – Perspektivenwechsel: Annäherungsziele statt Vermeidung, die Kraft von Suggestionen nutzen

Eine *therapeutische Allianz* kann geschmiedet und tragfähig werden, wenn einerseits eine vertrauensvolle Beziehung zum Behandler, andererseits eine Übereinkunft über die angestrebten *Ziele* und die dafür eingesetzten Mittel besteht (Bordin 1979). Das gilt für die Psychotherapie ebenso wie für alle anderen Therapieformen im medizinischen Bereich.

Auf der zweiten Stufe unseres Pyramidenmodells geht es darum, einen Perspektivenwechsel anzuregen (Abb. 5). In der Medizin richtet sich alle Aufmerksamkeit auf das, was bekämpft und beseitigt werden soll, auf die Krankheit und ihre Symptome, insbesondere bei Krebs. Die medizinischen Ziele dieses Kampfes sind *Vermeidungsziele,* das heißt, etwas Negatives soll möglichst vollständig beseitigt werden. Dabei hält jeder noch so kleine verbliebene Rest die Aufmerksamkeit weiterhin gefangen, was Stress und Leiden hervorruft oder aufrechterhält.

Dem Geist der hypnosystemischen Therapie entspricht es jedoch viel mehr, lohnende Ziele zu finden – sogenannte *Annäherungsziele* – und sich Schritt für Schritt auf sie zuzubewegen, anstatt nur auf die Verringerung von Negativem zu achten. Um individuell angemessene Annäherungsziele zu ermitteln und sich ihnen anzunähern, nutzt die Hypnotherapie in ausgefeilten Vorgehensweisen ganz bewusst und gezielt die Kraft der Suggestion – im Kontext formaler Trancen, aber ebenso in der »Alltagskommunikation«. Diesem Schwerpunkt widmet sich der folgende Abschnitt.

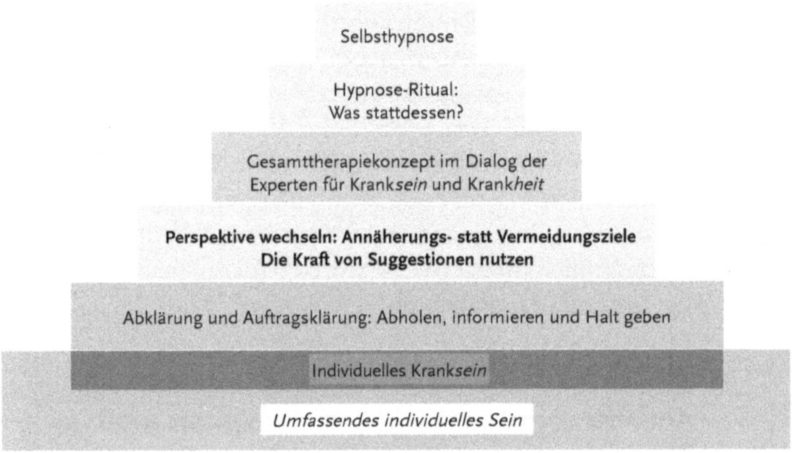

Abb. 5: Pyramidenmodell mit den Stufen einer therapeutisch wirksamen Kommunikation – die zweite Stufe

5.6.1 Zuversicht vermitteln – weg von Vermeidungszielen, hin zu Annäherungszielen

Die Aufforderung, *nicht* an den sprichwörtlichen rosaroten Elefanten zu denken, bewirkt in der Regel, dass man an nichts anderes mehr denken kann als an eben dieses ungewöhnliche Tier. Der Versuch, bestimmte Gedanken oder Dinge zu vermeiden, führt meist zum Gegenteil dessen, was angestrebt wird. Jede diesbezügliche Anstrengung bindet und verstärkt die Konzentration auf das zu Vermeidende – denn Energie folgt der Aufmerksamkeit. In der psychoonkologischen Begleitung liegt die Problematik darin, dass leidende Menschen ihr Leiden und dessen Ursachen verständlicherweise beseitigen und/oder vermeiden wollen. Mit diesem Anliegen suchen sie Hilfe.

Bei einer wirksamen Schmerztherapie kann das Denkmodell, Vermeidungsziele durch ursächliche Bekämpfung des Leidens zu erreichen, durchaus zum gewünschten Effekt führen. Das gilt sowohl für die Perspektive der Ärzte als auch der Patienten. Dass es aber auch hier weiterführen bzw. notwendig werden kann, Annäherungsziele zu finden, zu formulieren und zu verfolgen, wird unter anderem in unserer Patientengeschichte »Eiskühle – statt wie mit dem Arm über einen Kaktus mit tausend Stacheln fahren« (S. 204 ff.) ausgeführt.

In der Psychotherapie ist das Formulieren und Verfolgen von Annäherungszielen generell sinnvoller und erfolgversprechender (Grawe 2004). Es führt weiter, sich darauf zu fokussieren und in der Therapie zu lernen, mit einer definierten Herausforderung immer besser umzugehen, anstatt keine Angst mehr vor etwas Bestimmtem haben zu wollen. Um diesen Weg einzuschlagen und durch Leading-Schritte unterstützt gemeinsam zu gehen, ist es zuvor unabdingbar, das bisherige Leiden und die bisherigen Bewältigungsversuche zu würdigen (vgl. Brunner 2016).

Vermeidungsziele oder *Antiziele* sind nie nachhaltig und endgültig erreichbar. Selbst wenn ein Problem erfolgreich abgewehrt oder gar beseitigt werden konnte, bleibt immer offen, ob es nicht irgendwie doch wieder auftaucht. Man kann nie ganz sicher sein. Vermeidungsziele entspringen Erfahrungen von Angst und Leiden. Sie sind mit einer Aktivierung der Stressachse verknüpft, mit der Aktivierung von archaischen psychoneurophysiologischen Mustern von Kampf oder Flucht, von neuronalen Netzwerken, welche die menschliche Spezies und ihre Vorfahren im Rahmen ihrer Evolution entwickelten. Die Aktivierung des sogenannten Behavioralen Inhibitionssystems (BIS) führt zu einer Einengung der Aufmerksamkeit auf den Feind bzw. die Gefahr (Abb. 6; Näheres auf S. 223 ff.). Man ist dann ständig auf der Hut, sucht nach Hinweisen auf mögliche Gefahren, indem man permanent jene Felder abscannt, wo sie drohen. Das kostet und bindet Energie. Diese Einengung verhindert, dass wir Positives wahrnehmen.

Annäherungsziele sollten grundsätzlich erreichbar sein, auch wenn sie noch in weiter Ferne liegen, wie beispielsweise das Ziel, wieder ganz gesund zu werden. Eine Hinwendung zu Annäherungszielen darf keineswegs mit dem Motto »Denke positiv, und alles wird gut« verwechselt werden. Diese Verheißung ist kontraproduktiv und wird in der Regel zu Ent-Täuschungen führen, wenn sich die Aktivität auf das Wunschdenken beschränkt. Manchmal kann aber auch ein »unrealistisches« Hoffen und Wünschen zur Ressource werden.

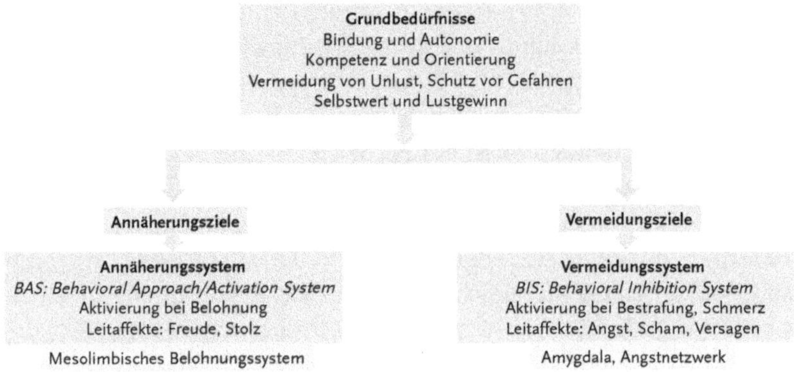
Grundbedürfnisse
Bindung und Autonomie
Kompetenz und Orientierung
Vermeidung von Unlust, Schutz vor Gefahren
Selbstwert und Lustgewinn
Annäherungsziele
Vermeidungsziele
Annäherungssystem
BAS: Behavioral Approach/Activation System
Aktivierung bei Belohnung
Leitaffekte: Freude, Stolz
Mesolimbisches Belohnungssystem
Vermeidungssystem
BIS: Behavioral Inhibition System
Aktivierung bei Bestrafung, Schmerz
Leitaffekte: Angst, Scham, Versagen
Amygdala, Angstnetzwerk

Abb. 6: Annäherungsziele und Vermeidungsziele (modifiziert nach Brunner 2017)

Auf dem Weg zu Annäherungszielen ist es von wesentlicher Bedeutung, dass jeder kleine Schritt weiterführt: Ein Weg von tausend Schritten bis zum Ziel beginnt bekanntlich mit dem ersten Schritt. Dann folgt der nächste und wieder der nächste – wohin und über welche Umwege er auch immer führen mag. Ob man sich dem Ziel tatsächlich nähert (oder sich von ihm entfernt), lässt sich erkennen, wenn man Zwischenziele erreicht, oder daran, dass man selbst bei starken Schwankungen eine Tendenz in die gewünschte Richtung bemerkt. Wenn man sich kleinen oder großen Zielen nähert oder sie erreicht, tauchen positive Emotionen auf, insbesondere wenn die gewünschten Veränderungen die Erwartungen übertreffen oder sich überraschend schnell einstellen. Diese Erfahrungen sind mit der Aktivierung neuronaler Netzwerke des Belohnungssystems bzw. des *Behavioralen Aktivierungssystem* (BAS; Abb. 6; Näheres auf S. 223 ff.) verknüpft. Dessen Aktivierung erweitert das Aufmerksamkeitsfeld, wodurch auch jene Informationen, die auf Verbesserungen, Erfolge und die Erfüllung wesentlicher Bedürfnisse hinweisen, wieder wahrgenommen werden können. Damit steigen die Chancen, zur Ruhe zu kommen und Zufriedenheit zu empfinden – zumindest für eine Weile.

Eine zentrale Aufgabe für eine therapeutisch wirksame Kommunikation liegt darin, die Aufmerksamkeit des Patienten auf positive Ziele zu lenken und individuelle Assoziationsfelder für das Behaviorale Aktivierungssystem (BAS) zu erschließen. Dies ist dann schwierig und eine Herausforderung, wenn durch die Aktivierung der Stressachse der Einfluss des Vermeidungssystems (BIS) mit psychophysiologischen Kampf-Flucht-Mustern oder mit dissoziativen Tendenzen zur Bewältigung leidvoll-überwältigender Erfahrungen dominiert.

Wenn es aber zumindest zeitweise gelingt, die Aufmerksamkeit des Patienten auf positive Ziele zu lenken, können Vermeidungsziele – die »rosa Elefanten« – bereits ein Stück in den Hintergrund rücken. Menschen vermögen die Fokussierung auf die Gefahr zumindest für kurze Zeit loszulassen, wenn sie sich ausreichend sicher oder gesichert fühlen. Ein resonanzbasiertes Beziehungsangebot trägt genau dazu wesentlich bei.

Die Hypnotherapie[1] stellt ein großes Repertoire an Möglichkeiten zur Verfügung, sich auf die Suche nach Annäherungszielen zu begeben, wie die *Wunderfrage* (de Shazer 1988): *Stellen Sie sich vor, es ist ein Wunder geschehen. Woran würden Sie dies am ehesten merken?* Man kann sich dann in Trance vorstellen, dass man das Ziel bereits erreicht hat, und es im Wortsinne hautnah erleben. Anschließend könnte man beispielsweise herausfinden, welche eigenen Fähigkeiten es einem ermöglicht haben, auf dem Weg zu diesem Wunder den letzten Schritt zu gehen, den vorletzten usw. zurück bis zum ersten, kleinen Schritt in diese Richtung.

Die Erfahrung, wohltuende Zielzustände erreichen zu können, stärkt die Selbstwirksamkeitserwartung und erweitert die Aufmerksamkeit. Mit dem Zugang zu positiven Assoziationsfeldern können weitere Möglichkeiten und Ressourcen wahrgenommen und oft auch realisiert werden. Eine nach oben führende, immer weiter werdende Spirale kommt in Gang (S. 43). Das im Perspektivenwechsel des Patienten weg von leidvollen hin zu stärkenden Erfahrungen liegende Potenzial wird auf den obersten Stufen der Kommunikationspyramide in Hypnose und Selbsthypnose noch weiter und vertiefend ausgeschöpft (Abschn. 7.3).

1 In Österreich heißt die vom Psychotherapiebeirat anerkannte Psychotherapiemethode Hypnosepsychotherapie; dieser Begriff ist umfassender und wäre somit angemessener. Im Kontext dieses Buches wollen wir dennoch der Einfachheit halber durchgängig das in Deutschland übliche Wort Hypnotherapie verwenden.

Die Fragen, die man stellen kann, um Annäherungsziele zu finden, lassen sich im Feld der lösungsorientierten Therapien vielerorts nachlesen (z. B. bei Willutzki u. Teismann 2013). Aus hypnosystemischer Sicht geht es darum, dem Patienten durch diese Fragen zu einer persönlichen Recherche zu veranlassen, die man gemeinsam dialogisch gestaltet, bis beide mit dem Gefundenen zufrieden sind. Es empfiehlt sich, diese Fragen in einem inneren Zustand zu stellen, in dem das Annäherungssystem bereits so weit aktiviert ist, dass der Patient bereit und in der Lage ist, entsprechende Suchprozesse in dieser Richtung zu starten. Manchmal gelingt eine Aktivierung des BAS allein schon durch die mittels Fragen erzielte Umfokussierung der Aufmerksamkeit (Abschn. 7.3.3).

Für viele Menschen – insbesondere für Ärzte, die ihre Aufgabe primär darin sehen, den »Krebs« zu bekämpfen – ist es nicht nur ungewohnt, Annäherungsziele zu formulieren. Sie sind durch ihren gewohnten Fokus auf Probleme und deren Bekämpfung oft auch selbst so eingeengt, dass ihnen diese Umfokussierung sehr schwer fällt. So werden vermutlich alle, die keinen Kurs für therapeutische Kommunikation besucht haben, Formulierungen verwenden wie »Das tut jetzt nicht weh!« oder »Sie brauchen keine Angst zu haben!«. Sie sind sich in der Regel nicht bewusst, dass die von ihnen geweckte Vorstellung von »Weh« und »Angst« ziemlich große rosa Elefanten sind. Wenn man mit den entsprechenden Konzepten vertraut ist, wird man mit dem Ziel der Umfokussierung der Aufmerksamkeit weg von »Weh« oder »Angst« anders fragen: »Wo wären Sie jetzt gerne?« oder »Was würden Sie am liebsten machen, wenn es Ihnen wieder besser geht?«

Die Einladung zu einer Hypnoseerfahrung könnte lauten: »Glauben Sie, dass Sie jetzt erleben können, was Sie am liebsten machen würden?«. Unabhängig davon, ob sich an Krank*heit* und Symptomen etwas verändern lässt, kann man dem salutogenetischen Konzept des Kohärenzsinns folgend auch erheben, was ein Gefühl von Handhabbarkeit und Verstehbarkeit fördern und dazu beitragen könnte, ein Gefühl dafür zu entwickeln, dass sich das Engagement lohnt. In einer Psychotherapie kann man zudem gemeinsam gründlich erforschen, was die Resilienz der Betroffenen fördert und, vor allem, was ihre Lebendigkeit weckt und sie zum Aufblühen bringt (S. 50 f.).

5.6.2 Die Kraft der Suggestion und ihr Einsatz in der Psychoonkologie

In der Hypnotherapie ist ein Prinzip zentral handlungsleitend: das *Prinzip Kooperation*. In der praktischen Umsetzung dieses Prinzips lässt sich alles, was der Patient, aber auch der Therapeut in die Therapie mitbringt, auf irgendeine Weise zieldienlich einsetzen und nutzen – *utilisieren*, wie man das in der Hypnotherapie nennt (Abschn. 6.2.2). Unser Modell bezieht sich bei der Unterstützung von Veränderungsprozessen insbesondere auf zwei Punkte:

- Zunächst sei der zieldienliche Einsatz von Suggestionen genannt, wie er in der Regel mit Hypnose verknüpft wird. Utilisiert wird dabei die *Suggestibilität* des Patienten als Fähigkeit und Bereitschaft, Suggestionen anzunehmen und umzusetzen. Viele störungsspezifische »Tools« stellen das Wirkprinzip der Suggestion in den Vordergrund, als ob man nur die richtige Suggestion finden müsse, um ein Symptom zum Verschwinden zu bringen.
- Wir betonen darüber hinaus die Möglichkeit, in bestimmten Bewusstseinszuständen mithilfe unbewusster Prozesse individuelle Ziele und Lösungen zu finden. Dabei wird die *Kreativität* des sogenannten Unbewussten und das in ihm gespeicherte »Wissen« utilisiert sowie seine Kooperation gewonnen.

Ein hypnosystemisches Vorgehen vereint beide genannten Aspekte. Suggestionen im Sinne von Vorschlägen und Einladungen unterstützen Patienten dabei, Zugang zu ihren kreativen Potenzialen zu finden und diese zu nutzen. Der folgende Abschnitt widmet sich der Kraft und Macht von Suggestionen – unabhängig davon, ob sie im klinischen Alltag oder im Kontext eines Hypnoserituals erfolgen.

Für die Onkologie und insbesondere die Psychoonkologie ist entscheidend, dass die Suggestibilität von Patienten unter bestimmten Umständen erhöht und manchmal sogar extrem hoch ist. Dies kann auf mehreren Wegen erklärt werden: Ein Krankenhausaufenthalt mit einer Operation oder die Vorbereitung auf einen Eingriff rufen oft allein schon aufgrund der emotionalen Belastung Zustände hervor, die Kriterien einer Tranceerfahrung erfüllen. Auch Aufklärungsgespräche oder Visiten können als tranceinduzierende Rituale verstanden werden: Die Aufmerksamkeit ist dabei maximal auf die Aussagen bestimmter Personen fokussiert und eingeengt. Die Worte werden ihnen gleichsam vom Mund abgelesen. Diese Situationen sind zudem emotional hochgradig aufgeladen, und den die Aussagen treffenden Personen werden Autorität und Fachkenntnis zugeschrieben. Selbst in Zuständen von Verwirrung finden oft einzelne Sätze von Ärzten Zugang zum Patienten und brennen sich tief in dessen Bewusstsein ein oder entfalten als Suggestionen unbewusst ihre Wirkung. Das ist insofern erschreckend bzw. klinisch und therapeutisch relevant, als auch negative Aussagen von Ärzten suggestiv wirken können. Es besteht die Gefahr, dass Patienten den Suggestionen – so wie sie bei ihnen angekommen sind bzw. verstanden wurden (!) – im Sinne eines Nocebos oder gar einer sich selbst erfüllenden Prophezeiung folgen (Abschn. 5.6.3).

Ein uns wichtiges Anliegen besteht darin, allen in der Onkologie Tätigen die Macht ihrer Worte bewusst zu machen, damit sie sorgsam mit ihren Aussagen umgehen. Die hypnosystemische Therapie kann mit ihrem Wissen und ihrem Vorgehen dazu beitragen, diese Macht der Suggestion sowohl zum Wohle der Patienten zu nutzen als auch einen möglichen Schaden durch Noceboeffekte zu minimieren.

Im deutschen Sprachraum ist der Gebrauch des *Wortes Suggestion* mit der autoritären Anwendung von Hypnose verknüpft und weckt oft Vorstellungen von Macht, Unterordnung und Gehorsam und damit auch Ängste vor Kontrollverlust. Dies sind allesamt Assoziationen, die im Kontext moderner Psychotherapie problematisch und im Hinblick auf die professionelle Hypnotherapie im psychoonkologischen Kontext völlig fehl am Platz sind. Die erstaunliche Wirksamkeit von Suggestionen wurde in den Anfängen der Hypnose und wird vor allem von Laien auch heute noch besonderen Kräften des Hypnotiseurs zugeschrieben.

Im Gegensatz dazu geht die moderne Hypnotherapie davon aus, dass die Fähigkeit, »von außen« gegebene Suggestionen umzusetzen, im Individuum zu lokalisieren ist, und betont die Kooperation zwischen Behandler und Patient auf Augenhöhe. Wenn im Bereich der Medizin in der klinischen Hypnose auch heute noch mit autoritären Formen der Hypnose gearbeitet wird, so »utilisiert« dies vor allem eine mit dem alten Bild der Hypnose verknüpfte Erwartungshaltung.

Die moderne Hypnotherapie vertritt daher ein anderes Verständnis von Suggestion. Es entspricht mehr dem, was das Wort »suggestion« im angloamerikanischen Sprachraum bedeutet: eine zurückhaltende

Art der Kommunikation, die man am ehesten mit *Anregung, Vorschlag* oder *Einladung* übersetzen kann.

> In einem umfassenderen Sinn verstehen wir unter Suggestion jede Form der Fokussierung von Aufmerksamkeit als Einladung, auf einen bestimmten Aspekt einer Erfahrung oder auf Möglichkeiten zu achten.

Bezogen auf unser Modell werden Suggestionen dann auf eine gesundheitsfördernde Weise wirksam, wenn sie wünschenswerte Ziele in den Fokus der Aufmerksamkeit rücken und das Behaviorale Aktivierungssystem ansprechen und aktivieren. Insofern bildet die Formulierung von Annäherungszielen die Basis und den Ausgangspunkt für den positiven Einsatz der Kraft der Suggestion.

In der Literatur finden sich umfangreiche Hinweise und Anleitungen, Kommunikation auf eine Weise zu gestalten und Worte so zu wählen, dass sie ihre suggestive Kraft zum Wohle des Patienten entfalten können (Arnon 2016 u. a.). In der Medizin erfordert dieses Vorgehen ein radikales Umdenken, da die gewohnten Routineformulierungen Vermeidungsziele thematisieren und damit die Aufmerksamkeit genau auf die Probleme fokussieren, die man zu beseitigen sucht. Und die Energie folgt der Aufmerksamkeit.

5.6.3 Placeboeffekte nutzen, Noceboeffekte minimieren

Das Placebo hat einen schlechten Ruf – zu Unrecht, wie wir im Folgenden zeigen wollen. In der Pharmaforschung ist es ein »Scheinmedikament«, das meist aus Milchzucker besteht und keinen aktiven Wirkstoff enthält. Äußerlich lässt es sich vom »Verum«, dem »wahren« Medikament mit dem Wirkstoff, nicht unterscheiden. In Doppelblindstudien dienen Placebos dazu, ihre Wirkung mit jener der zu prüfenden Medikamente zu vergleichen, um deren Überlegenheit zu beweisen. Denn nur dann werden Prüfmedikamente zugelassen. Das Studiendesign beruht auf der Annahme, dass es neben dem im Medikament enthaltenen Wirkstoff noch andere Faktoren gibt, die zu dessen Wirkung beitragen.

Einige dieser Faktoren werden als *Kontextfaktoren* zusammengefasst. Sie beinhalten das Klima und die Atmosphäre, in der das Medikament seine Wirkung entfalten soll, die Erwartungen des Patienten, Beziehungsfaktoren, aber auch Erwartungen des Arztes. Deshalb ist in

Doppelblindstudien auch der Arzt »blind« dafür, ob er dem Patienten das Placebo oder das zu prüfende Medikament verabreicht. Die Psychotherapie hat die Bedeutung dieser »common factors« (Wampold Imel u. Flückiger 2018), der »unspezifischen oder allgemeinen Wirkfaktoren«, erkannt. So versuchen Hypnotherapie und eine resonanzbasierte Medizin genau diese Faktoren gezielt im Sinne der Patienten zu nutzen.

Nach der Logik der Pharmastudien wird der *Placeboeffekt* nach dem Ausschlussprinzip hingegen negativ definiert, nämlich als alle Wirkungen, die *nicht* auf den Wirkstoff zurückzuführen sind. Die Bezeichnung als »Effekt« eines Placebos ist insofern in sich widersprüchlich und eigentlich unsinnig, als es nicht das definitionsgemäß unwirksame »Scheinmedikament« sein kann, das wirkt. So wurde dafür plädiert, das Wort Placeboeffekt durch eine treffendere Bezeichnung zu ersetzen (Moerman a. Jonas 2002).

> Positiv definiert sind *Placeboeffekte* therapeutische Wirkungen, »die aufgrund der Bedeutung zustande kommen, die eine Intervention für eine Person hat« (Walach u. Sadaghiani 2002, S. 333).

Diese Definition betont den Aspekt der Bedeutungsgebung durch den Patienten, aber ebenso durch die Behandler. In die gleiche Richtung weist die Forderung, den Placeboeffekt in »*meaning response*« umzubenennen – als Reaktion bzw. Antwort auf die Bedeutung, die der Patient dem Medikament oder einer spezifischen Intervention verleiht (Moerman a. Jonas 2002).

Neben der Bedeutungsgebung und den mit der Verschreibung und Einnahme eines Medikaments verbundenen *Erwartungen* tragen noch andere Faktoren zu dessen Wirkung bei. Verabreicht ein Arzt eine Substanz, impliziert das zumindest drei Dinge: Er versteht und weiß, woran der Patient leidet. Es gibt ein Mittel gegen das Leiden – und es wirkt nach der Einnahme. Allein schon diese in den Implikationen enthaltenen Suggestionen prägen das subjektive Krankheitskonzept (S. 117 ff.).

Auch *klassische Konditionierung* im Pawlowschen Sinn spielt eine Rolle. Erlebt ein Organismus wiederholt, dass die Gabe eines Medikaments zur Linderung eines Symptoms führt, reagiert er mit der Zeit allein auf den mit der Wirkung verknüpften Stimulus. In der Onkologie wird die Macht konditionierter Reaktionen bei der Gabe von Chemotherapien deutlich, wenn allein schon das Aufsuchen der Behandlungsräume oder ein Geruch, der mit einem bestimmten Gefühl im Bauch verknüpft ist, Übelkeit auslöst. Auch um solchen Konditionierungen vorzubeugen, ist es wichtig, schon von Beginn an Nebenwirkungen möglichst zu minimieren.

Wenn die Gabe einer Arznei oder die Anwendung einer Technik in körperlich spürbare – verkörperte – *Handlungen* oder gar in ein *Ritual* eingebunden ist, werden heilungsfördernde Reaktionen ausgelöst, die in der Evolution und unserer Kulturgeschichte entwickelt wurden. Diese organismischen Reaktionen werden als *»self-healing response«*, als Selbstheilungsreaktion, zusammengefasst. In der individuellen Lerngeschichte sind vielleicht Erfahrungen auch körperlich gespeichert (verkörpert oder »embodied«), etwa wenn der Schmerz durch das spürbare Pusten der Mutter auf das aufgeschürfte Knie plötzlich wie weggeblasen war. Daran erinnern Jahre später auch eine Behandlung durch einen mitfühlenden Menschen, eine verabreichte Arznei und schließlich »Worte als Arzneien« und ein wohlwollender Blick (Thompson, Ritenbaugh a. Nichter 2009).

Genau darin, in der Auslösung einer solchen »self-healing response«, im Triggern von Prozessen der Selbstheilung, liegen der Wert und die Bedeutung von Placebos oder genauer die Bedeutung des Wissens und der Nutzung jener Faktoren, die all das bewirken, was als Placeboeffekt beschrieben wird.

Beispiele für Selbstheilungskräfte finden sich auf vielen Ebenen: auf molekularer Ebene bei DNA-Reparaturmechanismen, beim Schutz des Zellkerns durch Pigmente vor Strahlung, in der Wirkung des Immunsystems bei der Abwehr von Infektionen und Krebs. In der Haut werden sie bei der Wundheilung offensichtlich. Selbstheilungskräfte zeigen sich aber auch bei physiologischen Selbstregulationsprozessen, bei der Heilung psychischer Wunden, interpersonal bei der Heilung von Kränkungen in einer Beziehung und auf der sozialen Ebene bei der Bekräftigung der Zugehörigkeit zu einer Gemeinschaft in Heilungsritualen vieler Völker.

Der Unterstützung von Selbstheilungskräften bei Krebs widmet sich ein eigener Abschnitt dieses Buches (Abschn. 7.5). Bei der Frage nach einem näheren Verständnis von Selbstheilungskräften landen wir bei der Dynamik komplexer Systeme und deren Selbstorganisation (Abschn. 6.2.5).

Die Medizin tendiert allerdings immer noch dazu, die spezifischen Wirkungen von Interventionen zu überschätzen und die unspezifischen als Placeboeffekte abzutun. Das betrifft sowohl Medikamente und Operationen als auch die psychotherapeutische Behandlung.

Im Mittelalter wurde das Verhältnis zwischen Tradition und modernen Erkenntnissen mit Riesen verglichen, auf deren Schultern Zwerge stehen. Dieses Bild findet sich in den Fenstern der Kathedrale von Chartres. So könnte man auch die spezifischen Effekte mit Zwergen und die unspezifischen mit Riesen vergleichen (Walach 2001). Die Zwerge können nur so weit sehen, weil sie auf den Schultern der Riesen stehen. Es kann zwar sinnvoll sein, die Größe der Zwerge zu vermessen. Es ist aber kurzsichtig zu meinen, man erfahre bei dieser Messung etwas darüber, wie weit eine bestimmte Therapie reicht. Dazu muss man die Gesamtgröße kennen: Zwerg plus Riese. Nach unserem Verständnis macht das resonanzbasierte Vorgehen den Riesen aus. Und der Zwerg braucht den Riesen bzw. seine Schultern als Basis. Ohne ihn kann er nichts bewirken.

Es ist zu hoffen, dass sich die folgende Erkenntnis nicht nur in der Psychoonkologie immer mehr durchsetzt:

> Bei jeder medizinischen Maßnahme tragen unspezifische Effekte wesentlich zu deren Wirkung bei.

Ein Fallbericht über den *Placeboeffekt im onkologischen Bereich* stammt aus den Fünfzigerjahren des 20. Jahrhunderts (Klopfer 1957):

> Damals wurde eine neue Substanz namens Krebiozen in den Medien als Wundermittel angepriesen. Ein Patient mit einem fortgeschrittenen Lymphom und infauster Prognose setzte mit allen Mitteln durch, an einer klinischen Studie zur Erforschung dieser Substanz teilzunehmen, obwohl er die strengen Einschlusskriterien nicht erfüllte. Nach zehn Tagen schrumpften seine Tumore so sehr, dass seine Behandlung beendet werden konnte.
>
> Zwei Monate später erfuhr der Patient jedoch, dass die Studie, an der er teilgenommen hatte, entmutigende Ergebnisse geliefert hatte. Kurz darauf wuchsen die Tumore erneut in lebensbedrohlicher Weise. Im Wissen um eine mögliche Placebowirkung informierte ihn sein Arzt, dass die erste Charge des in der Studie verwendeten Medikaments nicht in Ordnung gewesen sei und dass er nun eine wirksame Char-

ge zur Verfügung habe. Der Arzt injizierte ihm eine Kochsalzlösung mit der Information, dass er jetzt frisches, intaktes Krebiozen bekäme. Daraufhin erfolgte wiederum eine dramatische Remission der Lymphome. Doch nachdem der Patient das endgültige Ergebnis der Studie erfahren hatte, dass sich das Medikament für die Behandlung von Krebs als wertlos erwiesen habe, verstarb er innerhalb kurzer Zeit an einem Rezidiv.

In Pharmastudien berichten Patienten, die das Placebo bekommen, nicht nur über erwünschte, sondern auch über unerwünschte Wirkungen. Dieses Phänomen benannte man in Analogie zum Placeboeffekt als *Noceboeffekt*. Erwartungen können somit auch schädliche Auswirkungen haben. Auch diese Erwartungen speisen sich aus den unterschiedlichsten Quellen. Es gilt, derartige Einflüsse zu minimieren, seien es nun Aussagen von Behandlern oder Informationen aus dem Internet oder Annahmen der subjektiven Krankheitskonzepte. Oft besteht nur die Option, bestimmte Aussagen zu relativieren, indem z. B. für die Formulierungen eines Arztes der Kontext oder eine mögliche gute Absicht beleuchtet werden. Am besten ersetzt man solche wirksamen Negativsuggestionen durch positive Suggestionen mit einem möglichst ausgeprägten Placeboeffekt. Der vornehmste Weg ist jener der Prophylaxe. Möge unser Buch also dazu beitragen, dass sich die Leser der Macht der Suggestion und der Kontextfaktoren bewusst werden und möglichst Aussagen und Handlungen unterlassen, die das Risiko eines Noceboeffekts beinhalten.

Darüber hinaus ist die folgende Grundregel zwischenmenschlicher Kommunikation zu beachten:

> Für den Inhalt und die Interpretation einer Botschaft ist letztendlich das Empfängersystem entscheidend.

Bei aller Klarheit und Qualität einer ausgesandten Botschaft ist darum auf mögliche Missverständnisse zu achten, die als Nocebo wirken. Eine resonanzbasierte therapeutische Kommunikation beinhaltet gegebenenfalls auch Zuwendung und Angebote, für einen Austausch zur Verfügung zu stehen, der auf ein klar mitgeteiltes und somit geteiltes und möglichst gemeinsames Verständnis abzielt.

5.7 Dritte Pyramidenstufe – Prinzip Kooperation: Dialog zweier Experten

In der Patientenversorgung folgen auf die Wegstrecke von Abklärung und Aufklärung in der Regel Entscheidungen über angemessene Therapiemaßnahmen und das weitere Vorgehen. So widmet sich die dritte Stufe der Pyramide der Entwicklung eines Gesamttherapiekonzepts auf der Basis einer therapeutisch wirksamen Kommunikation (Abb. 7).

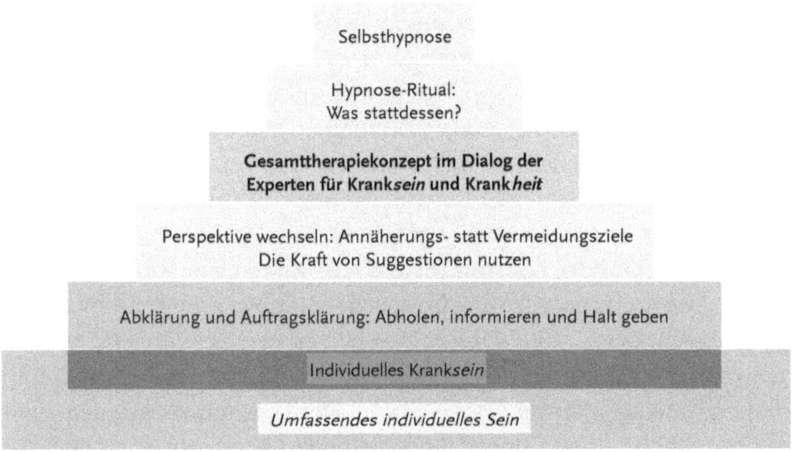

Abb. 7: Pyramidenmodell mit den Stufen einer therapeutisch wirksamen Kommunikation – die dritte Stufe

Es gibt unterschiedliche Vorstellungen darüber, wie diese Entscheidungen getroffen werden sollten, und unterschiedliche Wege, wie sie letztendlich zustande kommen. Der von uns präferierte Weg sieht diesen Entscheidungsprozess – dem hypnotherapeutischen Prinzip der Kooperation folgend – als Dialog zweier Experten auf Augenhöhe:

- Der Behandler ist dabei Experte für das Krank*heits*bild – auf der Grundlage wissenschaftlich gesicherter Evidenz und klinischer Erfahrung.
- Der Patient ist der Experte für sein eigenes subjektives Krank*sein*.

Wir verstehen das gemeinsame Entwickeln eines Gesamtbehandlungskonzepts ebenso wie Abklärung und Aufklärung als einen Prozess, in dem immer wieder Anpassungen an die jeweiligen, sich stets verändernden Gegebenheiten notwendig sind.

5.7.1 Wege zur Entscheidungsfindung

Aus rechtlichen und ethischen Gründen bedarf es zu jeder diagnostischen und therapeutischen Maßnahme der Einwilligung des Patienten. Der Weltärztebund hat zudem 2017 auf seiner 68. Generalversammlung das *Genfer Gelöbnis* – die moderne Form des hippokratischen Eides – überarbeitet. Darin wird der Respekt vor Autonomie und Würde des Patienten ausdrücklich ergänzt (Parsa-Parsi u. Wiesing 2017).

Patienten zu motivieren und zur Kooperation zu gewinnen ist die Voraussetzung für die in der Onkologie oft eingreifenden, langwierigen und aufwendigen Therapien. Beides erleichtert zudem den Therapieprozess und erhöht dessen Erfolgschancen. Zum Ausmaß, in dem Patienten in die Entscheidungsfindung einbezogen werden, lässt sich ein Kontinuum beschreiben:

- Am einen Pol steht das *paternalistische Modell,* bei dem der Arzt seiner »apostolischen Funktion« (Balint 2019) folgend das Für und Wider einer Therapie einschätzt und allein entscheidet.
- Den anderen Pol bilden Modelle des *informierten Entscheidens,* die auf der Basis der vom Arzt vermittelten oder aus anderen Quellen vorliegenden Informationen eine autonome Entscheidung des Patienten ermöglichen.

Am bekanntesten ist das Modell des *»shared decision-making« (SDM),* das im Deutschen als *partizipative Entscheidungsfindung (PEF)* bezeichnet wird. Fach- und indikationsspezifische Stellungnahmen unterstützen diese Entscheidungsprozesse, wie z. B. jene der multinationalen Initiative *»choosing wisely«* (Richter-Kuhlmann 2015). Letztere enthalten auch Hinweise darauf, auf welche Maßnahmen man nach heutigem Wissen verzichten kann.

Partizipative Entscheidungsfindung (PEF)

Partizipative Entscheidungsfindung (PEF; engl. *shared decision-making,* SDM) ist als *interaktioneller Prozess* definiert. »Es braucht zwei zum Tangotanzen«, ist ein Artikel zum SDM betitelt (Charles, Gafni a. Whelan 1997). PEF zielt darauf ab, dass Arzt und Patient eine gemeinsame, partizipative Entscheidung finden, die auf geteilten Informationen und der besten verfügbaren Evidenz beruht.

Im Rahmen dieses Prozesses unterstützt der Arzt seinen Patienten dabei, die Risiken und Vorteile unterschiedlicher diagnostischer und therapeutischer Maßnahmen abzuwägen und dabei zu einer wohl informierten Entscheidung zu kommen. PEF stärkt das wechselseitige Verständnis und somit die Beziehung zwischen Arzt und Patient, indem sowohl Informationen als auch individuelle Präferenzen ausgetauscht werden, damit sie im Prozess des gemeinsamen Abwägens berücksichtigt werden können.

Das Modell der partizipativen Entscheidungsfindung postuliert, dass es im Interesse des Patientenwohls und einer von gegenseitigem Respekt getragenen Partnerschaft von Arzt und Patient liegt, gemeinsam zu entscheiden und gemeinsam Verantwortung zu tragen. Dies beinhaltet, die wesentlichen Informationen zu teilen. Es bleibt der Bereitschaft, dem Engagement und den kommunikativen Fertigkeiten des Arztes überlassen, die Präferenzen des Patienten herauszufinden – die Art der für ihn notwendigen und hilfreichen Informationen, der Vermittlung und deren Timing betreffend.

Der Arzt kann die Präferenzen des Patienten von sich aus nicht kennen. Er muss ausdrücklich nach ihnen fragen, um sein Angebot entsprechend anpassen zu können. In einer Feedbackschleife muss er darauf achten, wie seine Angebote ankommen, um sie gegebenenfalls zu modifizieren. Die Herausforderung besteht auch darin zu erkennen, wie viel Verantwortung der Patient selbst übernehmen will und kann und was er dem Arzt überlassen möchte. Nachdem der Patient über die gegebenen Therapieoptionen informiert ist und das Angebot, selbst zu entscheiden, bei ihm angekommen ist, hat er immer noch die Freiheit, seine Entscheidung an den Arzt zu delegieren. Auch das wäre eine Form von PEF, bei der die letzte Entscheidung beim Patienten liegt. Der Wunsch nach detaillierten Informationen und der Wunsch, die Entscheidung allein zu verantworten, gehen nicht immer parallel. Es gibt auch Patienten, die zwar genau informiert werden möchten, aber die Entscheidung lieber dem Arzt überlassen.

Partizipative Entscheidungsfindung bildet den Gipfel einer patientenzentrierten Medizin (Barry a. Edgman-Levitan 2012). Sie reduziert Angst und Depression, erhöht die Lebensqualität der Patienten und ihre Zufriedenheit mit der Therapie. Sie reduziert eine unangemessene Inanspruchnahme von Therapieoptionen im Sinne einer Übertherapie und trägt zur Berufszufriedenheit von Ärzten bei (Frerichs et al. 2016; Karnieli-Miller a. Eisikovits 2009).

Trotz dieser Vorteile und obwohl PEF als Goldstandard für eine qualitativ hochwertige Onkologie gilt, wird sie im klinischen Alltag nicht im wünschenswerten Maß umgesetzt. Entscheidungen werden in der Praxis eher nach dem paternalistischen Modell gefällt. In einer Studie an einer deutschen Universitätsklinik (Frerichs et al. 2016) zeigte sich: Bei klaren Präferenzen des Arztes für eine bestimmte Therapieoption bot er kaum Alternativen an. PEF kam insbesondere dann zum Tragen, wenn der Patient von sich aus den Wunsch nach mehr Partizipation äußerte. Vielfach scheinen die kommunikativen Fähigkeiten und die Zeit zu fehlen, Informationen angemessen zu vermitteln. Manche Teilnehmer der Studie berichteten trotzdem, wie wichtig es ihnen sei, sich Zeit zu nehmen und ihre Patienten nicht unter Druck zu setzen. Sie berichteten auch, dass es sich günstig auf den weiteren Verlauf ausgewirkt habe, wenn sie sich Zeit genommen hatten. Ein Teilnehmer sagte: »Ich würde schwören, wenn ich mir nur einmal die Zeit nehme, dann …« Ein anderer Teilnehmer ergänzte sinngemäß: »Dann laufen die Dinge einfach.« Die an der Studie teilnehmenden Ärzte waren sich darüber im Klaren, dass sie durch die Art der Information die Entscheidungen ihrer Patienten beeinflussen, ob sie ein bestimmtes Vorgehen wollen oder nicht. Diese Art von bewusster oder nicht bewusster bzw. expliziter oder impliziter Beeinflussung durch Suggestionen war schon Thema der Ausführungen zur zweiten Stufe unserer Pyramide der therapeutisch wirksamen Kommunikation.

5.7.2 Kooperation zweier Experten mit ihren jeweiligen Perspektiven

Partizipative Entscheidungsfindung entspricht der Qualität des Aushandelns, die wir mit der dritten Stufe unseres Pyramidenmodells vermitteln wollen. Im hypnosystemischen Vorgehen ist die *Kooperation* zwischen den Personen ein handlungsleitendes Prinzip. Für die Erstellung eines Gesamtbehandlungsplans erfordert dies einen Dialog zweier Experten mit gegenseitiger Anerkennung der jeweiligen Expertise:

- Die Ärzte sind die Experten für die Krank*heit*, für die Diagnostik von Krank*heits*bildern und somit für angemessene diagnostische und therapeutische Maßnahmen.
- Der Patient ist der allein maßgebliche Experte für die Erfahrungswerte seines subjektiven Krank*seins*. Er ist ebenso der Experte für sein eigenes Leben. Er ist schließlich auch die Autorität, die für die Gestaltung seines eigenen Lebens verantwortlich ist.

Diese Sichtweise konstituiert bei aller Verschiedenheit der Rollen eine Beziehung auf Augenhöhe. Das ist uns wichtig.

Im Grunde kann nur der betroffene Patient selbst, genauer gesagt, können nur seine bewussten und nicht bewussten Anteile wissen und entscheiden, was für ihn gut ist. Davon gehen wir in der Hypnotherapie aus. Das Ziel hypnotherapeutischen Vorgehens im Sinne der vierten und fünften Stufe der Pyramide besteht genau darin: die Bedürfnisse und Einwände aller bewussten und nicht bewussten Anteile des Patienten ernst zu nehmen – in Anbetracht der riesigen Herausforderungen und ständiger höchst komplexer Entscheidungsprozesse bei einer Krebserkrankung. Dabei gilt es, insbesondere auch die zunächst nicht bewussten Anteile mit ins Boot zu holen und ihre Kooperation zu gewinnen. Eine Gewichtung der Bedürfnisse der Gesamtperson und einzelner Anteile ist im Therapieprozess immer wieder neu vorzunehmen. Auch neue Erkenntnisse können eine Anpassung des Vorgehens notwendig machen. Denn so läuft es im Leben: Lebendige Menschen sind keine Maschinen. Aus hypnosystemischer Perspektive sind sie höchst komplexe und dynamische selbstorganisierende Systeme – und noch viel mehr.

5.8 Die Perspektive der Behandler

Gemäß dem Konzept der Intersubjektivität werden in einer resonanzbasierten Onkologie die Behandler zu einem Teil des Systems. Sie gestalten als konkrete Personen in ihren Rollen den Krankheits- und Behandlungsprozess wesentlich mit – mit allem, wie sie sind, was sie tun und was sie unterlassen. So wird in unserer Darstellung der Krankheitsphasen der Perspektive der Behandler immer wieder explizit Platz gegeben. Dies soll zur Selbstreflexion anregen.

Patienten in der Zeit von Abklärung, Aufklärung und Therapieplanung individuell angemessen zu informieren und durch den

Prozess zu begleiten ist eine anspruchsvolle Aufgabe. Sie erfordert mitmenschliche und professionelle Kompetenz: medizinisch-fachlich und sozial-kommunikativ. Es gibt eine Vielzahl von Dingen, die zu beachten sind, und einige Dilemmata.

Unter einem *Dilemma* verstehen wir hier eine Zwickmühle, in die wir durch unterschiedliche, widersprüchliche und nicht gleichzeitig erfüllbare Interessen und Bedürfnisse gelangen und denen wir nicht entkommen können. Dilemmata sind per Definitionem nicht lösbar. Es lässt sich lediglich der bestmögliche Umgang mit ihnen suchen und finden. Dieser besteht oft darin, sich das Dilemma klar und bewusst zu machen und auf kunstvolle Weise anzusprechen (S. 307). Manchmal gelingt dann auch die Berücksichtigung beider Pole, sodass sich das Dilemma bzw. das Spannungsfeld zwischen den Polen durch Integration auf einer höheren Ebene auflösen kann.

Eines dieser Dilemmata besteht in der Aufgabe, eine evidenzbasierte Medizin zu praktizieren und somit nach dem in verbindlichen Leitlinien formulierten State of the Art, dem aktuellsten Stand der ärztlichen Kunst, vorzugehen. Zugleich ist jeder Behandler von eigenen klinischen Erfahrungen mit bestimmten Patienten, Krankheiten und Therapien geprägt, unabhängig davon, ob ihm das bewusst ist oder nicht. Dazu kommen noch Erfahrungen aus dem eigenen Familien- und Bekanntenkreis. Außerdem soll der Arzt die individuellen Wünsche und Bedürfnisse jedes einzelnen Patienten berücksichtigen. Und das alles in einem Medizinsystem, in dem die Kosten von Maßnahmen bzw. die Gewinnmaximierung eines Krankenhausträgers immer häufiger zu bestimmenden Faktoren werden. Therapien in der Onkologie sind oft besonders kostenintensiv, was ebenfalls zu Interessenskollisionen führt. Nicht zuletzt ist die Onkologie sehr forschungsintensiv, und viele Patienten nehmen an Studien teil. So wird es nie möglich sein, *all* diesen Anforderungen gleichermaßen und gleichzeitig gerecht zu werden. Professionelles Handeln erfordert ein ständiges Abwägen all dessen.

Wenn sich ein Arzt zu einem klaren Standpunkt dazu durchgerungen hat, was aus seiner Sicht der Stand der Wissenschaft ist und welche Therapie er für seinen Patienten bevorzugt, wird er ihm das mitteilen. Das nächste Dilemma entsteht dann, wenn der Patient – aus welchen Gründen auch immer – nicht einverstanden, nicht in der Lage oder nicht bereit ist, das vorgeschlagene Vorgehen mitzutragen. Insbesondere wenn bestimmte Therapievorschläge eine gute Chance auf Heilung versprechen, ist es für viele Ärzte nur sehr schwer auszuhalten oder gar zu respektieren, wenn ein Patient ihren Vorstellungen nicht folgt.

Gerade in einer solchen Situation wird in Ärzten oft jener Anteil aktiviert, dem nach Balint (2019) eine »apostolische Funktion« zugeschrieben wird (S. 38 f.). Dieser Anteil versucht mit allen Mitteln, den Patienten zu überzeugen, etwa durch die Betonung der eigenen Expertise. Andere Ärzte berufen sich dann lieber auf ein Expertenteam, auf die Entscheidung eines Tumorboards, auf Leitlinien, auf Studienergebnisse oder auf ihre klinische Erfahrung als ultimative »Autorität«. Sie führen dem Patienten drastisch die Risiken und Konsequenzen eines Nichthandelns vor Augen. Zuletzt spielen sie die »Trumpfkarte« aus, im Falle des Unterlassens der Therapie drohe der sichere Tod (Tate 2020). Sie setzen auf Emotionen, indem sie den Teufel an die Wand malen. Sie nutzen die Macht von Geschichten, indem sie von Beispielen erzählen, in denen Patienten unter den Folgen ihrer Entscheidung gelitten haben oder die Inanspruchnahme des Therapieangebots Erfolg hatte. Oder es wird auch mit Zeitdruck gearbeitet, indem vermittelt wird, dass Entscheidungen sofort gefällt werden müssten, auch wenn das rein medizinisch nicht begründet ist. Manchmal nutzen Ärzte auch ihre Fähigkeit, die Bedenken und Sorgen der Betroffenen vorwegzunehmen, um dieses Wissen bei der Vermittlung von Informationen in den Dienst ihres eigenen Ziels zu stellen und die von ihnen bevorzugte Therapie den Patienten entgegen deren ausdrücklichen Präferenzen zu »verkaufen«. Die Studie, in der diese Strategien beobachtet wurden, trägt den Titel *Der Arzt als Partner oder Verkäufer?* (Karnieli-Miller a. Eisikovits 2009). Diese Aufzählung von Strategien soll dafür sensibilisieren, was Patienten Druck macht bzw. welche gegenteiligen Bedürfnisse bestehen können.

Im Gegensatz zu einem paternalistischen Vorgehen *entlastet* das Modell der partizipative Entscheidungsfindung den Arzt von seiner *alleinigen* Verantwortung dafür, dass der Patient die aus seiner Sicht richtige Therapie auch akzeptiert und durchführt. Hypnosystemisches Denken und das Wissen darum, dass die Reaktionen nichtlinearer dynamischer Systeme prinzipiell nicht voraussehbar sind, mahnen zur *Demut*. Zugleich schützen sie vor Größenfantasien und der Kontrollillusion, wissen zu können oder gar wissen zu müssen, was für den einzelnen Patienten das Beste ist.

Das Wissen um die Komplexität und das *Vertrauen in die Selbstorganisationsfähigkeit* des »Systems Patient« kann die Verantwortungsträger und insbesondere Ärzte dazu ermutigen, dem Patienten aus ihrem tiefsten Inneren heraus die Freiheit zu geben, die für ihn passende Entscheidung zu treffen, und ihm diese zugleich auch zuzumuten.

Das bedeutet jedoch keineswegs, ihn mit der Entscheidung allein zu lassen und die eigene Position aufzugeben. Ganz im Gegenteil: Die auf der nächsten Stufe der Pyramide dargestellten Vorgehensweisen geben Einblicke in das Repertoire der Hypnotherapie, Patienten dabei zu begleiten und zu unterstützen. Es gibt konkrete Möglichkeiten und Techniken, die Dilemmata und Unwägbarkeiten respektvoll und angemessen zu thematisieren und notwendige Entscheidungsprozesse gemeinsam zu gestalten, um beide Perspektiven zu integrieren, die der Krank*heit* und die des Krank*seins*.

Ein weiteres Dilemma ergibt sich aus der Anwendung des ärztlichen Grundprinzips *primum nil nocere* (lat. für »erstens nicht schaden«) gemäß dem hippokratischen Eid, der Forderung, dem Patienten (zumindest) keinen Schaden zuzufügen. Der Großteil der in der Onkologie eingesetzten Therapien hat nicht nur gewünschte Effekte, sondern auch mehr oder weniger beträchtliche Folgeschäden. Diese werden in Kauf genommen, um den noch größeren Schaden des drohenden Verlusts des Lebens abzuwenden. Umfassende Aufklärung – nicht unbedingt den Teufel an die Wand malend, aber doch auf den schlummernden Teufel hinweisend – ist notwendig, um dem Patienten die Grundlagen für seine Entscheidungen zu liefern. Zugleich kann die Beschreibung negativer Auswirkungen der Therapiemaßnahmen auch durch Noceboeffekte schaden. Auch in diesem Dilemma bzw. bei dieser Gratwanderung hilft ein Vorgehen, bei dem man sich auf jene Informationen beschränkt, die für den Patienten von Bedeutung sind und die zu geben er ausdrücklich eingeladen hat. *Man muss nicht alles sagen, was wahr ist, aber alles, was man sagt, muss wahr sein.* Das Wissen um die Suggestibilität mahnt zur bewussten und sorgfältigen Wahl der Formulierungen.

Um dem Patienten beistehen, ihn gut beraten und bei seiner Co-Regulation unterstützen zu können, sollte der Behandler weniger ängstlich sein als der Patient. In Zeiten drohender Schadenersatzklagen müssen sich Ärzte aber auch um *Selbstschutz* bemühen, auf alles Mögliche verweisen und es dokumentieren. Oft braucht es aus juristischen Gründen die Unterschrift der Patienten unter langen Erklärungen, um sich abzusichern. Noch schwerer wiegt bei vielen Ärzten die Angst vor potenziellen *Selbstvorwürfen,* etwas falsch gemacht zu haben. Sie entstehen im Nachhinein, etwa wenn sich der erhoffte Erfolg einer Therapie nicht einstellt.

Darin liegt das nächste Dilemma: Wie kann man eine zuversichtliche und hoffnungsvolle Grundhaltung ausstrahlen und gleichzeitig vermeiden, sich selbst und anderen falsche Hoffnungen zu machen? Auch hier zeigt das von uns vorgeschlagene Vorgehen Wege auf. Misst man Erfolg oder Misserfolg in der Onkologie nur am Überleben eines Patienten, wird man erschreckend oft Misserfolge verbuchen. Wenn es aber auch als Erfolg gilt, dass es unter den gegebenen Umständen möglich war, maximale Lebensqualität und Lebendigkeit des Patienten bis zum letzten Atemzug zu erhalten, dann gibt es eine Unzahl von Möglichkeiten, dazu beizutragen und sich gemeinsam an Erfolgserlebnissen zu freuen.

Das letzte Dilemma, das an dieser Stelle thematisiert werden soll, ist jenes, das sich daraus ergibt, dass die Mitteilung einer Krebsdiagnose zu einem Sturz aus der normalen Wirklichkeit führen kann (Abschn. 5.2.3). Einerseits gilt es, den Patienten dabei zu unterstützen, so viel Normalität wie möglich zu leben, auf der anderen Seite ihn aber auch dorthin zu begleiten, wo er die normale Wirklichkeit verlassen hat.

Dabei stellt sich den Begleitern die grundsätzliche Frage, ob sie überhaupt bereit und dazu in der Lage sind, den gesicherten Bereich zu verlassen und dem kranken Menschen tatsächlich dorthin zu folgen, wohin auch immer er geht. Gelingt eine solche Begleitung, gibt sie den Betroffenen und ihren Begleitern das Gefühl und die Gewissheit,

> »mit ihrer plötzlich so brüchig und fragwürdig gewordenen Existenz vielleicht den Raum des ›Normalen‹, nicht aber den Raum des Menschlichen und des Lebendigen verlassen zu haben. Sondern im Gegenteil: Diesen Raum des Menschlichen und Lebendigen in seiner wahren Tiefe vielleicht erst jetzt überhaupt zu betreten« (Gerdes 1984, S. 23).

Bei all diesen Dilemmata ist es für den hauptverantwortlichen Arzt gesundheitsförderlich und tröstlich, dass er nicht allein ist, sondern Teil eines interdisziplinären Teams. So erhöht das Beiziehen von Pflegepersonen oder Kollegen oder eines Vertreters des psychoonkologischen Dienstes zu wichtigen Patientengesprächen nicht nur die Qualität dieser Gespräche, sondern es entlastet den Arzt auch.

In Vorgesprächen können die schon gewonnenen psychosozialen Informationen über die Bedürfnisse und das Vorwissen eines Patienten zusammengetragen und ergänzt werden. Während des Gesprächs hören vier Ohren mehr als zwei, und vier Augen sehen mehr als zwei. Auch kann der Fokus der Wahrnehmung und der Interventionen zuvor abgesprochen werden und arbeitsteilig erfolgen. Nach dem Gespräch können sich die Beteiligten auch darüber austauschen, was in ihnen selbst in interpersonaler Resonanz angeklungen ist und ob Anteile aus der eigenen persönlichen oder beruflichen Geschichte getriggert wurden. Das verbindet und ermöglicht wesentliche Lernerfahrungen – im Hinblick auf die psychoonkologische, aber auch die persönliche Entwicklung und Kompetenz. Über die Möglichkeiten von Intervision hinaus ist eine regelmäßige *Supervision* anzuraten.

6 Hypnose und Achtsamkeit in einer resonanzbasierten Onkologie

Drei Prinzipien ziehen sich durch alle Stufen unseres Pyramidenmodells: die Beziehungsorientierung, deren Komponente der *interpersonalen Resonanz* wir hier betonen, *hypnosystemisches Denken und Vorgehen* sowie Elemente der *Achtsamkeit* (Abb. 8). Da sie den Schwerpunkt der vierten und fünften Stufe der Pyramide bilden, werden sie an dieser Stelle eingeführt. Ihre Umsetzung wird in den weiteren Kapiteln zu den einzelnen Krankheitsphasen erläutert.

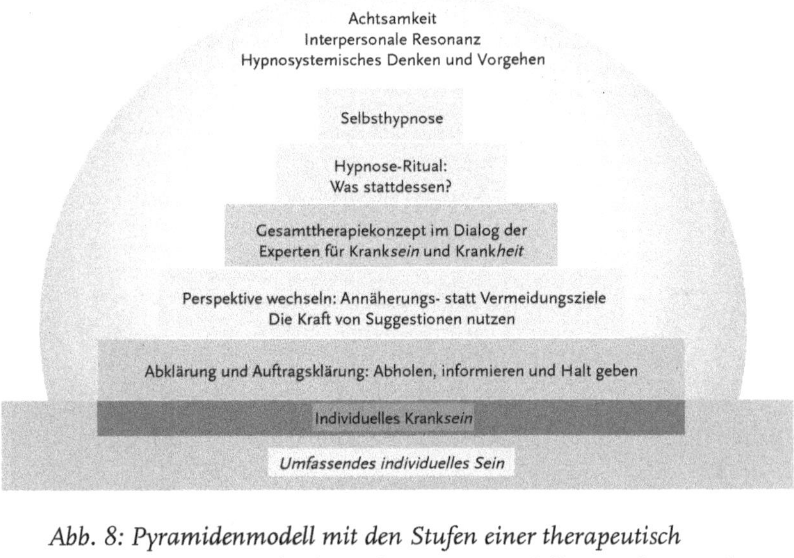

Achtsamkeit
Interpersonale Resonanz
Hypnosystemisches Denken und Vorgehen
Selbsthypnose
Hypnose-Ritual:
Was stattdessen?
Gesamttherapiekonzept im Dialog der
Experten für Kranksein und Krankheit
Perspektive wechseln: Annäherungs- statt Vermeidungsziele
Die Kraft von Suggestionen nutzen
Abklärung und Auftragsklärung: Abholen, informieren und Halt geben
Individuelles Kranksein
Umfassendes individuelles Sein

Abb. 8: Pyramidenmodell mit den Stufen einer therapeutisch wirksamen Kommunikation – das Gesamtmodell unter dem Dach von Achtsamkeit, interpersonaler Resonanz und hypnosystemischem Denken und Vorgehen

6.1 Resonanzbasierte Medizin

Die klangliche Ähnlichkeit von »resonance-based medicine« und »evidence-based medicine« (evidenzbasierter Medizin, EbM) ist beabsichtigt. EbM gilt in der wissenschaftlich begründeten Medizin als Goldstandard. »Kalt exekutiert«, wird sie jedoch vollkommen andere Resultate bringen, als wenn sie ärztlich zugewandt im beschriebenen Sinne, das heißt auf Resonanz basierend, vermittelt und gemeinsam mit den betroffenen Patienten gestaltet wird. Wir plädieren dabei keineswegs für ein »Entweder/oder«, sondern für ein »Sowohl-als-auch«. Denn eine resonanzbasierte Medizin kann als salutogenes, das heißt gesundheitsförderndes, Gegengewicht für eine ausgewogene Balance sorgen, indem es die – der EbM konzeptuell innewohnende – Betonung des Kampfes gegen Krankheiten durch eine andere Perspektive ergänzt. Das ist unsere Arbeitshypothese. Ein hypnosystemisches Verstehen und Vorgehen sowie Elemente der Achtsamkeit leisten zentrale Beiträge zu einer Praxis der resonanzbasierten Medizin. Das ist die erweiterte Arbeitshypothese.

Definition: Resonanzbasierte Medizin

Wir schlagen den Namen resonanzbasierte Medizin (»resonance-based medicine«, RBM) für eine Praxis der Medizin vor, die intersubjektive Kommunikations- und Beziehungsfaktoren als Kernelemente aller diagnostischen und therapeutischen Maßnahmen betrachtet. Unter diesem Dach hat das gesamte Spektrum der Medizin Platz – im ärztlichen Bereich etwa in chirurgischen oder internistisch-onkologischen Behandlungen, in der hausärztlichen Betreuung und der psychosomatischen Grundversorgung. Aber auch in allen anderen Gesundheitsberufen, in denen eine gesundheitsfördernde Gestaltung von Beziehungen sinnvoll ist, wie in der Psychotherapie, der Pflege und bei allen anderen in der Onkologie Tätigen, die Patienten persönlich begegnen (vgl. Ebell 2017b).

Es ist wohl ihren Erfahrungen als Ärztin, Psychotherapeutin und vor allem als Musiktherapeutin zu verdanken, dass Monika Glawischnig-Goschnik (2010) als Erste dazu anregte, über eine »resonanzbasierte Medizin« und eine »resonanzbasierte Therapie« nachzudenken und die der Physik und der Musik entlehnte Metapher der Resonanz in die Medizin zu übertragen.

Der Begriff der Resonanz weist darauf hin, dass in jeder professionellen Rollenbeziehung und Handlung eine zwischenmenschliche Ebene mitschwingt. Dies zu betonen erscheint uns als notwendiger Schutz davor, sich nur auf Techniken der Gesprächsführung und auf Skills zu konzentrieren oder auf ausgeklügelte, manualisierte und rein symptomorientierte psychotherapeutische Interventionen, die den Beziehungskontext ausblenden.

Aus unserer Sicht schafft eine positive Resonanzbeziehung erst die Bedingungen für das Wirksamwerden von Interventionen. Die wirksamsten Interventionen entwickeln sich genau in diesem intersubjektiven Resonanzraum. In standardisierten Vorgehensweisen mittels evidenzbasierter Manuale bleibt der Beziehungsfaktor in der Regel weitgehend unbeachtet.

Der zwischen zwei Menschen – intersubjektiv – entstehende Resonanzraum stellt die optimale Voraussetzung dafür dar, die individuellen Therapieziele des Patienten zu ermitteln und zu verfolgen. Wenn in der Onkologie Bedrohungen im Raum stehen – wie meist der Fall –, dann hat die therapeutische Beziehung ein besonderes Gewicht. Sie ist als Halt und Orientierung gebende Ressource von zentraler Bedeutung. Deshalb erweisen sich speziell in der Onkologie die einer resonanzbasierten Medizin innewohnenden Möglichkeiten als notwendig und wertvoll.

Mitmenschliche Begegnungen haben schon für sich allein, auch ohne fachkundige Interventionen, heilsame Wirkung (Maio 2020). Wenn alles getan ist und Worte fehlen, ist die mitmenschliche Präsenz, Dazusein und Mitzuschwingen das Wichtigste und Wertvollste, was man anbieten kann. Gerade im »palliativen« Umgang mit Menschen in Grenzbereichen kann eine Resonanzbeziehung einen lindernden, schützenden Mantel für alle Sorgen, Nöte und Wünsche bereitstellen, die Patienten verbal und nonverbal äußern (Glawischnig-Goschnik 2010).

6.1.1 Die Metapher der Resonanz

Die Metapher der Resonanz eignet sich in hohem Maße zur Beschreibung von Beziehungsqualitäten. Sie entfaltet ein enormes Potenzial, Beziehungen auf nahezu allen Feldern des menschlichen Lebens zu untersuchen (Rosa 2016). Resonanz ist das, was die Welt im Innersten zusammenhält. Nach Cramer (1996) ist Resonanz für die Natur das Mittel der Wahl, zwischen getrennten Einheiten eine Verbindung herzustellen. Schwingen in Resonanz bringt zunächst Unverbundenes miteinander in Beziehung. Resonanz stiftet Beziehung. Das Einschwingen, mit dem sich zwei Systeme einander annähern und miteinander Verbindung aufnehmen, schafft *Zusammengehörigkeit* und kann die Schwingungen der beteiligten Systeme verstärken. Das gilt für alle lebendigen Systeme. Das gilt auch für uns Menschen im Kontakt mit uns selbst und anderen (Gindl 2002, 2003).

In der Physik bedeutet der vom lat. *resonare* (für »widerhallen«) abgeleitete Begriff der Resonanz das Mitschwingen eines Körpers beim Erklingen seines Eigentons. In der Psychologie bezeichnet Resonanz – verstanden als emotionale Resonanz – ein gefühlsmäßiges Mitschwingen und den Widerhall, den Gefühle, Gedanken und andere Menschen auslösen. Demnach ist Resonanz immer körperlich *und* psychisch zu verstehen. Man kann körperlich miteinander in Resonanz gehen, auf der Ebene von Bewegungen wie dem Atemrhythmus, sprachlichen Rhythmen oder der Stimmlage, aber auch physiologisch in der Abstimmung von EEG-Rhythmen im Gehirn, des Hormonsystems und des vegetativen Nervensystems. Auf der psychischen Ebene gibt es emotionale, kognitive und darüber hinaus auch transpersonale Aspekte der Resonanz – wie Resonanzerfahrungen im Erleben von Musik oder in der Natur.

Es sind komplementäre menschliche Grundbedürfnisse, etwas in sich selbst anklingen zu lassen, aber auch Anklang zu finden, etwas im Gegenüber anklingen zu lassen. Eine unmittelbar evidente Resonanzerfahrung schafft innere Gewissheit, den anderen wahrzunehmen und zu hören und zugleich auch selbst gehört und wahrgenommen zu werden. Gewissheit, dass man durch sein eigenes Sosein in anderen Menschen etwas berührt, in ihnen eine Wirkung hinterlässt und zusammen*gehört* (vgl. Gindl 2002).

In der Entwicklungspsychologie, aber auch bei der Gehirnentwicklung spielt die Resonanz zwischen dem Säugling und seiner primären Bezugsperson eine zentrale Rolle. Zwischen beiden entsteht ein *dyadischer Bewusstseinszustand* (»dyadic state of consciousness«, Tronick 1998), der ein feinfühliges Eingehen und eine Co-Regulation ermöglicht. So wie die Präsenz der Mutter oder des Therapeuten deren Achtsamkeit erfordert. Aus einer geerdeten Präsenz ist die Einstimmung auf das Gegenüber möglich. Die Einstimmung wiederum führt zu Resonanz. Wenn diese Resonanz von beiden Beteiligten wahrgenommen wird, sich beide vom anderen *gefühlt fühlen* (»feeling felt«), entsteht aus den ursprünglich zwei autonomen Wesen ein funktionales größeres Ganzes. Als Teil dieses umfassenderen Ganzen verändert sich die Verbindung, und beide beeinflussen den inneren Zustand des jeweils anderen (Siegel 2012). Resonanzerfahrungen sind unabdingbar und zentral für die Entwicklung einer leibseelischen

Schwingungsfähigkeit, für die Entwicklung von Einfühlung und Verstehen, für eine bezogene, gefühlte Teilhabe am Leben und für das Erleben von Lebendigkeit.

Aus soziologischer Sicht tragen gesellschaftliche Bedingungen dazu bei, Resonanz zu ermöglichen oder zu erschweren. Beschleunigung kann Resonanz verhindern. Das »Verstummen« der Resonanzachsen zwischen Selbst und Welt kann zur *Entfremdung* von der Welt und von sich selbst führen (Rosa 2016). Auch die Veränderungen der strukturellen Bedingungen im Gesundheitswesen zielen darauf ab, Prozesse zu beschleunigen. So wird es immer schwieriger, jene inneren und äußeren Räume zu schaffen und zu schützen, die Resonanz ermöglichen. Das Erleben von Entfremdung ist häufig die Folge. Davon sind viele der Menschen betroffen, die im Medizinsystem arbeiten; sie brennen aus. Schmerzlich ist die Entfremdung insbesondere auch für jene kranken Menschen, die angesichts existenzieller Bedrohung in der Medizin besonders auf Resonanz angewiesen sind.

Neben den äußeren Bedingungen für Resonanz bedarf es auch der inneren Fähigkeit und Bereitschaft, etwas in sich anklingen zu lassen. Resonanz lässt sich nicht erzwingen, sie kann sich gleichsam nur von selbst einstellen. *Resonanzbereitschaft* bedarf einer gewissen inneren Stille und einer Öffnung, die ein Lauschen ermöglicht, eine Hinwendung auf etwas, was zuvor noch nicht hörbar war oder neu erklingt (Gindl 2002, 2003).

Resonanz verwandelt. Sie führt dazu, sich etwas »anzuverwandeln«. In einer »Resonanzpädagogik« entsteht zwischen Schülern, Lehrern und dem gemeinsamen Thema, das es sich *anzuverwandeln* gilt, ein sogenanntes *Resonanzdreieck* (Rosa u. Endres 2016). Ein analoges Dreieck lässt sich zwischen einem Patienten, seinem Behandler und einem Symptom bzw. der Krankheit oder auch neuen Möglichkeiten finden. Die miteinander geteilte Hinwendung zu einem gemeinsamen Thema führt über das entstehende Resonanzdreieck zur Transformation der Beteiligten.

Die Metapher der Resonanz macht klar, dass es der Beteiligung und Bereitschaft beider Systeme bedarf, dass beide wechselseitig aufeinander einwirken und ihre Schwingungen verstärken oder abschwächen können. Und dass sich im Prozess beide verändern. Auch die intersubjektive Sicht der psychodynamischen Psychotherapie betont diese Tatsache (Orange, Atwood u. Stolorow 2001). In Bezug auf ihre *Rollen* ist die Beziehung zwischen Arzt oder Psychotherapeut und Patient *asymmetrisch.* Auf der *zwischenmenschlichen* Interaktionsebene herrscht jedoch völlige *Symmetrie.* Die Säuglingsforschung und die Ergebnisse der Neurowissenschaften stützen die Ansicht, dass Menschen einander fortwährend wechselseitig beeinflussen und regulieren. Einseitiges Handeln gibt es nicht. Jedes Handeln, Fühlen und Denken ist eingebettet in intersubjektive Felder. Henne und Ei bedingen einander. Keines von beiden war früher da. Ab dem ersten Augenblick einer therapeutischen Begegnung sind die Beteiligten mitten im kreativen Prozess einer wechselseitigen Beeinflussung und Regulierung.

Die Vorstellung, als Behandler mit einem Patienten in Kontakt zu sein und dabei unbeteiligt zu bleiben, ist eine Illusion.

> »Jeder Mensch ist ein Kosmos für sich und die Psychotherapie das Zusammentreffen zweier Universen. Kein Universum geht aus dieser Begegnung unverändert hervor« (Jaenicke 2010, S. 23).

Die Intention einer resonanzbasierten Kommunikation sollte sein, dass der Behandler über die Informationsgewinnung hinaus sich selbst und die eigene Beteiligung, seine Kompetenz und seine Wärme in den Dienst der Ziele des Patienten stellt (Howe, Leibowitz a. Crum 2020). Für die Behandler bieten sich aber gerade in der Onkologie in der Auseinandersetzung mit existenziellen Themen auch viele Gelegenheiten zur eigenen Entwicklung und Reifung.

Die Metapher der Resonanz fokussiert auf die Qualitäten von Beziehungen und legt eine systemische Sichtweise nahe, aus der heraus man sich immer wieder fragen kann, wer gerade mit wem oder womit in Resonanz geht.

6.1.2 Drei Ebenen der Resonanz

Abb. 9 zeigt unterschiedliche Resonanzebenen:

1. Beziehungsmedizin umfasst primär die *intersubjektive Resonanz* zwischen Patient und Behandler.
2. Die *intrapersonale Resonanz* betrifft die Beziehungen zwischen Elementen der Innenwelt jedes Beteiligten. Diese Elemente können Gefühle, Erinnerungen und Gedankenketten sein.

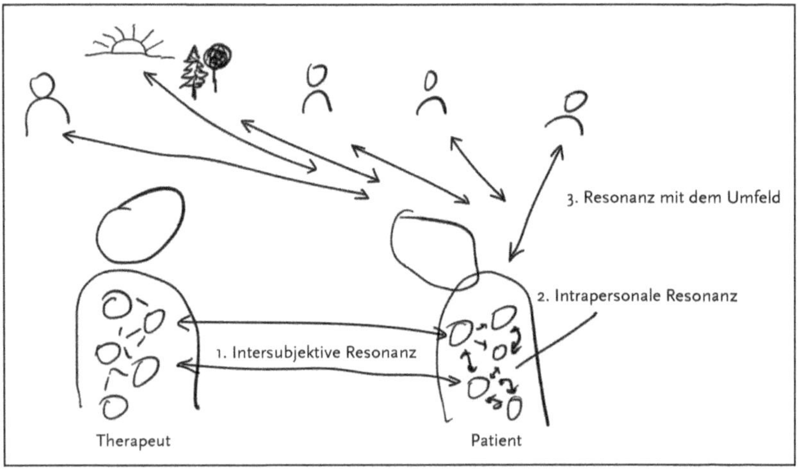

Abb. 9: Drei unterschiedliche Resonanzebenen (persönliche Skizze MEH 2020)

So kann etwa ein Gefühl von Alleinsein (intrapersonal) Erinnerungen an Situationen wachrufen, in denen man sich als Kind allein gelassen gefühlt hat. Der aufmunternde Zuspruch eines Pflegers (intersubjektiv) kann an den Großvater erinnern (intrapersonal), der in Kindertagen an einen geglaubt hat. Und das wiederum kann Bilder von dessen schönen Garten auftauchen lassen, mit einem Baumhaus, in dem man sich rundherum glücklich und geborgen gefühlt hat. Intersubjektiv kann die Verzweiflung des Patienten beim Behandler einen ohnmächtigen Kindanteil aktivieren, oder ein fürsorglicher Elternteil springt an. Und intersubjektiv kann man sich als Behandler immer wieder die Frage stellen, welcher eigene Persönlichkeitsanteil mit welchem Anteil des Patienten in Resonanz geht (Abschn. 8.5.3).

3. Bedeutsame Interaktionen bzw. *Resonanzbeziehungen* finden sich auch *mit dem Umfeld des Patienten:* mit den Angehörigen, im Freundeskreis und im beruflichen Bereich. Das Umfeld beinhaltet aber auch die Natur und transpersonale Ebenen, mit denen Resonanz möglich ist.

Unser Schwerpunkt liegt in diesem Buch auf der Resonanz mit dem Behandlungssystem, mit den handelnden Personen und Therapiemaßnahmen bzw. dem umfassenderen Kontext des Gesundheitssystems mit seinen organisatorischen, juristischen und finanziellen Dimensionen. All diese Beziehungen können zum Gegenstand der Kommunikation werden. Es ist wichtig zu erfahren und zu verstehen, wie sie vom Patienten »wahr-genommen« und erlebt werden und welche Bedeutung er ihnen gibt.

Alle Wahrnehmungen, die im Feld der Aufmerksamkeit auftauchen, werden blitzschnell und unwillkürlich auf ihre subjektive Bedeutsamkeit bzw. potenzielle Bedrohlichkeit bewertet. Dies erfolgt zunächst unbewusst und sehr schnell auf der Basis der im impliziten Gedächtnis gespeicherten Informationen. Aufgrund früherer Erfahrungen schätzt das Gehirn ständig die zu erwartenden Auswirkungen eines Ereignisses ab. Zugleich lösen bestimmte Reize szenische Erinnerungen an ähnliche Erfahrungen aus, und der Betroffene sucht das Wahrgenommene kognitiv einzuordnen. Bei Reizen, die als bedrohlich eingestuft werden, wird unmittelbar das »Fight-Flight-Freeze-System« (Stressreaktion von Vermeidung, Kampf, Flucht oder Erstarrung) aktiviert. Während einer Krebserkrankung sind die Patienten allerdings sehr häufig potenziell bedrohlichen Reizen ausgesetzt, seien es Aussagen von Behandlern, Befunde, innere Empfindungen, ängstigende Gedanken oder Fantasien darüber, was im schlimmsten Fall eintreten könnte. Um wieder frei denken und flexibel handeln zu können, muss aber zunächst Beruhigung einkehren.

Im therapeutischen Gespräch kann sich durch Co-Regulation eine solche Beruhigung einstellen, wenn der Patient beim fachkundigen Zeugen ein offenes Ohr dafür findet, was er wahrgenommen und erlebt und wie er darauf reagiert hat. Diese Reaktionen beinhalten auch all die im impliziten Gedächtnis gespeicherten und somit meist nicht bewussten Schlussfolgerungen, die aus früheren Erfahrungen mit Schmerz und Leid gezogen wurden. Diese »Hochrechnungen« bilden den meist gar nicht bewussten, aber doch hochwirksamen Teil des subjektiven Krankheitskonzepts (S. 117 ff.).

Intrapersonale und intersubjektive Resonanz spiegeln auch zwei Raumdimensionen der Verortung des Unbewussten wider. Im tiefenpsychologischen Modell einer Ein-Personen-Psychologie werden bedrohliche Inhalte in die Tiefen des Unbewussten verdrängt. In der Therapie bekommen sie Gelegenheit, wieder aufzutauchen und bewusst zu werden. In einer Zwei-Personen-Psychologie operiert therapeutisches Sprechen und Zuhören im horizontalen Raum zwischen beiden Beteiligten, der auch das »horizontale Unbewusste« miteinschließt. Als Alternative und wertvolle Ergänzung der Raummetapher kann man dabei auch von einem *resonanten Unbewussten* sprechen (Buchholz u. Gödde 2013).

Der Behandler stellt sich dem Patienten mit seinen bewussten und insbesondere seinen nicht bewussten Anteilen, mit seinem »Unbewussten« gleichsam als Empfänger – als Receiver, wie Freud es in der Telefonmetapher nennt – zur Verfügung. Empfangend wird er zum Resonanzkörper, zu einem an der Erfahrung des Patienten teilhabenden Beobachter. Er wird zu einem Zeugen all dessen, was ist, wie es ist und was das für den Betroffenen mit allen Konsequenzen bedeutet.

Neben der Offenheit und Resonanzbereitschaft gegenüber dem Patienten öffnet sich der Therapeut auch gegenüber seiner eigenen Innenwelt und beobachtet, was der Patient in ihm anklingen lässt und zum Schwingen bringt. Das können gedankliche Assoziationen, aber auch körperliche Empfindungen, Gefühle und Impulse sein. Ihm stellt sich ebenfalls die Frage, woran er erinnert wird, z. B. an andere Patienten, aber auch, was aus der eigenen Biografie auftaucht. Welche Geschichten und Metaphern fallen ihm ein? Was lässt sich von all dem zum Wohle des Patienten nutzen? Was behält er besser für sich, und was könnte er offenlegen, um dem Patienten zu helfen? Reagiert er als Experte oder als sterblicher Mitmensch, als haltgebendes mütterliches »Objekt«, oder nimmt er das Leiden in sich auf, um es – im Sinne eines Containings – gleichsam selbst zu verdauen und in Worte gefasst in kleinen Portionen dem Patienten zurückzugeben? So wie Vogeleltern das Futter vorverdauen, bevor sie es ihren Jungen füttern. Was hilft ihm, sich selbst zu regulieren und Zuversicht zu bewahren?

6.2 Hypnosystemische Aspekte einer therapeutisch wirksamen Kommunikation

Ein hypnosystemisches Vorgehen nutzt die Prinzipien Pacing und Leading:

- Beim Pacing stimmt man sich auf den Patienten ein und geht mit ihm in Resonanz. Bestätigend formuliert der Behandler das, was er von dem, was den Patienten beschäftigt, verstanden hat bzw. wie es bei ihm angekommen ist. Dabei achtet er auf nonverbal kommentierende Zeichen von Zustimmung, Ablehnung oder Ambivalenz. Wichtig ist wieder das Prinzip der Kooperation, die Zustimmung, ein »Yes-Set« im Sinne Milton H. Ericksons zu gewinnen.

- Beim Leading führt der Behandler ein neues Element ein, indem er angemessene Vorschläge macht (S. 77 ff.). In unserem Modell werden Suggestionen als eben diese Vorschläge verstanden – entsprechend der englischen und französischen Bedeutung des Wortes.

Die Umsetzung der Prinzipien Pacing und Leading im Kommunikationsprozess setzt kontinuierlich immer wieder bei dem an, was sich durch einen Vorschlag an Veränderung ergeben hat. Damit werden notwendige und gewünschte Entwicklungen gefördert. Wenn sich der Patient darauf einstimmt, kann sich oft erstaunlich viel verändern.

6.2.1 Das Menschenbild in der Ericksonschen Hypnotherapie

Was wir von Erickson für die psychoonkologische Arbeit lernen können, ist das unerschütterliche Vertrauen darauf, dass jedem Menschen zur Bewältigung seines Lebens ein nahezu unerschöpfliches Repertoire an Erfahrungen und Möglichkeiten zur Verfügung steht. Das ist eine Form von »Wissen«, von dem Patienten meist gar nicht wissen, dass sie es besitzen. Aus diesem individuellen Wissen heraus betonte Erickson auch die Notwendigkeit einer individuell maßgeschneiderten Therapie. Als Erickson für die Bekanntmachung des ersten internationalen Kongresses über Ericksonsche Ansätze für die Hypnose und Psychotherapie 1980 gebeten wurde, ein Zitat auszuwählen, schrieb er (Zeig a. Geary 2000, p. XVII; Übers. d. Verf.):

> »Jeder Mensch ist ein Individuum. Die Psychotherapie sollte deshalb so definiert werden, dass sie der Einzigartigkeit der Bedürfnisse eines Individuums gerecht wird, statt den Menschen so zurechtzustutzen, dass er in das Prokrustesbett einer hypothetischen Theorie vom menschlichen Verhalten passt.«

Exkurs: Das Menschenbild der Ericksonschen Hypnotherapie

- Das Menschenbild der Ericksonschen Hypnotherapie betont die *Fähigkeiten und Potenziale* der Patienten, sogar jene, die in der Symptomatik selbst verborgen liegen. Symptome werden nach Möglichkeit nicht als Defekte betrachtet, sondern als Leistungen und Besonderheiten, die in ihrem Muster zu verändern sind.
- Erickson betont die *Individualität* jedes einzelnen Patienten und die daraus folgende Notwendigkeit, Therapien individuell maßzuschneidern.
- Hypnotherapeutisches Vorgehen basiert darauf, dass jeder Mensch über einen fast unerschöpflichen *Erfahrungsschatz* verfügt, mit

dem er die anstehenden Herausforderungen bewältigen kann. Störungen entstehen durch limitierende Wahrnehmungs-, Denk-, Emotions- und Verhaltensmuster, die es in der Therapie zu erweitern gilt.
- Das *Ericksonsche Unbewusste* wird als *Speicher dieses Erfahrungsschatzes* und von Ressourcen betrachtet. Um dieses Wissen zugänglich und nutzbar zu machen, gilt es, die Kooperation dieses Unbewussten zu gewinnen. Dies gelingt im Rahmen einer vertrauensvollen, durch einen guten Rapport charakterisierten – wir würden sagen »Resonanz auslösenden« – Beziehung.
- Der Zugang zum Unbewussten gelingt in spontan auftretenden oder durch Hypnoserituale induzierten Trancezuständen. *Trancen* werden als *natürliche psychophysische Zustände* erklärt, die im Alltag auftreten und durch eine Reihe von »Trancephänomenen« charakterisiert sind (S. 114).
- Zum Menschenbild der Hypnotherapie gehört die Vorstellung von innerer Vielfalt. Das wechselnde und oft konflikthafte Erleben unterschiedlicher *Persönlichkeitszustände* wird in Teilemodellen konzeptualisiert, etwa im Modell der Ego-States.

Milton Erickson experimentierte mit Trance, erforschte und demonstrierte hypnotische Phänomene. Ausgehend von Einzelfällen, entwickelte er eine unglaubliche Vielfalt von Interventionen. So gibt es eine Fülle von ausführlichen Falldarstellungen und Beschreibungen seines konkreten Vorgehens, etwa in seinen *Gesammelten Schriften* (Rossi u. Erickson 2015). Ericksons Antworten auf Fragen nach seinen theoretischen Überlegungen lassen darauf schließen, dass er der Errichtung eines theoretischen Lehrgebäudes mit standardisierten Vorgehensweisen skeptisch gegenüberstand. Er befürchtete wohl, dass Theoriebildungen den Blick auf den individuellen Menschen trüben und dem Maßschneidern von Therapien widersprechen würden. So blieb es vielfach seinen Schülern überlassen, Ericksons Vorgehen zu interpretieren und Prinzipien zu formulieren, denen er im Einzelfall zu folgen schien.

6.2.2 Das Prinzip Kooperation und seine Umsetzung – Utilisation

Im Zentrum Ericksonscher Therapie steht das *Prinzip Kooperation* (Gilligan 1991). Es findet im Utilisationsansatz seine praktische Umsetzung. Erickson war genial darin, in positiver Weise zu verwenden (engl. *to utilize*), was der Patient in der Sitzung anbot und wie auch immer er auf eine Intervention reagierte. Utilisation ist eine Strategie. In einem umfassenderen Sinn ergibt sie sich aus einer wohlwollenden Haltung mit einer freundlichen Sicht auf das, was da ist. Es bleibt dem Einfallsreichtum des Therapeuten überlassen, das Positive und Gute zu sehen, auch in dem, was der Patient als Problem, als negativ, defizitär oder als fehlend bewertet. Auch hierin liegt ein Perspektivenwechsel, der den in der Medizinerausbildung internalisierten Blick ergänzt, der nach Krankheitszeichen und Defiziten Ausschau hält, der diagnostiziert, was repariert werden muss.

Als ein Mindset – als eine innere Haltung – legt das Utilisationsprinzip dem Behandler nahe, alles zu verwenden, was zu einer zieldienlichen Veränderung führen kann. Nicht nur die Probleme zu sehen, sondern danach zu suchen und zu forschen, was man positiv im Sinne des Patienten utilisieren kann, drückt eine Wertschätzung gegenüber dessen ganzer Person aus. Utilisation fördert die Kooperation – auf der bewussten und der unbewussten Ebene. Zur *Utilisation* bieten sich alle vom Therapeuten beobachtbaren oder vom Patienten erlebbaren Phänomene an:

- *Bedürfnisse, Wertvorstellungen und Erwartungen* des Patienten, die durch seine Lebenswelt geprägten inneren *Bilder* und seine *Sprache,* aber auch seine Vorstellungen über die Art des therapeutischen Vorgehens. Die individualisierten maßgeschneiderten Bilder, Metaphern und Geschichten bilden Probleme und Lösungen ab. Das indirekte Vorgehen und bestimmte Sprachmuster geben dem Patienten die Freiheit, die Angebote auf seine Weise zu verarbeiten.
- Für die Hypnotherapie spezifisch ist das zieldienliche Nutzen von Trancezuständen. In Zuständen von Trance tritt das logisch-kritische Denken mit seinen oft einengenden, automatisierten und festgefahrenen Mustern in den Hintergrund; Menschen sind suggestibler, zugänglicher und empfänglicher für Angebote von außen. Die *Nutzung dieser Suggestibilität* durch eher symptomorientierte Suggestionen bildet den methodischen Schwerpunkt im Rahmen einer klassischen, eher autoritär-hierarchisch verstandenen klinischen Hypnose. Hypnotherapie betrachtet Trancen als natürliche Zustände, die auch unter Alltagsbedingungen vorkommen. Die erhöhte Suggestibilität in jenen Trancen zu nutzen, die in der Onkologie im klinischen Alltag auftreten, ist wesentlicher Teil unseres Ansatzes.

- Unser Vorgehen auf der obersten Pyramidenstufe bezieht sich auf das *veränderte Erleben in Trancezuständen*, das wir verwenden (utilisieren), um *Möglichkeitsräume* zu eröffnen. Im Vergleich zum Alltagsbewusstsein ist das Erleben in Trance bildhafter, wahrnehmungs- und gefühlsbetonter und insbesondere flexibler. Hypnotische Trancen ermöglichen unmittelbare und oft höchst unerwartete und überraschende Erfahrungen mit nachhaltigen Auswirkungen. Im Resonanzkonzept wird das möglich, indem eine positive *inter*subjektive Resonanz etwas im Patienten zum Schwingen bringt. Die darauffolgende *intra*personale Resonanz regt Prozesse der Selbstregulation an, die zu Lösungen beitragen und Gesundes fördern können. Selbsthypnose ermöglicht Erfahrungen von Selbstwirksamkeit, die gerade im onkologischen Bereich ein Antidot zum Erleben von Hilflosigkeit und Ausgeliefertsein bilden.
- Das veränderte Erleben in Trance beinhaltet nicht nur eine erhöhte Suggestibilität und den Ausstieg aus Automatismen, sondern auch eine Vielzahl von sogenannten *Trancephänomenen*. Ihr spontanes oder eingeladenes Auftreten kann im Umgang mit unangenehmen und quälenden Symptomen utilisiert werden. Das betrifft die *Veränderung der Wahrnehmung* oder das Ausblenden von Empfindungen, die *Dissoziation*. So wird eine verminderte Schmerzwahrnehmung (Hypästhesie) oder gar Anästhesie bei der hypnotischen Schmerztherapie utilisiert. Die in Trancen veränderte *Zeitwahrnehmung* kann etwa während Chemotherapien genutzt werden, um die Zeit schneller vergehen zu lassen. *Altersprogression und Regression* in symptomfreie Zeiten kann zur Linderung unterschiedlicher Symptome und zum Auftanken von Energie beitragen. Das Charakteristische der Phänomene im Trancezustand besteht darin, dass sie nicht »gemacht« und nicht bewusst gesteuert werden können – es geschieht. Sie treten unwillkürlich, gleichsam wie von selbst, spontan und mühelos auf, was als *Ideodynamik* bezeichnet wird. Das betrifft sowohl motorische Phänomene (Ideomotorik) als auch Bilder, Imaginationen und Erinnerungen, die wie in nächtlichen Träumen auch in hypnotischen Tagträumen auftauchen. Die Utilisation von *Ideomotorik* als wesentlicher Bestandteil unseres »Was-stattdessen-Rituals« auf der vierten Stufe des Pyramidenmodells wird am Ende von Abschnitt 6.3 näher ausgeführt.

- Nicht zuletzt erschließt sich in Trance und traumähnlichen Zuständen der Zugang *zu kreativen Potenzialen,* die im Alltagsbewusstsein verschlossen sind, zur Weisheit des Ericksonschen Unbewussten. Diese Potenziale schaffen Raum für Einfälle, die sich ganz von selbst einstellen. Ideen tauchen auf, die einem bei gezieltem Nachdenken über ein Problem und dessen Lösung nie kämen. Die Anregung einer »generativen Trance« (Gilligan 2014) zielt in diese Richtung. Dabei können auch Inhalte wie Bilder und Symbole auftauchen, die sich dem kollektiven Unbewussten zuordnen lassen.

6.2.3 Systemisch-konstruktivistische Weltsicht

Mit einem systemisch-konstruktivistischen Blick auf die Welt gehen wir davon aus, dass jeder Mensch in einer eigenen und höchst *individuellen Wirklichkeit* lebt. Diese Wirklichkeit wird bestimmt von dem Ausschnitt der Welt, den er wahrnimmt, sowohl im Außen als auch in seiner Innenwelt. Sie ist zudem geprägt von allen Erfahrungen, die er im Laufe seines Lebens macht. Aus den Erfahrungen bilden sich – meist keineswegs bewusst – *innere Landkarten* und *innere Arbeitsmodelle:* Bilder von sich selbst, von anderen Menschen, von der Beziehung zu ihnen und zur Welt. Unser Gehirn arbeitet blitzschnell als *Vorhersageorgan,* das aus den bisherigen Erfahrungen die zu erwartende Zukunft berechnet. All dem, was wir wahrnehmen, geben wir auf der Basis unserer Landkarten und Arbeitsmodelle eine bestimmte subjektive Bedeutung. Dinge, die auf den inneren Landkarten nicht verzeichnet sind, werden meist gar nicht wahrgenommen oder als bedeutungslos oder aber als unheimlich und bedrohlich bewertet. Menschen sind somit weniger wahrnehmende als vielmehr »wahrgebende« Wesen. Sie kreieren aufgrund vergangener Erfahrungen im Hier und Jetzt in einem ständigen Prozess ihre Wahrheit und Wirklichkeit.

Die Konstruktion ihrer Wirklichkeiten ist aber nicht nur ein individueller Schöpfungsakt. Sie ist auch durch die individuellen Wirklichkeiten der relevanten Bezugspersonen mitbestimmt. Wirklichkeitskonstruktion ist ebenfalls kein bewusst steuerbarer Vorgang. Sie erfolgt automatisch, ob wir wollen oder nicht. Sie ist bestimmt durch die Umgebung, in der jemand aufwächst, sei es die Landschaft und die Natur, die ihn prägt, seine Lebenswelt oder die Gesellschaft und die Kultur mit ihrer Geschichte. Auch die Medienwelt gewinnt zunehmend Einfluss.

Eine konstruktivistische Weltsicht relativiert triviale, monokausallineare Erklärungsmodelle komplexer Zusammenhänge. Sie hinterfragt eine naive Wissenschafts- und Faktengläubigkeit und betont die Bedeutung und Verantwortung der Beobachter. In unserem Fall sind das die Behandler, aber auch die Patienten und die Perspektiven, von denen sich beide leiten lassen – insbesondere die Krankheit Krebs betreffend.

Eine konstruktivistische Weltsicht unterstellt dem Menschen die Freiheit, wählen zu können, worauf er seine Aufmerksamkeit richtet. Er hat weitere Wahlmöglichkeiten, wie er seine Beziehung zum Wahrgenommenen gestaltet und welche Bewertungen er vornimmt. Diese Weltsicht versteht die individuelle Konstruktion von Wirklichkeit als aktiv gestaltenden Prozess, in dem Wirklichkeiten von Augenblick zu Augenblick neu konstruiert werden.

Das Wissen um Trancephänomene macht klar, wie unvollständig und verzerrt wir unsere Welt wahrnehmen. In *Problemtrancen* ist die Wahrnehmung – im Sinne einer Hypnose durch das Problem – auf das Problem eingeengt. Die Flexibilität, Dinge auf andere Weise zu betrachten, ist abhandengekommen. Die Automatismen scheinen alternativlos. In und mit der Hypnose werden Problemtrancen durch *Lösungs-* oder *Ressourcentrancen* ersetzt. In Trancezuständen eröffnen sich darüber hinaus neue Möglichkeitsräume, andere Wirklichkeiten können kreiert, erforscht, erprobt und ausgestaltet werden. Zugleich werden auf dem Weg der Achtsamkeit Automatismen und Problemtrancen immer früher und müheloser bewusst. Der Autopilotenmodus kann unterbrochen werden, um sich zu »enthypnotisieren« und aus Problemtrancen zu befreien.

Die Bedeutung innerer Arbeitsmodelle

Im Kontext der Onkologie ist die Konstruktion der Wirklichkeit des Patienten rund um seine Krebserkrankung von besonderer Bedeutung. Sie wird wesentlich durch das innere Arbeitsmodell seiner behandelnden Ärzte mitbestimmt, durch jene Informationen, die sie ihm explizit und bewusst, aber auch nonverbal, keineswegs bewusst, vermitteln oder vorenthalten.

Insbesondere bei existenziellen Bedrohungen kommt den ebenfalls in inneren Arbeitsmodellen kristallisierten Bindungs- und Beziehungserfahrungen des Patienten große Bedeutung zu. In Zeiten von Krankheit und in der Vorbereitung auf das Sterben ist es höchst bedeutsam, ob ein Mensch Erfahrungen machen und speichern konnte, dass jemand verlässlich präsent ist, wenn er ihn braucht, dass sich derjenige auf feinfühlige Weise in ihn einfühlen, seine Bedürfnisse erkennen und für ihn sorgen kann. Prägende Bindungserfahrungen können es erleichtern, aber auch erschweren oder gar verhindern, sich jemandem anzuvertrauen, sich vertrauensvoll hinzugeben und schlussendlich vertrauensvoll ins Unbekannte loszulassen (Petersen u. Köhler 2005). Zugleich bieten emotional aufgeladene Situationen in der Realität, aber auch in Trancen die Möglichkeit, *neue, korrigierende Erfahrungen* zu machen, die den bisherigen Arbeitsmodellen widersprechen und auf diese Weise dazu beitragen, Arbeitsmodelle zu modifizieren. Dafür ist es bis zum letzten Atemzug nie zu spät.

In der Onkologie ist ein Verständnis der Gefahr von *Traumatisierungen* durch Erkrankung und Therapie nicht nur wünschenswert, sondern notwendig. Im Zusammenhang mit inneren Arbeitsmodellen lassen sich Traumafolgen als eine existenzielle Erschütterung verstehen, bei der die erworbenen, erprobten und bisher bestätigten Arbeitsmodelle infrage gestellt werden. Etwa, wenn man sich auf seinen Körper nicht mehr verlassen kann, weil etwas Unfassbares, Unsichtbares unkontrolliert in einem wächst. Wenn das Vertrauen in eine vorhersagbare Zukunft, in der einem noch genug Zeit bleibt, Wichtiges zu tun, verloren geht. Wenn man das Vertrauen in andere Menschen verliert, wenn sich diese etwa durch Überforderung zurückziehen. Wenn man von anderen Menschen abhängig wird und sein Leben einer völlig fremden Person anvertrauen soll.

Subjektives Krankheitskonzept

> Das innere Arbeitsmodell des Patienten rund um die Krankheit wird als subjektives *Krankheitskonzept* bezeichnet.

Die subjektiven Krankheitskonzepte sind aus mehreren Gründen wichtig. Sie entscheiden mit über die subjektive Bedeutung, die einzelnen Symptomen zugemessen wird. Sie entscheiden über die Inanspruchnahme der Angebote des Gesundheitssystems, und sie spielen bei der Kooperation bzw. bei deren Scheitern im diagnostischen und therapeutischen Prozess eine zentrale Rolle. Wenn etwa jemand meint, für die Krankheit, unter der er leidet, gebe es ohnehin keine

Rettung oder deren Preis wäre zu hoch, wird er wahrscheinlich keinen Arzt aufsuchen. Wenn er sich über die Gefährlichkeit einer Erkrankung nicht im Klaren ist, wird er ebenso Arztbesuche aufschieben oder unterlassen. Er wird für eingreifende Therapiemaßnahmen nicht zu gewinnen sein oder ihre Verhältnismäßigkeit nicht nachvollziehen können. Ohne angemessene Informationen wird er sich nicht darauf einstellen können, was im besten und was im schlechtesten Fall auf ihn zukommt. Erwartungen werden enttäuscht, und Missverständnisse entstehen dann, wenn die Krankheitskonzepte der Behandler zu stark von jenen der Patienten abweichen. Im Idealfall entwickelt sich im Dialog eine gemeinsame Wirklichkeit, das heißt eine in wesentlichen Bereichen geteilte Sicht auf das Krankheitsbild *und* auf dessen subjektive Seite.

Beim *subjektiven Krankheitskonzept* lassen sich zumindest *fünf Dimensionen* unterscheiden, die Leventhal, Phillips und Burns (2016) als »identity«, »cause«, »timeline«, »control« und »consequences« systematisieren:

- *Identity: Woran leide ich eigentlich?* Wie nennt man meine Erkrankung? Welche Symptome gehören zu dieser Krankheit und welche nicht? Wird in der Onkologie etwa von Krebs oder Tumor gesprochen, oder wird vermieden, »das Kind beim Namen zu nennen«?
- *Cause:* Woher kommt meine Erkrankung, was sind ihre *Ursachen?* Was oder wie habe ich oder die Umwelt zur Entstehung der Erkrankung beigetragen? In dieser Dimension finden sich Konzepte, die zu Schuldgefühlen und Beschuldigungen führen oder zu Vorstellungen, die Krankheit sei eine Strafe – beispielsweise für einen bestimmten Lebensstil.
- *Timeline:* Wie ist der voraussichtliche *zeitliche Verlauf der Erkrankung?* Was passiert, wenn sie nicht behandelt wird? Welche Faktoren beeinflussen ihren Verlauf?
- *Control:* Gibt es die Möglichkeit, sie zu *kontrollieren* oder zumindest zu beeinflussen? Wenn ja, welche Therapien sind möglich? Wie wirksam sind die Therapien, bzw. wie verlässlich ist deren Wirkung?
- *Consequences:* Welche *Auswirkungen* hat die Erkrankung? Was passiert mit meinem Körper? Welche Konsequenzen hat sie für mein Leben? Welche Einschränkungen bringt sie mit sich?

Muss ich mit bleibenden Schäden rechnen? Worauf muss ich mich einstellen?

Krankheitsbilder und ihre Klassifikation als Konstruktionen

Aus konstruktivistischer Sicht sind die diagnostischen Hypothesen der Ärzte, die ihnen als Basis für Therapievorschläge dienen, ebenfalls Konstruktionen. Diese Konstruktionen sind so komplex, dass es in vielen Fällen des Dialogs mehrerer Experten unterschiedlicher Fachrichtungen bedarf, um ein differenziertes »Krank*heits*bild« zu entwerfen. Zu diesem Zweck wurden Tumorboards ins Leben gerufen.

Selbst für die Experten für einzelne Krankheitsbilder ist es oft schwierig, sich auf ein gemeinsames Bild zu verständigen. In der Diagnostik stellt sich die Aufgabe, die Symptome und Befunde, die ein Mensch zeigt, mit bekannten Krankheitsbildern abzugleichen und eine individuell vorliegende Symptomatik zu klassifizieren. Gerade die Onkologie ist reich an allgemeinen und spezifischen Klassifikationssystemen. Auch diese Klassifikationen stellen Konstrukte dar, auch sie sind keine »absolute Wahrheit«, sondern ebenso Veränderungen unterworfen. Ein evidenzbasiertes Vorgehen versucht Tumore aufgrund ihrer Histologie, bestimmter biochemisch-genetischer Marker, ihrer Größe und ihrer Ausbreitung in Schemata einzuordnen. Aufgrund kontrollierter Studien sollten dann statistische Wahrscheinlichkeiten abgeschätzt werden können, nach denen ein derart klassifizierter Tumor auf eine bestimmte Behandlung anspricht. Aber auch die sogenannten objektiven Befunde, auf die sich die Einschätzungen und Klassifikationen beziehen, sind abhängig davon, welche Messungen durchgeführt werden, wie hoch die Auflösung der angewandten bildgebenden Verfahren ist, oder welche Werte bei Tumormarkern als Referenzbereich definiert werden. Dies spielt etwa dann eine Rolle, wenn bei einem Prostatakarzinom ein sogenanntes biochemisches Rezidiv diagnostiziert wird.

Insofern zielen Krebstherapien primär darauf ab, die auf Patienten projizierten Krank*heits*bilder zu behandeln. In entsprechenden Studien stellen die Normabweichungen der Individuen Störfaktoren dar. Evidenzbasierte Vorgehensweisen gehen von einem konstruierten durchschnittlichen Normpatienten aus, der von einem durchschnittlichen Normarzt behandelt wird. Beide gibt es nicht, beides sind Konstrukte. Die Tatsache, dass es Ärzte gibt, bei denen die Verabreichung von Placebos besser wirkt als bei anderen Ärzten, die das sogenannte Verum verabreichen, ist in diesem Modell nicht vorgesehen.

Die große Herausforderung in der Onkologie ist die Abstimmung der Modelle der Experten mit dem subjektiven Krankheitskonzept des einzelnen Patienten. Ein diesbezüglicher *Dialog* ist aus unserer Sicht die Basis für die Erstellung eines angemessenen und zufriedenstellenden Gesamttherapiekonzepts und des entsprechenden Behandlungsplans. Diese Aufgabe bildet sich auf der dritten Stufe unseres Pyramidenmodells ab.

6.2.4 Die narrative Dimension: Dazu fällt mir eine Geschichte ein

Bei der Konstruktion von Wirklichkeiten spielt das Denken und somit die Sprache eine große Rolle. Was wir benennen können, lässt sich besser erfassen, einordnen und mit anderen teilen. So fühlt es sich bei Menschen mit Krebserkrankungen paradoxerweise oft erleichternd an, wenn sie nach vielen Umwegen und Zeiten quälender Unsicherheit eine klare Diagnose erhalten. Die Definitionsmacht der Medizin hat somit zwei Seiten:

- Einerseits wirkt der *Rumpelstilzcheneffekt:* Allein schon das Aussprechen des Namens führt zu einer Veränderung, befreit und gibt Orientierung.
- Andererseits werden Diagnosen als Etiketten erlebt, die sich durch die Kategorisierung einschränkend und festschreibend auswirken können. Chronische Erkrankungen werden oft zu einem zentralen Teil der Identität – durch Zuschreibungen von außen, aber auch im inneren Erleben.

Hypnosystemisch denkende Therapeuten wissen, dass Sprache Wirklichkeiten erschafft. Daher verwenden sie die Sprache auf eine möglichst zieldienliche Weise. Sie kennen die *Macht der Bilder,* die in Gespräche eingestreut werden. Daher setzen sie die mit Worten und Bildern verbundene Kraft der Suggestion bewusst ein (Abschn. 5.6.2). Suggestionen sind besonders wirksam, wenn sie zu Autosuggestionen werden, zu Worten und Sätzen, die die Patienten ganz automatisch innerlich wiederholen und zu sich selbst sagen. Diese können sich auf erwünschte, aber auch auf schädliche Weise auswirken.

Hypnosystemisch arbeitende Therapeuten sind sich der Kraft und der *Macht von Geschichten* bewusst, die sie ihren Patienten erzählen.

So besteht ein zentraler Beitrag der hypnosystemischen Therapie für die Kommunikation im klinischen Alltag der Onkologie darin, sich darüber bewusst zu sein, welche Worte, welche Sprache man gegenüber den Patienten verwendet und welche Geschichten man ihnen erzählt. Worte und Geschichten haben tiefere Auswirkungen, als man oft ahnt.

Wohl seit Menschen sprechen, erzählen sie einander Geschichten. Durch Geschichten verarbeiten wir Erfahrungen, indem wir sie in eine zeitliche Ordnung bringen, sie miteinander verknüpfen und ihnen Sinn geben. Psychotherapie stellt sich in ihrer *narrativen Dimension* die Aufgabe, mit der Biografie des Patienten und den Geschichten, die er über sich erzählt, auf eine möglichst entwicklungs- und gesundheitsfördernde Weise umzugehen. Welche Geschichten erzählt werden und wie sie erzählt werden, hängt nicht nur vom Erzähler, sondern ebenso vom Zuhörer ab. Welche Aspekte der Geschichte wecken dessen Interesse und Neugier? Wo fragt er nach? Wo zeigt er Anteilnahme oder Begeisterung? Wo fällt ihm zu Aspekten, die ihm auffallen, noch etwas Ergänzendes ein? In einer intersubjektiven Sicht von Psychotherapie sind auch die in der Therapie erzählten Geschichten als *Co-Kreation* zu verstehen. Je nachdem, worauf der Fokus des Therapeuten liegt, können die gleichen äußeren Ereignisse als Problemgeschichte, als Erzählung von Ressourcen und Bewältigung oder sogar als Erfolgsstory erzählt werden. Man kann feststellen: Die betreffende Person hat zumindest überlebt, nimmt gerade Unterstützung in Anspruch und kann ihr Erleben mitteilen und damit teilen.

Sobald sich Menschen in eine für sie bedeutsame Therapie begeben, beginnt ein neuer Lebensabschnitt. Ab diesem Zeitpunkt werden die Behandler zu einem Teil ihrer Geschichte. Sie tragen wesentlich dazu bei, wie sich diese Geschichte entwickelt. Sie gestalten sie mit, mit all dem, wie sie handeln, aber mindestens ebenso dadurch, welche Bedeutungen sie den gemeinsam erlebten und durchlebten Prozessen geben und wie sie diese bewerten. Somit lassen sich drei bedeutsame, ineinander verwobene Geschichten unterscheiden:

- die *Geschichte des kranken Menschen*
- die *Geschichte seiner Krankheit*
- die *Beziehungsgeschichte* des Patienten mit seinen Behandlern und Begleitern.

Was davon dann in der »Krankengeschichte« dokumentiert wird, ist wieder eine andere Geschichte, und oft sind die Überschneidungen in diesen Geschichten erstaunlich gering.

Es gibt somit viele Geschichten zu erzählen, und es gilt ihnen wohlwollend interessiert zu lauschen und oft einfach nur *Zeuge* zu sein. Häufig ist es eine wichtige Aufgabe des Psychoonkologen, die Geschichte des Patienten mit seinen ärztlichen Behandlern zu hören. Nur allzu oft gilt es, gemeinsam zu überlegen, wie sich diese Geschichte zum Wohl des Patienten wenden lässt. Die Ermutigung, aktiv den Dialog zu suchen und um die Beantwortung konkreter Fragen zu bitten, trägt in vielen Fällen dazu bei. Oft kann sich allein schon das Erzählen der erlebten Geschichten auf heilsame Weise auswirken. Das ist insbesondere dann der Fall, wenn der Erzähler auf eine offene, nicht wertende Präsenz des Zuhörers trifft, er sich von diesem verstanden und wertgeschätzt fühlt. Wenn er das Gefühl hat, der Zuhörer steht auf seiner Seite.

Hypnosystemische Therapeuten achten auf die Sprache, die Bilder und Metaphern, die Patienten gebrauchen. Stärkende, entwicklungsfördernde und zieldienliche Metaphern greifen sie auf und nutzen sie im Gespräch und in Trancen. Sie bieten von sich aus aber auch bestimmte Begrifflichkeiten, Bilder, Metaphern und Geschichten an. Milton Ericksons Überleitung zum beiläufigen Erzählen einer Geschichte lautete häufig »Das erinnert mich an eine Geschichte« oder: »Dazu fällt mir eine Geschichte ein« (Trenkle 2017). Geschichtenerzählen ist eine Form der indirekten Kommunikation, die Suchprozesse auslöst und auf eine »gewaltfreie« Weise (Rosenberg 2016) dazu anregt, Perspektiven zu verändern. Dem Patienten steht es frei, jene Informationen für sich herauszuholen, die für ihn relevant sind. Erzählen kann die Aufmerksamkeit fesseln und vertrauensbildend wirken. Botschaften, die in bildhaften Vorstellungen vermittelt und in Geschichten eingebettet sind, werden meist besser erinnert als abstrakte Hinweise. Manchmal schaffen sie auch jenen Abstand, aus dem heraus man freundlich und humorvoll auf sich selbst und seine Verhaltensweisen blicken kann.

Eine Geschichte, die bildhaft verdeutlicht, dass wir immer nur Ausschnitte der Welt wahrnehmen und diese auf höchst subjektive Weise deuten, ist jene klassische Erzählung von den blinden Männern und dem Elefanten. Alle streiten um die Besonderheit eines Details – vom Rüssel bis zum Schwanz – keiner erfasst seine gesamte Gestalt.

Zur Perspektivenabhängigkeit von Bewertungen bietet sich eine alte chinesische Geschichte an:

> Ein Bauer in einem armen Dorf war reich, denn er besaß ein Pferd, mit dem er pflügen und Lasten befördern konnte. Eines Tages lief ihm sein Pferd davon. Seine Nachbarn riefen: »Welch ein Unglück!« Aber der Bauer meinte: »Mag sein.« Als ein paar Tage später das Pferd zurückkehrte, brachte es zwei Wildpferde mit. Die Nachbarn riefen: »Welch ein Glück!« Aber der Bauer antwortete erneut: »Mag sein.« Als der Sohn des Bauern versuchte, eines der Wildpferde zuzureiten, warf es ihn ab, und er brach sich ein Bein. Die Nachbarn klagten: »Welch ein Unglück!« Aber vom Bauern hörten sie wieder nur ein: »Mag sein.« Bald darauf kamen Offiziere in das Dorf, um alle jungen Männer für den bevorstehenden Krieg zu rekrutieren. Den Sohn des Bauern nahmen sie nicht mit, weil sein Bein gebrochen war.

Zur Achtsamkeit findet sich ein unendlicher Reichtum an hilfreichen Geschichten und Metaphern aus den buddhistischen Traditionen. Zum selbstgemachten Anteil von Leid bietet es sich an, die Metapher von den zwei Pfeilen zu erzählen (S. 283). In der Geschichte von Kisa Gotami fördert Buddha das Erleben von Verbundenheit der Menschen im Verlieren dessen, was ihnen lieb und wert ist (Harrer 2018, S. 221). Auch in unseren Fallgeschichten finden sich Metaphern wie etwa die der knappen Haushaltskasse beim Mangel an Energie (250 ff.).

Eine elegante, weil ebenfalls indirekte Form des Angebotes von Lösungsmöglichkeiten ist deren Einbettung in Geschichten, etwa in der Form »Ich kannte da einmal jemanden, der …« oder »Ich hatte einmal einen Patienten …« Als Beispiel für Pacing wird dieser Person ein ähnliches Problem zugeordnet wie das des betreffenden Patienten. Als Leading-Schritt wird die Art und Weise erzählt, wie dieser Mensch damit umgegangen ist. Die Erzählung überlässt es dem Patienten, diesen Weg auch für sich zu wählen, ihn zu adaptieren oder abzulehnen. Damit stößt dieser den Behandler nicht vor den Kopf, denn der hat ja »nur« eine Geschichte erzählt.

Auch in der Begegnung mit Tod und Sterben wirken die mit dem Thema verknüpften Metaphern und Geschichten (Abschn. 10.4.3). Das kann die Bibel oder das tibetische Totenbuch sein oder Berichte und Bücher über Nahtoderlebnisse (Kübler-Ross 1984), die dazu führten, dass die Betroffenen keine Angst mehr vor dem Sterben hatten. Das können die Erzählungen in Patientengruppen sein, wie andere

Gruppenmitglieder die letzten Stunden ihres Lebens gestalteten und wie sie dann letztendlich verstorben sind (Classen et al. 2001). Das können Geschichten vom Sterben sein, die man selbst miterlebt hat oder die in der eigenen Familie oder im Freundeskreis erzählt wurden. Bei Begleitungen am Lebensende regen wir an, sich jene Erfahrungen und Geschichten in Erinnerung zu rufen, die das eigene Verhältnis zu Tod und Sterben prägen. Ein intersubjektives Verständnis von Resonanz legt nahe, dass sich auch die verinnerlichten und verkörperten Geschichten der Behandler auf ihre Patienten auswirken, unabhängig davon, ob sie erzählt werden oder nicht. Dessen sollten wir uns als professionelle Begleiter zumindest bewusst sein.

6.2.5 Das Prinzip Selbstorganisation

Das Maschinenmodell des Menschen bzw. das physikalische Denkmodell des 19. Jahrhunderts hat sich in der Medizin als erfolgreich erwiesen. Prothesen werden eingesetzt, gebrochene Knochen zusammengeschraubt und Herzen transplantiert. Tumore und Organe werden operativ entfernt. Befallenes Knochenmark wird mit einer hohen Strahlendosis abgetötet, um anschließend wieder gesunde Stammzellen zu infundieren, die sich dort ansiedeln.

Auch in der Onkologie dominiert ein mechanistisch-reduktionistisches und linear-kausales Ursache-Wirkungs-Denken. Das Maschinenmodell stößt jedoch bei chronischen Krankheitsverläufen an seine Grenzen, etwa wenn es darum geht, ob Wunden heilen, ob der Organismus Implantate und Stammzellen annimmt oder abstößt, ob notwendige Rehabilitationsmaßnahmen in Anspruch genommen werden etc. In der Onkologie sollte klar sein, dass es keineswegs nur um das Entfernen und Töten von Krebszellen gehen kann, sondern auch darum, auf vielfältigen Ebenen salutogene Faktoren und Entwicklungen zu fördern. Die Behandler sind darauf angewiesen, dass Patienten kooperieren und deren ganzer Körper nicht nur »mitspielt«, sondern auch, dass die Therapiemaßnahmen die »self-healing response« (S. 89) auslösen und unterstützen.

Hypnosystemisch denkende Therapeuten sind sich der Komplexität von Systemen bewusst, mit denen sie arbeiten und deren Teil sie werden. Durch die Wechselwirkungen vieler Elemente eines komplexen Systems (z. B. DNA-Moleküle in Zellen, Zellen in Organismen, Personen im Behandlerteam) können kranke und krankmachende, aber auch salutogene Ordnungen und Strukturen entstehen, ebenso wie Heilungshindernisse und Chaos. Systeme können zerfallen oder zerstört werden. Die Grundlage für das Entstehen von Ordnung ist die *Selbstorganisation* komplexer Systeme, das heißt, die Elemente eines Systems organisieren sich sowohl intern als auch durch ihre Wechselwirkungen im Austausch mit ihrer Umgebung »selbst«.

Prozesse in selbstorganisierenden biopsychosozialen Systemen werden mittels unterschiedlicher Theorien beschrieben. Wir beziehen uns hier insbesondere auf *Theorien komplexer nichtlinearer dynamischer Systeme* und die *Synergetik* (Haken u. Schiepek 2010).

Psychotherapie wird als nichtlinearer Prozess verstanden, als

> »prozessuales Schaffen von Bedingungen für die Möglichkeit von Selbstorganisation, d. h. von Übergängen zwischen Ordnern, die sich als Kognitions-Emotions-Verhaltens-Muster manifestieren und von bio-psycho-sozialen Systemen erzeugt werden« (Schiepek et al. 2010, S. 570).

Wie entsteht Ordnung in Systemen? Wie kommt es von Unordnung zu Ordnung oder zu Übergängen von alten zu neuen Ordnungen? Komplexe Systeme bestehen aus einer größeren Zahl von Elementen, die miteinander vernetzt sind und einander wechselseitig beeinflussen. Über Feedbackschleifen werden Wirkungen wieder zu Ursachen, die auf den Prozess zurückwirken und ihn verstärken oder abschwächen.

Die Wechselwirkungen zwischen den Elementen des Systems sind nichtlinearer Natur; das heißt, kleine Ursachen können zu großen Wirkungen führen. Man spricht vom *Schmetterlingseffekt*, wenn der viel zitierte Flügelschlag eines Schmetterlings in Brasilien letztlich einen Tornado in Texas auslöst, oder wenn der berühmte kleine Tropfen das Fass zum Überlaufen bringt. Aber auch das Gegenteil kann zutreffen: Intensive Impulse können sich nur sehr gering auswirken, oder ihre Wirkung kann durch andere Faktoren aufgehoben werden.

Durch Wechselwirkungen können sich auf der Systemebene *Muster* herausbilden. Als Bestandteile eines Systems sind die Elemente in diese Muster eingebunden. In komplexen dynamischen Systemen werden die Eigenschaften und Muster eines Systems nicht mehr nur durch die Wechselwirkungen der einzelnen Elemente bestimmt. Vielmehr wirkt sich das entwickelte Muster auch *»top-down«*, von der höheren Systemebene auf dessen einzelne Elemente, aus. Die Synergetik bezeichnet dieses Prinzip – nicht unbedingt politisch korrekt, aber in einem einprägsamen Bild – als »Versklavung«.

Im Gegensatz dazu geht das Denken in der Medizin oft fälschlicherweise von der Annahme aus, dass sich die Prozesse komplexer Systeme aus den Eigenschaften ihrer kleinsten Bestandteile (z. B. Moleküle oder Zellen), also *»bottom-up«*, erklären lassen. So ist die Hoffnung zu erklären, dass mit der Entschlüsselung des menschlichen Genoms das »Krebsproblem« gelöst werden könnte. Diese Hoffnung musste enttäuscht werden. Auch die Erforschung jener Prozesse, die zur Metastasierung oder zur Energieversorgung von Tumoren beitragen, wird nicht allein erklären, warum manche Menschen mit den gleichen Krebsarten länger leben oder früher sterben als andere.

Ein wesentliches Charakteristikum komplexer dynamischer Systeme besteht darin, dass bei Zunahme der Komplexität eines Systems neue Eigenschaften auftauchen, die sich aus ihren einzelnen Elementen nicht voraussagen und erklären lassen. Als klassisches Beispiel dienen die Eigenschaften von Wassermolekülen, die sich aus jenen von Wasserstoff- und Sauerstoffatomen nicht ableiten oder erklären lassen. Weiter gedacht, entstehen die Eigenschaften von Wasser, etwa gefrieren oder verdampfen zu können, auch erst, wenn sich eine Vielzahl von Wassermolekülen zusammenfinden. Systemtheorien bezeichnen dieses Phänomen als *Emergenz*. So wird etwa das menschliche Bewusstsein als Emergenzphänomen des komplexen Körper-Gehirn-Systems konzipiert. Treten in der Psychotherapie zwei menschliche Wesen mit bewussten und unbewussten Anteilen in Resonanz, kann sich ein »dyadischer Bewusstseinszustand« bilden (S. 105): Im Sinne der Emergenz verfügt das komplexere System über Eigenschaften und Möglichkeiten, über die beide Subsysteme für sich genommen nicht verfügen. Neue Muster können sich ausbilden, die sich »top-down« auf einzelne Elemente des Systems – etwa die Physiologie des Patienten – auswirken können.

Damit Prozesse der Selbstorganisation in Gang kommen, muss das System aktiviert bzw. energetisiert werden. Die Wechselwirkungen seiner Elemente können durch bestimmte innere und äußere Einflüsse – sogenannte Kontrollparameter – moduliert werden. Sie bestimmen, ob bestehende Muster stabilisiert und verfestigt oder destabilisiert werden. Sobald Veränderungen kritische Werte annehmen, kann sich das Systemverhalten schlagartig ändern, und können selbstorganisiert neue Muster entstehen.

Veränderungen nach dem Prinzip der Selbstorganisation sind somit nur als Eigenleistung des zu verändernden Systems möglich.

Veränderungen werden dabei nicht primär durch das Problem und die Intervention, sondern primär durch Eigenschaften des Systems bestimmt. Dieses Verständnis widerspricht einem linear-kausalen Denken, demzufolge problemspezifische Interventionen zu vorhersagbaren Ergebnissen führen. Ob und wie sich eine Intervention auswirkt, hängt von den Operationsweisen und Regeln der Selbstorganisation des Patientensystems ab (Willke 2005, S. 88 f.).

Die für ein Thema bedeutsamen Elemente eines Systems lassen sich im Dialog mit dem Patienten ermitteln und gemeinsam mit den verstärkenden oder hemmenden Wechselwirkungen grafisch darstellen. Ein Beispiel für eine solche Darstellung findet sich in der Kasuistik zur Unterstützung bei der Chemotherapie (Abb. 14, S. 253).

6.2.6 Bedingungen für Veränderungen der Selbstorganisation

Um Veränderungsprozesse zu unterstützen, gilt es, Kontextbedingungen zu schaffen, in denen sich neue Ordnungen selbstorganisiert entwickeln können. Es wurden *acht generische Prinzipien* beschrieben, die zur Veränderung von Mustern bzw. Ordnungen in Systemen beitragen (Schiepek et al. 2010). Da wir sie auch als Wirkprinzipien therapeutisch wirksamer Kommunikation verstehen, wollen wir sie hier ausführlicher erläutern. Sie führen in ein Denken in Systemen und Wechselwirkungen ein, das unserer Auffassung von Therapie entspricht – alternativ zu Vorstellungen von einfachen linear-kausalen Wirkungen.

Ob ein System Impulse von außen aufgreift, hängt davon ab, ob sie von ihm als bedeutungsvoll und *sinnhaft* eingeschätzt werden. Bei der Planung einer Intervention gilt es zu klären, welche *Elemente des Systems* von Bedeutung sind und welche *Muster* es zu verändern gilt. Auch der *richtige Zeitpunkt* (Kairos, altgr. Καιρός) von Interventionen, das heißt ihr Timing, entscheidet über ihre Wirksamkeit. Selbstorganisation verändert sich dann, wenn Systeme spontan labilisiert sind oder ihre Muster durch Interventionen *destabilisiert* werden. Ob Interventionen nachhaltig wirken, hängt von der Restabilisierung und der Etablierung der neuen Muster ab. Diese Prinzipien bieten auch im psychoonkologischen Bereich Orientierung. Drei der folgenden acht Prinzipien sind während des gesamten Therapieprozesses von Bedeutung: die Schaffung von *Stabilitätsbedingungen* sowie die Förderung von *Energetisierung* und *Resonanz*.

Prinzip 1: Stabilität ermöglicht Destabilisierung und Veränderung

Zur *Schaffung von Stabilitätsbedingungen* gehören die Klärung des Rahmens der therapeutischen Kooperation und die Transparenz über das Vorgehen. Stabilisierende Beziehungsfaktoren sind das Erleben von Sicherheit und Verlässlichkeit sowie die Stabilität bzw. die Selbstregulationsfähigkeit und die Resilienz des Therapeuten. Seine Achtsamkeit trägt zu all dem bei. Intrapsychisch sind es die Regulierung des Aktivierungsniveaus innerhalb des *Toleranzfensters* (Abb. 10). Das ist jenes Ausmaß an Erregung (Arousal), innerhalb dessen ein Mensch für neue Erfahrungen aufnahmefähig ist und flexibel reagieren kann. Stabilisierend wirken auch die Aktivierung gesunder Anteile und das Erleben von Selbstwirksamkeit.

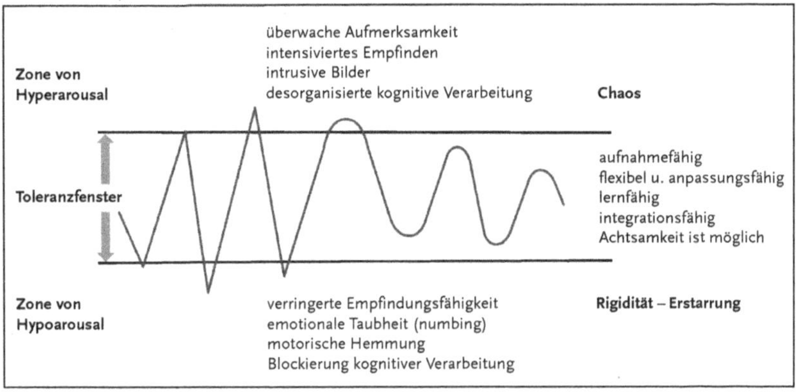

Abb. 10: Erregungsniveau innerhalb und außerhalb des Toleranzfensters bzw. im Lebensfluss zwischen Chaos und Rigidität (nach Siegel 2012; Ogden, Minton u. Pain 2010; Hill u. Rossi 2021)

Stabilität ist insbesondere dann von Bedeutung, wenn Unsicherheit, Misstrauen, Angst, Lähmung, Mangel an Selbstvertrauen, Hoffnungslosigkeit und Verwirrung vorherrschen, wie im Angesicht der existenziellen Bedrohung durch eine maligne Erkrankung.

Prinzip 2: Das Zielsystem definieren und Muster im System identifizieren

Das systemische Menschenbild sieht Menschen als eingebettet in ihre Umwelt und sucht ihr Verhalten immer im jeweiligen Kontext zu verstehen. Daraus leitet sich die Frage nach den für ein Problem oder ein

Thema relevanten Kontexten ab. Um zieldienliche Veränderungen anzuregen, muss das *zu verändernde System* definiert und müssen jene *Muster* identifiziert werden, auf die sich eine Intervention beziehen soll. Welches sind die relevanten Elemente des Systems, die das Muster erzeugen, stabilisieren oder auch zu dessen Veränderung beitragen können?

In der Medizin werden die Zielsysteme höchst unterschiedlich definiert: Für den Chirurgen ist es der Tumor, der entfernt werden muss; für den Anästhesisten sind es die Vitalfunktionen, auf deren Erhaltung er achtet. Im Labor sind es die Zellen, die auf bestimmte Medikamente reagieren oder nicht. In der Psychoonkologie sind es Gefühle, Gedanken, Verhaltensweisen, welche die Erfüllung wesentlicher Bedürfnisse behindern oder ermöglichen.

Eine angemessene Behandlung eines Menschen mit einer Krebserkrankung ist dann möglich, wenn die Definitionen der Zielsysteme durch die Behandler einander ergänzen und in der Zusammenschau gemeinsam mit dem Patienten in einen Gesamtbehandlungsplan integriert werden. Oft muss die Definition der Grenzen des Systems, mit dem man arbeitet, auch in der Psychoonkologie mehr umfassen als nur den Patienten. So kann es notwendig und sinnvoll sein, schon zu einem möglichst frühen Zeitpunkt Angehörige oder später auch die Hauskrankenpflege miteinzubeziehen.

Prinzip 3: Sinnbezug herstellen

Botschaften kommen an, wenn ein System Antennen hat, sie zu empfangen, und werden wirksam, wenn das System sie als bedeutend und sinnvoll bewertet. Dazu dient ein vom individuellen Leiden ausgehendes, patientenzentriertes Vorgehen und die Entwicklung von positiven Zielen (Abschn. 5.6.1). Methodisch erforscht die Wunderfrage solche Ziele (S. 83). In die gleiche Richtung führt die Suche nach Werten und danach, wofür sich Engagement lohnt. Auf einen Sinnbezug ist insbesondere dann zu achten, wenn eine Veränderungsmotivation fehlt bzw. Interessenskonflikte und Unstimmigkeiten auf der bewussten oder auf einer unbewussten Ebene auftauchen. Zur Prüfung der Zustimmung, Ablehnung und Ambivalenz bewusster und nicht bewusster Anteile dient die Arbeit mit ideomotorischen Signalen (siehe die Patientenbeispiele auf S. 234 ff. und S. 342 ff.).

Prinzip 4: Veränderung bedarf einer Energetisierung des Systems

Menschen mobilisieren Energie, wenn Veränderungen ihren Bedürfnissen, Werten und Motiven entgegenkommen. Dazu dient ebenfalls die Klärung von Anliegen und Zielen und deren emotionaler Bedeutung. Die Funktion von Fernzielen besteht somit weniger darin, sie zu erreichen, sondern eher darin, zu energetisieren und Bedingungen zu schaffen, die Entwicklungen in eine bestimmte Richtung anregen. Auch die Aktivierung von Ressourcen mobilisiert Energie ebenso wie Erwartungen, Zuversicht und Hoffnung. Hier gilt wieder das Prinzip, dass ein System nicht »von außen« energetisiert werden kann. Vielmehr müssen Anregungen von außen immer erst systemintern umgesetzt werden. Der Energiemangel vieler Krebskranker auch im Rahmen tumorassoziierter Fatigue kann zu einer Barriere werden. Auf der anderen Seite können das Engagement, die Zuversicht und das Vertrauen des Therapeuten in die Fähigkeiten und Veränderungspotenziale des Patienten diesen gleichsam anstecken und energetisieren.

Prinzip 5: Das System destabilisieren und Fluktuationen verstärken

Man kann sich das Leben als einen Fluss zwischen zwei Ufern vorstellen: dem Ufer des *Chaos* und dem Ufer der *Starrheit* mit einer unveränderlich festgelegten Ordnung. Dahintreibend nähern wir uns manchmal dem einen Ufer, dann wieder dem anderen. Beide Extreme – totales Chaos und völlige Rigidität – machen in ihrer Ausschließlichkeit krank und sind auf Dauer mit dem Leben nicht vereinbar. Gesundheit entspricht einem flexiblen Steuern zwischen den beiden Ufern (Abb. 10). Resilienz (S. 49 f.) wäre in diesem Bild in der Fähigkeit begründet, aus der heraus man sich situationsangemessen und flexibel einmal mehr beim Ufer der veränderungsbereiten instabilen Unordnung und ein andermal beim konservierenden Ufer der festgefügten Ordnung aufhält. Neues entsteht in der Nähe des Ufers des Chaos. Es bedarf eines gewissen Mutes und guter Schwimmkenntnisse, um sich in dessen Nähe zu begeben, dort zu verweilen, offen und neugierig zu bleiben und vertrauensvoll zu hoffen, dass sich die Dinge auch zum Guten entwickeln können. Ein Lotse oder ein Begleitboot kann – im Sinne der Stabilitätsbedingungen – hilfreich sein.

Damit Veränderungen möglich werden und Neues entsteht, bedarf es einer *Destabilisierung* des Systems. Spontan auftretende *Fluktuationen* gilt es zu erkennen und deren Verstärkung anzuregen. Methodisch geschieht das beispielsweise durch die Frage nach Ausnahmen von einem Problem, durch die Erarbeitung von Kontextbedingungen dieser Ausnahmen und durch Anregungen oder Hausaufgaben, diese Bedingungen wiederholt herzustellen. Allerdings verharren Systeme oft über lange Zeit in sehr stabilen und veränderungsresistenten Zuständen. Beispielsweise etablieren sich häufig rund um chronischen Schmerz höchst wirksame selbstverstärkende, die Symptomatik aufrechterhaltende Feedbackschleifen, die sich auch auf neurobiologischer Ebene – etwa in Form des Schmerzgedächtnisses – verfestigen. Relevante Fluktuationen ohne externe Impulse sind dann unwahrscheinlich.

Auf der anderen Seite destabilisieren lebensbedrohliche Erkrankungen auf so vielen Ebenen, dass Veränderungen möglich sind, die ohne die Erkrankung nie denkbar gewesen wären. Darin liegt auch eine Chance.

Veränderungen werden häufig durch subjektive Erfahrungen angestoßen, die den bisherigen Erfahrungen und Krankheitskonzepten auf relevante Weise widersprechen. Wenn Motivation und Bereitschaft des Patienten dazu beitragen, sich zumindest der Möglichkeit einer Veränderung auszusetzen, haben Interventionen eine Chance. Patienten gleichsam mit der eigenen Neugier und einer explorativen Haltung anzustecken kann nicht nur energetisieren, sondern auch dazu einladen, eine Destabilisierung zu wagen und sich dem Ufer des Chaos zu nähern.

Prinzip 6: Gezielte Symmetriebrechung

Wenn Systeme destabilisiert sind oder sich in einem labilen Zustand befinden, ist nicht selten der Übergang in zwei oder mehrere sehr unterschiedliche Zustände möglich – wie eine Kugel von einem Berggrat in das eine oder das gegenüberliegende Tal rollen kann. So können etwa in Zuständen großer Not im einen Tal frühere Gefühle von Alleingelassensein getriggert werden; im anderen Tal eröffnet sich die Möglichkeit, heilsame Erfahrungen von Aufgehoben- und Getragensein zu machen. Dem Prinzip der gezielten Symmetriebrechung folgend, nutzt man diesen labilen Zustand als Möglichkeit, den Ordnungsübergang in den wünschenswerten Zustand wahrscheinlicher zu machen.

In der Psychoonkologie werden dazu im Vorfeld Maßnahmen besprochen, was Patienten unter bestimmten Bedingungen tun können: etwa Halt gebende und unterstützende Kontexte aufsuchen. Das können Anrufe bei stärkenden Menschen sein oder der Besuch positiv besetzter Orte – sei es in der äußeren Realität oder in einer Imagination. Das kann auch das Folgen einer Anleitung zu einer auf einen Tonträger aufgesprochenen Achtsamkeitsübung oder eine Selbsthypnose sein. Posthypnotische Suggestionen zielen darauf ab, sich in der entsprechenden Situation an diese Möglichkeiten zu erinnern, statt die Dinge dem Zufall zu überlassen.

Prinzip 7: Den rechten Zeitpunkt (Kairos) beachten, Resonanz und Synchronisierung fördern

In diesem generischen Prinzip liegt eine zentrale Begründung für die Bedeutung der Resonanz in Medizin und Psychotherapie. Wenn Therapeut und Patient zu Teilen eines umfassenderen Systems werden, verändert das beide. Prozesse der Abstimmung, Resonanz und Synchronisierung tragen dazu bei. Hierzu ist die Resonanzbereitschaft beider Beteiligter notwendig (S. 106). Einstimmung und Synchronisierung von Rhythmen kann auf vielen Ebenen erfolgen: im Bereich des Atemrhythmus oder der Körperhaltung, der Emotionen, der Sprache, der verwendeten Metaphern und Bilder, aber auch in Sprachrhythmus und Sprachmelodie. Auch physiologische Parameter wie die Herzfrequenz oder Frequenzen der Hirnströme im EEG zeigen Tendenzen, sich zu synchronisieren (Koole a. Tschacher 2016).

Dieses generische Prinzip begründet zudem das zentrale, in der Hypnotherapie als Pacing und Leading beschriebene methodische Vorgehen (Abschn. 5.5.2). Neben diesen Mikroabstimmungen gilt es, sich auch im größeren Zeitrahmen, in der Frequenz der Sitzungen, mit den Rhythmen des Patienten abzustimmen. Interventionen müssen zur Krankheitsphase und zur Phase der Therapie passen. Zeitliche Passung kann aber auch misslingen. Dies gilt es wahrzunehmen, angemessen zu berücksichtigen und sich wieder einzustimmen.

Eine Intervention, die sich als unwirksam erwiesen hat, kann zu einem anderen Zeitpunkt sehr wohl den Übergang in eine andere Ordnung fördern, wenn der »Kairos« erkannt und die Gunst der Stunde genutzt wird. Gelingende Resonanz kann zu Evidenzerleben, Ahaeffekten und »Begegnungsmomenten« (»moments of meeting«, Stern 2012) und zu mehr Fülle des Lebens beitragen. Fehlende Resonanz wird hingegen als Unverständnis und als ein Aneinander-Vorbeireden erlebt.

Prinzip 8: Stabilisierung neuer Muster

Dieses Prinzip bildet das letzte und abschließende der hier aufgeführten generischen Prinzipien. Es betrifft den Alltagstransfer der in der

Therapie erlebten wünschenswerten Muster und die Förderung der Nachhaltigkeit der Veränderung. Dazu tragen das wiederholte Aufsuchen der gewünschten Muster und Zustände in der Therapie und im Rahmen von Hausaufgaben bei. Das Ankern und posthypnotische Aufträge sind Hilfen, sich an die neuen Muster zu erinnern. Zur Integration ins Selbstkonzept und zur Nachhaltigkeit ist entscheidend, dass die Veränderung zu einer wahrnehmbaren Besserung führt, als Ausdruck von Selbstwirksamkeit erlebt wird und mit den identitätsstiftenden Werten des Patienten kompatibel ist.

6.2.7 Der gemeinsame Blick auf das System

Bei der gemeinsamen Suche nach Orientierung und einem Überblick, was im Moment bedeutsam ist, hat es sich bewährt, das »System« und dessen relevante Elemente zu *externalisieren* und es dadurch sichtbar zu machen. So kann man den Patienten einladen, eine kleine *Aufstellung* vorzunehmen.

In der Praxis (HE) hat es sich bewährt anzubieten, das System auf dem Parkettfußboden zwischen den gegenüberstehenden Sesseln des Therapeuten und des Patienten oder an einer anderen Stelle mit genügend Platz im Therapieraum projektiv darzustellen und ordnend zu »sortieren«. Dazu konnten alle Objekte verwendet werden, die sich auf einem Tisch neben dem Patientensessel befanden: eine Vielzahl von Naturobjekten wie im Fluss oder am Meer gefundene Steine, Muscheln und Holzstücke, aber auch geschliffene und künstlerisch bearbeitete Materialien unterschiedlichster Art.

Ins Zentrum der kleinen Aufstellung kommt zunächst die Person, ein Problem oder Symptome – je nach Priorität und »Angebot« des Patienten. Schon die Abstände, die Größenverhältnisse, das Material und die Symbolik des gewählten Objekts – Holz oder Stein, größer oder kleiner, sperrig, exotisch oder alltäglich etc. – führen beiden Betrachtern auch ohne Worte oft wesentliche subjektive Bedeutungsgebungen unmittelbar vor Augen. Die Erkenntnisse können sich im begleitenden Nachfragen, im Austausch und in der Reflexion noch vertiefen. Insbesondere das Erforschen von Möglichkeiten zu einer neuen, passenderen oder gewünschten Ordnung braucht für innere Suchprozesse längere Pausen des Schweigens. Der Patient muss die Zeit und die Möglichkeit bekommen, eine Weile konzentriert auszuprobieren, bis sich ein stimmiges *Lösungsbild* findet. Häufig bedarf es dabei noch zusätzlicher Elemente.

Das gemeinsame Betrachten des Systems als Ganzes dient vor allem der Anerkennung und *Würdigung* dessen, was »ist« bzw. wie es erlebt wird. Es verbindet die Betrachter und schafft *Distanz* zum Betrachteten. Der Patient kann den Abstand durch Aufstehen und Drumherumgehen regulieren und unterschiedliche Beobachterperspektiven einnehmen. Aus der gefundenen Ordnung und den Beziehungen der einzelnen Elemente zueinander ergeben sich viele Möglichkeiten, potenzielle »Not-wendende« Veränderungen anzusprechen. Dies oder jenes könnte kleiner oder größer werden. Wo könnte mehr Nähe, wo mehr Abstand zwischen den Elementen guttun? Wer oder was könnte als neues Element dazukommen und »einen Unterschied machen« etc.? Man kann auch anregen, sich eine ideale Ordnung vorzustellen, wenn der Wunsch in Erfüllung geht, dass alles gut wird. Man kann auch in einer Imagination nachspüren, wie sich etwas anfühlt und was es dafür bräuchte, nur ein klitzekleines Detail, damit es so werden könnte, u. v. a. m. Insbesondere das körperliche Nachspüren einer gefundenen neuen und stimmigen Ordnung vertieft und bahnt Veränderungsprozesse in der gewünschten Richtung.

Ein verwandtes, direktiveres Vorgehen ist die sogenannte *Systemmodellierung* (Schiepek u. Matschi 2013). Dabei werden die relevanten Elemente eines Systems und ihre Wechselwirkungen im Dialog erarbeitet, die Elemente grafisch dargestellt und die Wechselwirkungen durch Pfeile markiert. Hemmendes Feedback wird mit einem Minuszeichen versehen, verstärkende Feedbackschleifen erhalten ein Plus (Abb. 14, S. 253). Anhand der Grafik kann man gemeinsam danach suchen, bei welchen Elementen sich Ansatzpunkte für zieldienliche Veränderungen ergeben und was sich dazu beitragen lässt. Veränderungen einzelner Größen über einen gewissen Zeitraum täglich zu erfassen führt zu weiteren Erkenntnissen. Die Arbeitsgruppe um Günter Schiepek hat dazu ein internetgestütztes Dokumentationssystem entwickelt (Schiepek et al. 2018). In Feedbackgesprächen können diese dann gemeinsam besprochen werden.

Auch in der Arbeit mit Persönlichkeitsanteilen hat es sich bewährt, die einzelnen Anteile grafisch darzustellen. In der Praxis (MEH) war dabei eine Flipchart im Therapieraum hilfreich, auf der die *Teilelandkarte* – entweder vom Patienten selbst oder auf dessen Wunsch vom Therapeuten – visualisiert wird (S. 306 f.). Diese Landkarte wird dann in den folgenden Therapiestunden sichtbar aufgehängt, sodass immer wieder auf sie Bezug genommen werden kann. Anhand der Landkarte lassen sich auch die Wechselwirkungen einzelner Teile besprechen, etwa dass ein extremer Teil oft einen Gegenspieler hervorruft.

6.2.8 Haltung von Nichtwissen, Offenheit und Vertrauen in Emergenz

Die Beschreibung der Wirkung von Psychotherapie als Umsetzung der ausgeführten acht generischen Prinzipien überschneidet sich mit dem Modell der allgemeinen Wirkfaktoren und jenen Faktoren, mit denen man Placeboeffekte erklärt. Das »*Common Factors Model*« (Wampold, Imel u. Flückiger 2018) postuliert, dass es nur zu einem geringen Teil methodenspezifische Interventionen sind, die in der Psychotherapie wirken. Die Hypothese, dass vor allem die Kontextfaktoren zu Veränderungen beitragen, lässt sich mit dem Prinzip der Selbstorganisation gut erklären. Die generischen Prinzipien sind aber durchaus auch hilfreich, methodenspezifische Vorgehensweisen und Techniken als Umsetzung einzelner Prinzipien besser zu verstehen, einzuordnen und gezielter anzuwenden.

Gemäß der Theorie der komplexen nichtlinearen dynamischen Systeme lassen sich für die Psychotherapie keine störungsspezifischen Handlungsanweisungen ableiten, nach denen bei definierten Symptomen diese oder jene Intervention eine eindeutig voraussagbare Veränderung bewirkt. Es kann zunächst enttäuschen oder sogar verunsichern, wenn klar wird, dass es *keine Patentrezepte* gibt. Im Medizinsystem, in dem das oben beschriebene reduktionistische, linearkausale Denken vorherrscht, kann diese Erkenntnis als Nichtwissen und Inkompetenz abgewertet und als Defizit entweder dem einzelnen Psychotherapeuten oder der Psychotherapie zugeschrieben werden.

Neben psychoonkologischem Wissen und Erfahrung besteht aus einer hypnosystemischen Perspektive die Expertise des Therapeuten bzw. die zu fordernde Professionalität aber gerade in der Fähigkeit zu einem kompetenten Umgang mit diesem »Nichtwissen« und der Tatsache, dass man vieles prinzipiell nicht wissen kann. Nichtwissen und das sich aus ihr ergebende »Rezept der Rezeptlosigkeit« ist die Basis für Zustände offener, neugieriger Präsenz.

Wenn sich diese Art von Präsenz – vor allem aufseiten der therapeutischen Begleiter – mit *radikaler Hoffnung* paart, sind die Kontextbedingungen für Veränderungen sehr gut. Mit »radikaler Hoffnung« ist hier gemeint, auf eine bessere Zukunft zu hoffen, auch wenn man momentan nicht dazu in der Lage ist, sich vorzustellen, wie sie konkret aussieht (Lear, zit. in Coburn 2014). Diese Art der Hoffnung oder prinzipiellen Zuversicht, dass notwendige Veränderungen möglich sind, ergibt sich aus dem Verständnis selbstorganisierter Systeme. Die in ihnen auftretenden *emergenten Phänomene* sind dadurch charakterisiert, dass sie eben genau nicht regelgeleitet, nicht planbar und nicht vorhersagbar sind und dass sie zuvor nicht einmal vorstellbar sind. Diese Hoffnung und das *Vertrauen* in Prozesse der Selbstorganisation und der Emergenz macht die Arbeit leichter. Es geht dann nicht mehr darum, die richtige oder gar perfekte Intervention zu planen, sondern darum, offen zu bleiben für das, was im jeweiligen Augenblick im Zusammensein und in der Zusammenarbeit mit dem Patienten geschieht und sich entwickelt, und diesen Prozess dann unterstützend zu begleiten.

6.3 Hypnose und Ideomotorik in einer resonanzbasierten Psychoonkologie

6.3.1 Überblick: Hypnose in der Psychoonkologie

> »In ihrer Essenz bedeutet Hypnose eine Vermittlung von Ideen und Einsichten an den Patienten auf eine Art und Weise, dass dieser für die präsentierten Ideen maximal empfänglich und dadurch motiviert ist, sein körperliches Potenzial zu erforschen, wie er seine psychischen und physiologischen Reaktionen (›responses‹) und sein Verhalten regulieren kann« (Erickson 1967, S. 83; Übers. d. Verf.).

So beginnt Milton H. Erickson (1967) sein Referat über Hypnose und Schmerz auf dem ersten Internationalen Kongress zur Hypnose in der Psychosomatischen Medizin in Paris im Jahr 1965. Der erste Teil seiner Aussage deckt sich in seiner Intention damit, wie die S3-Leitlinie Psychoonkologie (AWMF et al. 2014) fünfzig Jahre später patientenzentrierte Kommunikation definiert (Abschn. 4.1). Er bezieht sich aber auch auf einen Rahmen und einen inneren Zustand von Offenheit und Antwortbereitschaft. Der zweite Teil der Aussage verweist auf Ericksons zentrale Absicht, die individuellen Ressourcen der Patienten therapeutisch einzusetzen – das Utilisationsprinzip (Abschn. 6.2.2). Er betont auch die explorative Haltung des Patienten, die er mit dem Therapeuten teilt.

Die Arbeit mit ideomotorischen Phänomenen macht das Verhalten und die Antworten auf innerlich oder von außen gestellte Fragen unmittelbar erfahrbar und sichtbar. Auch die konzentrierte Neugier der explorativen Haltung lässt sich dabei erleben und einüben. Die

Antworten stärken dann die Selbstwirksamkeitserwartung und das Vertrauen in den Körper und sein Wissen.

Für die Umsetzung einer therapeutisch wirksamen Kommunikation in diesem Geist stehen in der Praxisrealität bei der psychoonkologischen »Begleitung ein Stück des Weges« (Ebell 2008, 2015) *drei Zeitfenster* zur Verfügung. Die Anforderungen an die Gestaltung der therapeutischen Kommunikation und Beziehung sind dabei sehr unterschiedlich:

- In der ersten Diagnostik- und Therapiephase steht einem Konsiliardienst für eine Akutbehandlung oder *Krisenintervention* oft nur eine einmalige Begegnung zur Verfügung. Im Rahmen stationärer Behandlungen sind manchmal mehrere Termine möglich. Um herauszufinden, worum es eigentlich geht, stehen die aufmerksam zugewandte Haltung und eine zuversichtliche mitmenschliche Präsenz im Vordergrund. Oft trägt allein schon das Gefühl, in seiner Not gehört, gesehen und verstanden zu werden, zur Stressreduktion bei. Die konkreten Maßnahmen zielen darauf ab, die im Vordergrund stehenden, das unmittelbare Leiden verursachenden Symptome zu lindern. Dabei sind auch eher »autoritäre« Hypnoseinterventionen denkbar, wie sie in der Zahnmedizin, zur Operationsvorbereitung oder in der Notfallmedizin eingesetzt werden. Wir bevorzugen – wenn möglich – die ressourcenfokussierende Hinwendung auf Annäherungsziele und das Einladen von »Lösungszuständen«.
- Eine *Begleitung* über *mehrere Termine* bzw. *Wochen* fördert Coping und Selbstmanagement, indem sie bei den sich stellenden Anforderungen das Erleben von Kompetenz und Selbstwirksamkeitserfahrungen unterstützt. Ein solcher Rahmen ist beispielsweise während laufender stationärer oder ambulanter Behandlungen sinnvoll, etwa bei Chemo- und Strahlentherapien und in der Rehabilitation bzw. Nachsorge. Die Haltung des Therapeuten entspricht dabei mehr der eines Lehrers, der einem Schüler seine Kompetenz und sein Wissen zu dem Thema zur Verfügung stellt, um das es dem Schüler geht. Im gelingenden Resonanzdreieck (Rosa u. Endres 2016) kann sich der Patient das notwendige Wissen und die erforderliche Kompetenz »anverwandeln« (S. 106). Der Schwerpunkt liegt dabei auf einer Hilfe zur Selbsthilfe und auf Hypnose als Anleitung zur Selbsthypnose. Dazu wird eigenständiges Üben gefordert

und gefördert, gemäß der indianischen Weisheit, dass es nachhaltiger ist, jemandem beizubringen, wie er geeignetes Feuerholz finden und selbst Feuer machen kann, als ihn ans brennende Lagerfeuer einzuladen – was unter anderen Bedingungen, etwa in der Krisenintervention, durchaus angemessen ist.
- Die Begleitung über einen *längeren Zeitraum* unterstützt Patienten bei *individuellen Entwicklungsschritten* zur notwendigen Anpassung und Neuorientierung in verschiedenen Phasen der Erkrankung. Das kann beispielsweise sein, wenn eine Therapie erfolgreich abgeschlossen ist und eine »neue Normalität« gefunden werden muss, wenn ein Rezidiv auftritt oder das Lebensende absehbar wird. Die Haltung des Therapeuten entspricht jener in einer psychodynamisch geprägten Psychotherapie. Der Begleiter folgt dem individuellen, ergebnisoffenen Prozess. Der Patient gibt die Richtung vor. Dabei bedarf es der Mäßigung aller wohlmeinenden Impulse, dem Patienten die eigenen Annahmen und Wertvorstellungen überzustülpen, um ihn vor einengenden Vorgaben und Bevormundung zu schützen.

Aus psychoonkologischer Perspektive geht es nur ausnahmsweise um die Klassifikation und Behandlung psychiatrischer Störungen im engeren Sinne, sondern vielmehr um eine Unterstützung angesichts überwältigender Herausforderungen (Tschuschke 2020). In allen Zeitfenstern und Situationen besteht ein zentrales Ziel darin, aus dem Stress- und Krisenmodus psychovegetativ »umschalten« und zur Ruhe kommen zu können. Darin sehen wir den Generalschlüssel, der Zugang zu individuellen Ressourcen und Möglichkeitsräumen (Abschn. 6.3.4, S. 151) verschafft. In der Leitlinie werden dazu »Entspannungsverfahren und imaginative Verfahren« empfohlen. Bei Entspannungsverfahren wird darauf hingewiesen, dass sie »nach Instruktion und Übung unter professioneller Anleitung in Eigenregie fortgeführt werden können« (AWMF et al. 2014, S. 60). Damit wird den Patienten »ein Instrument vermittelt, das ihnen den Abbau emotionaler Anspannung ermöglicht (Selbstmanagement) und ihre Fähigkeit zur Emotionsregulation stärkt (Ressourcenorientierung)« (ebd.). Diese Empfehlung entspricht einem genuin hypnotherapeutischen Vorgehen.

6.3.2 Hypnose als Zugang zu heilungsfördernden Zuständen

Beim autogenen Training, das in den 1920er Jahren aus der klassischen Hypnose entwickelt wurde, wird der Wechsel von Stressphysiologie in

Erholungs- und Heilungsphysiologie als *trophotrope Umschaltung* bezeichnet. Die griechische Vorsilbe *tropho* (altgr. *τρέφειν* für »ernähren, erholen«) weist auf den Zügel des Parasympathikus hin – im Gegensatz zur leistungssteigernden Wirkung des Sympathikus. Als Form der Selbsthypnose war das autogene Training im deutschsprachigen Raum über viele Jahrzehnte die vorherrschende Entspannungsmethode. Sie ist standardisiert, in ihren psychophysiologischen Auswirkungen wissenschaftlich gut untersucht und erstaunlich wirksam.

Unabhängig davon, welches Entspannungsverfahren man wählt und ob man es durch imaginative Elemente ergänzt, ist ein achtsames Abholen des Patienten in seiner Stressreaktion in der Psychoonkologie besonders bedeutsam. Dort stellt sich die Aufgabe, ihn aus der archaischen gesamtorganismischen Notfallreaktion auf die existenzielle Bedrohung, aus Fight-Flight-Freeze-Mustern, in den gewünschten Bereich von Ruhe- und Erholungsmustern zu führen und auf möglichst vielen Ebenen eine *»self-healing response«* zu aktivieren (S. 89). Klassische, autoritäre und primär suggestive Vorgehensweisen sind zwar sehr wirksam, sie verführen aber dazu, die Macht zur Veränderung nur der Technik oder dem Hypnotiseur zuzuschreiben. Leitlinienkonform (AWMF et al. 2014) stärkt es Patienten auch aus unserer Sicht viel mehr, wenn sie lernen, diesen Wandel selbst herbeizuführen. Veränderungsprozesse sind umso eindrucksvoller und nachhaltiger, je erstaunlicher und unerwarteter die Verwandlung eintritt, wenn Patienten erleben, dass es ihnen trotz allem gelungen ist, zur Ruhe zu kommen, Kraft zu tanken und wieder klare Gedanken zu fassen. Weitere positive Effekte, die sich durch die Umschaltung von allein einstellen, etwa wieder erholsam schlafen zu können, verstärken sich wechselseitig.

Definiert man therapeutische Hypnose als das Hervorrufen heilungsfördernder (sozio)psychophysischer Zustände, dann ist sie so alt wie die Menschheit selbst. In allen Kulturen gab es heilkundige Personen, die zum Wohle der Betroffenen Heilungsrituale und Zeremonien abhielten. Sie nahmen psychoaktive Substanzen oder Tänze, Trommeln und Zaubersprüche zu Hilfe, um über bestimmte Rhythmen und Synchronisierungsprozesse Trancen zu induzieren. Sei es, dass der Betroffene, eine Gruppe rund um den Betroffenen oder der Heiler in Trance ging – wie in schamanischen Traditionen. Schamanen qualifizierten sich in der Regel durch eigene leidhafte Erfahrungen und Krankheiten als »wounded healers« für ihre Aufgabe.

Der Begriff Hypnose wurde von dem schottischen Chirurgen James Braid erstmals Mitte des 19. Jahrhunderts verwendet für therapeutisch hilfreiche Phänomene (z. B. bei operativen Eingriffen), die seit Franz Anton Mesmer (1734–1815) mittels wiederholter »Streichungen« (frz. *passes*) über den ganzen Körper herbeigeführt wurden. Der Neurologe Jean-Martin Charcot erklärte die Hypnotisierbarkeit seiner Patientinnen mit ihrer Hysterie. Sigmund Freud war von der Vorführung psychiatrischer Patientinnen am Hôpital de la Salpêtrière in Paris durch Charcot befremdet und ergriff Partei für die »Schule von Nancy«, die Hypnose durch die Wirkung von Suggestionen erklärte. Er übersetzte Hippolyte Bernheims Werk ins Deutsche (*Die Suggestion und ihre Heilwirkung;* Bernheim 1888).

6.3.3 Der Hypnotiseur, die Technik oder die Beziehung – was wirkt?

In allen Zeiten suchten Zeugen von magisch anmutenden und nicht selten an Wunder grenzenden hypnotischen Phänomenen Erklärungen für die Wirkung von Hypnose. Sie wollten verstehen, wie es möglich ist, dass Leid bringende Symptome plötzlich verschwinden oder bei Verletzungen die zu erwartenden Schmerzen ausbleiben. Bis ins Mittelalter wurde Krankheit oft mit Besetzung und Heilung mit der Austreibung von bösen Geistern erklärt. So war noch zuzeiten Mesmers der schweizerische Pater Gassner mit seinen als Teufelsaustreibungen begründeten exorzistischen Ritualen als Heiler sehr erfolgreich.

Der *animalische Magnetismus* war das erste im Sinne der Aufklärung wissenschaftliche Modell zur Erklärung der Phänomene, die später als Hypnose bezeichnet wurden. Es greift die in dieser Zeit populären Themen wie Elektrizität, Gravitation und Magnetismus auf und schreibt dem Menschen eine dem aus der Physik bekannten Magnetismus analoge Kraft zu, die des animalischen Magnetismus.

Als Mesmers Gegner Zweifel an seiner Person und seinen Methoden anmeldeten, entwarf im Jahr 1784 eine Kommission ein placebokontrolliertes Studiendesign, um seine Behauptungen zu überprüfen. Dazu wurden zwei Heilungsprozeduren miteinander verglichen. In der einen Gruppe erfolgte das Ritual mittels Metallstäben, die magnetisiert wurden, in der anderen mittels Holzstäben, die naturgemäß nicht magnetisierbar sind. Beide Anwendungen waren hochwirksam, allerdings in gleichem Ausmaß. Trotzdem kam die Kommission zu einem vernichtenden Urteil über Mesmer. Nicht deshalb, weil sein

Vorgehen keine heilende Wirkung gezeigt hätte, sondern weil die Erklärung, die er dafür präsentierte, aus physikalischer bzw. »wissenschaftlicher« Sicht falsch war.

Charcot erklärte die Wirkung von Hypnose durch krankheitswertige Eigenschaften seiner Patientinnen – ihre Hysterie. Bernheim rückte die therapeutische Wirkung von Suggestionen in den Vordergrund. Freuds Übersetzung seines Werkes erhöhte die Wertschätzung des Beitrags der Suggestion zur Heilwirkung der Hypnose weiter.

Freud übersetzte dessen Werk zur Heilwirkung der Suggestion. Seither füllt die wissenschaftliche Diskussion über die Wirkungsweisen von Hypnose die Regale der Bibliotheken.

Anfang der 1980er Jahre gab es beeindruckende Fallgeschichten von Erickson, aber nur wenige konzeptionelle Publikationen zur Anwendung von Hypnose bei Schmerzen aufgrund von Krebserkrankungen (Barber a. Gitelson 1980; Spiegel 1985). Letztere bildeten die Grundlage einer prospektiven klinischen Studie am Klinikum Großhadern in München in den Jahren 1988–1991. Wie sich dabei herausstellte, verbesserte Selbsthypnose die Schmerzkontrolle über die Effekte einer wirksamen medikamentösen Schmerztherapie hinaus bzw. förderte das individuelle Coping (Ebell 2008a). Eine aus der Praxis erwachsene wichtige Frage in dieser Studie war, welche Patienten für Hypnose und Selbsthypnose geeignet sind und ob die klinischen Erfahrungswerte mit den Ergebnissen eines standardisierten und validierten Suggestibilitätstests übereinstimmen. Das Testergebnis der »Stanford Scale für Erwachsene« war nur bedingt aussagekräftig im Hinblick darauf, wer durch das zusätzliche Angebot von Selbsthypnose eine Besserung erfahren hatte (Ebell 1995).

Dass nicht vorhergesagt werden kann, wer auf therapeutische Suggestionen anspricht, ist einer von vielen Puzzlesteinen in der alten Diskussion, die ihre Vertreter lange Zeit in zwei Lager spaltete: »state versus trait« (Zustand versus Merkmal). Ist Hypnose bzw. Trance ein besonderer Bewusstseinszustand, der unter verschiedenen Bedingungen in unterschiedlicher Intensität oder gar nicht auftreten kann? Oder sind die in Trance zu beobachtenden Phänomene wie die Suggestibilität ein mehr oder weniger konstantes Persönlichkeitsmerkmal, unabhängig von einem bestimmten »state«. Damit ist die Frage verbunden, ob es bestimmter Auslöser, Rahmenbedingungen oder Hypnoserituale und Tranceinduktionen bedarf, um einen »Hypnosezustand« bzw. eine Trance hervorzurufen, damit Suggestionen wirken oder sich etwas verändert. Auch wenn die Vertreter der »Trait-Hypothese« meist nur zwischen suggestiblen und nicht suggestiblen Versuchspersonen unterschieden haben, liegt es nahe, dass ein überdauerndes Persönlichkeitsmerkmal im Sinne der Suggestibilität in unterschiedlicher Ausprägung vorliegen kann, das darüber hinaus je nach Situation modifiziert werden kann.

Eine Expertenkommission der American Psychological Association (APA) hat sich auf folgende Definition geeinigt (Elkins et al. 2015, S. 6, Übers. d. Verf.):

> »Hypnose ist ein Bewusstseinszustand (›state of consciousness‹) von fokussierter Aufmerksamkeit und verringertem Gewahrsein für Peripheres (›peripheral awareness‹), der charakterisiert ist durch ein erhöhtes Vermögen (›capacity‹), auf Suggestionen anzusprechen (›response‹).«

Neben dem Bewusstseinszustand wird die *hypnotische Induktion* als Vorgehen definiert, das darauf ausgelegt ist, Hypnose zu induzieren. *Hypnotisierbarkeit* (»hypnotizability«) ist die Fähigkeit des Individuums, vorgeschlagene Veränderungen in Physiologie, Empfindungen, Emotionen, Gedanken oder im Verhalten während der Hypnose zu erleben (ebd.). Die Kommission wählte also einen Kompromiss: Hypnose wird zwar als Zustand definiert, die Zuschreibung eines bestimmten Ausmaßes an Hypnotisierbarkeit an das Individuum bleibt aber bestehen.

Wir gehen aufgrund unserer klinischen Erfahrung davon aus, dass es für die Wirksamkeit dessen, was gesagt wird, in vielen Fällen keines spezifischen Hypnoserituals bedarf und schon gar keiner vorherigen Testung (Ebell 1995). Nach dem Verständnis des diagnostisch-therapeutischen Zirkels (S. 67) ist die Intervention zugleich die Testung. Im Gegensatz zu einem standardisierten Vorgehen führt in der Hypnotherapie jede Art der Reaktion des Patienten zu einer Modifikation des weiteren Vorgehens – auch wenn er mit »Nicht-Reagieren« reagiert.

Wir vertreten die Position, dass die in Hypnose auftretenden Phänomene zur *Grundausrüstung der menschlichen Spezies* gehören (Brown 1991), sei es im Sinne der trophotropen Umschaltung wie beim autogenen Training (S. 139), der »Entspannungsantwort« (»relaxation response«; Benson 1997) zur Erholung und zum Auftanken oder der »self-healing response« (S. 89) im Rahmen von Heilungsprozessen.

In einer resonanzbasierten Medizin messen wir Beziehungsfaktoren, dem Rapport und der intersubjektiven Resonanz eine zentrale Bedeutung in der Wirkung von Hypnose zu. Wir finden uns diesbezüglich in der Tradition von Joseph Barber, einem im Bereich von Hypnose und Schmerz sehr einflussreichen praxisorientierten Forscher. In seinem klinischen Vorgehen war es ihm ein Anliegen, sich nicht von Vorstellungen einengen zu lassen, bestimmte Personen seien für Hypnose nicht zugänglich. Er sah sich vielmehr als »psychologischer Schlüsseldienst« (»locksmith«), von dessen Kunstfertigkeit es abhängt, ob er das individuelle Schloss jedes Patienten öffnen und ihm Zugang zu seinen hypnotischen Fähigkeiten verschaffen kann (Barber 1991). Dabei kam ihm das Ericksonsche Modell entgegen, den Patienten bei seinen Bedürfnissen abzuholen. Etwa bei dem Bedürfnis, die Kontrolle zu bewahren, jenem nach einer Begegnung auf Augenhöhe, nach Sicherheit oder einfach nach einem geduldigen und kompetenten Menschen, der in einer Notsituation ganz für einen da ist und für einen sorgt. So gehört zu den Elementen, die einen Schlüssel passend machen, auch ein individuell und situativ modifiziertes Beziehungsangebot. Dabei kann man sich plastisch vorstellen, wie Barber immer wieder das Wort »relax« wiederholte und dessen zweite Silbe beim Ausatmen in die Länge zog. Dabei lud er seine Patienten ein, sich von seiner tiefen und sonoren Stimme tragen zu lassen und sich dabei sicher und geborgen zu fühlen, wie in Mutters Schoß in Vaters schützender Anwesenheit.

Gemeinsam mit Barber ziehen wir es vor, die »Aufmerksamkeit auf das Zusammenspiel von hypnotischer Beziehung, hypnotischen Techniken und individuellen Fähigkeiten zu richten, die alle zur Ansprechbarkeit (›responsiveness‹) des Individuums auf eine hypnotische Behandlung beitragen« (ebd., S. 252; Übers. d. Verf.).

Der von Barber verwendete Begriff »responsiveness«, den wir hier mit *Antwortbereitschaft, Ansprechbarkeit* oder *Erreichbarkeit* übersetzen, ist in unserem Modell der therapeutisch wirksamen Kommunikation von zentraler Bedeutung. In der Vorstellung von Resonanz ist die Antwortbereitschaft – oder genauer die *Resonanzbereitschaft* – nicht nur einem der Beteiligten zuzuschreiben, sondern beiden. Ein Ansprechen auf das therapeutische Angebot und Veränderungen geschehen, wenn es zur Resonanz kommt, wenn sich ein Resonanzdreieck etabliert (S. 106). In der Metapher der Resonanz wäre es weniger ein Schlüssel und der »richtige Dreh«, sondern eher ein Zauberwort, gemäß Eichendorffs Gedicht »Wünschelrute« von 1835:

> »Schläft ein Lied in allen Dingen,
> Die da träumen fort und fort.
> Und die Welt hebt an zu singen,
> Triffst du nur das Zauberwort.«

Auch Milton Erickson hat Hypnose als *intersubjektiven Prozess* verstanden (Haley 1996, S. 55):

> »Wenn er von Hypnose spricht, meint er damit nicht nur Prozesse, die sich im Inneren des Hypnotisierten abspielen, sondern er meint den gesamten Austausch zwischen zwei Menschen.«

So zitiert Betty Alice Erickson (2013; Übers. d. Verf.) ihren Vater:

> »Hypnose ist keineswegs etwas, das mit jemandem gemacht wird. Vielmehr betreten Therapeut und Klient gemeinsam ein Beziehungsfeld (›relational field‹), in dem das bewusste Gewahrsein (›conscious awareness‹) und das Unbewusste von zwei Personen miteinander verbunden sind.«

In seiner Beschreibung einer *relationalen Hypnose* (»relational hypnosis«) versteht Udi Bonshtein (2012) Hypnose immer als »Zwei-Personen-Hypnose«, als einen interpersonalen Prozess, in dem die beiden Beteiligten einander wechselseitig beeinflussen. Es betont darüber hinaus auch die Bedeutung intrapersonaler Vorgänge im Therapeuten, wenn Bonshtein schreibt, dass es für einen sensiblen Hypnotherapeuten von Vorteil sein kann, während der Hypnose auch seinem eigenen Innenleben Beachtung zu schenken. In einem psychodynamischen Verständnis würde man vom Wahrnehmen und Nutzen der *Gegenübertragung* sprechen, im Teilemodell von einem Bewusstsein über die Aktivierung eigener Anteile.

Ronald E. Shor drückt es sehr plastisch aus (Shor 1959, S. 594; Übers. d. Verf.):

> »Das Fleisch und Blut der Hypnose, ihr multidimensionaler klinischer Reichtum und ihre Vielfältigkeit zeigen sich nur, wenn Hypnose als dynamische Beziehung zwischen realen Menschen betrachtet wird.«

Das in der hypnotischen Trance entstehende intersubjektive Feld lässt sich in seiner Wirkung metaphorisch auch als *psychischer Brutkasten* beschreiben (Zindel 2009). Das positive, zugleich aber im psychoanalytischen Sinn abstinente Beziehungsangebot erlaubt eine vertrauensvolle symbiotische Beziehung und fördert Entwicklung. Patienten erleben eine reale, intensive Nähe, in der sie ganz sie selbst sein und werden können und dabei gleichzeitig ihre Autonomie bewahren. Oft erfahren sie auf eindrucksvolle Weise, wie in diesem Feld, im Schutz einer speziellen Beziehung, aus einer inneren Quelle neue Erfahrungen auftauchen.

Die Budapester Arbeitsgruppe um Eva Bányai (1998) erforscht auf der Basis eines biopsychosozialen (»social-biopsychological«) Modells die Beziehungsdimension der Hypnose auch auf der körperlichen Ebene. Dem Beziehungsangebot entsprechend werden verschiedene *Stile der Hypnose* beschrieben:

- Ein mehr *körperlich-organismischer Stil* (»physical-organic«) – wir würden sagen resonanzorientierter Stil – ist durch eine Synchronisierung zwischen den Interaktionspartnern charakterisiert. Das betrifft das Spiegeln der Haltung, simultane Bewegungen und einen gemeinsamen Atemrhythmus. Es gibt auch mehr Augenkontakt und Nähe. Dieser Stil wird auch als »mütterlicher Stil« (»maternal«) bezeichnet; das einfühlende Verstehen der verborgenen inneren Welt des Patienten steht im Vordergrund. Wenngleich dafür gemeinsam nach Worten gesucht wird, verläuft es wesentlich über körperliche Resonanz im Therapeuten. Dieser Stil kommt dem Bedürfnis nach Bindung entgegen; Sicherheit wird über eine Beruhigung und Verbundenheit (»calm and connection«) ausstrahlende Seinsqualität vermittelt (Varga u. Kekecs 2015).
- In einem *analytisch-kognitiven Stil* (»analytic-cognitive«) wirkt der Hypnotiseur primär über seine Autorität. In diesem »väterlichen Stil« (»paternal«) geben die klaren Vorstellungen und Intentionen des Therapeuten insbesondere jenen Patienten Sicherheit, die Orientierung suchen, um Bedrohungen abzuwehren.
- Eine hypnotische Beziehung, die mehr dem Vorbild einer *freundschaftlichen Begleitung* auf Augenhöhe gleicht, hat ihre Stärke in der Aktivierung von inneren Ressourcen der Patienten. Sie vermittelt Sicherheit über Ermutigung (Bányai 2002).

Eine Studie aus Bányais Arbeitsgruppe (Varga u. Kekecs 2015) verfolgt die Fährte des »mütterlichen« Hypnosestils auf der biologischen

Ebene. Vor und nach der Hypnose wurden Cortisol und Oxytocin im Speichel der Versuchspersonen *und* der Hypnosetherapeuten gemessen. Je weniger emotionale Wärme die Versuchspersonen in der Beziehung zu ihren Eltern erinnerten, desto größer war der Anstieg der Oxytocin-Konzentration im Speichel der Hypnotisierenden. Dieses Muster deutet an, dass die Hypnose eine korrigierende Beziehungserfahrung vermitteln kann. Entbehrte die Versuchsperson emotionale Wärme seitens ihrer Eltern, so stellt sich der Therapeut dem Patienten in einem »mütterlichen« Zustand zur Verfügung. Dieser ist mit einem erhöhten Oxytocin-Spiegel verbunden – was auf eine Aktivierung des Bindungs-, Fürsorge- und Beruhigungssystems hinweist (S. 292 ff.). Der gesenkte Cortisol-Spiegel bei beiden Beteiligten weist auf eine Verringerung von Stress hin.

6.3.4 Formen des Unbewussten

Durch seine Beschreibung von Träumen, Fehlleistungen und Fallgeschichten verhalf Sigmund Freud dem sogenannten Unbewussten zu großer Popularität. Um die Bedeutung der Symptome seiner Patienten zu verstehen, nutzte er in seinen Anfängen Hypnose als Zugang zu ihrem Unbewussten. Die Konzepte über unbewusste Prozesse haben sich seither weiterentwickelt. So wird neben dem »dynamischen Unbewussten«, auf das Freud sich bezog, noch ein nicht verdrängtes Unbewusstes und ein kreatives Unbewusstes postuliert. Milton Erickson nutzte die Vorstellung des Unbewussten auf eine wiederum andere Weise. Unbewusste Prozesse können einengen und sich in Symptomen ausdrücken. Sie können aber auch dazu beitragen, neue Möglichkeiten zu erschließen.

In seinem topischen Modell beschreibt Freud das Unbewusste als jenen Ort, an den all das verdrängt wird, was sich mit den Anforderungen des Über-Ich nicht verträgt und Angst macht – das *dynamische Unbewusste.*

Des Weiteren gibt es das *nicht verdrängte Unbewusste* (Bohleber 2013). Bei der Bewältigung des Alltags läuft der Großteil der Prozesse automatisch und ebenfalls unterhalb der Bewusstseinsschwelle ab. Muster und Programme sind das Ergebnis von Lernprozessen, von impliziten Modellen, die wir uns aufgrund unserer Erfahrungen von der Welt gemacht haben. Sie sind in der Regel unbewusst und im *impliziten* oder *prozeduralen Gedächtnis* gespeichert. Sie sind nicht verdrängt und potenziell bewusstseinsfähig.

Der Begriff *Körpergedächtnis* betont, dass viele Automatismen gleichsam im Körper gespeichert sind. Das reicht von Bewegungsabläufen beim Radfahren bis hin zu den Elementen traumatischer Erfahrungen. Im *impliziten Beziehungswissen* sind insbesondere frühe Beziehungserfahrungen als *inneres Arbeitsmodell* in einer generalisierenden Form gespeichert. So scheint der Körper zu wissen, ob er sich bei der Annäherung einer bestimmten Person dieser eher zuwendet und sich auf sie zubewegt oder aber unwillkürlich zurückweicht und eine Abwehrhaltung einnimmt.

Körpererinnerungen bzw. Gefühle werden in der Hypnotherapie als Ausgangspunkt genommen, um über die »somatische Brücke« bzw. die »Affektbrücke« Zugänge zum *autobiografischen* oder *episodischen Gedächtnis* zu gewinnen. So kann etwa das Verfolgen der Spur einer bestimmten Empfindung Erinnerungen an prägende Szenen auftauchen lassen, in denen die Empfindung ihren Ausgang nahm. Man kann herausfinden, welche Erfahrungen gefehlt haben, und diese in der therapeutischen Beziehung und in Trance zumindest teilweise nachholen. Dadurch können sich das innere Arbeitsmodell bzw. einengende Überzeugungen verändern.

Eine dritte Form des Unbewussten ist das *kreative Unbewusste* (Bohleber 2013). Ihm wird die Fähigkeit zu träumen zugeschrieben und dazu, im Traum Bedürfnisse und Wünsche des Träumenden zu erfüllen. In der Nacht, aber auch in Tagträumen und in Trance können wir innere Räume aufsuchen, die nicht durch unseren Realitätssinn eingeschränkt sind. In Zuständen »generativer Trance« (Gilligan 2014; Abschn. 6.2.2) erschließen sich Informationen aus einem umfassenderen, kollektiven Unbewussten. Um das kreative Unbewusste zugänglich zu machen, bedarf es bestimmter innerer Zustände, die in der Regel durch eine trophotrope Umschaltung charakterisiert sind (S. 139). Denn in Zuständen von Anspannung, Zwang und Bedrohung ist der Zugang in der Regel versperrt.

Das Unbewusste lässt sich nicht direkt beobachten, sondern nur indirekt durch Phänomene erschließen, die man seinem Wirken zuschreibt. So versucht man es in Metaphern zu fassen, wobei verdinglichende *Raummetaphern* unser Bild des Unbewussten prägen: Etwas taucht aus dem Unbewussten auf, die Tiefenpsychologie erforscht, was in dessen dunkle Tiefen verdrängt wurde. Dieses Bild des *vertikalen Unbewussten* impliziert: je tiefer, desto besser – nur nicht an der Oberfläche bleiben. Eine Vorstellung, die auch in der Hypnotherapie verbreitet ist, aber keineswegs immer zutrifft. So muss eine Trance keineswegs tief sein, um zu wirken.

Aus der intersubjektiven Sicht der Psychotherapie geht es nicht nur um die vertikale Dimension *einer* Person, sondern vielmehr um die Wechselwirkungen und das Zusammenspiel *zweier* Personen. Dazu passt besser das Bild eines gemeinsamen *horizontalen Unbewussten* oder eines dreidimensionalen Raumes wie bei der Ausbreitung von Schallwellen. Die Resonanzmetapher legt die Vorstellung eines *resonanten Unbewussten* nahe (Buchholz u. Gödde 2013; Abschn. 6.1). Sie betont das Prozesshafte und damit das, was im jeweiligen Augenblick anklingt, Resonanz findet und wieder vergeht. Diese Betrachtungsweise unterscheidet sich deutlich von einer festlegenden Verdinglichung des Unbewussten oder unbewusster Inhalte. Im Gegensatz zur Archäologiemetapher Freuds geht es in der Therapie dann nicht mehr darum, nach verschütteten Inhalten aus früheren Zeiten zu suchen, um sie auszugraben. Therapie verändert vielmehr dadurch, dass sie sich immer wieder dem zuwendet, was im Moment schon mitschwingt, oder dem, was im Patienten anklingt, um damit in Resonanz zu gehen.

Im konstruktivistischen Sinne verstehen wir bewusstes Erleben und die parallel dazu ablaufenden nicht bewussten Prozesse als ständige Kreation bzw. Co-Kreation subjektiver Wirklichkeiten. Eine *Verdinglichung* unbewusster Prozesse im Begriff des Unbewussten kann in die Irre führen, wenn es festschreibend und einengend wirkt.

Dem Vorbild Milton Ericksons folgend, enthält die Vorstellung eines Unbewussten aber auch Aspekte, die sich zum Wohle des Patienten utilisieren lassen. Dem Unbewussten lassen sich jene Fähigkeiten und jenes Wissen zuschreiben, das man in einer bestimmten Situation braucht. Man kann das Unbewusste als Reservoir all dessen betrachten, was man im eigenen Leben aus Erfahrungen gelernt hat, bei anderen gesehen hat und zur Bewältigung aktueller Herausforderungen im Augenblick braucht. Es ist wie ein guter Freund, wie eine gute Mutter, wie ein guter Vater, die einen begleiten, solange man lebt. Diese Form des Unbewussten wäre das *Ericksonsche Unbewusste*. Es bezieht all das zieldienliche Wissen mit ein, von dem wir gar nicht wissen, dass wir es wissen, aber auch alle Wahrnehmungen, von denen wir nicht wissen, dass wir sie wahrgenommen haben. Das erweitert den Begriff der unbewussten Prozesse auf die Vielzahl von Informationen, die wir aus der Umgebung, aber auch aus der Innenwelt aufnehmen und automatisiert verarbeiten. Im Sinne des Perspektivenwechsels könnte man sogar von einem *salutogenen Unbewussten* sprechen.

Unwillkürliche Automatismen können aber auch einschränken. Oft sind Arbeitsmodelle, die in früheren Zeiten und anderen Kontexten entwickelt wurden, in der aktuellen Situation unzeitgemäß und dysfunktional. Wenn sich einzelne prägende Erfahrungen in inneren Arbeitsmodellen generalisieren, können sie ebenso limitierend wirken wie Traumatisierungen. Das Unbewusste ist nicht immer nur klug. Insofern gilt es, eine idealisierende Mystifizierung des »klugen Unbewussten« zu überwinden, die einem naiven Verständnis der Arbeit von Erickson entspricht. Es ist im Einzelfall zu erforschen, ob sich frühere Erfahrungen in Bezug auf umschriebene Aufgaben primär als Ressource oder als Limitierung auswirken. Dem Utilisationsprinzip folgend, können aber bisweilen auch Einschränkungen zu Ressourcen werden.

Eine weitere Form unbewusster Prozesse steht im Zusammenhang mit dem Themenkreis *dissoziativer Phänomene*. Die menschliche Fähigkeit zu dissoziieren, Wahrnehmungen aus dem Bewusstseinsfeld auszuschließen, ist jene Form des »Unbewusst-Machens«, dem sich die Hypnose schwerpunktmäßig zuwendet und die sie zu unterschiedlichen Zwecken utilisiert. Die Neo-Dissoziationstheorie (Hilgard 1977) postuliert, dass unterschiedliche Subsysteme parallel zueinander arbeiten. Aufgrund der begrenzten Kapazität des Bewusstseins kann jeweils nur ein kleiner Anteil dieser Prozesse bewusst wahrgenommen werden. Wird der Prozess eines Systems in den Vordergrund gerückt und bewusst, wird anderes aus dem Bewusstsein ausgeschlossen. Bei dissoziativen Phänomenen sowie in Hypnose lockere sich die Koordination der einzelnen Subsysteme, wodurch sich diesen neue Möglichkeiten erschließen.

Bedeutung des Unbewussten für die psychoonkologische Begleitung

Vieles von dem, was uns in der Psychoonkologie begegnet, lässt sich als Auswirkung unbewusster Prozesse verstehen. Daher beachtet eine resonanzbasierte Psychoonkologie all diese Formen des Unbewussten und würdigt sie in ihrer Funktion. Hypnotherapeutisch werden sie, wo immer möglich, utilisiert.

Das *dynamische Unbewusste* begegnet uns in der Psychoonkologie, wenn wir uns fragen, ob ein Patient seine Krankheit oder ihre

Auswirkungen *verleugnet,* oder ob er Angst oder Trauer *abspaltet,* um sich oder andere vor zu intensiven Gefühlen zu schützen. Oft sind es Aggressionen, die keinen Platz bekommen, etwa weil sie wichtige Beziehungen gefährden könnten. Es kann aber auch die Sehnsucht sein, endlich sterben zu können, um Frieden zu haben. Sie könnte sich durch die Betonung des Gegenpols, in ihr Gegenteil verkehrt, als besonders unerbittlicher Kampf gegen die Krankheit zeigen. Im Umgang mit dysfunktionalen Schutzmechanismen gilt es, Ressourcen zu stärken, um das Bedrohliche und die *verdrängten* Wünsche und Impulse in inneren Konflikten bewusstseinsfähig zu machen, um sie angemessen integrieren und berücksichtigen zu können.

Das *implizite Unbewusste* begegnet uns in den handlungsleitenden Grundannahmen über das Leben, in den nicht bewussten Vorannahmen über Beziehungen, im Familienkreis, aber auch gegenüber den Behandlern, insbesondere in bedrohlichen Situationen und am Lebensende. In Zeiten existenzieller Bedrohung wird deutlich, ob ein Grundvertrauen entwickelt werden konnte, dass sich das Leben lohnt, dass es verstehbar und auf irgendeine Weise bewältigbar ist.

Dissoziative Phänomene werden deutlich, wenn Patienten zwischen unterschiedlichen Bewusstseinszuständen wechseln, etwa am Vormittag ihr Begräbnis planen und am Nachmittag den nächsten Urlaub. Für die Gesprächspartner fühlt sich das so an, als hätte man zwei unterschiedliche Menschen vor sich. Je bedrohlicher etwas in einem Zustand erlebt wird, desto wahrscheinlicher ist es, dass dies zum Selbstschutz in anderen Zuständen nicht erinnert wird. In Situationen mit überwältigenden Erfahrungen ist Dissoziation der evolutionär vorgesehene Notausgang – bis hin zu Out-of-body-Erlebnissen. Die Extremform der Dissoziation ist die dissoziative Identitätsstörung, der Wechsel zwischen Dr. Jekyll und Mr. Hyde. Die *vertikale Spaltung* zwischen unterschiedlichen Persönlichkeitsanteilen kann völlig undurchlässig, aber auch in unterschiedlichen Ausmaßen durchlässig sein. Die Übergänge zwischen dem, was einen gesunden, Resilienz fördernden flexiblen Wechsel zwischen unterschiedlichen Persönlichkeitszuständen bzw. -anteilen ausmacht, und dissoziativen Identitätsstörungen sind fließend und bilden ein Kontinuum.

Hypnose nutzt dissoziative Phänomene, etwa die *Ganzkörperdissoziation,* wenn man sich vorstellt, eine medizinische Maßnahme werde am Körper im Krankenhaus vorgenommen, während sich ein anderer Anteil an seinem Lieblingsort in der Sonne niedergelassen hat und die Wärme genießt. Bei der *Dissoziation einzelner Körperteile* fühlt es sich subjektiv so an, als ob ein Arm nicht zum Körper einer Person gehört oder nicht von dieser selbst bewegt wird. Bei der *Dissoziation von Empfindungen* wird beispielsweise Schmerz nicht wahrgenommen.

In der Hypnose ist neben der Unterscheidung zwischen bewussten und unbewussten Vorgängen auch der Unterschied zwischen willkürlich und *unwillkürlich* von Bedeutung. Vorgänge wie das durch eine Vorstellung induzierte Heben der Hand bei der Armlevitation können zwar bewusst wahrgenommen werden, aber es geschieht von selbst – der Urheber der Bewegung bin nicht ich, der Arm bewegt sich von selbst. Die Urheberschaft für die Bewegung kann der Macht des Hypnotiseurs, der Technik, äußeren Mächten oder einer Kraft im Patienten zugeschrieben werden, z. B. einem klugen, weisen und eben kraftvollen Unbewussten. Letzteres lässt sich auf vielfältige Weise utilisieren.

Wenn der Psychoonkologe kommt, haben die Patienten in der Regel schon alles in ihrer Macht stehende und ihrer bewussten Kontrolle Unterliegende getan, um ihre Situation zu verändern. Wenn sie dabei an ihre Grenzen gekommen sind, liegt es nahe, ein alternatives Programm vorzuschlagen. Sie könnten unwillkürliche Prozesse nutzen und Dinge »einfach« geschehen lassen, anstatt sich anzustrengen, um sie zu machen und zu kontrollieren. Erfahrungen in dieser Richtung zu vermitteln, dass etwas Positives gleichsam ganz von selbst geschieht, ohne dass man genau weiß wie, ist ein zentrales Ziel von Hypnoseritualen. Sie erleichtern dem Patienten den Übergang vom willkürlichen zum unwillkürlichen, vom bewussten zum unbewussten Funktionsmodus. Bei diesem Übergang treten das Alltagsbewusstsein und die Realitätsorientierung in den Hintergrund (Peter 2015). In diesem Funktionsmodus erschließen sich jene *Möglichkeitsräume,* von denen immer wieder die Rede ist.

In diesen Möglichkeitsräumen erschließen sich auf bewusst beobachtbaren, aber auch auf unbewussten Wegen oft ungeahnte Ressourcen. Der Patient kann nicht nur erleben, dass Prozesse ganz von selbst geschehen, sondern auch, dass er innere Räume aufzusuchen vermag, die er sonst nur aus Träumen kennt oder von denen er noch nicht einmal geträumt hat. Sie entstehen im intersubjektiven Feld, in einem Gefühl von Sicherheit in der Beziehung, vielleicht auch angesteckt vom Therapeuten und dessen Zuversicht in die noch nicht bewussten Fähigkeiten des Patienten und durch die Einstimmung auf Erwünschtes.

Eine Möglichkeit, unbewusste und unwillkürliche Prozesse sichtbar und erlebbar zu machen, ist die Arbeit mit ideomotorischen Phänomenen.

6.3.5 Ideomotorik: Begriffsklärung

Der Begriff Ideomotorik hat in der Hypnose *zwei* unterschiedliche Bedeutungen (Peter 2015; Hill a. Rossi 2021). Diese ergeben sich aus zwei altgriechischen Worten, von denen die Vorsilbe »ideo« abgeleitet wird: *ιδέα* (Idee) oder *ιδιο-* (eigen-, selbst). Motorik stammt vom lateinischen Verb *movere* (bewegen); Ideomotorik steht für *unwillkürliche Muskelbewegungen.*

Aus der ersten Bedeutung des Begriffs der Vorsilbe ιδέα für »Idee, Vorstellung« ergibt sich die erste Definition: Ideomotorik sind jene Bewegungen, die nicht willkürlich, sondern *über Vorstellungen und Ideen vermittelt* sind. Beispiele sind ein Zusammenziehen im Mundbereich bei der Vorstellung einer Zitrone oder das Heben eines Armes durch die Vorstellung, er werde von einem Ballon von unten gehoben oder nach oben gezogen. Auf dieser Bedeutung beruht eine Vielzahl hypnotischer Interventionen, die darauf abzielen, dass eine geeignete Suggestion – die Einführung, der Vorschlag einer Idee – zu den gewünschten Reaktionen des Systems führt.

Zur zweiten Bedeutung des Begriffs mit der Vorsilbe *ιδιο-* für »eigen-, selbst, zum Individuum, zur einzelnen Person gehörig« passt ein Verständnis von Ideomotorik, dass Bewegungen das Ergebnis und der *Ausdruck einer Eigendynamik des Systems* sind: »Idiomotorik« (Peter 2015, S. 180). Darauf liegt der Schwerpunkt unserer Darstellungen.

Beide Phänomene sind Teil der *Ideodynamik* (altgr. *dynamis* für »Kraft«) eines Menschen. Darunter verstehen wir die Eigendynamik jenes Geschehens, das nicht der bewussten Kontrolle unterliegt und aus nicht bewussten Quellen gespeist wird. Es umfasst nicht nur die motorische Ebene, sondern auch Empfindungen (Ideosensorik), Gefühle, Gedanken und innere Bilder, die aus dem Kräftespiel des Systems heraus entstehen und auftauchen.

Wir verwenden den Begriff *Ideo*motorik für beide Phänomene auch deshalb, weil die beiden Prinzipien nicht klar voneinander abzugrenzen sind. So können bestimmte Vorstellungen die Eigendynamik eines Systems anregen oder eine von Suggestionen angeregte Armlevitation in einer zweiten Phase des Vorgehens in Bewegungen übergehen, die sich aus der Eigendynamik speisen und unabhängig von Suggestionen oder Vorstellungen erfolgen.

Aus unserer Sicht ergibt sich die Ideodynamik eines Individuums aus allen zuvor aufgeführten Formen des Unbewussten. Das können individuelle, biografisch geprägte Erfahrungswerte sein, die sich im impliziten Gedächtnis niedergeschlagen haben. Das können traumatische Erfahrungen sein, aber auch Glücksmomente. Das sind aber auch Reaktionsmuster, die sich im Laufe der Evolution entwickelt haben, wie das Erbe, dass Zugvögel wissen, wann sie aufbrechen und wohin sie fliegen. Beim Menschen als sozialem Säugetier sei die wirkmächtige Fight-Flight-Freeze-Reaktion als Beispiel genannt. Das System Mensch kann auf allen Ebenen auf innere und äußere Reize reagieren, von der zellulären Ebene über die Physiologie zur Psychoneuroimmunologie bis hin zu psychodynamischen Vorgängen. Die Perspektive des Beobachters bestimmt darüber, welche Ebene er in den Fokus nimmt.

Therapeutisch wirksame Kommunikation steht nun vor der Aufgabe, die Dynamik des Systems zu beobachten, zu erforschen und zu verstehen, um es bei der Bewältigung von Herausforderungen zu unterstützen. Ideomotorische Phänomene bieten sich dazu an. Sie können etwas symbolisieren und in der Begleitung eines Prozesses beobachtet, beschrieben und dem Patienten unmittelbar zurückgemeldet werden.

6.3.6 Ideomotorik in der therapeutisch wirksamen Kommunikation

Nonverbale Kommunikation verläuft über unwillkürliche Bewegungen. Unsere Mimik signalisiert Gefühle. Wir wenden uns zu oder wenden uns ab. In unserer Kultur ist Zustimmung oft von einem nicht bewussten Kopfnicken begleitet. Ablehnende Worte werden oft durch Seitwärtsbewegungen des Kopfes oder durch ein Abwinken mit der Hand unterstützt. Ambivalenz kann sich in der Mimik, aber auch durch Anheben der Schultern zeigen. Innere Widersprüche werden durch inkongruente Botschaften deutlich, etwa wenn jemand Ja sagt und die Kopfbewegungen etwas anderes ausdrücken. Diese Bewegungen sind oft nicht bewusst. Sie können als Ausdruck der Ideodynamik verstanden und im Dienste der therapeutisch wirksamen Kommunikation utilisiert werden.

In der Hypnotherapie nutzt man eine Kommunikation mittels ideomotorischer Bewegungen, beispielsweise durch differenzierte

Fingersignale oder Bewegungen der Hände als eine wertvolle Ergänzung zur sprachlichen Kommunikation. Es ist eine paradoxe Aufforderung, sich bewusst um etwas zu bemühen, was gerade durch seine Unwillkürlichkeit charakterisiert ist, dadurch dass »es geschieht«. Das Erstaunliche: Mit den meisten Menschen ist die Arbeit mit ideomotorischen Phänomenen gut möglich.

Die Einladung zur Nutzung ideomotorischer Signale gibt dem Patienten die Möglichkeit, auf einer nicht sprachlichen Ebene auf ein sprachlich formuliertes Angebot zu antworten. Sie ist ein respektvoller Weg, das »System« um Zustimmung zu bitten, ihm aber auch zuzugestehen, diese nicht zu geben und erst weiter in die Komplexität der Zusammenhänge einzutauchen.

Auf diese Weise eröffnen sich in der Therapie neben der verbal-kognitiven Ebene beim Besprechen von Themen Wege, andere Ebenen einzubeziehen, etwa mit der Frage, was wohl die Finger oder die Hände dazu sagen werden. Den unwillkürlichen Bewegungen gemeinsam eine angemessene Bedeutung zuzuschreiben, ist die Aufgabe, die sich in der Therapie stellt.

Ideomotorische Phänomene können auf *allen* Stufen unserer Pyramide als Signale genutzt werden. Sie können grundsätzlich vier verschiedene Botschaften vermitteln: Zustimmung (ja), Ablehnung (nein), Ambivalenz (ja und nein) oder keine Reaktion. Wenn sich keine Reaktion zeigt, gilt es, weiter zu forschen, ob beispielsweise die Reaktion zwar spürbar, aber nicht erkennbar ist, ob sie zurückgehalten wird, ob der Zeitpunkt für eine Antwort nicht passt oder die Frage unpassend gestellt ist. Zur Vielfalt des Einsatzes von ideomotorischen Signalen findet sich umfangreiche Literatur (Cheek 1994; Kaiser Rekkas 2018; Hill u. Rossi 2021 u. a.). Einige Patientenbeispiele zur konkreten Umsetzung der Arbeit mit Ideomotorik finden sich in den Abschnitten 7.3.3 und 7.4.

Auf der *ersten Stufe* der Pyramide gilt es, im Rahmen der Auftragsklärung die nonverbalen Signale des Patienten wahrzunehmen, seien es die Reaktionen auf Vorschläge der Behandler, sei es der nonverbale Begleitkommentar seiner Worte. Es gilt, sie mitzulesen, zu berücksichtigen und gegebenenfalls auch anzusprechen. Ziel ist, die Zustimmung des Patienten und damit die Kooperation möglichst vieler seiner Anteile zu gewinnen. Dazu muss Ablehnung respektiert und müssen Ambivalenzen erkannt und näher erkundet werden.

Auf der *zweiten* Pyramidenstufe gilt es, die Reaktionen auf Suggestionen zu beachten, um im Sinne einer Ja-Haltung Placeboeffekte zu optimieren. Auf der *dritten* Stufe können ideomotorische Signale bei unterschiedlichen Entscheidungsfragen eingesetzt werden, zur Bearbeitung von wichtigen Hindernissen, zum Einbeziehen von Ressourcen etc.

Auf der *vierten und fünften* Stufe der Pyramide ist die Ideomotorik zentrales Element bei der gemeinsamen Gestaltung von Hypnoseerfahrungen, aber auch bei der Ritualisierung von Selbsthypnose. Hierbei steht die subjektive Erfahrung der Patienten im Mittelpunkt. Im Idealfall fördern eigene positive Erfahrungen mit Ideomotorik deren Vertrauen in die Eigendynamik und Selbstwirksamkeit, die Zuversicht in Entwicklungen, das Fokussieren auf Ziele und das Aufgeben vergeblicher Anstrengungen, Dinge zu kontrollieren oder zu »machen«, die nicht möglich sind oder die man selbst nicht machen, sondern nur geschehen lassen kann – die Hoffnung auf das Wunder der Selbstheilung mit eingeschlossen.

6.3.7 Vertrauen in ideodynamische Prozesse fördern

Menschen atmen, solange sie leben. Atmung ist eine höchst komplexe Aktivität, bei der die Muskulatur im Brust- und Bauchraum mit dem Zwerchfell auf optimale Weise zusammenspielt. Auch wenn wir die Atmung willkürlich beeinflussen können, atmen wir die meiste Zeit, ohne uns dessen bewusst zu sein. Wir wären heillos überfordert, wenn wir Atemfrequenz und Atemtiefe ständig nachjustieren und einzelne Muskelgruppen bewusst ansteuern müssten. So ist die erfolgreiche Selbstregulation der Atmung ein überzeugendes und unmittelbar erfahrbares Beispiel dafür, dass etwas auf perfekte Weise ganz von selbst geschieht.

Nicht nur die Atmung, sondern sogar der Großteil unserer alltäglichen Handlungen läuft ganz selbstverständlich und automatisch ab. Unzählige Vorgänge geschehen ineinandergreifend und aufeinander abgestimmt gleichzeitig und sorgen für Regulation und Gleichgewicht. Unser Bewusstsein schaltet sich oft erst dann ein, wenn Störungen auftauchen. Die Störung fesselt unsere Aufmerksamkeit, je bedrohlicher, desto mächtiger. Versuche, Störungen zu kontrollieren, führen oft zu einer Überforderung. Wenn sie scheitern, leidet das Vertrauen in die Verlässlichkeit der Selbstregulation. Die Anstrengung wird erhöht, ein Teufelskreis kann in Gang kommen, die Anspannung wächst.

Wenn alles Mögliche getan ist, kommt irgendwann ein Punkt, an dem ein *Programmwechsel* angesagt ist und es darum geht, wieder

Zuversicht und Vertrauen in die Selbstorganisation, die Ideodynamik zu gewinnen. Dazu bedarf es allerdings bestätigender Erfahrungen. Voraussetzung für das Wirksamwerden der Selbstregulation ist oft auch ein Entkrampfen, ein »Runterkommen« und ein gewisses Maß an Entspannung.

In Analogie zum Tiefschlaf überlässt man auch in der Hypnose die Kontrolle jener Ebene in uns, die »weiß«, wie es geht. Geschehen zu lassen und sich der Selbstorganisation zu überlassen bedeutet, auf einige Milliarden Jahre Evolution des Lebens auf diesem Planeten und auf einige hunderttausend Jahre Entwicklung der menschlichen Spezies zu vertrauen. Hier liegt der Zugang zu archaischen Potenzialen zu Regulation, Entwicklung und Heilung.

Um dieses Potenzial wirken zu lassen, bedarf es eines Zustands, der durch so viel Anspannung wie unbedingt nötig, zugleich aber doch so viel Entspannung wie irgend möglich charakterisiert ist. Eine in diesem Sinne formulierte Einladung bzw. Anleitung enthält eine Paradoxie: etwas bewusst anzustreben, was sich der bewussten Kontrolle weitgehend entzieht und sich daher nur unwillkürlich einstellen kann. Es kann trotzdem gelingen und zu positiven Erfahrungen führen, auch wenn man oft nicht genau weiß, wie. Ebensolche Erfahrungen zu vermitteln, stellt die Hypnotherapie viele Wege zur Verfügung. In Hypnose und Selbsthypnose sind die Patienten oft erstaunt, welche inneren Bilder, welche Erinnerungen und Gefühle ganz von selbst – einer Ideodynamik folgend – auftauchen und welche Wirkung sie entfalten.

Positive Erfahrungen mit ideomotorischen Signalen stärken das Vertrauen in die unwillkürlichen und meist unbewussten Vorgänge der Selbstorganisation auf zwei Ebenen: auf der körperlichen Ebene das Vertrauen, das durch die Entstehung einer Krebserkrankung oft infrage gestellt oder verloren gegangen ist. Auf einer seelisch-emotionalen Ebene stärken positive Erfahrungen das Vertrauen in ein »kluges Unbewusstes« mit vielfältigen Ressourcen. Darüber hinaus tragen sie zum Entwickeln einer inneren Haltung von Offenheit und Neugier bei. Wiederholte positive Erfahrungen nähren die Zuversicht, dass sich spontan, ganz von selbst und ohne Anstrengung, etwas Wertvolles zeigen wird. Wie auch immer die Antwort ausfällt, kann sie dazu beitragen, bisher Unbeachtetes zu würdigen und Wege zu finden, es zu integrieren. Damit wird das Prinzip der Kooperation auf höchster Ebene verwirklicht, aus einem Vertrauen heraus, dass der Patient über eine Fundgrube an Ressourcen verfügt, die zu seiner Weiterentwicklung und Heilung beitragen können. Entsprechend formulierte Fragen bringen innere Suchprozesse in Gang, um diese Fundgrube zu aktivieren (Ebell 2015, 2018a; Kaiser Rekkas 2018).

Das Abrufen von Fingersignalen setzt ein gewisses Umschalten von einem Modus des Nachdenkens in einen Modus des Geschehenlassens und Beobachtens voraus. Es bedarf dazu keiner Hypnose. Ein Trancezustand kann sich aber im Laufe der ideomotorischen Befragung von selbst entwickeln und vertiefen, indem das Nachspüren und Beobachten die Aufmerksamkeit absorbiert. Somit besteht das Ziel der Arbeit mit ideomotorischen Signalen nicht nur darin, Antworten zu erhalten, sondern vor allem innere Suchprozesse in dafür geeigneten Zuständen zu ermöglichen (Hill u. Rossi 2021).

6.4 Achtsamkeit in einer resonanzbasierten Psychoonkologie

6.4.1 Überblick

In buddhistischen Traditionen gilt die Schulung von Achtsamkeit als Herzstück auf dem Weg zur Linderung von Leiden. *Denn Achtsamkeit bedeutet: Bemerken, was ist, und sich erinnern, was heilsam ist und hilft.* Dieses Verständnis von Achtsamkeit begründet ihren Wert in der Psychoonkologie:

- Der erste Teil der Definition verweist auf die Komponente der *Einsicht,* die Achtsamkeit vermittelt. Gerade in der Onkologie werden wir oft schmerzlich mit einer aus buddhistischer Sicht zentralen Einsicht konfrontiert: Menschliches Leben ist untrennbar mit Krankheit, Altern, Tod und Trennung verbunden. Alles was entsteht, vergeht. Das können wir nicht verändern. Die zweite Einsicht, zu der wir durch Achtsamkeit gelangen, ist die: Einen Teil des Leidens schaffen wir uns selbst, indem wir gegen Unvermeidliches ankämpfen.
- Der zweite Teil der Definition verweist darauf, sich von Augenblick zu Augenblick daran zu erinnern, was heilsam ist und hilft. In einer resonanzbasierten Psychoonkologie bedeutet das die *Fokussierung auf Annäherungsziele* und das Spüren des Ankommens bei jedem Schritt in diese Richtung. Aus Sicht der Achtsamkeit ist das im Kern die Freiheit, den unvermeidlichen Fakten gegenüber eine heilsame *Haltung* einzunehmen.

> Achtsamkeitspraxis kultiviert eine Haltung, die sich seit zweieinhalbtausend Jahren bewährt hat.

So liegt es gerade bei chronischen und lebensbedrohlichen Krankheiten nahe, auf die heilsame und transformierende Kraft der Achtsamkeit hinzuweisen. Im Idealfall gelingt es, den Patienten Erfahrungen zu vermitteln, die sie motivieren und ermutigen, diese Kraft für sich zu erforschen. Achtsamkeitspraxis kann auf mehreren Wegen *Disstress reduzieren* (Abschn. 7.1.1): Die Fokussierung der Aufmerksamkeit auf den *gegenwärtigen Moment* lässt Sorgen über die Zukunft und Gedanken über die Vergangenheit in den Hintergrund rücken. Das mit der Achtsamkeit einhergehende *Wohlwollen* gegenüber sich selbst und dem eigenen Körper erspart unnötige innere Kämpfe, Selbstabwertung und Selbstzweifel. *Selbstmitgefühl* fördert einen liebevollen Umgang mit den eigenen leidenden Anteilen. In Kombination mit einer verfeinerten *Selbstwahrnehmung* bildet Selbstmitgefühl die Basis, gut für sich selbst und seine Bedürfnisse zu sorgen. Als Antidot zu Gefühlen, ohnmächtig ausgeliefert zu sein, erleben Patienten auf dem Weg der Achtsamkeit, dass sie selbst etwas zum eigenen Wohlergehen beitragen können. Achtsamkeit verringert Angst und verbessert die Stimmung. Gleichmut und die mit dem Kultivieren der Beobachterhaltung einhergehende *Disidentifikation* (S. 162 f.) machen es leichter, die Dinge im jeweiligen Augenblick so zu lassen und zu nehmen, wie sie sind. Indem Achtsamkeit dazu beiträgt, *nichts zu vermeiden* und aus einer inneren Ruhe heraus die Dinge klarer zu sehen, hilft sie bei den immer wieder zu treffenden Entscheidungen, wann und wofür es sich zu kämpfen lohnt. Der klare Blick der Achtsamkeit auf den gegenwärtigen Moment ermöglicht, sich für die *positiven Dinge* zu öffnen, die sich neben allem Leiden finden. Auf diese Weise führt sie zu *Dankbarkeit* und *posttraumatischem Wachstum*.

Einzelnen Patienten in kleinen Übungen einen Geschmack von Achtsamkeit zu vermitteln, bereichert die psychoonkologische Praxis. Einblicke in die der Achtsamkeit zugrunde liegenden Modelle zur Verringerung von Leiden zu geben, liegt insbesondere dann nahe, wenn die bisher versuchten Wege scheiterten. Dem Utilisationsprinzip folgend, kann man an einem Interesse für Achtsamkeit, östliche Weisheit oder Meditation oder an gute Erfahrungen in diese Richtung anknüpfen – etwa mit Yoga. Buddha hat immer wieder betont, dass es nicht darum geht, irgendetwas zu glauben, weil es in weisen Büchern steht oder von Autoritäten vertreten wird. Es gehe vielmehr darum, auch altes Erfahrungswissen für sich selbst in seinen Auswirkungen zu überprüfen. Das Wissen um die Prinzipien der Achtsamkeit kann Psychoonkologen bei der Entscheidung helfen, ob sie einem Patienten ein entsprechendes Angebot empfehlen sollen oder nicht.

In einer resonanzbasierten Psychoonkologie liegt der Schwerpunkt für den Einsatz der Achtsamkeit mindestens ebenso bei der *Achtsamkeit der Behandler* wie bei jener der erkrankten Menschen. Die in der Achtsamkeitspraxis kultivierten Qualitäten sind nämlich genau jene, die aus unserer Sicht für ein resonanzbasiertes therapeutisches Vorgehen wesentlich sind. Mit Zuständen der Achtsamkeit verknüpfen wir Präsenz, Offenheit und Neugier, Resonanzbereitschaft, die Fähigkeit, den Patienten wahrzunehmen und sich auf ihn einzustimmen, ebenso die Fähigkeit, die Resonanz in sich zu spüren und in Worte zu fassen. Mit Achtsamkeit verknüpfen wir die Fähigkeit, auch die eigenen Intentionen, Motive und Bedürfnisse und die daraus folgenden unmittelbaren Impulse wahrzunehmen. Achtsamkeit bedeutet für uns auch die Wahlfreiheit, diese Impulse in Worte zu fassen und in Handlungen umzusetzen oder nicht zu reagieren. Das Wahrnehmen der eigenen Resonanz bildet die Grundlage, jene auf gesundheitsfördernde Weise dem Patienten zur Verfügung zu stellen. Achtsamkeit ist eng verknüpft mit Wohlwollen und Mitgefühl, nicht nur den Patienten, sondern auch sich selbst gegenüber. Selbstmitgefühl hilft bei der Akzeptanz der eigenen Grenzen und bei der notwendigen Selbstfürsorge. Einige dieser Fähigkeiten und Funktionen sind im Konzept des *Metatherapeuten* zusammengefasst (S. 182).

Während einer resonanzbasierten therapeutischen Praxis schult der Therapeut zugleich Elemente seiner eigenen Achtsamkeit. Er übt kontinuierlich, offen wahrzunehmen, was sich von Augenblick zu Augenblick im intersubjektiven Raum zwischen ihm und seinem Patienten entfaltet, ohne irgendetwas zu vermeiden. Wenn Therapeuten auf diese Weise über längere Zeit arbeiten, verkörpern sie aufgrund dieser Übung eine Haltung der Achtsamkeit. Sie können Achtsamkeit selbst dann verkörpern, wenn sie mit dem uralten und zugleich aktuellen Konzept der Achtsamkeit bisher noch wenig oder gar nicht in Berührung gekommen sind. Denn Achtsamkeit ist im Grunde ein *natürlicher Zustand* des Menschen, der manchmal spontan aufblitzt und zu den Highlights im Leben und in Therapien beiträgt. Nicht nur im Gesundheitssystem lässt allerdings die Beschäftigung damit, wie man noch kostengünstiger, effizienter und schneller Probleme managen und eliminieren könnte, oft nur wenig Raum für Achtsamkeit. Manchmal scheint es sogar, als ob wir sie verlernt hätten. Achtsamkeit beinhaltet aber viele Elemente, an die zu erinnern und die zu üben sich lohnt. Diese weiter zu kultivieren und zu verfeinern, ist ein lebenslanger Weg.

Für die Patienten liegt der Beitrag der Achtsamkeit zur Verringerung ihres Leidens insbesondere in der Förderung von *Nicht-Reaktivität* und *Akzeptanz*. Der dadurch bedingte Wegfall innerer Kämpfe und die Fokussierung auf die positiven Aspekte des gegenwärtigen Moments bringen unabhängig von einer möglichen Begrenztheit der zur Verfügung stehenden Zeit einen Gewinn an Qualität und Intensität des Lebens.

Die durch Krankheit und Therapie verursachten Einschränkungen und Veränderungen erzwingen, sich von alten Selbstkonzepten, Selbst- und Körperbildern zu verabschieden. Oft gilt es loszulassen, womit man sich identifiziert hat, was Lebensinhalt und Identität bedeutete. Das Menschenbild der buddhistischen Psychologie kann dabei helfen, Bilder und Konzepte als solche zu erkennen und zu hinterfragen. Das Loslassen der Vorstellung einer fixen Identität kann frei dafür machen, offen und neugierig zu bleiben und sich immer wieder neu zu finden und zu erfinden.

In der Achtsamkeitspraxis übt man darüber hinaus, sich in der Beobachtung des Atems oder im »reinen Gewahrsein« zu verankern, um dabei Ruhe, Stille und inneren Frieden zu finden. So kann Achtsamkeit Gesundheit auf zwei Wegen fördern: durch das Umschalten in heilsame psychophysische Zustände und zum anderen durch das Erlangen von Einsichten, wie wir selbst zu unserem Leiden beitragen. Dabei geht es allerdings wieder nicht primär darum, Konzepte zu vermitteln, sondern vielmehr auf dem Übungsweg persönliche Erfahrungen einzuladen, die in diese Richtung weisen und zum Weiterüben und Vertiefen motivieren.

6.4.2 Die Entstehung von Leiden aus Sicht der buddhistischen Psychologie

In buddhistischen Traditionen haben Generationen von Meditierenden den menschlichen Geist erforscht und ihre Erkenntnisse in der »buddhistischen Psychologie« formuliert und konzentriert. Ein daraus abgeleitetes Modell beschreibt die Bedingungen, wie Leiden entsteht

(Grabovac, Lau a. Willett 2011): Demzufolge tauchen im Feld des Gewahrseins ständig *Objekte* auf und vergehen wieder. Das können Sinneseindrücke, aber auch »Geistesobjekte« sein – wie Gedanken, Körperempfindungen oder Gefühle. Diese Objekte bewerten wir automatisch als angenehm, unangenehm oder neutral. Neutralem geben wir keine Bedeutung. Unangenehmes lehnen wir ab. Angenehmes trachten wir zu behalten und zu wiederholen. Diese beiden Tendenzen der *Ablehnung* und des *Anhaftens* werden als *Wurzelgifte* bezeichnet. Nicht die Dinge und Fakten selbst, sondern unsere Ablehnung und unser Anhaften machen uns unglücklich. Durch eine kontinuierliche Achtsamkeitspraxis entkoppeln sich die einzelnen Elemente der automatisierten Abfolge von Wahrnehmung → Bewertung (angenehm oder unangenehm) → Reaktion (Anhaften oder Ablehnung). Aus dieser Bewertung folgt ein Impuls, dem Impuls folgt in der Regel eine Handlung. Diese Automatismen zu unterbrechen – »Nicht-Reaktivität« – bringt Gleichmut. Gleichmut und Akzeptanz werden zum Antidot, zum Mittel gegen die beiden Wurzelgifte.

Bewusstes menschliches Erleben ist das Ergebnis eines ständigen Stroms des Gewahrseins eines Auftauchens und Vergehens von Sinneseindrücken und Geistesobjekten. Eine Illusion von Konstanz schaffen wir, indem wir Prozesse verdinglichen und aus dem Kommen und Gehen der Erfahrungsinhalte durch Konzepte und Geschichten Kontinuität konstruieren. Eine zentrale *Illusion* ist ein getrenntes, stabiles und solides Ich. Wir schaffen Leiden, indem wir Konzepte und Bilder von uns selbst entwerfen, die nicht mit der sich ständig wandelnden Realität übereinstimmen können. Getrenntheit ist Illusion: Wir sind abhängiger und verbundener, als es auf den ersten Blick scheint. Auch Stabilität ist Illusion. Genaue Beobachtung lehrt uns: Alles ist in ständigem Wandel begriffen. Alles, was entsteht, vergeht. Alles Zusammengesetzte zerfällt irgendwann. Das ist das Einzige, worauf wir uns wirklich verlassen können. Wir müssen uns von allem verabschieden, was uns lieb und wert ist. Auch Solidität ist Illusion. Unsere Erfahrung ist zusammengesetzt aus einzelnen Bausteinen. Unser »Selbst« oder unsere Persönlichkeit kann treffender als ein sich selbst organisierender Prozess eines komplexen dynamischen Systems oder im Ego-State-Modell als ständiger Wechsel unterschiedlicher Persönlichkeitszustände beschrieben werden.

Was bei all dem Wandel bleibt, ist das Gewahrsein, das Bewusstsein selbst – unabhängig davon, ob Objekte auftauchen oder nicht. Das

Gewahrsein dieses Gewahrseins ist der Weg zur Erkenntnis unserer wahren Natur – der »Buddha-Natur«, Licht-Natur oder »brilliant sanity«. Diese Erkenntnis zu erlangen ist der Weg zur Befreiung vom dritten »Wurzelübel«, der *Täuschung* oder *Verblendung*. Auch dabei geht es nicht um den Glauben an ein bestimmtes Konzept, sondern um eine unmittelbare Erfahrung oder zumindest ein Aufblitzen von Erfahrungen in diese Richtung.

6.4.3 Kultivieren eines inneren Beobachters

Wenn Achtsamkeit bedeutet zu bemerken, was ist, und sich zu erinnern, was heilsam ist und hilft, dann ist es der innere Beobachter, der bemerkt, was ist. Der innere Beobachter des Therapeuten kann auf sich selbst, den Patienten und auf die therapeutische Beziehung achten und darauf, sie auf eine heilsame Weise zu gestalten. Der innere Beobachter des Therapeuten, aber auch der des Patienten kann darauf achten, die Aufmerksamkeit darauf zu richten, was heilsam ist und hilft. Somit trägt Achtsamkeit zur Realisierung unterschiedlicher Wirkprinzipien der Psychotherapie bei – wie zu einer positiven therapeutischen Beziehung und zu einer gesundheitsfördernden Lenkung der Aufmerksamkeit.

Der für die Achtsamkeit spezifische Wirkfaktor ist jener der *Disidentifikation* (Harrer u. Weiss 2016). Sie lässt sich als Folge des Auftauchens eines inneren Beobachters erklären. Dieses didaktische Konstrukt hat sich bewährt, um zu vermitteln, was Achtsamkeit ist (Weiss, Harrer u. Dietz 2019a, 2019b). Um zu klären, ob man gerade achtsam ist, kann man sich fragen: Ist mein innerer Beobachter wach? Nehme ich etwas nicht nur wahr, sondern ist da auch eine Instanz, die sich dessen bewusst ist, dass ich es gerade wahrnehme? Lese ich nur – oder weiß zugleich etwas in mir, *dass* ich gerade lese und sich meine Aufmerksamkeit auf die Buchstaben des Textes richtet? Der innere Beobachter ist jene Instanz, die bemerkt, dass ich gerade etwas bemerke. Oder genauer der Prozess des Wahrnehmens des Wahrnehmens bzw. des Bemerkens des Bemerkens.

Ein Weg, den inneren Beobachter zu stärken, ist das begleitende *Benennen*. Wenn man sich beispielsweise dessen bewusst ist, dass die Aufmerksamkeit beim Hören ist, kann man innerlich sagen: »hören«. Bemerkt man das Auftauchen von Gedanken, kann man zu sich sagen: »denken«; wenn Angst hochkommt: »fühlen« oder »Gefühl«. Benennen ist nur möglich, wenn der innere Beobachter aktiviert ist und man sich selbst dabei beobachten kann, welche Prozesse gerade ablaufen. Benennen dient der Einsicht, worauf sich die Aufmerksamkeit im jeweiligen Moment gerade richtet.

Oft sind wir von bestimmten Gedanken und Gefühlen völlig absorbiert. Manchmal engen sie uns so sehr ein, dass sie wie eine Selbsthypnose eine Problemtrance induzieren. Oft sagen Patienten beispielsweise zu sich selbst: »Ich bin total verzweifelt« oder »Ich bin unheilbar krank.« In diesem Moment fühlen sie sich mit dem Gedanken oder dem Gefühl identisch, sind mit ihm identifiziert. Sie sind mit allen Fasern nur mehr verzweifelt oder als Ganzes unheilbar. Die Gedanken wirken als Autosuggestion und führen in eine Problemtrance.

Das Einnehmen einer Beobachterhaltung schafft Abstand und führt dabei aus der Trance. Ich bin dann nicht mehr mit allen Fasern nur mehr verzweifelt oder unheilbar krank. Vielmehr bemerkt der innere Beobachter: In allen Fasern sitzt ein Gefühl von Verzweiflung. Oder: Da meldet sich ein Gedanke: Ich sei unheilbar. Indem ich mich mehr mit dem Beobachter identifiziere, bin ich weniger mit einem Gedanken oder einem Gefühl identifiziert, bin dis-identifiziert. Der durch das Erwachen des inneren Beobachters gewonnene Abstand ermöglicht es, wohlwollend, freundlich und voller Mitgefühl auf das zu schauen, was wir zutiefst nicht sein wollen.

Wiederholen Therapeuten das, was Patienten berichten, aus der Sicht des Beobachters, fördern sie Prozesse der Disidentifikation. Etwa wenn sie sagen: »Ich höre, dass sich da bei Ihnen der Gedanke meldet, Sie seien unheilbar.« Oder wenn Therapeuten fragen, »Woran bemerken Sie Ihre Verzweiflung, wo im Körper spüren Sie sie?«, richtet sich die Frage an den inneren Beobachter und lädt zur Disidentifikation ein.

Diese Frage verdeutlicht auch den Unterschied zwischen Disidentifikation und *Dissoziation*. Bei einer Dissoziation wird etwas *nicht* wahrgenommen und ausgeblendet. *Disidentifikation* hingegen ist das Ergebnis eines *teilhabenden* Beobachtens. Ich spüre und beobachte gleichzeitig das Spüren. Die Distanz, die durch das freundliche Beobachten entsteht, macht es in der Folge möglich, Gedanken zu hinterfragen und Gefühle näher zu erforschen und ihre Botschaften zu entschlüsseln. Das Beobachten führt zu einer Zentriertheit, die sich mit der Stille im Auge des Zyklons vergleichen lässt. Diese Zentrierung im teilhabenden Beobachten gibt auch beim Einlassen auf die Gefühlsorkane die Sicherheit, nicht von ihnen hinweggefegt zu werden – auch nicht von jenen, die sich im Rahmen von Krebserkrankungen immer wieder bilden.

Aus der Vielzahl der Elemente unseres Erlebens können wir unterschiedliche Aspekte auswählen und zum Gegenstand der Beobachtung machen. Menschen haben die Freiheit, zumindest ein Stück weit bestimmten Intentionen folgend diese Elemente auszuwählen. In der Psychoonkologie kann man beispielsweise bei einer gegenwärtigen schmerzhaften Erfahrung deren einzelne Elemente differenzieren. Dieses *dekonstruierende* Beobachten von Einzelheiten kann dem Schmerz seinen überwältigenden Charakter nehmen (S. 229 ff.).

Man kann die Aufmerksamkeit auch auf Muster und Wechselwirkungen richten, etwa darauf, wie sich bestimmte Gedanken und Vorstellungen auf den Körper auswirken oder welche Gedanken bei der Fokussierung auf bestimmte Körperempfindungen auftauchen.

Im Sinne der Einsicht wäre beispielsweise als Hausaufgabe ein Benennen von Gedanken in Bezug auf ihre Zeitdimension zu üben:

> Menschen, die vor lauter Beschäftigung mit der Vergangenheit oder Zukunft die Gegenwart vernachlässigen, könnte man die Aufgabe geben, Gedanken an Zukünftiges mit dem Etikett »Zukunft« zu versehen, Gedanken an Früheres mit dem Etikett »Vergangenheit«. Wenn das Ziel darin besteht, die Aufmerksamkeit mehr auf die Gegenwart zu richten, könnte man dessen momentane Verwirklichung als »Gegenwart« benennen. In der Folge kann der Patient lernen, sich immer wieder daran zu erinnern, was heilsam ist und hilft, und sich genau diesem zuzuwenden.

6.4.4 Das Prinzip Gleichmut

Achtsamkeitspraxis zielt darauf ab, drei wesentliche Fähigkeiten zu kultivieren: Konzentration, Klarblick und Gleichmut (Young 2014). *Konzentration* ist die Fähigkeit, die Aufmerksamkeit auf bestimmte Objekte zu lenken und sie kontinuierlich und dauerhaft im Fokus zu halten. Die Zähmung des unruhig umherschweifenden Geistes bringt innere Ruhe. Diese ermöglicht es, Dinge genauer und im Anfängergeist – ohne durch Konzepte getrübte Sichtweisen – klarer wahrzunehmen. *Klarblick* ermöglicht Einsicht. Die dritte Qualität ist die des *Gleichmuts*.

Der in der Achtsamkeitspraxis kultivierte Gleichmut stellt ein wesentliches Wirkprinzip der Achtsamkeit dar (Desbordes et al. 2015).

Achtsamkeit fördert Gleichmut auf unterschiedlichen Wegen. Die schon beschriebene Beobachterhaltung und die mit ihr einhergehende Disidentifikation ist *ein* Weg. Das Innehalten und Nutzen der Freiheit im Moment zwischen Impuls und Handlung ist ein zweiter. Die automatischen Reaktionen werden gleichsam verlernt, wenn man über längere Zeit konsequent übt, einfach nur zu sitzen und zu beobachten. Diese Nicht-Reaktivität zeigt sich auch auf der neurobiologischen Ebene, indem die normalerweise gleichzeitigen Aktivierungen bestimmter Gehirnregionen entkoppelt werden. Auch auf der neurovegetativen Ebene unterbleiben bei geübten Personen die üblichen Reaktionen auf starke Reize.

Das Modell der buddhistischen Psychologie zur Entstehung von Leiden (Abschn. 6.4.2) versteht Reaktionen als Folgen von Bewertungen. Das Üben des »reinen« Beobachtens und Wahrnehmens führt dazu, dass Automatismen des Bewertens unterbrochen und damit seltener werden. Aber selbst wenn Bewertungen auftauchen, führen sie nicht automatisch zu Handlungen. Dabei verstehen wir auch Nachdenken als Handlung, etwa die Suche nach Ursachen oder ein wiederkehrendes quälendes Ausmalen möglicher Zukunftsszenarien bei Krebserkrankungen.

Akzeptanz – Wahrnehmen jenseits allen Bewertens

Wenn wir im Kontext der Achtsamkeit von Akzeptanz in der Psychoonkologie sprechen, meinen wir damit ein Wahrnehmen jenseits allen Bewertens. Die Dinge werden nicht als gut oder schlecht bewertet, sondern sie sind einfach, wie sie sind. Das Wort Akzeptanz hat im umgangssprachlichen Gebrauch eher sogar eine positive Tönung. Diese wäre im Gleichmut nicht unbedingt enthalten. Die Haltung des Gleichmuts wird mit einem Spiegel verglichen, der davon unbeeindruckt und unberührt bleibt, was sich in ihm spiegelt. Auf die Bedeutung von Gleichmut und Akzeptanz in der Psychoonkologie wird noch ausführlich eingegangen (Abschn. 8.4).

6.5 Hypnose und Achtsamkeit als Tandem

Hypnose und Achtsamkeit sind einander so ähnlich und zugleich so verschieden, dass sie sich auf nahezu ideale Weise ergänzen (genauer nachzulesen in Harrer 2018). Der Weg der Achtsamkeit lässt sich gut mit einer einsichtsorientierten Hypnosepsychotherapie kombinieren, aber auch mit einem übungsorientierten hypnotherapeutischen Vorgehen, das innere Ruhe fördert.

Das Weltbild der buddhistischen Psychologie zeigt Überschneidungen mit den konstruktivistischen Ansätzen der hypnosystemischen Therapie und mit deren Bezug zu sich selbst organisierenden Systemen. Auch sie hinterfragt alle festschreibenden Verdinglichungen und betont die *Prozesshaftigkeit* lebender Systeme. Beide bedienen sich einer »verflüssigenden« Prozesssprache. Wie die Theorie komplexer Systeme rückt auch sie die *Wechselwirkungen* der Teile ins Zentrum und betont deren wechselseitige Bedingtheit.

Die *Achtsamkeit des Therapeuten* trägt zur Beziehungsgestaltung im Sinne eines resonanzbasierten Vorgehens bei; sie fördert Präsenz und Resonanzbereitschaft als Voraussetzung für Einstimmung und Resonanz. Sowohl bei der Hypnose als auch bei achtsamkeitsbasierten Vorgehensweisen nimmt die Lenkung der Aufmerksamkeit eine maßgebliche Stellung ein. Im Menschenbild der inneren Vielfalt überschneiden sich Teilemodelle aus der Hypnotherapie mit der buddhistischen Psychologie. Das Prinzip der Disidentifikation bereichert die hypnosystemische Teilearbeit.

Zur Einstimmung auf ihr Zusammenwirken laden wir nachfolgend zu einem fiktiven Dialog zwischen Milton Erickson und Buddha ein.

6.5.1 Milton H. Erickson und Buddha im fiktiven Dialog[2]

Als Ort für ein Treffen schlagen wir jenen Gazellenhain vor, in dem Buddha seine Rede vom *edlen achtfachen Pfad*[3] hielt – und darin die Essenz des von ihm empfohlenen Weges vermittelt. An diesem Ort ist es zunächst ganz still. Mit der Zeit kommen sich die beiden näher, und blühen auf, je mehr sie entdecken, wie viel sie gemeinsam haben. Beiden liegt es am Herzen, Leiden zu lindern und Menschen von unnötigem Leid zu befreien.

Milton: Ich arbeite mit Hypnose und Trance.

Buddha: Das klingt zwar spannend, aber mir geht es um den Gegenpol – dass Menschen erwachen, um sich aus den Trancen zu befreien, in denen sie gefangen sind.

---

2 Siehe auch Harrer (2020).

3 Nähere Informationen und Quellen siehe https://de.wikipedia.org/wiki/Edler_achtfacher_Pfad [Zugriff: 25.03.2021].

MILTON: Auf der einen Seite hast du recht. Aber ich verwende Trancen, Geschichten und Hausaufgaben mit dem gleichen Ziel wie du, um neue Möglichkeiten zu erschließen.

BUDDHA: Geschichten erzähle ich meinen Mönchen auch. Sie sollen ihnen die Natur des Geistes klarmachen, zu dessen Schulung ich sie anleite. In Übungen sollen sie sich mit dem Geist vertraut machen und Einsichten darüber gewinnen, wie wir Menschen selbst zu unserem Unheil beitragen.

MILTON (*lässt die Worte auf sich wirken und denkt eine Weile nach*): Ich übe mit meinen Patienten ihre Fähigkeit, in Trance zu gehen, denn ich sehe im Unbewussten die Quelle von Kraft und Kreativität. Sie suchen dann in der Trance neue Möglichkeitsräume auf.

BUDDHA: Das klingt verlockend. Ich habe allerdings erlebt, dass sich die Menschen oft in unheilsamen Gedanken und Fantasien verlieren. Mein Weg geht dahin, sich im Alltag möglichst kontinuierlich bewusst zu sein, was man denkt und tut. Nur dann kann man darauf achten, Heilsames zu tun und Unheilsames zu unterlassen, sich nicht zu verlieren, sondern immer wieder in die Gegenwart zurückzukommen.

MILTON: Mir ist das am Beispiel von Schmerz klar geworden. Aus meiner Sicht speist sich nur ein Drittel der Qual aus der unmittelbar gegenwärtigen Erfahrung. Ein weiteres Drittel steuert die Erinnerung an frühere Schmerzen bei und das letzte Drittel die Angst, der Schmerz könnte auch in Zukunft anhalten oder wiederkommen.

BUDDHA: Wie wahr. Die Vergangenheit ist vergangen; die Zukunft ist noch nicht da. Trotzdem geben wir den beiden so viel Bedeutung, dass sie zu unserem Leiden beitragen. Daher habe ich einfache Übungen entwickelt, die Fähigkeit zu kultivieren, immer wieder in die Gegenwart zurückzukommen. Ich habe es mir über viele Jahre zur Gewohnheit gemacht, regelmäßig still zu sitzen und das Heben und Senken der Bauchdecke beim Ein- und Ausatmen zu beobachten. Manchmal übe ich das über längere Zeit; manchmal halte ich einfach inne und schenke all meine Aufmerksamkeit ein oder zwei Atemzügen. Hast du Lust, das einmal auszuprobieren?

MILTON: Das mache ich ohnehin. (*Spürt in seinem Körper nach.*) Weißt du, ich habe oft starke Schmerzen. Ich bin froh, dass ich gelernt habe, in Selbsthypnose zu gehen, um mich auf das Positive zu konzentrieren und zugleich all das auszublenden, was für mich unheilsam ist.

Buddha: Wir begegnen dem Schmerz mit Gleichmut. Den muss man allerdings kultivieren. Die gute Nachricht: Die Fähigkeit, mit der Aufmerksamkeit bei einem Objekt zu verweilen und den Geist dorthin zurückzubringen, wenn er abschweift, wird gleichzeitig mit einer Haltung des reinen Wahrnehmens eingeübt – einem Gewahrsein, das vom Nachdenken und Bewerten entkoppelt ist. Wir üben auch, still zu sitzen, nicht zu reagieren und Impulsen nicht nachzugeben, sei es, sich zu kratzen, wenn es juckt, sich zu bewegen, wenn etwas wehtut, oder weiter über etwas nachzudenken, wenn ein Gedanke auftaucht.

Milton: Gleichmut ist ein schönes Wort, das suggeriert auch Mut. Den musste ich besonders üben, als ich gelähmt war und mich kaum bewegen konnte. Da habe ich mir Bewegungen im Geist vorgestellt, was mir sehr geholfen hat, wieder gehen zu lernen.

Buddha (*denkt laut nach*): Jetzt verstehe ich ein bisschen mehr, warum dir das Unbewusste und Unwillkürliche so wichtig ist und wie du es auf heilsame Weise nutzt.

Milton (*nach einer Weile*): Ich vergesse meinen Schmerz, wenn ich mich für meine Patienten und meine Familie engagiere.

Buddha: Wir kultivieren Wohlwollen und Mitgefühl anderen und uns selbst gegenüber im Alltag, aber auch in speziellen Übungen. Und wir freuen uns mit anderen, wenn sie glücklich sind.

Milton (*lächelnd*): Da bin ich wieder ganz bei dir. Mir ist die Einzigartigkeit jedes Menschen wichtig, seine individuelle Lebenswelt und seine Werte, bei deren Verwirklichung ich ihm beistehen und ihn unterstützen möchte.

Buddha: Für mich steht neben der inneren Ruhe die Einsicht im Zentrum. Die Einsicht in die grundsätzliche Natur des Geistes und die Art, wie wir uns auf drei Wegen selbst unglücklich machen: Indem wir Dinge ablehnen, die sind. Indem wir Dinge wollen, die nicht sind. Und indem wir uns Vorstellungen von uns selbst und der Welt machen, die nicht der Realität entsprechen. Mein Weg der Geistesschulung führt zu innerer Ruhe, aus der heraus wir zu diesen Einsichten kommen und erkennen, dass sich alles ständig wandelt. Es ist eine Illusion zu glauben, etwas würde gleich bleiben und wir könnten Dinge für längere Zeit bewahren.

Milton (*seufzt tief*): Das hat das Leben auch mich gelehrt. Allerdings sind meine Ziele bescheidener. Ich freue mich, wenn mir ehemalige Patienten eine Weihnachtskarte schicken, in der sie von ihrem Glück berichten, dass sie geheiratet oder Nachwuchs bekommen haben.

BUDDHA (*strahlend*): Da lebst du eine innere Haltung von Wohlwollen, die auch wir kultivieren, nämlich allen Menschen aus innerstem Herzen zu wünschen, sie mögen glücklich sein. (*Laut nachdenkend:*) Meine Schüler sind allerdings meist Mönche, die sich grundsätzlicher von Leiden zu befreien wünschen. Denen helfe ich bei der Dekonstruktion der Erfahrung und beim Erkennen der Leid bringenden Elemente.

MILTON (*bestätigend*): Dekonstruktion nutze ich ebenfalls. Auch ich beobachte, wie Menschen ihre Wirklichkeit konstruieren, und verwende dann Hypnose, um sie auf positive Weise neu zu konstruieren.

BUDDHA: Wir sind gerade sehr abstrakt unterwegs. Ich bemerke, wie es mir guttut, wieder meinen Körper zu spüren: die Fußsohlen im Kontakt mit dem Boden und das Heben und Senken der Bauchdecke. Mir scheint insgesamt, dass wir uns mit sehr ähnlichen Themen beschäftigen, in vielem übereinstimmen und uns in anderen ergänzen – wie die beiden Seiten einer Medaille, bei der die eine Seite ohne die andere gar nicht denkbar ist.

MILTON (*lächelt zustimmend*): Da fällt mir eine Geschichte ein: Zwei Psychotherapeuten sind mit dem Tandem unterwegs; mal weist der eine den Weg, mal der andere. Einer sorgt für die Einigung über das Ziel und erinnert regelmäßig an die Intention der Reise. Der andere vertraut dem Unbewussten und Unwillkürlichen und aktiviert den Autopiloten. Abends sitzen sie am Lagerfeuer und erzählen Geschichten – wie sich Milton Erickson und Buddha immer wieder im Gazellenhain treffen und sich an ihren bereichernden Dialogen erfreuen.

6.5.2 Hypnose und Achtsamkeit in der therapeutischen Beziehung

Hypnose und Achtsamkeit ergänzen einander auch in der Gestaltung der therapeutischen Beziehung. Auch ohne explizite Auseinandersetzung mit Achtsamkeit und ohne ihre ausdrückliche Schulung verkörpern viele Psychotherapeuten zentrale Elemente von Achtsamkeit: Im Kern ist das eine geerdete, zentrierte und somit verkörperte Präsenz, ein interessiertes, nicht wertendes, einfühlendes Beobachten ohne Erwartungen als Ausgangsbasis dafür, sich in den Patienten einzuschwingen und mit ihm in Resonanz zu gehen. Dazu kommen die Fähigkeiten, sich auch in emotional belastenden Situationen regulieren zu können und sich selbst gegenüber während der Therapie kontinuierlich eine Metaposition im Sinne des inneren Beobachters einzunehmen.

Ein Kultivieren der Achtsamkeit – auf welchem Wege auch immer – stärkt diese Seinsqualitäten. Ein wesentlicher Wirkfaktor der Psychotherapie besteht darin, diese bei seinem Therapeuten unmittelbar zu erleben. Sie zu verinnerlichen und auch in der Beziehung zu sich selbst und dem eigenen Körper umzusetzen und zu leben fördert ihre Nachhaltigkeit.

Die Hypnose eröffnet dem Therapeuten ein weites Spektrum an »Seinszuständen« im Sinne der Trancen des Therapeuten. Sie eröffnet ihm aber auch eine Vielzahl von Möglichkeiten eines zieldienlichen »Tuns«. Über entsprechende Vorschläge kann er die Aufmerksamkeit des Patienten auf diese Qualitäten richten, wenn sie vorhanden sind; er kann sie einladen, wenn sie noch nicht zugänglich sind. Die Übergänge zwischen Hypnose und Anleitungen zur Achtsamkeit sind fließend, beispielsweise bei der Übung der prosozialen Komponente der Achtsamkeit – etwa wenn der Therapeut oder der Patient in der Selbsthypnose auf innere Szenen und Bilder fokussiert, die Gefühle und Zustände von Geborgenheit, vom Lieben und Geliebtwerden aktualisieren.

Beziehungsdimensionen in der Hypnotherapie

Die Komplexität der therapeutischen Beziehung in der Hypnotherapie ergibt sich aus einer Mischung von insgesamt vier Komponenten (Diamond 1987): 1.) der *Realbeziehung*, 2.) der *Arbeitsbeziehung* und 3.) einer *Übertragungsbeziehung*, Dimensionen, die sich in allen Formen von Psychotherapie finden. Eine vierte Dimension stellt ein zentrales Charakteristikum der »hypnotischen Beziehung« dar: Im Trancezustand schwindet die Übertragung, und es konstelliert sich eine sehr frühe Beziehungsform, eine 4.) *symbiotische oder fusionäre Beziehung*. Diese ist symbiotisch, weil der Therapeut als inneres Objekt erlebt und verinnerlicht wird – entsprechend der Suggestion Milton Ericksons: »Meine Stimme begleitet Sie überall hin« (Zeig 2006). Die verinnerlichte Anwesenheit gibt im Sinne von Winnicotts »holding function« wie eine in der frühen Kindheit erlebte, gute mütterliche Bezugsperson Halt und Sicherheit. So wirkt Hypnose als »psychischer Brutkasten« (Zindel 2009; siehe S. 144 f.) und stärkt das »Urvertrauen«.

Das Verinnerlichen fällt leichter, weil Hypnotherapeuten als Pacing und beim Utilisieren die Sprache des Patienten sprechen und

Bilder wählen, die zu seiner Welt passen. Das nachnährende Erleben früher Formen der Objektbeziehung kann als korrigierende Erfahrung die inneren Arbeitsmodelle modifizieren. Das Erleben archaischer Beziehungsformen vermag zu tiefer Entspannung zu führen und damit alte Muster einer »self-healing response« (S. 89) zu aktivieren.

Nach Diamond enthält die *Arbeitsbeziehung* »rationale« und »irrationale« Anteile. Die *rationalen* Anteile entsprechen der Übereinkunft über Ziele und Mittel zu deren Erreichung im Sinne des *Arbeitsbündnisses* (Bordin 1979; siehe S. 37). Die dritte Komponente des Arbeitsbündnisses – die Vertrauensbeziehung – speist sich aus allen vier oben genannten Dimensionen. Der *irrationale* Anteil der Arbeitsbeziehung ist in der Hypnose oft insofern bedeutsam, als der Methode oder dem Therapeuten magische Kräfte zugeschrieben werden. Hier vermischen sich die Dimensionen. Man könnte auch von einer methodenspezifischen Übertragung, aber auch von einer methodenspezifischen Gegenübertragung sprechen, die man der Dimension der Übertragungsbeziehung zuordnen kann. In der Hypnotherapie wird die Übertragungsbeziehung utilisiert und nicht gedeutet.

Die *real erlebte Präsenz* des Therapeuten wirkt sich auf allen vier Ebenen aus, im Alltagsbewusstsein wie auch in Trancezuständen. Sie bildet den Kern eines resonanzbasierten Vorgehens.

Schwerpunkt der Achtsamkeit: Präsenz als Basis für Einstimmung und Resonanz

Die *Präsenz* des Therapeuten wird in der Onkologie (Rousseau 2010) ebenso gefordert wie grundsätzlich in jeder Form der Psychotherapie, so auch in der Hypnotherapie. Resonanzbasierte, therapeutisch wirksame Kommunikation stellt sie ins Zentrum. Präsenz beinhaltet eine verfeinerte Wahrnehmung des Therapeuten nach innen und nach außen, auch im Sinne einer relationalen Hypnose (Bonshtein 2012; siehe S. 144). Eine geerdete Präsenz ist Voraussetzung für Resonanzfähigkeit. Obwohl therapeutische Präsenz vielerorts erwünscht ist, finden sich wenige Konzeptualisierungen von Präsenz und den Wegen, sie zu schulen. Hierin liegt der zentrale Beitrag der Achtsamkeit für eine resonanzbasierte Kommunikation. Im Bereich der Achtsamkeit finden sich die wohl elaboriertesten Konzepte zu Präsenz und die differenziertesten Beschreibungen von Wegen, sie zu kultivieren.

Therapeutische Präsenz ist eine Art des *Seins,* die das, was Therapeuten *tun,* wirksamer werden lässt (Geller 2018). Präsenz bedeutet, dass der Therapeut geerdet und zentriert mit sich selbst in Kontakt ist, mit dem Patienten und damit, was sich in der Beziehung zwischen beiden von Moment zu Moment entfaltet. Der präsente Therapeut stellt sich in seiner Ganzheit zur Verfügung. Das betrifft die körperliche, die emotionale und die kognitive Ebene sowie eine darüber hinausgehende, transpersonale oder spirituelle Ebene. Therapeutische Präsenz bedeutet eine wohlwollende Offenheit gegenüber all dem, was in der eigenen Innenwelt auftaucht. Nach außen bedeutet sie eine bedingungslose Offenheit gegenüber allen Erfahrungen des Patienten und die damit verknüpfte Empfangsbereitschaft für alle seine verbalen und nonverbalen Äußerungen.

Therapeutische Präsenz beinhaltet paradoxerweise auch ein Gewahrsein darüber, wann therapeutische Präsenz *nicht* gelingt und welche *Hindernisse* sich ihr in den Weg stellen. Hindernisse können dadurch leichter entweder beseitigt oder minimiert werden. In vielen Fällen sind sie für den Therapieprozess sogar förderlich. Das gelingt dann, wenn sie wohlwollend bemerkt und auf zieldienliche Weise wertschätzend angesprochen werden – etwa, wenn sie Einsichten fördern, die Beziehung stärken und dabei neue Erfahrungen vermitteln.

Therapeutische Präsenz trägt dazu bei, dass sich der Patient *sicher* und gut aufgehoben fühlen kann. Wie bei sicher gebundenen Kindern (Brisch 2020) ist es von einer solchen Basis aus möglich, die Welt zu erforschen. In einen sicheren Hafen kann man wieder zurückkehren, wenn die Wogen der Emotionen hochgehen. Gerade in Zeiten existenzieller Verunsicherung ist es wohltuend und gesundheitsfördernd, unmittelbar zu erfahren, dass es solche Häfen überhaupt gibt. In Zeiten, in denen die psychovegetativen Muster der Stressreaktion von Vermeidung, Kampf, Flucht oder Erstarrung vorherrschen, ist die Umschaltung in ein Erholungsmuster, in dem innere Ruhe, Friede und Geborgenheit dominieren, wünschenswert und eine wertvolle Erfahrung.

Diese Umschaltung wird durch die Aktivierung des *Social-Engagement-Systems* (Porges 2019) möglich. Dieses System wird aktiviert, wenn sich Menschen in einer Beziehung sicher und geborgen fühlen. Menschen haben sehr feine Antennen für ihr Gegenüber. Aus Körperhaltung, Mimik, Stimme und Stimmmelodie (Prosodie) erhalten sie Informationen über dessen inneren Zustand. Automatisch und keineswegs bewusst erfolgt eine Einschätzung, ob es besser ist, sich vom anderen fernzuhalten, oder ob man sich vertrauensvoll niederlassen und auf einen Austausch einlassen kann (Neurozeption).

Auf unwillkürliche Weise beeinflussen sich in Beziehungen die inneren Zustände der Beteiligten wechselseitig. Diese *Co-Regulation* kann sich beruhigend auswirken; man kann einander aber auch mit Angst anstecken. So wirkt sich der jeweilige innere Zustand des Therapeuten auf den Patienten und die therapeutische Beziehung aus und hat damit wesentlichen Einfluss auf den Prozess. Die Selbstregulationsfähigkeit des Therapeuten ist ein wichtiges Agens – seine Fähigkeit, sich immer wieder zu erden und zu zentrieren, immer wieder zu einem Zustand der Präsenz zurückzukommen, um sich erneut dem Patienten gegenüber zu öffnen, sich ihm zuzuwenden und mit ihm in Resonanz zu gehen.

Man könnte dies mit dem Drücken einer Reset-Taste vergleichen, wodurch alle aktiven Programme für einen Systemneustart heruntergefahren werden. Die im Augenblick dem Patienten und seinen Zielen dienlichen Programme und Inhalte können anschließend wieder geöffnet oder aufgerufen werden. In einer Pendelbewegung kann der Therapeut sich immer wieder genau so weit einlassen und in Resonanz gehen, wie es notwendig ist, um sich in den Patienten einzufühlen. Dann kann er wieder loslassen, um erneut der aus Erdung und Zentrierung erwachsenden Eigenschwingung Raum zu geben (»touch and go«).

Viele Therapeuten nutzen die Pause zwischen zwei unmittelbar aufeinanderfolgenden Therapiestunden, um Zuständen therapeutischer Präsenz *den Boden zu bereiten*. Dazu entwickeln sie häufig ein kleines Ritual, in dem sie sich erden, den Kontakt der Fußsohlen mit dem Boden spüren oder sich von ihrem Sessel getragen fühlen, sich über das Beobachten einiger Atembewegungen im Bauchbereich in sich niederlassen und zentrieren und eine freundliche Bestandsaufnahme darüber machen, wie sie im Moment da sind. Wenn sie gleichsam bei sich angekommen und in Kontakt mit ihrer Eigenschwingung sind, wird es möglich, sich für den Patienten zu öffnen und sich auf ihn einzustimmen.

Nehmen Patienten dann mit ihren Beziehungsantennen einen derartigen inneren Zustand des Therapeuten und dessen Präsenz wahr, kann es ihnen gelingen, Schutzmechanismen herunterzufahren und sich zu öffnen. Damit ist auch bei ihnen der Boden bereitet, sich für die therapeutische Arbeit zu engagieren. Das (Nerven-)System des Patienten kann sich in Resonanz mit jenem des Therapeuten *beruhigen*. Der Patient kann sich gleichsam von dessen Präsenz, Offenheit,

Neugier und Akzeptanz *anstecken* lassen. Dadurch vermag er sich dem Therapeuten, seinen Antworten und Interventionen gegenüber zu öffnen. Wenn er sich verstanden und gefühlt fühlt (»feeling felt«), entsteht *Resonanz* (Siegel 2012; Abb. 11). Die Antworten und Ideen für Interventionen, die im Therapeuten als Folge dieser Resonanz – wie von selbst und mühelos – auftauchen, sind mit hoher Wahrscheinlichkeit für den Patienten im Augenblick passend. Passen sie nicht, sollte der Therapeut das sogleich bemerken und sich erneut um Resonanz und Passung bemühen. Resonanz führt auch zu einem Gefühl der *Verbundenheit.* Das ist gerade in Zeiten erlebter Isolation wohltuend und gesundheitsförderlich.

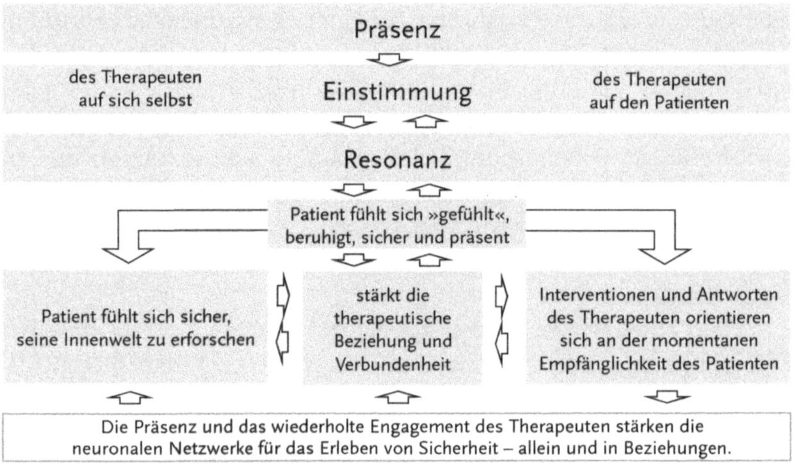

Abb. 11: Wie die Präsenz des Therapeuten die therapeutische Beziehung und das Gefühl von Sicherheit stärkt und zur Wirkung der Therapie beiträgt (modifiziert nach Geller 2018)

In der Hypnotherapie beschreibt der *Rapport* eine gelingende Beziehung: Körperhaltung, Stimme, Stimmmelodie und Rhythmik werden dabei bewusst eingesetzt; das vermittelt Sicherheit. Hypnotherapeuten nutzen *Pacing* als Weg, um diesen Rapport herzustellen oder zu verbessern. Pacing bedeutet die Einstimmung und Synchronisierung von Körperrhythmen wie der Atmung (Abschn. 5.5.2). Ein *Leading* hingegen ist beispielsweise, wenn der Therapeut immer wieder das Ausatmen des Patienten aufgreifend synchron mit ihm ausatmet, die Ausatmung aber verlängert. Auf diese Weise können beide durch das

Verlängern des Ausatmens ihr vegetatives Nervensystem herunterregulieren und eine trophotrope Umschaltung erreichen (S. 139).

Eine Haltung der Achtsamkeit unterstützt auch die von Carl Rogers beschriebenen Kernvariablen der Kommunikation (Bundschuh-Müller 2004): Die *Wertschätzung* überschneidet sich mit wohlwollendem Interesse und Mitgefühl. Zur *Empathiefähigkeit* gehört eine differenzierte Wahrnehmung des Patienten, aber auch das Mitlesen der eigenen gefühlsmäßigen Resonanz. Zur *Kongruenz* trägt der Kontakt mit der eigenen Innenwelt bei. Im Moment zwischen der Wahrnehmung eines Impulses und dessen Umsetzung eröffnet Achtsamkeit die Freiheit, zu wählen. Dies ermöglicht, die eigene Authentizität dem Patienten auf zieldienliche Weise *selektiv* zur Verfügung zu stellen.

Mit *Anfängergeist* wird im Kontext der Achtsamkeit eine Haltung beschrieben, Dinge zu betrachten, als ob man sie noch nie gesehen hätte. Er ermöglicht es Therapeuten, gegenüber ihren Patienten offen und neugierig zu bleiben – auch wenn es manchmal schwerfällt, an positive Veränderungen zu glauben. Der Anfängergeist unterstützt eine Haltung, aus der heraus es bei Interventionen nicht darum geht, bestimmte Wirkungen zu erzielen, sondern alles, was sich zeigt, auf zieldienliche Weise zu nutzen (Utilisationsprinzip). In einer *experimentellen Haltung* werden alle Interventionen als ein Ausprobieren verstanden, dessen Ergebnisse es auszuwerten gilt. Diese Haltung befreit auch von dem Druck, der aus der Illusion erwächst, man könne und müsse wissen, welche die für das Symptom des Patienten »richtige« Intervention sei. Aus einer Zwei-Personen-Perspektive der Hypnotherapie entsprächen der »Anfängergeist« und die »experimentelle Haltung« der Intention, einen Prozess des *konsequenten interaktiven Explorierens* zu initiieren und in Gang zu halten (Zindel 2019). Beides befreit aus dem einengenden Denken in den Kategorien Richtig und Falsch. Es werden keine Ängste ausgelöst, etwas falsch zu machen oder beschämt zu werden. Ganz im Gegenteil, das Interesse des Patienten für seine Innenwelt wird geweckt und gefördert.

6.5.3 Aufmerksamkeitslenkung in Hypnose und Achtsamkeit

Die Lenkung der Aufmerksamkeit ist sowohl in der Hypnose als auch in der Achtsamkeit ein zentrales Wirkprinzip. Die Fokussierung des Blicks auf das klassische Pendel oder einen Punkt im Raum führt dann in einen Zustand von Trance, wenn die Augen nach einer Weile ermüden, der Betreffende sie zufallen lässt, um sich der Innenwelt zuzuwenden, wenn er sich von dieser absorbieren lässt und das Rundherum dabei ausblendet. Auch im Rahmen der Achtsamkeitspraxis übt man, sich etwa auf das Heben und Senken der Bauchdecke zu konzentrieren. Entscheidend ist dabei allerdings das Bewusstsein über den jeweiligen Fokus der Aufmerksamkeit, um sie – der zuvor gefassten Intention entsprechend – beim Abschweifen wieder zum ursprünglichen Fokus zurückzubringen.

Der *innere Beobachter* ist im Gegensatz zur Hypnose die Bedingung für Zustände von Achtsamkeit. Es kommen aber noch zwei Kriterien hinzu. Wenn man für sich selbst prüfen möchte, ob man sich in einem Zustand der Achtsamkeit befindet, kann man das anhand dreier Charakteristika tun: der Intention, der Haltung und der Aufmerksamkeit:

- Erwächst mein Zustand aus der klaren *Intention*, beispielsweise als Therapeut für meinen Patienten präsent und verfügbar zu sein?
- Wie ist meine *Haltung* gegenüber der Erfahrung des gegenwärtigen Moments? Heißt sie willkommen, ist sie insgesamt wohlwollend und freundlich? Oder kann ich zumindest wohlwollend bemerken, dass ich etwas nicht haben will und ablehne?
- Bin ich mir bewusst, worauf sich meine *Aufmerksamkeit* im Moment richtet? Stimmt die Richtung meines Aufmerksamkeitsscheinwerfers mit meiner Intention überein?

Die bewusste *Lenkung der Aufmerksamkeit* ist somit ein wesentliches Merkmal von Zuständen von Achtsamkeit. Sich lediglich über längere Zeit auf einen Punkt konzentrieren zu können, etwa auf das Heben und Senken der Bauchdecke, ist noch keine Achtsamkeit. Sie entsteht, wenn man dazu in der Lage ist, sich aus einer Metaposition darüber klar zu werden, worauf sich im jeweiligen Augenblick die Aufmerksamkeit richtet. Erst diese Fähigkeit eröffnet Wahlmöglichkeiten. Ich kann entscheiden, ob ich beim momentanen Fokus bleibe oder einen anderen wähle. Der Ausschnitt der Welt, dem ich meine Aufmerksamkeit schenke, bestimmt mit, in welcher Welt ich lebe. Die Haltung, die ich diesem Ausschnitt gegenüber einnehme, bewirkt, wie ich mich in dieser Welt fühle. Zumindest darin liegt die Freiheit des Menschen.

Was sind nun die *Elemente der Erfahrung*, denen wir unsere Aufmerksamkeit schenken können? Was findet sich auf der »Speisekarte des Lebens«? Zunächst haben wir die Wahl, uns der Außenwelt oder

der Innenwelt zuzuwenden. Die Außenwelt können wir erblicken, erhören, ertasten, schmecken oder riechen. In Achtsamkeitskursen dient die Rosinen-Übung dazu, sich dessen bewusst zu werden.

Rosinen-Übung

Wir können uns ohne Ablenkung dem Aussehen der Rosine widmen, etwa ihrer Farbe, ihrer Form oder den Furchen. Auftauchende Gedanken könnten die Aufmerksamkeit ablenken. Achtsam seiend würden wir das bemerken und sie wieder zum Wahrnehmen zurückbringen. Wir könnten die Rosine zwischen zwei Fingern direkt vor unserem Ohr quetschen und hören, dass sie knistert. Dabei könnte sich ein Gefühl von Überraschung einstellen oder die Erkenntnis, dass wir auch bei Dingen, die wir zu kennen glauben, immer wieder neue Seiten entdecken. Wir können die Rosine mit den Fingerkuppen und dann mit den Lippen ertasten. Wir können an ihr riechen und sie anschließend in den Mund nehmen und schmecken. Wir können uns die Automatismen des Kauens und der Zungenbewegungen bewusst machen. Spannend wird es beim Schlucken. Folgen wir reflexhaft dem Schluckimpuls, oder machen wir uns die Wahlfreiheit bewusst, dem Impuls nicht unmittelbar zu folgen und noch eine Weile den Geschmack zu genießen?

Die Rosinenübung macht uns mit der *Fünf-Sinne-Achtsamkeit* vertraut. Im Wald – oder wo auch immer wir sind – können wir üben, einfach mal eine Weile *nur* zu lauschen, eine Weile *nur* zu schauen, die Rinde eines Baumes zu ertasten oder beim Gehen oder Stehen den Boden unter unseren Füßen zu spüren.

In *innerer Achtsamkeit* wenden wir uns unserer Innenwelt zu. Wir bemerken innere Bilder (Schauen nach innen), Gedanken (Hören nach innen), Körperempfindungen und Gefühle (innerliches Ertasten). Wenn wir imaginieren, können wir beispielsweise an einem inneren Wohlfühlort das blaue Meer mit weißen Schaumkronen sehen, das Rauschen des Meeres hören, den kühlen Wind im Gesicht und den warmen Sand spüren und den Bauch als wohlig warm empfinden. Wenn man dabei – völlig von dieser Vorstellung absorbiert – vergisst, dass man sich das alles nur vorstellt, und wenn man dann aus diesem Zustand zurückkommt und sich vielleicht gar nicht genau erinnert, was da war, dann gelangt man zu der Einsicht: Man war in Trance. Bleibt man sich währenddessen bewusst, dass man imaginiert, und dass man den Körper spürt, während man ihn spürt, dann weiß man: Das ist ein Zustand von Achtsamkeit. An eine weiterführende

Definition von Achtsamkeit sei hier erinnert: Achtsamkeit bedeutet zu bemerken, was ist, und sich zu erinnern, was heilsam ist und hilft (siehe weiter unten).

Bezogen auf die Aufmerksamkeit würde das bedeuten, sich zu fragen, ob der jeweilige Fokus der Aufmerksamkeit heilsam ist und hilft oder gar schadet. Achtsamkeit als *Forschungsinstrument* unterstützt ein einsichtsorientiertes Vorgehen, bei dem man Leid bringende Automatismen untersucht. Etwa die im Modell der buddhistischen Psychologie (Abschn. 6.4.2) beschriebene Folge: Sinnesobjekt → Bewertung → Impuls → Handlung → Folgen der Handlung → Bewertung dieser Folgen → erneute Handlung usw.

So kann beispielsweise die Aufmerksamkeit von einem diffusen Unwohlsein im Bauch gefesselt sein. Dieses wird als unangenehm bewertet und führt vielleicht weiter zu Gedanken, dass es das Wiederkehren der Krebserkrankung ankündigt. Nach einer Weile landet man mitten in einem inneren Horrorfilm, der sich aus alten Bildern früherer Therapien und aus ängstigenden Fantasien notwendiger zukünftiger Therapien zusammensetzen könnte. Der Horrorfilm würde zur inneren Realität. Ein Zustand von Verzweiflung und Hoffnungslosigkeit könnte dann ein länger anhaltendes Ergebnis dieses Prozesses sein.

Wie könnte es stattdessen weitergehen? Allein schon das Beobachten derartiger automatisch ablaufender Vorgänge, das Erkennen der Bewertung als Bewertung, das Erkennen der Gedanken als Gedanken, das Erkennen der Bilder als Bilder bringt oft schon eine gewisse Entlastung. Die Einsicht über den Ablauf der einzelnen Schritte dieses Prozesses eröffnet Wahlmöglichkeiten. Zu jedem einzelnen Schritt gibt es Alternativen.

Auf der Ebene der Aufmerksamkeitslenkung gibt es immer Alternativen. Statt der *Innenwelt* und den inneren Horrorszenarien kann ich mich mithilfe der Fünf-Sinne-Achtsamkeit der *Außenwelt* zuwenden. Ich kann mich mit dem *Fokus Ruhe* auf die Suche danach machen, wo es im Moment Frieden, Ruhe, Stille und Entspannung wahrzunehmen gibt. Im Innen kann ich auf die Pausen zwischen den Gedanken fokussieren, im Außen auf die Stille zwischen den Geräuschen. Ich kann darauf fokussieren, wo sich der Körper angenehm und entspannt anfühlt und Frieden einkehrt.

Ich kann den Prozess des ständigen *Wandels* in den Fokus meiner Aufmerksamkeit rücken, mich gleichsam innerlich zurücklehnen und bemerken, was im Gewahrsein auftaucht und wieder verschwindet. Oder darauf achten, wie sich Körperempfindungen verändern, von selbst oder wenn ich ihnen Aufmerksamkeit schenke oder gleichzeitig auch anderen Teilen des Körpers nachspüre. Man kann Ausschau danach halten, was es im Moment an *Positivem,* Erfreulichem und Gesundheitsförderlichem wahrzunehmen gibt (Young 2014). Mit diesen Möglichkeiten der Aufmerksamkeitsfokussierung zu experimentieren bietet sich bei unterschiedlichsten Symptomen an. Wir kommen später immer wieder darauf zurück, beispielsweise beim Schmerz.

Achtsamkeit im engeren Sinne würde bedeuten, zu bemerken und wahrzunehmen, was ohnehin schon da ist. Darüber hinaus kann ich mich im Sinne ihrer umfassenderen Definition auch daran erinnern, was heilsam ist und hilft.

> Achtsam sein bedeutet zu bemerken, was ist, und sich zu erinnern, was heilsam ist und hilft.

Heilsam sein und helfen könnte beispielsweise eine kleine Achtsamkeitsübung oder sich die Zeit für eine Selbsthypnose zu nehmen. Man kann dazu auf seinen inneren Erfahrungsschatz zurückgreifen oder sich Unterstützung von außen holen, etwa durch das Hören einer Übung von einem Tonträger, oder den Kontakt mit einem wohltuenden Menschen suchen, der dabei hilft, die Aufmerksamkeit wieder heilsamen Dingen zuzuwenden.

Die hier beschriebenen Prinzipien in die Praxis umzusetzen bedarf der *Übung*. Sie auf einer intellektuellen Ebene zu verstehen, kann lediglich den Ausgangspunkt zum Üben bilden. Das Verständnis allein ist nicht ausreichend. Es gibt eine Vielzahl von Übungen, bei denen die Fähigkeit zur Aufmerksamkeitslenkung geschult wird. In den Basisübungen zur Achtsamkeit – wie in der Atembeobachtung, dem Bodyscan, dem achtsamen Hören oder dem achtsamen Gehen – ist immer auch die Komponente der bewussten Lenkung der Aufmerksamkeit enthalten (Weiss, Harrer u. Dietz 2019a, 2019b).

Zur Erforschung der im Alltag ständig ablaufenden Automatismen dienen auch *Hausaufgaben*. Die Prinzipien des Forschens mittels Achtsamkeit werden jedoch am besten in der Therapie unmittelbar erfahrbar, wenn sich Therapeut und Patient in einem Zustand der Achtsamkeit den inneren Prozessen des Patienten widmen und heilsame und unheilsame Prozesse in ihrem Entstehen beobachten. So kann es etwa bei Schmerz konstruktive Entwicklungen anregen, wenn man nicht nur den Schmerz selbst, sondern die Reaktionen auf den Schmerz in den Fokus nimmt und untersucht (229 ff.).

Beim Erforschen von Alternativen kann es hilfreich sein, wenn der Therapeut aus einer experimentellen Haltung heraus zu einer Trance einlädt. Unser »Was-stattdessen-Ritual« auf der obersten Stufe der Pyramide weist in diese Richtung. Dabei wird der Fokus der Aufmerksamkeit auf die Innenwelt, auf Ruhe und Positives auf allen Sinneskanälen, gelenkt. In der Hypnose und Selbsthypnose können diese wohltuenden Prozesse der Aufmerksamkeitslenkung automatisiert werden. Ebenfalls in Ergänzung zur Achtsamkeit wird dabei gerade auch das Vertrauen in unwillkürliche Prozesse geübt und gestärkt.

6.5.4 Teilearbeit mit Hypnose und Achtsamkeit

Teilearbeit entwickelte sich aus der Hypnose. Für viele Hypnotherapeuten ist sie zu einem wichtigen Bestandteil ihres Vorgehens geworden. Auch dabei kann eine Achtsamkeitspraxis bereichern, indem sie analog zur Aufmerksamkeitslenkung im Alltag ein Metabewusstsein darüber kultiviert, welcher Persönlichkeitsanteil im jeweiligen Augenblick aktiviert ist, und ob das heilsam ist und hilft.

Wenn Menschen erzählen, dass sie unterschiedliche Seiten an sich wahrnehmen, von wechselnden Zuständen berichten oder das Gefühl haben, sich selbst nicht mehr zu kennen, bietet es sich an, diese Erfahrung als »normal« einzuordnen, indem man ihnen das Modell der inneren Vielfalt von Persönlichkeitsanteilen vermittelt. Denn so sind die Menschen. In der Therapiestunde könnte der Therapeut dann fragen:

- »Wer in Ihnen ist es, der so fühlt, der so denkt oder der das glaubt?«
- Oder: »Wie können wir den Teil nennen, der manchmal so verzweifelt ist?«
- Oder: »Gibt es irgendwo auch einen optimistischen Anteil, und welchen Namen sollen wir dem geben?«

Das gemeinsame Erstellen einer »Teilelandkarte« als Bestandsaufnahme der beobachtbaren und abgrenzbaren Zustände fördert die Disidentifikation von den einzelnen Anteilen. Hausaufgabe könnte dann sein zu beobachten, welche Teile sich im Alltag sonst noch melden. Man kann sich auch auf die Suche nach Anteilen machen, die alte Sehnsüchte verwirklichen und die lange verschüttet waren.

Wenn Patienten danach fragen, wozu das dienen soll, kann man ihnen *die Geschichte von den zwei Wölfen* erzählen:

> Ein weiser, alter Indianer sitzt mit seinem Enkel vor dem Zelt am Lagerfeuer und lässt seinen Blick in die Ferne schweifen. Auf die Frage nach dem Wesen der Menschen beschreibt der Großvater, dass in jeder Nacht im Herzen aller Menschen ein schwarzer und ein weißer Wolf miteinander kämpfen. Auf die unmittelbar folgende ängstliche Frage des Enkels, welcher von den beiden gewinne, antwortet er: Der, den du mehr fütterst.

Nachdem man diese Geschichte erzählt hat, liegt die Überlegung nahe, welchen Wolf der Patient in nächster Zeit gerne füttern möchte und was diesen Wolf stärken würde. Der innere Beobachter ist jene Instanz, die darüber wacht, welche Anteile jeweils im Vordergrund stehen. Die Achtsamkeit würde dabei helfen, sich immer wieder an die Intention der »Fütterung« bestimmter Anteile zu erinnern und ihnen die entsprechende Aufmerksamkeit schenken. Man könnte dann Kontexte aufsuchen, in denen diese Anteile willkommen und leichter ins Leben zu rufen sind, könnte eine bestimmte Musik spielen, eine bestimmte Körperhaltung einnehmen oder sich etwas Bestimmtes vorstellen. Alles, was als Anker zur Aktivierung dieser Persönlichkeitsanteile führt, kann genutzt werden. Der *innere Beobachter* der Achtsamkeit kann im Alltag dabei unterstützen zu bemerken, welcher Persönlichkeitsanteil gerade aktiviert ist, und ihm durch die Disidentifikation seine Macht entziehen. Das Erinnern daran, was heilsam ist und hilft, kann in Bezug auf die Persönlichkeitsanteile dabei unterstützen zu prüfen, ob das jener Anteil ist, den man in dieser Situation »füttern will«, und gegebenenfalls Anteile einladen, die angemessen und heilsam sind. Auf die Arbeit mit Persönlichkeitsanteilen werden wir später immer wieder zurückkommen.

Die Teilearbeit in der Psychoonkologie wird in Abschnitt 8.5.2 ausführlicher dargestellt. In ihrer praktischen Umsetzung wird sie als Grundprinzip hypnotherapeutischen Vorgehens – insbesondere in Kombination mit der Achtsamkeit – bei unterschiedlichen Problembereichen immer wieder auftauchen.

Exkurs: Metaarzt und Metatherapeut

Disidentifikation ist für Patienten wertvoll. Bei Ärzten und Therapeuten halten wir die Entwicklung eines inneren Beobachters und die damit einhergehende Disidentifikation für essenziell. Möglichst kontinuierlich im Auge zu behalten, welcher Anteil gerade aktiviert ist und möglicherweise droht, »mit einem durchzugehen«, ist wesentlicher Bestandteil professionellen Handelns. Für die Therapeuten gilt es, einen therapeutenspezifischen inneren Beobachter zu kultivieren. In Analogie zum Metaarzt (von Uexküll u. Wesiack 1991) wollen wir ihn Metatherapeut nennen.

Der Metatherapeut ist jene Instanz, die während aller Handlungen immer wieder, einen Augenblick innehaltend, bemerkt, welche Intentionen, Vorannahmen und Modelle gerade handlungsleitend wirken. In seiner Wächterfunktion bemerkt er die Reaktionen des Patienten auf Vorschläge für diagnostische und therapeutische Maßnahmen. Der Metatherapeut bemerkt Störungen in der Beziehung zum Patienten und Irritationen, die etwa durch unterschiedliche Erklärungsmodelle auftauchen. Er ist es, der bemerkt, was ist, und erinnert, was heilsam ist und hilft. Wohlgemerkt – der patientenzentriert bemerkt, was für den Patienten heilsam ist und hilft.

Zugleich wachen der Metaarzt und der Metatherapeut auch über das eigene Wohl. Sie erinnern ihn an eine gute Selbstfürsorge, damit die Behandler gut für ihre Patienten da sein können und ihre eigenen Grenzen erkennen. In der ethischen Dimension wacht der Metaarzt/Metatherapeut über einen flexiblen und heilsamen Einsatz der eigenen Persönlichkeitsanteile, wie etwa eines »Anwalts« für den Patienten, der dafür sorgt, dass die letzte Entscheidung über alles diagnostische und therapeutische Tun und Lassen niemand anderem zusteht als dem Patienten selbst. Ein beobachtendes und die Beobachtungen reflektierendes Bewusstsein *während* des Handelns – »reflection *in* action« – ist aus unserer Sicht ebenso notwendig wie eine *nachträgliche* Reflexion – »reflection *on* action« –, beispielsweise in Fallbesprechungen, im kollegialen Gespräch oder in der Supervision (Schön 1983).

Auf wünschenswerte Persönlichkeitsanteile des Arztes/Therapeuten werden wir in einem abschließenden Kapitel zurückkommen (Kap. 12). Mit dem Wissen um die interaktionelle, »ansteckende« Dimension von Trancen wären sich ein Metaarzt und ein »Metahypnotherapeut« auch ständig darüber bewusst, wer gerade wen hypnotisiert.

Beim Erleben der inneren Vielfalt der Persönlichkeitsanteile fragen sich manche Menschen: Wer bin ich denn nun wirklich? Orientierung bietet die Analogie zu einem *authentischen Chamäleon*. Wenn es gelb ist, ist es wirklich gelb. Wenn es grün ist, ist es wirklich grün. Zu seinem wahren Wesen gehört aber: Es kann die Farbe wechseln. Wir wissen nicht, ob das Chamäleon einen inneren Beobachter entwickeln kann. Menschen verfügen über diese Fähigkeit. Der Beobachter wäre beim Chamäleon das, was bei wechselnder Farbe konstant bleibt. Sich mit dem inneren Beobachter zu identifizieren gibt Halt.

Letztlich gilt es, auch das Hilfskonstrukt des inneren Beobachters wieder loszulassen. In der Analogie zum Himmel können wir unsere Identifikation mit den vorbeiziehenden Wolken erkennen und diese immer wieder loslassen. Wir können uns an die Weite des Himmels erinnern, die in buddhistischen Traditionen mit der Weite unseres Bewusstseins (»spaciousness«), mit unserer wahren Natur, verglichen wird. Erfahrungen in diese Richtung führen in transpersonale Sphären, die zu erreichen primär kein Ziel von Psychotherapie darstellt. Wenn transpersonale Erfahrungen allerdings spontan auftreten, gilt es, sie willkommen zu heißen und Patienten dabei zu unterstützen, sie auf konstruktive Weise in ihr Selbstbild zu integrieren.

7 Begleitung auf dem langen Weg der Therapien

Nach einem »Sturz aus der normalen Wirklichkeit« stellt sich die Frage, wo und wie Menschen in einer neuen Wirklichkeit landen können und was ihnen wieder Boden unter den Füßen gibt. Therapieangebote können Orientierung und Halt bieten. Wenn Heilung möglich scheint, wird meist alles dem Ziel untergeordnet, die Therapie durchzustehen und erfolgreich abzuschließen. Solange alles plangemäß läuft, wird (fast) alles ertragen. Die Auseinandersetzung mit allem, was nicht gut ist, wird oft auf die Zeit nach der Therapie vertagt. Erstaunlich oft gelingt es, dass alles »funktioniert«. Was sich hinter dem Funktionieren abspielt, wird meist nur dann Thema, wenn sich »Symptome« zeigen oder die Therapie infrage gestellt wird.

Der erste Abschnitt beschäftigt sich auch in diesem Kapitel mit den individuellen Leidenserfahrungen, insbesondere mit dem Aufblitzen der existenziellen Bedrohung, mit Verunsicherungen im Selbstbild und in der Identität. Für den Umgang mit spezifischen Problemen werden die Möglichkeiten von Hypnose und Achtsamkeit besprochen (Abschn. 7.3). Die Grundlage dafür bildet das Vorgehen auf der vierten und fünften Stufe der Pyramide – das »Was-stattdessen-Ritual« und das Angebot von Selbsthypnose. Das Kapitel endet mit der salutogenetischen Perspektive, der Stärkung von Selbstheilungskräften (Abschn. 7.5).

7.1 Individuelle Leidenserfahrungen

> »Schmerz ist ein Komplex, ein Konstrukt aus erinnertem früherem Schmerz sowie aus gegenwärtiger Schmerzerfahrung und aus erwartetem künftigem Schmerz. So wird der gegenwärtige Schmerz sowohl durch den früheren Schmerz als auch durch die Möglichkeit zukünftigen Schmerzes verstärkt. Die unmittelbaren Reize machen nur ein zentrales Drittel der gesamten Erfahrung aus. Nichts intensiviert den Schmerz so sehr wie die Angst, dass er auch morgen noch da sein wird. Er wird zudem durch die Einsicht verstärkt, dass derselbe oder ein ähnlicher Schmerz bereits in der Vergangenheit erlebt wurde, und dies und der unmittelbare Schmerz machen die Zukunft noch bedrohlicher« (Erickson 1967, S. 85; Übers. d. Verf.).

Diese von Milton Erickson formulierte *Drittelregel* gilt nicht nur für Schmerz, sondern für jegliches leidvolle Erleben von Patienten. Nur ein Teil des Leidens entsteht durch das unmittelbar gegenwärtige Wahrnehmen von unangenehmen oder qualvoll erlebten Symptomen oder Einschränkungen. Der Sturz aus der Normalität betrifft vor allem die Zukunft, in der alles infrage gestellt scheint. Alles gegenwärtig Qualvolle und Einschränkende wiegt noch deutlich schwerer, wenn man sich vorstellt, es würde bis zum Lebensende so bleiben oder sich gar weiter verschlimmern. Eine Krebserkrankung erinnert darüber hinaus an früher erlittenes Leiden, schon Überwundenes kommt wieder hoch. Eingreifende Therapien können traumatische Körpererinnerungen triggern und alte Verletzungen und Erfahrungen von Hilflosigkeit und Ohnmacht aktualisieren.

Im Wissen um die Prinzipien der Achtsamkeit lässt sich in der Psychoonkologie die Drittel-Regel utilisieren, indem man Patienten dazu anleitet, den Fokus ihrer Aufmerksamkeit auf den aktuellen Teil ihrer Erfahrung, auf ihr Erleben im Hier und Jetzt zu richten. Das gegenwärtige Leiden bildet nicht nur den Ausgangspunkt und die Indikation für jegliche Intervention. Im Hier und Jetzt ist es sehr wohl auch möglich, »trotz alledem« eine gute oder bessere Erfahrung zu machen. Das ist das Ziel der Angebote von Hypnose und Achtsamkeit.

Was verursacht in der Zeit der Therapien vor allem leidvolle Erfahrungen? Zum einen sind es körperlich bedingte Symptome, die vom Krebs oder den »Nebenwirkungen« der Therapie stammen: Typisch sind die Folgen von Operationen, Strahlen-, Chemo-, Immun- oder Hormontherapie, von einem künstlichen Darmausgang über schmerzhafte Schleimhautentzündungen und Haarausfall bis hin zu einem Energieverlust oder Beschwerden aufgrund des vorzeitigen Klimakteriums durch Hormonumstellungen. Zum anderen blitzt bei vielen Patienten hinter der Hoffnung auf den Erfolg der Behandlung und auf eine zukünftige Heilung immer wieder die existenzielle Bedrohung auf. Zudem stellen sich durch die Krebserkrankung und die Therapie Fragen, die das Selbstbild und die Identität berühren, wie man als Krebspatient von anderen Menschen gesehen wird, und ob es möglich ist, die bisherigen Rollen weiter zu erfüllen. Auf den Umgang mit Symptomen wird im Zusammenhang mit der Unterstützung während der Therapie (Abschn. 7.4) und in späteren Phasen der Erkrankung (Kap. 8, 9 und 10) eingegangen.

7.1.1 Disstress, existenzieller Disstress, Demoralisierung und Traumafolgen

Bedrohungen führen zu *existenziellem Disstress* (Vehling a. Kissane 2018), wenn sie jene Erwartungen erschüttern, auf die sich die Grundannahmen über das Leben stützen: auf das basale Gefühl von Sicherheit, die Berechenbarkeit und Kontrollierbarkeit des Lebens, die Beziehung zu anderen Menschen, das Gefühl für Gerechtigkeit und Fairness, aber auch die bisherige Hoffnung auf ein langes und fruchtbares Leben und auf die damit verbundene Erfüllung wesentlicher Wünsche und Lebensziele.

In einer multizentrischen deutschen Studie, an der über 3700 Patienten teilnahmen, lag der aktuell angegebene *Disstress*-Wert auf einer elfstufigen Skala bei der Hälfte der durchschnittlich 58 Jahre alten Patienten bei über fünf. In dieser Stichprobe waren durchschnittlich 13 Monate seit der Diagnosestellung verstrichen. Die am häufigsten angegebenen Stressoren waren Fatigue, Schlafstörungen und Alltagsprobleme (Mehnert et al. 2017).

Besteht eine existenzielle Bedrohung, wird das Leben des Betroffenen zeitweise von einer Flut wechselnder *Emotionen* beherrscht – von Horrorvorstellungen, Angst, Wut und Empörung über die Möglichkeit des Todes, Gefühlen von Einsamkeit und Alleinsein, von Sinnlosigkeit, Hoffnungslosigkeit und Trauer. Auch Bedauern oder Verbitterung über all das, was im Leben nicht mehr möglich sein wird, und über all das, was nicht möglich war, was man nicht erreicht und versäumt hat. Das können auch Ängste sein, von anderen Menschen abhängig zu werden und für sie eine Belastung zu sein, Befürchtungen, die Würde zu verlieren, oder Scham, wenn diese verloren geht. Wenn Anforderungen nicht erfüllbar sind, löst das oft Gefühle des Versagens, Selbstzweifel und Verzweiflung aus.

Auf der Wegstrecke der Therapien sind die Anforderungen an die Patienten besonders hoch. Wenn diese das Gefühl haben, mit ihrer Krankheit oder den mit ihr verbundenen Problemen nicht fertig zu werden und den eigenen Erwartungen und denen von anderen Menschen nicht entsprechen zu können, sind sie entmutigt bis hin zur *Demoralisierung* (Frank 1997, S. 429 ff.). Demoralisierte Menschen haben den Glauben verloren, an der Situation und sich selbst etwas verändern zu können. Sie fühlen sich ohnmächtig, ausgeliefert, hilflos und hoffnungslos. Sie befürchten, ihre Gefühle nicht beherrschen zu können, bis hin zu der Vorstellung, verrückt zu werden. Sie vermeiden alles Neue und zusätzlich Herausfordernde und verkriechen sich. Es fühlt sich an wie »eingesperrt in einem ausweglosen Käfig, isoliert und allein gelassen«. Alle Bemühungen und das Leben als Ganzes erscheinen sinnlos.

Eingreifende Therapien, die in einem oder mehreren Aspekten an *alte traumatische Erfahrungen* erinnern, können auf der Beziehungsebene oder auf der körperlichen Ebene als Trigger wirken und alte Traumata reaktivieren. Das können beispielsweise Körpergrenzen überschreitende diagnostische und therapeutische Maßnahmen, Schmerz, Gefühle von Ausgeliefertsein und Hilflosigkeit sein. Therapien können aber auch aktuell neu traumatisierend wirken – wenn zu viel zu früh kommt, wenn zu viel zu lange anhält oder Wesentliches über zu lange Zeit fehlt. Das kann für die Therapie gelten, aber auch für die Krankheit selbst mit ihrer ständigen potenziellen Bedrohung des Lebens.

Für das Erleben der Bedrohung durch ihre Krebserkrankung fand eine Schriftstellerin das Bild eines dunklen Zimmers, in dem sie mit einem Mörder eingesperrt sei, von dem sie nicht weiß, ob, wo und wie er angreifen wird (Wander 2009). Diese Metapher fasst zwei Besonderheiten der Bedrohlichkeit von Krebserkrankungen in ein Bild: Sie kommt *von innen,* aus dem eigenen Körper, und sie ist *andauernd,* somit nicht nur eine einmalige und vorübergehende Erfahrung. Genau diese beiden Charakteristika unterscheiden das traumatische »Ereignis« bei Krebs von jenen Auslösern, die in den klassischen Diagnosesystemen bei posttraumatischen Belastungsstörungen genannt werden, wie Naturkatastrophen, Krieg, Gewalterfahrungen, Unfälle etc.

Als Traumafolgen finden sich ähnliche *Symptome* wie nach einmaligen traumatischen Ereignissen (Schellong et al. 2019):

- *Wiedererleben* in Form von intrusiven Erinnerungen, Albträumen, Flashbacks mit emotionaler Belastung oder körperlicher Reaktion auf die Erinnerung
- *Vermeidung* von Gedanken und des Aufsuchens von Orten und Situationen, die an die Krankheit erinnern
- *Gedächtnislücken, negative Kognitionen und Affekte* wie der Verlust von Erinnerungen an bestimmte Aspekte der traumatischen Erfahrung, eine negative Sicht auf sich selbst und die Welt, Schuldgefühle bzw. Schuldzuweisungen, Interesselosigkeit, Gefühl von Entfremdung und Taubheit und eine verminderte emotionale Resonanz

- *Zeichen von Übererregung* wie eine überwache ständige Alarmbereitschaft, Nervosität und Schreckhaftigkeit, eine erhöhte Reizbarkeit, Schwierigkeiten, sich zu konzentrieren sowie Ein- und Durchschlafstörungen.

Im Gegensatz zu einem »typischen« Monotrauma sind Patienten mit Krebserkrankungen *wiederholten* Traumatisierungen ausgesetzt. Die potenzielle Bedrohung von innen bleibt bestehen. Sie lässt sich nicht vermeiden. Insofern ist die Bezeichnung »*post*traumatisch« in diesem Bereich nicht passend. Das Traumatisierende ist oft keineswegs nur Vergangenheit.

7.1.2 Veränderung von Selbstbild, Identität und Rollen

Neben allem »Management« von Therapie und Symptomen tritt oft in den Hintergrund, wie sich die Krebserkrankung und die Therapiefolgen auf das Bild der Erkrankten von sich selbst und auf ihre Identität auswirken. Auch das Bild, das sich andere Menschen von ihnen machen, verändert sich durch die Erkrankung, was sich auch in den Beziehungen auswirkt. Das Thema Selbstbild und Selbstwert wird offenkundig, wenn Leiden dadurch entsteht, dass manche Rollen während der Therapie nicht im gewünschten Ausmaß erfüllt werden können und Ängste darüber auftauchen, ob das in Zukunft möglich sein wird.

Die Veränderung des Selbstbildes bezieht sich zunächst auf den Körper, wenn eine Beeinträchtigung oder der Verlust bestimmter Körperfunktionen Aktivitäten des täglichen Lebens einschränkt oder verhindert. Das Veränderungserleben kann einzelne Organe betreffen, die Beweglichkeit oder eine globale Abnahme der Leistungsfähigkeit durch schnelleres Ermüden und zum Verlust an Energie und Freude führen. Einschränkungen wiegen insbesondere dann schwer, wenn sie sich auf Aktivitäten auswirken, die dem Betroffenen viel bedeuten und einen Teil seiner *Identität* bilden, etwa Tätigkeiten wie Laufen, Wandern oder Schwimmen, aber auch ganz alltägliche Handlungen wie Kochen oder Gartenarbeit. Die Einschränkungen sind in der Regel dann besonders leidvoll, wenn sie die Beziehungen zu anderen wichtigen Menschen beeinträchtigen und Teilhabe verhindern. Einschränkungen können die Identität als Mann oder Frau betreffen, etwa wenn die Attraktivität, die Sexualität, die Zeugungsfähigkeit oder die Möglichkeit, Kinder zur Welt zu bringen, betroffen ist.

Häufig wirkt sich aber allein schon die Tatsache, an Krebs erkrankt zu sein, auf *Beziehungen* aus: positiv, indem manche enger werden und wenn von unerwarteter Seite Hilfe kommt. Andererseits ist es enttäuschend, wenn sich Freunde oder Verwandte aufgrund der Krankheit zurückziehen. Oft sind diese verunsichert, wie sie damit umgehen sollen, oder sie wollen nicht an die Zerbrechlichkeit des Lebens erinnert werden und daran, dass es sie genauso treffen kann.

Selbst mit den engsten Familienangehörigen kann es schwierig werden. So kann der Wunsch, einander zu schonen und nicht zu überfordern, einen offenen Dialog verhindern. Eine besondere Frage ergibt sich im Rahmen der Diagnostik von Krebsarten, die mit einer erhöhten genetischen Belastung einhergehen. Dann stellt sich die Frage, inwiefern es die Pflicht der Betroffenen ist, die Angehörigen zu informieren, dass möglicherweise auch bei ihnen ein erhöhtes Risiko besteht, beispielsweise an Brust- oder Eierstockkrebs zu erkranken.

Einschränkungen können dazu führen, dass bestimmte *Rollen* nicht mehr in bisher gewohnter Weise ausgeübt werden können. Das betrifft einerseits die Zeit der Therapien, andererseits die Zeit danach. So stellt sich die Aufgabe, immer wieder neu herauszufinden, was möglich ist und was nicht. Oft ändert sich das von Tag zu Tag. Voraussagen sind dann kaum möglich und nicht verlässlich.

Schon ohne besondere Belastungen beschäftigt sich ein Großteil aller automatischen und nicht zielgerichteten Gedanken der Menschen mit der Aufrechterhaltung der Konstruktion ihres Bildes von sich selbst und ihrer Beziehung zur Welt. Wenn die Konstruktionen infrage gestellt sind, werden diese Gedanken noch dringlicher und häufig quälend. In einer sich ständig ändernden Gegenwart verändern sich auch die Vorstellungen über die Zukunft, je nach Stimmung fallen die Voraussagen unterschiedlich aus: von Horrorvisionen bis zu optimistischen Varianten. Fragen über Fragen drängen sich auf: Schaffe ich es? Hilft die Therapie? Schadet sie mehr, als sie hilft? Wie geht es weiter? Was erholt sich wieder? Was wird noch möglich sein? Wovon muss ich endgültig Abschied nehmen?

7.2 Werte- und Bedürfnisperspektive sowie Behandlungsziele

Im Sinne des *Bedürfnisses nach Bindung* gehen wir davon aus, dass Menschen möglichst mit allen Anteilen – den gesunden und den leidenden – wohlwollend wahrgenommen und verstanden werden wollen. Alle sind auf positive Resonanz angewiesen, um sich in Zeiten der Not nicht beschämt, alleingelassen und isoliert zu fühlen. Während der Therapien ist die Angewiesenheit auf die Behandler besonders hoch. Probleme in den Beziehungen können wesentlich zur Demoralisierung beitragen. Die Angewiesenheit auf Verständnis und Unterstützung kann über positive Erfahrungen Verbundenheit fördern, im Falle von Enttäuschungen kann sie alte Beziehungswunden aufreißen oder das Vertrauen in andere Menschen grundlegend erschüttern. Im Idealfall gibt es Personen, die die Patienten zu den Therapien begleiten, mit denen sie über die dunkle Nacht der Seele sprechen und solche, mit denen sie trotz allem lachen können.

Therapien machen auf verschiedenste Weise abhängig und schränken oft über längere Zeit die *Autonomie* ein. Wenn man die Wegstrecke der Therapie mit einer Reise vergleicht, kann man zwischen drei Varianten wählen (Brdar 2018): In der Regel bekommt man eine »Pauschalreise« angeboten, in der es kaum individuelle Gestaltungsspielräume gibt. Man kann aber auch nur einzelne Module aus dieser Pauschalreise auswählen oder sich selbst eine »Individualreise« zusammenstellen. Sich dieser Möglichkeiten bewusst zu sein und zu wählen stärkt die Autonomie. Insgesamt gilt es, sich auf die Suche nach Wahlmöglichkeiten zu begeben, um das Gefühl von Selbstbestimmung zu stärken und gesundheitsförderliche Entscheidungen zu treffen. Es ist oft leichter, Dinge zu tun und vor allem Dinge zu unterlassen, wenn es dabei Unterstützung von außen gibt.

Das Bedürfnis nach *Kompetenz* und *Selbstwirksamkeit* wird vernachlässigt, wenn suggeriert wird, alle Hilfe käme von der Medizin und damit von außen. In der meist völlig unvertrauten und neuen Welt der Krebsmedizin gilt es zunächst eine Vielzahl von Kompetenzen zu erwerben. Hier hilft Unterstützung dabei, sich die zur kompetenten Bewältigung notwendigen Informationen zu besorgen, etwa über Möglichkeiten zur Verringerung von Nebenwirkungen der Therapie durch komplementärmedizinische Maßnahmen (z. B. Weis 2018). Dabei kann die Ermutigung helfen, der eigenen Intuition zu vertrauen, in einer experimentellen Haltung Dinge einfach auszuprobieren und dann selbst zu bemerken, was hilft und was nicht.

In der Zeit der Therapien beginnt vielen Menschen zu dämmern, was es bedeutet, an Krebs erkrankt zu sein. Nicht selten wird vieles von dem infrage gestellt, was ihrem Leben bisher *Orientierung* und *Sinn* gab. Im Bereich dieser Bedürfnisse liegen wohl die größten Gefahren, aber auch die größten Chancen. Sinnlosigkeit lässt verzweifeln. Zugleich liegt wohl die größte gesundheitsfördernde Kraft im Erleben von Sinnhaftigkeit. Wenn Menschen ein »Wozu« gefunden haben, ist es oft erstaunlich, was möglich wird.

Die Gefahr einer *Traumatisierung* ist dann besonders hoch, wenn in einer existenziell bedrohlichen Situation *alle vier* emotionalen Grundbedürfnisse (Abschn. 5.3.1) in hohem Maße unerfüllt sind: wenn sich Menschen »von allen guten Geistern verlassen« ganz allein fühlen (Bindung); wenn ihnen – völlig ausgeliefert – keine Wahl bleibt (Autonomie); wenn sie die Situation in keiner Weise beeinflussen können (Kompetenz); wenn ihnen die Orientierung fehlt und das ganze Leben sinnlos erscheint.

Aus dieser Sicht auf das Risiko einer Traumatisierung ergeben sich viele Möglichkeiten für ein *traumasensibles* Vorgehen (Mende 2010):

- in potenziell bedrohlichen Situationen für einen resonanten Beistand zu sorgen (Bindung)
- sich Wahlmöglichkeiten bewusst zu machen, solche zu schaffen und zu nutzen, etwa in Untersuchungssituationen (Autonomie)
- Selbstwirksamkeitserfahrungen zu ermöglichen, und sei es, die innere Haltung gegenüber der Situation zu verändern (Kompetenz)
- und nicht zuletzt nach Sinn und Orientierung Ausschau zu halten – im menschlichen oder im spirituellen Bereich.

In Zeiten existenzieller Bedrohung ist alles dem Ziel des Überlebens untergeordnet. Das gesamte System ist auf den Überlebenskampf eingestellt, sodass andere Bedürfnisse oft gar nicht wahrgenommen und deshalb vernachlässigt werden. Um langfristig zu überleben und wieder gesund zu werden, bedarf es *Inseln des inneren Friedens und der Ruhe,* auf denen es möglich ist, innezuhalten im Hier und Jetzt, sich zu erholen und Kraft für die nächsten Schritte zu schöpfen. Solche Inseln aufzusuchen ist ein wesentliches Ziel, insbesondere während der Therapien. Hierzu bedarf es oft zunächst der Co-Regulation in einer sicheren therapeutischen Beziehung. Wurden Wege des »Umschaltens« erforscht, erlebt und geübt, können diese Inseln in Selbsthypnose immer wieder aufgesucht werden. Hypnose und Achtsamkeit leisten wertvolle Beiträge für das Umschalten des Systems auf der vegetativen und mentalen Ebene zum Auftanken (Abschn. 7.3.1).

Ein weiteres Therapieziel besteht darin, in Zeiten des Zweifels das *Vertrauen* in die Wirksamkeit und Sinnhaftigkeit der Therapie und in die Kooperation zwischen den medizinischen Therapien und dem eigenen Körper zu stärken. Vor dem Einstieg in diesbezügliche Therapiemaßnahmen stellt sich wieder die Frage, ob sich die Person in einem psychovegetativen Zustand befindet, in dem sie Unterstützung wahrnehmen kann, oder in einem Kampf-Flucht-Modus, in dem sie – ständig auf der Hut – nur darauf fokussiert ist zu erkennen, wo Gefahren lauern. Liegt das Erregungsniveau im Bereich des Toleranzfensters (Abb. 10, S. 128), kann man in einem nächsten Schritt danach Ausschau halten, wo es Spielräume zur Erfüllung der Grundbedürfnisse gibt: Wo ist mehr unterstützende Verbundenheit möglich? Wo mehr Autonomie? Wo lässt sich das Gefühl von Handhabbarkeit und Kompetenz stärken? Und vor allem: Gibt es etwas, wofür sich das Engagement lohnt?

Hier hat die Hypnotherapie viel zu bieten. Mithilfe von Teilearbeit können Bedenken erforscht, gewürdigt und berücksichtigt werden. Mittels Ideomotorik können unbewusste Suchprozesse angeregt und kann die Kooperation mit dem Unbewussten bzw. darin abgespeicherten Ressourcen gefördert werden. Autosuggestionen und Imaginationen beeinflussen auf unwillkürliche und mühelose Weise körperliche und psychische Prozesse, die außerhalb der bewussten Kontrolle liegen. Hypnose und Selbsthypnose beinhalten ein erstaunlich wirksames Potenzial, Nebenwirkungen der Therapie zu verringern und die Widerstands- und Regenerationsfähigkeit zu stärken.

7.3 Vierte und fünfte Pyramidenstufe – Hypnose und Selbsthypnose

Die ersten drei Stufen des Pyramidenmodells beziehen sich auf die Umsetzung der therapeutisch wirksamen Kommunikation in der onkologischen »Grundversorgung«. Die vierte und fünfte Stufe verweisen darauf, wie hypnosystemisches Vorgehen die Kommunikation im Rahmen psychoonkologischer Angebote spezifisch bereichern kann. Diese Stufen beinhalten alle Charakteristika therapeutisch wirksamer Kommunikation – die Beziehungsdimensionen im Sinne einer Kooperationsbeziehung auf Augenhöhe, die Patientenzentrierung, die Bedürfnisorientierung, den Perspektivenwechsel, die Aktivierung von Ressourcen und die Förderung von Gesundheit, Resilienz und lebendigem Aufblühen. Vor dem Hintergrund der Auffassung von Therapie als Anregung zur Veränderung der Selbstorganisation und eingedenk der Tatsache, dass das Empfängersystem über Qualität und Quantität jeglicher Änderungen bestimmt, verstehen wir *Hypnose als Anleitung zur Selbsthypnose.* Deswegen sind beide nur durch eine gestrichelte Linie voneinander getrennt (Abb. 12).

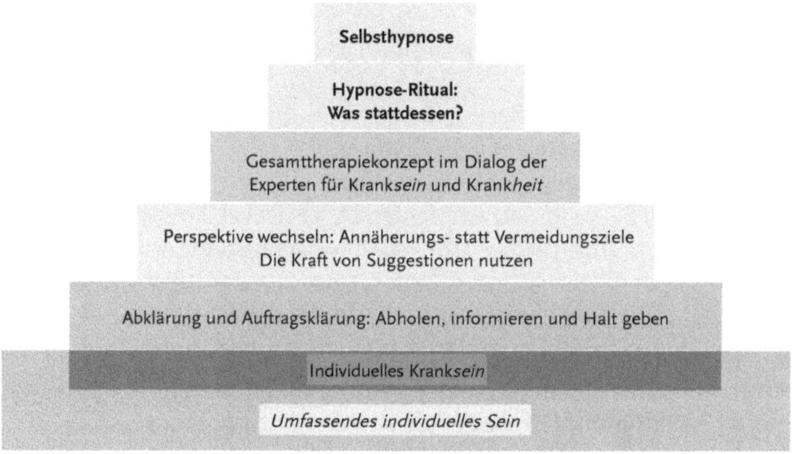

Abb. 12: Pyramidenmodell mit den Stufen einer therapeutisch wirksamen Kommunikation – die obersten Stufen: Hypnose und Selbsthypnose

In einer hypnotherapeutischen Basisintervention werden diese Prinzipien fokussiert eingesetzt. Der Name »Was-stattdessen-Ritual« verweist auf die beabsichtigte Umorientierung weg von Vermeidungszielen und hin zu Annäherungszielen. Das Ziel der Intervention besteht in einer Öffnung und Erforschung individueller Möglichkeitsräume. Ihr konkreter Einsatz wird später im Rahmen von Fallbeispielen erläutert. Die Krönung der Pyramide ist die Selbsthypnose, das selbstständige Utilisieren eigener Ressourcen durch den Patienten. Dies hat sich bei vielen Symptomen bewährt, insbesondere bei Schmerzen und Schlafstörungen. Erfolgreiche Selbsthypnose führt zu vielfachen Erfahrungen von Selbstwirksamkeit und Kompetenz, weil Patienten erleben, wie sie ihre ganz persönlichen inneren Reaktionen nutzen können, um sich ihren Zielen zu nähern. Gelingt dies, ist Selbsthypnose gleichsam das Tüpfelchen auf dem i eines medizinisch angemessenen und subjektiv zufrieden stellenden Gesamttherapiekonzepts. Auf unserem »Tandem« kann Selbsthypnose durch Achtsamkeitsübungen ergänzt werden.

Das von uns beschriebene Vorgehen ist Teil des Gesamtbehandlungsplans, sei es im Liaison- oder Konsiliardienst eines klinischen Settings, in der Rehabilitation, in der Beratung oder in der psychotherapeutischen Praxis. Unter therapeutischer Hypnose verstehen wir nicht nur die explizite Induktion von Trance, sondern auch die Verwendung – »Utilisation« – von Trancephänomenen im gesamten Spektrum der hypnosystemisch fundierten therapeutisch wirksamen Kommunikation.

7.3.1 Psychovegetative Umschaltung: Entspannung und Geborgenheit

Die aktuellen S3-Leitlinien empfehlen (AWMF et al. 2014, S. 60): »Entspannungsverfahren sollen Menschen mit Krebserkrankungen unabhängig vom Belastungsgrad angeboten werden.« Entspannung hat in der Psychoonkologie als Basistherapeutikum einen zentralen Platz; sie gilt als das »Aspirin der Psychotherapie« (Kögler u. Fegg 2009). Sie wirkt bei unterschiedlichen Symptomen lindernd und unspezifisch gesundheitsfördernd und ermöglicht Selbstwirksamkeitserfahrungen und das Erleben von Autonomie.

Hypnose und Achtsamkeit bieten ein umfangreiches Repertoire, um Menschen dabei zu unterstützen, Gesundheit und Heilungsprozesse fördernde psychophysische Zustände aufzusuchen. Beide lenken die Aufmerksamkeit, setzen auf der körperlichen und mentalen Ebene an und führen zu einer Umschaltung im vegetativen Nervensystem. Ausgangspunkt der Arbeit mit Hypnose und Achtsamkeit ist die *Präsenz* des Therapeuten. Er gibt sich Zeit, Präsenz zu verkörpern und sich zu zentrieren. Aus einer resonanzbereiten Zentrierung heraus kann er sich dem Patienten zuwenden und sich auf ihn einstimmen, ihm auf passenden Ebenen begegnen und in Resonanz gehen.

Anleitungen zur *Achtsamkeit* werden eingesetzt, um den Patienten anzuregen, Gegenwärtiges wahrzunehmen, um *im Hier und Jetzt* anzukommen. Ein Gefühl von Sicherheit lässt sich in einer kleinen Anleitung durch eingestreute Implikationen auf mehreren Wegen fördern:

> »Darf ich Sie einladen, sich zur Orientierung im Raum umzusehen. Vielleicht nehmen Sie auch mich bewusst wahr, indem Sie mich sehen *(dabei wohlwollenden Blickkontakt aufnehmen)* und indem Sie

mich hören. Vielleicht ist es Ihnen möglich, meine Stimme zu hören und zugleich Ihren Körper zu spüren … und sich bewusst zu machen, wie Sie Ihren Körper im Moment genau wahrnehmen, was Sie von ihm im Moment bemerken. … Vielleicht ist es Ihnen möglich, den Kontakt der Fußsohlen mit dem Boden zu spüren, die rechte und die linke … den Boden, der uns beide verbindet und trägt *(dabei als Therapeut selbst auch den Boden spüren).* … Den Kontakt mit dem Sessel, der Sie trägt … und die Lehne, wo Ihr Rücken sie berührt und Sie sich anlehnen. Spüren Sie nach, wo genau sich das Gewicht Ihres Körpers überträgt. … Und irgendwann bemerken Sie vielleicht, dass es leichter ist, den Körper wahrzunehmen, wenn sich die Augen schließen. … Und irgendwann fallen sie vielleicht von selbst zu, und es wird leichter zu bemerken, was sich in der Innenwelt meldet.«

An diesem Punkt eröffnen sich viele Möglichkeiten, sei es, das Heben und Senken der Bauchdecke beim Atmen zu beobachten, sei es, auf angenehme Empfindungen im Körper zu achten oder im Bodyscan den Körper zu durchwandern (Harrer 2018, S. 102 ff.).

Zum Einsatz von Achtsamkeit im Sinne der Entspannung kann man aus der Beobachterhaltung allen gegenwärtigen Empfindungen Aufmerksamkeit schenken, die schon Anzeichen von Entspannung sind bzw. in diese Richtung führen, wie angenehme Schwere, Wärme an einzelnen Stellen, die Haltung, sich tragen zu lassen, geschehen zu lassen, einfach nur zu beobachten – Fokus Ruhe – oder man kann verfolgen, wie sich etwas in Richtung Entspannung wandelt – Fokus Wandel etc.

Beim *hypnotherapeutischen Vorgehen* nutzt man, vom Hier und Jetzt ausgehend, *Trancephänomene.* In *Regression* kann man sich in Zeiten versetzen, in denen man sich entspannt und wohlgefühlt hat. In einer *Progression* begibt man sich in Zeiten, in denen alles gut überstanden ist. *Dissoziation* wird genutzt, indem der Körper hier im Raum sicher und entspannt liegt und man sich zugleich ganz woanders befindet, an einem Ort und in einer Situation, in der genau das möglich ist und erfüllt wird, was im Moment wichtig und wünschenswert ist. Mittels *posthypnotischer Suggestion* wird das Aufsuchen guter innerer Orte in bestimmten Situationen außerhalb der Therapie erleichtert. Im Sinne eines achtsamen Wahrnehmens gegenwärtigen Erlebens kann man den Auswirkungen dieser inneren Reise an einen anderen Ort im Körper *nachspüren.*

Im Falle einer hohen Muskelanspannung kann man dieser Anspannung nachspüren und sie im Sinne der progressiven Muskelentspannung eine Spur verstärken, um dann der darauffolgenden Entspannung längere Zeit nachzuspüren. *Vegetative Umschaltung* kann im Sinne der Achtsamkeit angeregt werden, indem man nachspürt, wo im Körper sich Schwere und Wärme finden. Spricht man die Worte Schwere und Wärme wiederholt aus, verstärken sie sich durch die Aufmerksamkeitslenkung und deren suggestive Wirkung. Auch die Fokussierung auf das Ausatmen – gepaart mit Pacing durch den Behandler – vertieft die Entspannung. Die mentale Ebene wird durch die Einladung adressiert, mit der Aufmerksamkeit beim Körper zu bleiben oder immer wieder zu diesem Fokus zurückzukehren oder aber auch *innere Bilder* – etwa eine friedliche Szene – auftauchen zu lassen und neugierig zu sein, wie sie sich entwickeln.

Für Patienten gilt es zu lernen: Entspannung kann man nicht »machen«. Man kann sie nur einladen und *geschehen lassen*. Entspannung kommt von selbst. Es ist für viele Menschen höchst ungewohnt, Dinge einfach geschehen zu lassen und zu beobachten, was geschieht. Wenn sie dann erfahren, dass etwas Wohltuendes passiert, ohne dass sie sich aktiv darum haben kümmern müssen, ist das oft höchst entlastend. Eine derartige Erfahrung eröffnet einen Ausstieg aus mehr oder weniger bewährten Automatismen, für alles selbst sorgen zu müssen. In der Hypnose sprechen wir bei all diesen autonomen Vorgängen von *ideodynamischen* Prozessen – sei es das Auftauchen von Bildern und Gefühlen oder auch Bewegungen. Als unwillkürliche Bewegungen kann die Ideomotorik beobachtet und relativ zuverlässig interpretiert werden und dient als Technik zur Optimierung der therapeutischen Begleitung in Hypnose (Abschn. 6.3.6).

Selbst etwas zum eigenen Wohlbefinden beitragen zu können, unmittelbar zu erleben, dass eine so unspektakuläre Intervention wie eine Entspannungsanleitung zumindest für einige Zeit das Belastende in den Hintergrund rücken lässt, stärkt das Vertrauen in die *Selbstwirksamkeit*. Wird das im Kontext einer therapeutischen Beziehung möglich, stärkt es diese Beziehung und das Vertrauen in die gemeinsame Arbeit. Das Erleben wohltuender Zustände ermöglicht vor dem Hintergrund der Sichtweise der Selbstorganisation des Organismus das Entstehen einer neuen gesundheitsfördernden Ordnung.

Ein Mindestmaß an gefühlter Sicherheit ist Voraussetzung für Entspannung. Sicherheit gewinnen Menschen auf zwei Wegen: indem sie sich vergewissern, dass keine Gefahr droht (»safety«), und indem sie sich der Anwesenheit eines Sicherheit und Geborgenheit (»safeness«) vermittelnden inneren oder äußeren Objekts versichern (Gilbert 2020; siehe S. 292 ff.). Die Arbeit mit inneren Bildern kann auf beiden Wegen das Gefühl von Sicherheit fördern. So kann ein entfernter Planet oder ein Luftschutzkeller körperliche Sicherheit geben. Eine kuschelige Höhle oder ein warmes gemütliches Bett bietet emotionale Geborgenheit.

7.3.2 Arbeit mit inneren Bildern

Wer mit offenen Augen durch die Welt geht, nimmt den Großteil der Informationen aus der Umwelt über den visuellen Sinneskanal wahr. Die meisten Menschen denken, erinnern und fantasieren auch in Worten und Bildern. Es ist oft gar nicht möglich, sich *kein* Bild von etwas zu machen. Hört man etwa das Wort Krebs, tauchen vielfach Bilder auf. Wenn Ärzte ihren Patienten auf einem Röntgenbild einen schwarzen Fleck zeigen, wird auch dieses Bild gespeichert und später erinnert, ob sie wollen oder nicht. Bilder sind somit allgegenwärtig: als Erinnerungen, als Vorstellungen über die Zukunft, als Tagträume und selbst in der Nacht im Traum.

In der Psychoonkologie dient die Arbeit mit inneren Bildern unterschiedlichen Zielen. Bei der Diagnose des subjektiven Krankheitskonzepts ist es bedeutsam, welche Vorstellungen sich die Betroffenen von ihrer Krankheit machen und welche Bilder sie für die Therapie entwickeln. Als diagnostisch-therapeutischer Zirkel (S. 67) ist das Bewusstwerden von Bildern allein schon therapeutisch wirksam, etwa wenn man erkennt, wie sie zusätzlich belasten oder Wohlbefinden und Gesundheit fördern. Man kann dann an deren zieldienlicher Modifikation weiterarbeiten. Im Sinne der Salutogenese lassen sich Bilder für Gesundsein entwickeln, um in sie hineinzuschlüpfen und Gesundsein – assoziiert – von innen heraus zu erleben und den Körper sich daran »erinnern« lassen, wie es sich anfühlt.

Auf der Beziehungsebene ist es eine heilsame und oft auch korrigierende emotionale Erfahrung, wenn sich Patienten in einer Trance in der wohlwollenden und beschützenden Gegenwart als gut begleitet, respektiert und zugleich doch als autonom erleben.

Der Prozess des Imaginierens, sich mit allen Sinnen in eine imaginierte Szene hineinzuversetzen, ausgehend vom körperlichen Erleben von Entspannung, Ruhe und Sicherheit, wirkt sich auf allen Ebenen des Gesamtorganismus gesundheitsfördernd aus. Die Fokussierung auf angenehme und wohltuende Aspekte des Körpererlebens ist gerade in Zeiten wertvoll, in denen als negativ bewertete Erfahrungen mit dem Körper überwiegen. Auch im Körper liegende Ressourcen können in diesen Zuständen wieder leichter zugänglich werden.

Im unmittelbaren Nachspüren oder im Nachgespräch können jeweils individuell bedeutsame Aspekte des Erlebens hervorgehoben und betont werden, um sie bewusst zu speichern, zu ankern und damit leichter wieder abrufbar zu machen. Neben der diagnostischen und therapeutischen Funktion innerer Bilder kann eine regelmäßige Aufmerksamkeitsfokussierung auf innere Bilder der *Geistesschulung* dienen. Wie die Achtsamkeitspraxis kultiviert die Fokussierung auf innere Bilder die Fähigkeit, sich immer kontinuierlicher einem bestimmten Objekt zuzuwenden. Ziel ist dabei, innere Ruhe zu finden.

Die Arbeit mit inneren Bildern im Bereich der Onkologie wurde wesentlich durch die Arbeit von Carl Simonton (S. 276 f.) beeinflusst. In den ersten Jahren seiner Arbeit propagierte er während seiner Seminarprogramme und anschließend durch Tonträger angeleitete Imaginationen. Sein *»mental imagery«* wurde mit »Visualisierung« übersetzt, ein Wort, das den visuellen Sinneskanal betont und die in einer Imagination enthaltenen anderen Kanäle vergessen lassen könnte. Das wäre deshalb eine bedeutsame Einschränkung, als insbesondere das Erleben der körperlichen Dimension von gesundheitsfördernden Erfahrungen wesentlich erscheint.

In der Simonton-Methode folgen die Imaginationen bestimmten Programmen, etwa der konkreten Vorstellung, wie die weißen Blutkörperchen die Tumorzellen vernichten und diese ausgeschieden werden. In seiner späteren Arbeit treten andere Formen der Imagination in den Vordergrund, die mehr das Vertrauen in das Wirken positiver Kräfte fördern als die Bekämpfung des Krebses.

In einer anderen Form der Imagination wird statt der *aktiven* inneren Haltung eine *rezeptive* Haltung eingenommen. Dabei stellt man gleichsam auf Empfang und wartet neugierig, welches Bild unbeeinflusst ganz von selbst auftaucht. Aus einer innerlich zurückgelehnten Beobachterhaltung folgt man dann dem inneren Film.

Diese rezeptive Haltung entspricht dem Geist der Achtsamkeit. Sie ist aber auch im Sinne eines Ericksonschen Vorgehens, im Rahmen der Tranceinduktionen durchaus Einladungen auszusprechen, in welche Richtung die innere Reise gehen könnte. Durch ein Minimum an Vorgaben können sich gesundheitsfördernde Imaginationen individuell entwickeln. Dabei tauchen oft kulturübergreifende, universelle Bilder und Symbole auf: warme oder kühlende Farben, Bilder von heilendem Licht, Energie von einer heilenden Quelle, Berührungen durch heilende Hände, Heiler, eine innere Führung, Schutzengel, eine religiöse Gestalt oder unspezifische Heilige, eine heilende Präsenz, Krafttiere oder ein Totem, das schützt und heilt, oder eine Reise bzw. Pilgerfahrt zu einem heilsamen oder heiligen Ort oder Heiler (Battino 2000).

Bei der Gestaltung von Trancereisen bieten sich zur Anregung von Heilungsprozessen vier kulturübergreifende Komponenten an (Schmid 2019):

- Heilung kann von einer als *Autorität* anerkannten Person ausgehen, sei es ein Arzt, Heiler, Medizinmann oder Schamane.
- Heilung erfolgt durch *symbolische Handlungen* oder symbolhafte *Objekte*. Das kann ein Heilungsritual sein oder ein Objekt, das Glück bringt oder Schutz bietet.
- Heilung geschieht an besonderen *Orten* wie Kraft- oder Wallfahrtsorten, oft von symbolischen Figuren ausgehend – wie einer Muttergottes oder einem Heiligen.
- Heilung wird durch *eigene Beiträge* unterstützt, sei es das Durchleiden und Überstehen einer Krise, seien es Träume, innere Bilder oder innere Gewissheiten, die einem zuteilwerden.

Übung: Wohlfühlort und Kraftort

In der Traumatherapie wird dazu eingeladen, einen sicheren Ort (»safe place«) aufzusuchen oder sich einen zu schaffen. Im Bereich der Psychoonkologie ist im Einzelfall gemeinsam mit dem Patienten zu erkunden, welches Bedürfnis jeweils im Vordergrund steht. Häufig besteht der Wunsch nach Inseln des Wohlfühlens, auf denen wieder Kraft und Mut getankt werden können. Die meisten Menschen haben Lieblingsorte, die sie mit Ruhe, Zuversicht, Vertrauen und Mut, oft aber auch mit Freiheit oder Geborgenheit verbinden. Das kann ein konkret erlebter Ort sein, etwa der eigene Garten, ein Park oder eine Lichtung im Wald. Das kann ein Ort sein, an dem man in den Ferien war. Das können Orte der Kindheit sein – etwa bei den Großeltern, das Aufwachsen mit einem Haustier oder das eigene Bett, in dem eine Gutenachtgeschichte erzählt wurde. Das können Orte in der Fantasie sein, aus einem inneren Reiseprospekt, oder Orte, die man aus einem Roman oder einem Film kennt. Das kann ein eigener innerer Garten sein, den man sich schafft, mit Lieblingsplätzen und einem Beet mit

Heilkräutern. Wenn absolut gar nichts auftaucht, lässt sich dieses »Nichts« als Ort utilisieren, an dem vielleicht gerade die Stille und der leere Raum zu wohltuender innerer Ruhe führt.

Eine andere Form von Trance führt zu einer *Progression ins Ziel*. Dabei wird der Patient eingeladen, sich in der Regel zunächst aus der dissoziierten Wahrnehmungsposition vorzustellen, wie er selbst aussieht, wenn das Problem gelöst oder er wieder gesund ist. Gelingt ihm das, kann man anregen, in der assoziierten Wahrnehmungsposition von innen heraus zu spüren, wie sich das anfühlt.

Die *Split-Screen-Technik* (siehe auch S. 278 f.) (Spiegel a. Classen 2000; Classen et al. 2001) integriert Problem und Lösung: Dabei erfolgt zunächst die Einladung, sich aus einer sicheren Position heraus (dissoziiert) ein Bild vom Problem zu machen und dieses Bild auf eine Leinwand zu projizieren. Auf die andere Hälfte des geteilten Bildschirms wird das Lösungsbild projiziert, und schließlich wird integrierend beides gleichzeitig wahrgenommen.

Selbst wenn es möglich ist, Bilder vom Ist-Zustand und vom Ziel zu entwickeln, fehlt oft eine Vorstellung vom Weg, auf dem man vom Problem zum Ziel gelangt. Insofern kann es sinnvoll sein, auch für den *Prozess* auf diesem Weg Bilder zu finden. Auch dazu lassen sich monologische oder dialogische Trancen einsetzen, wenn es etwa darum geht, gut für sich selbst zu sorgen, eigene Bedürfnisse zu erfüllen oder Grenzen zu setzen. Motive wie der innere Garten oder das eigene Stück Land können dazu beitragen. Ein *Probehandeln* in Trance bahnt die Umsetzung in der äußeren Realität, lässt aber auch innere Barrieren erkennen, an deren Überwindung noch zu arbeiten ist.

Auch in *Gruppenprogrammen* finden sich »gelenkte Imaginationen« zu folgenden Themen: Ort des Wohlbefindens, Lebensfreude, Entwicklung freundschaftlicher Gefühle dem eigenen Körper gegenüber, Vertrauen entwickeln, ein Zauberteppich, Meeresküste, der innere Garten, das Zentrum finden und Waldspaziergang (Weis et al. 2006).

Bei einer Psychotherapiemethode, deren Schwerpunkt die Arbeit mit Imaginationen ist, der *Katathym Imaginativen Psychotherapie* (KIP), wird postuliert, dass die Vorgabe »ich-stützender«, beruhigender Motive mit behütendem, beschützendem und Sicherheit gewährendem Charakter »archaische Bedürfnisse« befriedigt. Auch hier wird empfohlen, sich mit dem Patienten an die aus der Vorgeschichte bekannt gewordenen individuellen Ressourcen zu erinnern und damit verknüpfte Vorstellungen einzuladen. Beispiele für Motivvorgaben, die in einem dialogischen Vorgehen weiterentwickelt werden, sind eine schöne Wiese im Sommersonnenschein, der Blick von einem Hügel oder Berg auf eine freundliche Landschaft, der Blick auf ein ruhiges Gewässer, einen Teich oder einen See. Wenn es für ihn angenehm ist, kann der Patient in dessen angenehm warmem Wasser baden oder schwimmen oder sich unter einen kühlenden Wasserfall stellen. Er kann auch eine als besonders schön und glücklich erlebte Situation aus der Vergangenheit wählen, sei es mit einem Menschen oder beim Betrachten einer Landschaft. Für manche Patienten ist es wohltuend, einem Gefühl von Leichtigkeit nachzuspüren, auf einem fliegenden Teppich oder auf eine andere Weise fliegend – etwa schwebend auf einer Wolke (Leuner 1994).

Auch in *achtsamkeitsbasierten Programmen* werden Berg-, See- und Baummeditationen angeleitet. In der angeleiteten Bergmeditation lässt man zunächst ein Bild von einem Berg entstehen, dann wird man zu diesem Berg. Die mit dem auf Ruhe und Stille fokussierenden Nachspüren verbundene Suggestion lautet: still sitzen wie ein Berg – während unterschiedliche Wetterlagen, die Tage und die Jahreszeiten vorbeiziehen. Der Berg beobachtet still und majestätisch den Wandel. Seine zeitlose Weisheit bleibt immer spürbar. Beim See richtet sich die Aufmerksamkeit auf die Ruhe in dessen Tiefe, selbst wenn die Oberfläche aufgewühlt wird. Der Baum erinnert auch angesichts aller vorbeiziehenden Stürme und Jahreszeiten an die innere Stabilität, die er durch tief in die Erde reichende Wurzeln gewinnt (Carlson u. Speca 2013).

Das ideodynamische Auftauchenlassen innerer Bilder fällt vielen Menschen leicht; manche müssen es erst einüben. Es bedarf eines Bewusstseinszustands, der sich in bestimmten Formen der Achtsamkeit und in Trance findet. Ein Zustand gesamtorganismischer Entspannung ermöglicht es, sich muskulär gleichsam zurückzulehnen und sich von der Unterlage tragen zu lassen, das vegetative Nervensystem herunterzufahren und den Kopf so weit leer zu machen, dass einem etwas einfallen kann. Dabei können unterschiedliche Wege zur Entspannung führen. Die Umschaltung braucht Zeit, wenngleich diese sich bei entsprechender Übung stark verkürzt. Die Gestaltung äußerer

Rahmenbedingungen und die Form, etwa als ein kleines Ritual, kann die Umschaltung erleichtern.

Für angeleitete Imaginationen hat sich eine *Dauer* in der Größenordnung von 15–20 Minuten bewährt. Battino (2000) gibt als Orientierung für sein Vorgehen an, sich etwa 5–7 Minuten für die Entspannung Zeit zu nehmen, dann 8–10 Minuten für das »Bildern«. Im Ericksonschen Sinn empfiehlt er ein individualisiertes Vorgehen und dabei auch die Berücksichtigung von ultradianen Rhythmen (mit einer Periodendauer kürzer als 24 Stunden) in dem Sinn, dass man die im Laufe einer längeren Therapiesitzung bemerkbaren spontanen Fluktuationen der Wachheit für die Einleitung einer Entspannungsübung utilisiert.

Bei Imaginationen lassen sich nach dem *Triple-Code-Modell* (Ahsen 1984) drei wechselseitig aufeinander einwirkende Ebenen beschreiben: die Imagination, der Körper und die Bedeutung (»*i*mage, *s*oma, *m*eaning« – ISM):

- Im Sinne Simontons (S. 276 f.) zielt die Vorstellungsübung darauf ab, körperliche Prozesse zu beeinflussen (I-S). Die Bedeutungsgebung ist dabei sekundär.
- Bei der sogenannten Affektbrücke bzw. der somatischen Brücke würde man von einem Gefühl oder einer Körperempfindung ausgehend ein Bild auftauchen lassen, dem in der Regel eine bestimmte Bedeutung zukommt (S-I-M).
- Man könnte auch zu einer bestimmten Bedeutung, die eine Situation hat, ein körperliches Gefühl auftauchen lassen, zu diesem Gefühl ein Bild oder ein Wort (M-S-I) – ein Vorgehen, das jenem im Focusing ähnelt.

Dass sich innere Bilder auf den Körper auswirken, lässt sich unmittelbar erfahren, wenn sich bei der sinnlich angereicherten Vorstellung des Beißens in eine Zitronenscheibe der Mund zusammenzieht und Speichelfluss angeregt wird. Das kann man Patienten auch demonstrieren.

Aus einer intersubjektiven Sicht der Hypnose kommt bei Anleitungen zu Trancen bzw. Imaginationen der *Gegenwart des Therapeuten* eine wesentliche Rolle zu. Seine Präsenz und sein innerer Zustand sind mitbestimmend, inwieweit es dem Patienten möglich wird, sich zu entspannen, in Trance zu gehen und zu imaginieren. Selbst wenn der Patient für sich allein seine Selbsthypnose durchführt, stellt sich die Frage, welcher Anteil im Patienten die Anleitung übernimmt. Wir gehen davon aus, dass Patienten das Modell ihres Therapeuten, dessen »Vor-Bild« und dessen Stimme, verinnerlichen. Damit können sie seine Stimme nicht nur von einem Tonträger, sondern auch innerlich abrufen, wo auch immer sie sind.

Eine kleine Übung soll das Thema der Imaginationen abschließen (nach Samuels a. Bennett 1975):

> »Nehmen Sie sich Zeit. Achten Sie auf das regelmäßige Ein und Aus der Atmung, bis sich im ganzen Körper so viel Entspannung ausgebreitet hat, wie irgend möglich, und nur noch so viel Anspannung übrig ist, wie unbedingt nötig, damit Sie vollkommen bequem sitzen (liegen) können. ... Lassen Sie nun alle Vorstellungen, die Sie sich über Ihre Krankheit gemacht haben, alles, was Sie darüber wissen und was Sie davon spüren, zu Seifenblasen werden oder in Seifenblasen auftauchen. Diese Seifenblasen schweben um Sie herum, so viele es sein mögen und so groß oder klein und wie farbig sie auch sein mögen. Ein Wind kann sie forttragen, oder vielleicht können Sie selbst sie fortpusten, ganz weit weg, so weit weg, dass man sie weder sehen noch riechen kann. Sie können ihnen nachschauen, wie sie immer kleiner werden und am Horizont verschwinden. ... um sich anschließend dem zuzuwenden, was im Moment guttut.«

Anschließend möge man sich vorstellen, an einem seiner Lieblingsorte zu sein, wo auch immer man sich wohl, lebendig und gesund fühlt:

> »Stellen Sie sich Ihre Umgebung angenehm hell erleuchtet vor, erfüllt mit einem klaren Licht. Gestatten Sie dem Licht, Ihren Körper zu durchfluten, um ihn zu erhellen und mit gesunder Energie zu füllen. Wie ist es, in diesem Licht zu baden und von ihm erfüllt zu sein?«

Es gibt Patienten, denen es schwerfällt oder gar nicht möglich ist, innere Bilder zu sehen. Andere empfinden ihren Kopf ohnehin schon als so voll, dass sie das Bildern ablehnen. Wieder andere erleben das Visualisieren oder Imaginieren als wenig erwünschte zusätzliche Anforderung und Anstrengung. In diesem Fall empfiehlt es sich, mit dem Patienten zu erforschen, ob nicht eine »Körpertrance« mit Fokussierung auf angenehmes körperliches Erleben passender ist. In diese Richtung weisen viele Übungen aus dem Bereich der Achtsamkeit.

Bei den Anleitungen zu Imaginationen ist die Wortwahl von Bedeutung. In den auf Simonton aufbauenden Programmen ist es oft eine Kampfrhetorik. Im Ericksonschen Sinne würde man eher die Bilder des Patienten aufgreifen und gemeinsam mit ihm weiterentwickeln. Daraus ergeben sich auch Antworten auf die Frage, ob man von Krebszellen sprechen soll, von Tumorzellen, verwilderten Zellen, schwachen oder kranken Zellen etc.

Der Transfer von hilfreichen Erfahrungen mit Imaginationen in der Therapie in den Alltag erfolgt mittels Hausaufgaben und Anleitungen zur Selbsthypnose.

7.3.3 Suche nach »Was stattdessen« als Kernelement therapeutisch wirksamer Kommunikation

Das Kernelement unseres Modells ist der Perspektivenwechsel und die Umorientierung weg von den in der Medizin vorherrschenden Vermeidungszielen hin zu Annäherungszielen. Ein Beispiel soll diesen Perspektivenwechsel illustrieren.

Patientenbeispiel: Eiskühle – statt »wie mit dem Arm über einen Kaktus mit tausend Stacheln fahren«

Thema: Interview zu Selbsthypnose bei Schmerz.

Kontext

Frau L. litt unter einem medikamentös kaum beeinflussbaren Dauerschmerz, der durch Nervenschädigungen aufgrund von Tumorwachstum und Bestrahlung verursacht war. Sie war Teilnehmerin meiner Studie (Ebell 2008a; vgl. S. 141).

Transkript eines Interviews mit der Patientin über ihre Erfahrungen mit Selbsthypnose

PATIENTIN Weil ich mich dann gestern noch mal besonnen hab – »Mensch, wie war das denn ganz am Anfang« – und dann ist mir das wieder eingefallen.

THERAPEUT (HE) Können Sie noch mal sagen, was Sie da gemacht haben mit dem Eisbehälter?

PATIENTIN Ja. Ich hab ein wahnsinniges Brennen in dem Arm gehabt, den Schmerz. Das war ein brennender Schmerz, und da hab ich mir dann einfach Eiskühle, Kühle vorgestellt; als ob ich da den Arm so neileg [hineinlege]. Das hat mir gutgetan. Ohne dass ich das gemacht hab, aber in der Vorstellung hat mir das einfach dann gutgetan.

THERAPEUT Sie waren ja ganz erstaunt, dass das sogar ein paar Stunden angehalten hat.

PATIENTIN Ja, da habe ich gedacht: »Gibt's ja net, tut ja immer noch nicht weh!« *(lacht)*

THERAPEUT Müsste ja eigentlich wiederkommen.

PATIENTIN Nee, nee, schnell ins Eis wieder! *(Macht eine Geste mit dem nicht gelähmten rechten Arm, lacht.)*

THERAPEUT Ich erinnere mich auch noch, da haben Sie gesagt – als ich Sie gefragt habe, wie kann man das Gefühl beschreiben: »Das ist so ungefähr, wie wenn man mit dem Arm über einen Kaktus mit vielen Stacheln fährt.«

PATIENTIN Ja, ja, mit vielen Stacheln. Das war ganz schlimm! Und das hab ich jetzt alles nimmer, und deswegen ist das wahrscheinlich aus meinem Gedächtnis auch wieder weg. Das stimmt! Ja.

THERAPEUT Und in der Zeit ist gewissermaßen von innen heraus eine Vorstellung entstanden, die etwas verändert hat. Weil Sie offensichtlich in der Lage waren, etwas zu verändern. Aber Sie wissen ja nicht, wie.

PATIENTIN Jedenfalls hab ich mich in die Bilder und so richtig reingesteigert, und dann plötzlich war der Punkt da – »Jetzt ist ja der Schmerz weg« – und das hat auch angehalten.

Kommentar

In der üblichen problemzentrierten Vorgehensweise wird dazu aufgefordert, den Schmerz auf einer Skala zwischen 0 und 10 einzuschätzen. Dabei wird der Patient bei seinem Problem abgeholt; das vordergründige Ziel ist dessen Verringerung. Allerdings richtet sich durch die Frage die Aufmerksamkeit auf das Unangenehme, selbst dann, wenn die Werte geringer, das heißt »besser«, werden. Die neurophysiologische und psychologische Reaktion wird von den Auswirkungen des Vermeidungssystems (BIS; S. 223 ff.) bestimmt. Erst bei einem Wert von 0 könnte das Vermeidungssystem zur Ruhe kommen. Trotzdem besteht weiterhin eine gespannte Wachsamkeit dafür, ob der Schmerz nicht doch wieder auftritt.

Im Gegensatz dazu richtet sich die Aufmerksamkeit nach dem gelungenen Perspektivenwechsel auf Wahrnehmungen und Empfindungen, die in Richtung Normalität und Wohlbefinden weisen. Statt der unerträglichen Missempfindung – »wie wenn man mit dem Arm über einen Kaktus mit tausend Stacheln fährt« – gilt der Fokus der Aufmerksamkeit einem Gefühl »angenehmer Kühle, wie wenn der Arm in Eiswürfel von genau der richtigen Form und Temperatur eingepackt wäre.« Damit hatte die Patientin ein für sie passendes Annäherungsziel gefunden, die Zunahme dieses persönlichen »Was stattdessen« wird zum neuen Ziel. Auch dabei kann mittels Skalierungsfragen von 0 bis 10 quantifiziert werden. Jeder Punkt mehr auf der Skala bedeutet einen Fortschritt und ist gut. Das Annäherungssystem (BAS; S. 223 ff.) ist aktiviert.

Allein die Frage und die gemeinsame Suche nach einem angemessenen »Was stattdessen« hilft, die Aufmerksamkeit vom Problem abzuziehen, und erweitert den Horizont der Aufmerksamkeit. Dadurch erschließen sich Zugänge zu Assoziationen aus positiven und an Ressourcen reichen Lebensbereichen – auch in der Vergangenheit. Wenn das gelingt, kann die Aufmerksamkeit immer mehr und leichter von aversivem Erleben und den damit verknüpften Vermeidungszielen abgezogen werden. Sie wird stattdessen verstärkt auf das Gewünschte gerichtet bzw. auf die Suche nach Mitteln und Wegen, um sich auf die entsprechenden Annäherungsziele zuzubewegen.

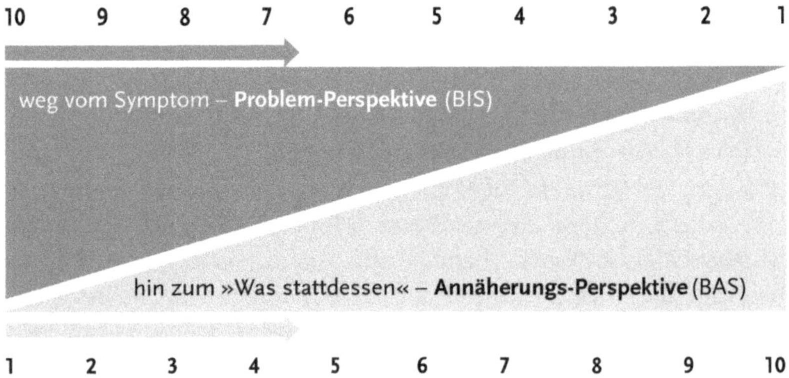

Abb. 13: Vermeidungs- und Annäherungsperspektive als Kontinuum

Abb. 13 verdeutlicht die Auswirkungen dieses Perspektivenwechsels: Aus der Problemperspektive ist auch die Reduktion, beispielsweise von 90 Prozent eines Problems wie Schmerz auf weniger, etwa auf 80, 70 oder 60 Prozent, immer noch »zu viel Problem«. Dieses wird weiterhin leidvoll erlebt, sodass die Verringerung subjektiv zu keinem wesentlichen Unterschied führt. Selbst ein wenig gutes »Was stattdessen«, wie z. B. 10 Prozent, wird in der Wahrnehmung relevanter, wenn es steigerbar ist, etwa auf 20, 30 oder 40 Prozent. Das wird als das Doppelte, Dreifache oder gar Vierfache subjektiv viel bedeutsamer erlebt.

Für diesen Perspektivenwechsel ist die Unterbrechung tief verankerter Automatismen notwendig. Dafür braucht es in der Regel Anregungen und Impulse von außen. Diese können von professionellen Begleitern im Rahmen der therapeutisch wirksamen Kommunikation kommen, durch deren Präsenz, Interesse und Resonanz mit all dem, was in gemeinsamen Suchprozessen auftaucht. Am wertvollsten sind die Einfälle des Patienten, die ideodynamisch – ganz von selbst – von seinem kreativen Unbewussten eingebracht werden. Dabei versteht der Patient selbst am besten, was mit einem Vorschlag gemeint ist, da er unmittelbar aus einer Problemsituation entstanden und somit gleichsam maßgeschneidert ist.

Bei der Unterstützung der individuellen Suche ist entscheidend, positive Erfahrungen zu ermöglichen, die so angenehm und intensiv sind, dass die Wirksamkeit des Ansatzes unmittelbar im Hier und Jetzt erlebbar und evident wird. Genau darin liegt das große Potenzial der Hypnose: In Kombination mit einer Co-Regulation durch den Therapeuten verfügt sie über ein großes Repertoire an Möglichkeiten, um Patienten dabei zu unterstützen, ein aktiviertes Kampf-Flucht-Muster bzw. Vermeidungssystem zu deaktivieren und stattdessen jene Beruhigung einkehren zu lassen, die notwendig ist, um sich offen und neugierig der Innenwelt zuzuwenden. In der Folge kann in Trance das Erleben von Zielzuständen auf der inneren Bühne so weit intensiviert werden, dass es sich höchst real anfühlt. Sind diese Erfahrungswerte bei entsprechender Intensität bzw. Wiederholung multimodal abgespeichert, können sie in Selbsthypnose wieder abgerufen werden. Systemisch formuliert, könnte man sagen, es wird eine Erfahrung möglich, die einen Unterschied macht, eine Grundvoraussetzung für Lernvorgänge, die sich auch neurobiologisch in der Bahnung neuer Muster »neuroplastisch« niederschlagen.

In einem psychotherapeutischen Rahmen kann die Hypnose Menschen dabei unterstützen, so tief wie irgend möglich in alternative Erfahrungen einzutauchen, diese auszukosten und zu speichern. Das kann auch unter schwierigen Umständen gelingen, etwa wenn äußere und innere »objektive« Gründe wie beispielsweise eine Operation dagegen sprechen. Dabei wird Selbstwirksamkeit nicht nur beim Verringern von Leiden erfahren, sondern auch die Kompetenz spürbar, zum eigenen Wohlbefinden beizutragen.

Bis ein Alternativprogramm verlässlich abrufbar wird, braucht es Zeit und Wiederholungen, um dieses zu automatisieren und zu verankern. Die ersten Schritte in diese Richtung bestehen darin, die Aktivierung des Vermeidungssystems zu erkennen und die zum Teil stressinduzierten Automatismen der Bekämpfung zu unterbrechen. Dabei hilft die Achtsamkeit. Gelingt es, körperlich zu bemerken, wie sich der Kampf- und Vermeidungsmodus anfühlt, wird es auch immer früher gelingen, das »Anlaufen« von Vermeidungsprogrammen zu bemerken, wodurch sich Wahlmöglichkeiten eröffnen. Es gilt sich daran zu erinnern, dass die Möglichkeit zum Umschalten besteht und welches der Situation angemessene »Was stattdessen« infrage kommt. Dann kann man sich den immer besser gebahnten Weg dorthin vergegenwärtigen, um ihn Schritt für Schritt zu gehen.

Was-stattdessen-Ritual: Grundfigur zur Einladung von »Was-stattdessen-Erfahrungen« in Hypnose und Selbsthypnose

Eine Hypnoseanleitung, die positive »Was-stattdessen-Erfahrungen« vermitteln soll, beachtet die folgende Grundfigur, deren sechs Elemente zugleich Grundlage eines individuellen Selbsthypnoserituals sind (Tab. 1).

1. Vorgespräch zur Auftragsklärung bzw. zum Austausch über ein angemessenes Therapieziel	Was ist wie und warum zum Problem geworden?
	Was ist schon ausprobiert worden?
	Wie genau fühlt es sich an?
	Wie soll es sich stattdessen anfühlen?
	So lange »verhandeln«, bis es für beide (!) Seiten, Patient und Therapeut, stimmig ist
2. Induktion	Anleitung zur Entspannung (angenehme Schwere, dem Ein und Aus der Atmung folgen etc.) und zu dissoziativen Erfahrungen (eine Hand schwerer, die andere leichter, unwillkürlicher Lidschluss etc.) *Pacing und Leading gemäß Beobachtung*
3. Vertiefung	Zeit geben (siehe Schritt 2) oder suggestiv gestalten: z. B. bis zehn zählen oder eine Imagination anbieten (ein Weg, Stufen etc.)

4. Utilisation	Ankommen an einem sicheren Ort bzw. in einem Gefühl größtmöglicher Ruhe, des Wohlbefindens und der Gelassenheit mit einem Maximum / Optimum an »Was stattdessen«. Direkt oder indirekt suggestive Ausgestaltung, möglichst mit allen Sinneskanälen (VAKOG: visuell, auditiv, kinästhetisch, olfaktorisch, gustatorisch)
	Angekommen? Ideomotorische Bestätigung (z. B. Fingersignal) für optimale Umsetzung der (Auto-)Suggestionen
	Gegebenenfalls *(wenn gelungen bzw. ideomotorisch bestätigt)* »assoziative Konditionierung« der »Was-stattdessen-Erfahrung«, um sie auch in Alltagssituationen leicht abrufen zu können (z. B. kinästhetisch: Finger aneinanderdrücken – oder visuell: ein Gegenstand in der Alltagsumgebung)
5. Reorientierung	Selbst zurückzählen von zehn bis null – auch wenn die Induktion nicht über Zählen erfolgt ist, um wieder wach und voll orientiert im Hier und Jetzt aufzutauchen In Selbsthypnose gegebenenfalls auch Übergang in erholsamen Schlaf
6. Nachgespräch	In der Regel ist es sinnvoll, die individuellen Erfahrungen ausführlich zu erfragen und zu besprechen, um sie für die nächste Sitzung beachten und utilisieren zu können. *Cave:* Wenn es eine besonders tiefe und gute Erfahrung war – nicht »zerreden«!

Tab. 1: Grundfigur der sechs Schritte oder Elemente eines Was-stattdessen-Rituals

Im Beispiel der Patientin Frau L. gestaltete sich die Umsetzung dieser Grundfigur auf die in Tab. 2 dargestellte Weise.

1. Vorgespräch zur Auftragsklärung bzw. zum Austausch über ein angemessenes Therapieziel	*Konzentration auf den Leidensaspekt, was die Schmerzerfahrung »unerträglich« macht, und Möglichkeiten zur Selbsthilfe* Durch Tumorwachstum und Bestrahlung sind die Nerven und Lymphgefäße im Bereich der Achselhöhle eingemauert und geschädigt, sodass der Arm stark angeschwollen und gelähmt ist. Medikamentös sind die *Schmerzen* unter Kontrolle bis auf eine spezielle – neuropathische – Komponente
	Wie genau fühlt es sich an? Ein wahnsinniges *(affektiv)* Brennen *(sensorisch)*
	Wie soll es sich stattdessen anfühlen? Kühle *(sensorisch)*, angenehm *(affektiv)*
2. Induktion	Unverwandt auf einen Punkt schauen, bis sich die Augen schließen

3. Vertiefung	Intensive Vorstellung der Lieblingsfarbe Grün (zu Beginn mit Anhören des Tonträgers mit der Anleitung zur Selbsthypnose; siehe S. 216 ff.)
4. Utilisation	Möglichst intensive Vorstellung/Imagination, dass der linke Arm ummantelt ist von Eiswürfelchen mit genau der richtigen Größe und Temperatur
5. Reorientierung	Augen wieder aufmachen
6. Nachgespräch	Mehrfacher Austausch über Wochen, was wie funktioniert oder auch nicht (»Fachsimpeln«). Zu Beginn Überraschung, dass es wirklich funktioniert (»Jetzt ist ja der Schmerz weg!«). Es gibt Zeiten, in denen es schwierig bis unmöglich ist, die erforderliche Konzentration aufzubringen, z. B. bei Atemnot (Lungenmetastasen). Diesbezüglich hilft die Vorstellung von »Weite«, vermittelt durch die Imagination von Weizenfeldern bis zum Horizont, die sich wogend im Wind bewegen, ein von der Patientin selbstständig gefundenes »Was stattdessen«

Tab. 2: Umsetzung der Grundfigur des Was-stattdessen-Rituals am konkreten Beispiel einer Patientin (Frau L.)

Ideomotorik bei der Suche nach »Was stattdessen«

Bei der Suche nach dem »Was stattdessen« bekommt das »System« des Patienten über ideomotorische Techniken die Möglichkeit und Chance, nicht bewusste Einwände, Inkongruenzen und Ambivalenzen gegenüber ermittelten Annäherungszielen zu äußern. Die im Rahmen der Einladung zum ideomotorischen Signalisieren angeregte Haltung löst innere Suchprozesse aus, die gar nicht selten auch dann zu Veränderungen führen, wenn das, was gefunden wurde, gar nicht bewusst wird. Dabei kann sogar etwas erfolgreich integriert werden, was zuvor abgespalten war.

Patientenbeispiel: Abschied von der Nabelschnur

Thema: Arbeit mit Ideomotorik in einem Ambivalenzkonflikt.

Patientin und Kontext

Die 45-jährige Frau R. hat eine monatelange und anstrengende Behandlung erstaunlich gut hinter sich gebracht. Nach der Brustkrebsoperation erfolgte eine Chemotherapie, danach noch eine zweite Operation zur Kontrolle, um sicherzugehen, dass kein Krebsgewebe mehr nachweisbar ist. Da nur noch Nachbestrahlungen des Operationsgebiets anstehen, war ein sogenannter Port[4] operativ entfernt worden.

Auftragsklärung

PATIENTIN Mittlerweile sind seit meiner Brustoperation vier Wochen vergangen. Aufgrund des histologischen Befundes kann ich erleichtert sein: Es wurden keine Krebszellen mehr gefunden. Ich hatte die ersten Wochen schon ziemliche Schmerzen, aber seit einer guten Woche ist es deutlich leichter. Allerdings habe ich noch Schmerzen auf der anderen, eigentlich gesunden Seite, und die sind sogar stärker geworden. Hier wurde mir der Port rausgemacht und das hat ziemlich nachgeblutet. Vielleicht ist das auch alles normal; aber ich merke, dass ich seit meiner Erkrankung relativ schnell zu verunsichern bin, wenn ich etwas nicht zuordnen bzw. mir nicht erklären kann. Ganz schnell steigt dann eine Angst in mir hoch. Das hatte ich früher eigentlich nie. Ich mache mir Sorgen, dass da was nicht in Ordnung ist.

THERAPEUT (HE) Die Chirurgen haben sich die Stelle ja noch mal angeschaut und finden, dass es normal ist, dass es immer noch Beschwerden macht, weil es so stark nachgeblutet hat. Der Port war ja auch sehr lange drin. Ich gehe davon aus, dass er Ihnen für die lange und extrem schwierige Zeit der Chemo gute Dienste geleistet hat.

PATIENTIN Das war meine Nabelschnur, meine Verbindung zum Leben *(Pause – dann nachdenklich)* und die lasse ich rausoperieren?! Zuerst wollte ich den Port drin lassen, aber selbst wenn eine weitere Chemo nötig wäre, hieß es, dass sie in Tablettenform gegeben würde. Und bis zu einem möglichen Rezidiv, irgendwann oder nie, kann er ja nicht drinbleiben. Ich will nicht darauf warten, dass ich ihn wieder brauche.

THERAPEUT Dann geht es vielleicht auch noch um etwas anderes, vielleicht um Wertschätzung für die guten Dienste, die er geleistet hat und dass es irgendwie nicht okay ist, ihn einfach so rausoperieren zu lassen und wegzuwerfen. *(Frau R. kommen die Tränen.)* Oh, ich denke, dass da was dran sein könnte und dass es wichtig ist, dass Ihre Dankbarkeit für diese Unterstützung Platz bekommt. Ich kann mir auch vorstellen, dass das einen Unterschied für den Heilungsverlauf und die Schmerzen machen wird und dass insgesamt mehr Beruhigung eintritt, wenn Ihre Sorgen, ob wirklich alles in Ordnung ist, nicht mehr

4 Um der Patientin das häufige Punktieren von Venen zu ersparen, war ihr ein »Port-a-Cath-System« unter die Haut eingepflanzt worden, über das die Chemotherapie und andere Medikamente intravenös verabreicht werden.

durch Schmerzen an der Stelle aufgerufen werden – alle sind ja total zufrieden mit dem Verlauf der Behandlung *(zustimmendes Nicken, noch beschäftigt mit den Tränen)*. *(Längere Pause)*

Induktion und Utilisation

THERAPEUT Ich mache Ihnen einen Vorschlag. Heben Sie doch bitte mal beide Hände etwas an *(macht es vor)*, sodass sie nicht mehr die Unterlage berühren. Die Oberarme hängen locker herab, beide Schultern sind entspannt. Die Beugung in den Ellenbogen ist etwa ein rechter Winkel, die Handgelenke sind locker, die Finger entspannt. Ich habe das schon scherzhaft die Osterhasenausgangsstellung genannt, wie wenn dieser in Abbildungen den Korb mit den bunten Eiern trägt. *(Sie folgt der Anleitung.)* Gut so. Wenn Ihr Unbewusstes bereit ist, sich mit dem eben angesprochenen Thema zu beschäftigen, dann werden Sie bald einen Unterschied spüren zwischen der rechten und linken Hand, z. B. wie schwer oder leicht sie sich anfühlen, vielleicht auch wie warm oder kühl. *(Die rechte Hand sinkt etwas ab.)*

PATIENTIN Die Rechte fühlt sich deutlich schwerer an.

THERAPEUT Dann geben Sie dieser Schwere doch einfach nach, und lassen Sie die rechte Hand absinken, solange wie sie braucht, um ganz von allein bequem und entspannt zum Liegen zu kommen *(Ganz langsam, ruckartig wie bei einem Zahnrad sinkt die Hand weiter ab, bis sie auf dem Oberschenkel zu liegen kommt.)* ... während die linke einfach so stehen bleibt *(die Patientin schaut etwas verwundert auf das herab, was die Hände da gerade machen)* und sich überlegt, ob sie bereit ist, Ihnen und mir Zeichen zu geben, damit wir uns auf dieser Ebene verständigen können. *(Die linke Hand steigt ein wenig höher.)* Überlassen Sie auch Ihren Augenlidern, ob sie sich schließen wollen oder ob es wichtiger ist, nicht nur zu spüren, sondern auch zu sehen, was sich da tut. *(Die Augen schließen sich.)*

Die Linke fühlt sich vermutlich ein wenig eigenartig an, und ich möchte sie/Sie *(doppeldeutig)* bitten, mir über die Finger ein Zeichen zu geben für den Fall, dass die Antwort auf eine Frage, die ich stelle, ein eindeutiges Ja sein sollte. Bitte nicht aktiv wie in der Schule beim Aufzeigen, sondern mit dem Gefühl »es geschieht«, dass der Finger das von sich aus macht. Wir haben fünf Kandidaten: Daumen, Zeigefinger, Mittelfinger, Ringfinger und kleiner Finger. *(Zögerlich, aber eindeutig und ein wenig zittrig hebt sich der Zeigefinger.)* Vielen Dank. Für den Fall, dass die Antwort von innen heraus kommt, aus Schichten, die viel umfassendere Informationen verarbeiten, als wenn wir nur logisch-rational über etwas nachdenken, ein klares und eindeutiges Nein sein sollte, bitte ich einen anderen Finger, mir das zu signalisieren. *(Der kleine Finger macht einen plötzlichen Schlenker, den Frau R. mit einem überraschten Gesichtsausdruck kommentiert.)* Vielen Dank. Sollte sich noch ein anderer Finger rühren, dann wissen wir nicht genau, was es bedeutet, aber wahrscheinlich wird es kein eindeutiges Ja oder Nein sein.

Sie können nun innerlich ganz zur Ruhe kommen und sich gewissermaßen zurücklehnen. *(Sie sitzt weiterhin mit geschlossenen Augen, atmet ruhig, tief und regelmäßig.)* Auf einer tieferen Ebene weiß unser Organismus ganz genau, wie Heilung geht, was es dafür braucht und wie viel Zeit, je nach den Umständen. Als Erstes möchte ich fragen, ob an dem vermuteten Zusammenhang was dran ist. *(Der Zeigefinger reagiert prompt.)* Das wurde bestätigt, der Zeigefinger bzw. Ja-Finger hat sich bewegt. Daraus ergibt sich die wichtige Frage, ob hier und heute, auch angestoßen durch unser Gespräch, noch irgendetwas dagegen spricht, dass die Stelle weiter heilen kann *(deutliche Reaktion des kleinen Fingers als Nein-Signal)*. Sie haben erwähnt, dass der Port, der an dieser Stelle lag, wie eine Nabelschnur Ihre Verbindung zum Leben war, und gespürt, wie die Tränen kamen, als dieser Gedanke auftauchte. *(Kleine Pause.)* Ist es wahrscheinlich, dass mit der Wertschätzung und Dankbarkeit, die Sie nun spüren, eine vollständige Heilung der Stelle demnächst wahrscheinlich bzw. so schnell wie möglich erfolgen wird? *(Die linke Hand steigt ein wenig höher, ruckartig, wie wenn eine Levitationssuggestion gegeben worden wäre, und der Zeigefinger bewegt sich deutlich nach oben.)* Es hat eine Weile gedauert, aber die Antwort war eindeutig Ja. Sie werden es ja erleben und überprüfen können, wie es weitergeht.

Reorientierung

Therapeut Nehmen Sie sich nun noch ein paar Atemzüge lang Zeit, um Ruhe und Entspannung zu genießen, bevor Sie innerlich zurückzählen, ohne es auszusprechen, von zehn bis null. Zahl für Zahl, um mit der Aufmerksamkeit zurückzukommen in den Raum, in unsere Gesprächssituation am *[Datum]*. Bei den mittleren Zahlen werden Sie wieder genauer spüren, wie Sie sitzen, und mal tief durchatmen, um sich, bei drei und zwei angekommen, zu recken und zu strecken und bei eins die Augen aufzumachen und bei null wieder ganz da zu sein.

Nachgespräch

Begleiterperspektive: Im Nachgespräch wird die ideomotorische Qualität – »die linke Hand und die Finger haben das von sich aus gemacht« –

betont und bestätigt. Von daher gehe ich (HE) davon aus, dass sich die Symptomatik schnell und wesentlich verbessern wird. Die Sorgen wegen des »zögerlichen Heilungsverlaufs« haben die Patientin allerdings stark verunsichert. Daher ergänze ich noch, dass es eher nicht verwunderlich sei, dass sie nach den monatelangen Herausforderungen und Strapazen noch nicht wieder über die Stabilität verfüge, die sie bei sich von früher kennt. Wir einigen uns zur Interpretation auf die Formulierung, sie befinde sich »in einer Übergangszeit zu einer neuen Normalität«. Bezüglich ihrer eigenen inneren Bewertung sei es wohl am besten, wenn sie mit sich liebevoll zugewandt und zuversichtlich umgehe, so wie sie es sicherlich mit ihren Kindern mache und auf jeden Fall gemacht habe, als diese noch klein und mal krank gewesen waren. Zum Abschied bitte ich die Patientin, mir als Rückmeldung eine Zusammenfassung ihrer Erfahrungen zukommen zu lassen. Dies erfolgt auch in der Absicht, den vermutlich konstruktiven Effekt der Sitzung zu verstärken und nachhaltig wirksam werden zu lassen.

Schriftliche Nachlese

Wenige Tage später erhalte ich die schriftliche Nachlese zu unserer Stunde, hier auszugsweise zitiert.

> *Patientenperspektive:* Bezüglich der Schmerzen bzw. Schwierigkeiten stelle ich mir eine Frage: Könnte da eventuell eine emotionale Verbindung bzw. Besetzung an der Portnarbe sein, die die Heilung bremst bzw. die Wunde, aber auch meine Psyche nicht zur Ruhe kommen lässt? Es war in der Tat für mich lange undenkbar, den Port wieder »herzugeben«. Erst etwa zwei Wochen nach Ende der Chemotherapie gab es ein Gefühl in mir, dass ich ihn auf einmal loswerden wollte. Nach weiteren rationalen Überlegungen reifte der Gedanke zum Entschluss, und ich wollte den Port unbedingt raushaben. Dennoch kann ich mir vorstellen, dass mir der Verzicht auf meine »Nabelschnur« bzw. meine Verbindung zum Leben in dieser Phase innerlich noch schwerfällt! Aber es gab eine eindeutige Reaktion des Ja-Fingers.
>
> Bei der Frage nach der *Dankbarkeit* gegenüber dem Port dauerte es deutlich länger, bis der Zeigefinger reagiert hat. Er war lange nicht zu spüren bzw. es hat sich schwer und zäh angefühlt; dann aber war das Ja da; in der Akzeptanz, dass es da noch diese Irritation gibt, die Heilung einfach Zeit braucht, dies aber kein neues Unglück und keine Komplikation bedeutet und ich wirklich dankbar bin, wie gut

der Port funktioniert hat und mich durch diese schwere Zeit gebracht hat. Mittlerweile – und das muss auf allen Ebenen noch ankommen – bin ich gesund und brauche diesen »Lebensretter« nicht mehr, die Wunde darf heilen!!!

Momentan war ich *verwirrt*, weil ich mich mal mitten in der Erkrankung und Behandlung fühle, dann aber, bei zunehmender Normalität, sehe ich »auf die letzten Monate drauf«. Es kommt mir fast unwirklich vor, und ich weiß manchmal gar nicht, wie ich diese Zeit überhaupt so gut schaffen konnte. Hier brachten Ihre klärenden Worte und die Verknüpfung der Vorbehandlung mit der anstehenden Bestrahlung Erhellung und Erleichterung in mein Erleben. Das Erlebte – so auch die gesamte bisherige Behandlung – ist abgespeichert, aber nicht mehr dauerhaft präsent, weil die Normalität und der Alltag wieder mehr Raum bekommen. Gleichzeitig ruft aber die anstehende Strahlentherapie das bisherige Behandlungssetting und damit die Erkrankung mit allen Facetten ab, obwohl die Bestrahlung ja mehr der Prophylaxe dient, um irgendwelche Mikrozellen, die sich noch verstecken, abzutöten. Das Risiko eines Rezidivs soll damit deutlich vermindert werden.

Insofern bin ich in einem *Übergangsraum*, indem ich eine *neue Normalität finden* und einüben muss; die Verwirrung bzw. Verunsicherung ist angemessen und verständlich.

Die Vorbereitung der Patientin auf die Strahlentherapie wird in Abschnitt 7.4.3 geschildert (S. 241 ff.).

7.3.4 Anleitung zur Selbsthypnose

Die eigenständige Gestaltung eines Selbsthypnoserituals ist die konsequente Erweiterung der Möglichkeiten, die Ressourcen des Patienten mit einzubeziehen. Wir gestalten jede therapeutische Verwendung von Hypnose so einfach und nachvollziehbar wie möglich, dass sie auch als Anleitung zur Selbsthypnose verwendet werden kann. So fließen Hypnose und Selbsthypnose idealerweise ineinander.

Die Stimme des Therapeuten wird zudem oft nicht als von außen kommend erlebt. Der Therapeut wird auch vergegenwärtigt, wenn der Patient dessen Stimme von einem Tonträger hört oder er sich an sie erinnert. So bauen Hypnose und Selbsthypnose in der obersten Stufe des Pyramidenmodells der therapeutisch wirksamen Kommunikation aufeinander auf und wirken zusammen. In der Grafik (Abb. 12, S. 193) sind sie daher nur durch eine gestrichelte Linie getrennt.

Erfährt ein Patient in einem Hypnoseritual die positiven Auswirkungen von Hypnose unmittelbar, liegt es nahe, ihm die Möglichkeit der Selbsthypnose »schmackhaft« zu machen. Denn bei Lernprozessen bedarf es häufiger Wiederholungen, insbesondere wenn sie sich auf der neurobiologischen Ebene im Sinne der Neuroplastizität nachhaltig auswirken sollen. Hypnose und Selbsthypnose bieten durch ihre Qualität und Intensität günstige Voraussetzungen für Lernprozesse, die Spuren hinterlassen sollen. Als intensive multimodale Erfahrungen mit einem sinnlichen Erleben auf mehreren Sinneskanälen werden sie als Wirklichkeit im Hier und Jetzt wahrgenommen und als solche in den neuronalen Netzwerken abgespeichert. Viele Patienten erleben es auch als höchst wertvoll, diese Erfahrungen dann selbst abrufen und dadurch etwas zur Veränderung ihrer Befindlichkeit beitragen zu können.

Allerdings fühlen sich viele an Krebs erkrankte Menschen so erschöpft, dass sie jegliche Art von zusätzlichen Anforderungen als Überforderung erleben. So kann es hilfreich sein, Texte für Patienten auf Tonträger zu sprechen, damit sie diese ortsunabhängig immer wieder anhören und mit der Zeit verinnerlichen können.

Der folgende Text einer solchen Anleitung hat sich im Rahmen einer prospektiven, randomisierten Studie (Ebell 2008a; vgl. S. 141) bewährt. Schmerztherapeutisch behandelten onkologischen Patienten wurde dabei zusätzlich zur medikamentösen Therapie das Anhören einer Tonbandaufnahme als Unterstützung angeboten, um Selbsthypnose zu lernen. Inhalt und Länge des Textes waren das Ergebnis einer langen klinischen Erprobungsphase. Entsprechend den Rückmeldungen der Patienten wurden vor allem solche Suggestionen gewählt, die sowohl die geschäftige Klinikatmosphäre als auch die unterschiedlichen Grade der körperlichen Einschränkungen der Patienten berücksichtigen.

Übung: Selbsthypnose (zum Abhören von einem Tonträger)

»Sie hören meine Stimme. Sie klingt so vertraut wie andere Stimmen, die Sie kennen oder gekannt haben. Sie kann auch als ein Gemurmel im Hintergrund wirken. Nehmen Sie meine Stimme so wahr, wie es im Moment für Sie richtig ist. Erlauben Sie sich, alles eine Weile so wahrzunehmen, wie es Ihnen guttut. Wenn Sie etwas von Ihrer Umgebung hören, nehmen Sie es ruhig auf. Es erlaubt Ihnen, sich ganz Ihrem eigenen Erleben zu widmen.

Schauen Sie geradeaus, und lassen Sie Ihren Blick auf irgendetwas ruhen. Vielleicht sehen Sie einen Gegenstand in Sichtweite, auf dem es Hell und Dunkel gibt oder eine Farbe. Je länger Sie hinschauen, umso eher werden Sie merken, dass Sie Ihre Augenlider spüren. Sie werden ganz schwer und wollen sich schließen. Schließen Sie die Augen, wenn Sie so weit sind.

Spüren Sie, wie bequem und ruhig Ihr Kopf anliegt. Atmen Sie ein und aus. Nehmen Sie sich Zeit zu spüren, wie sich bei jedem Atemzug Ruhe und Entspannung in Ihrem Körper ausbreiten. Nehmen Sie wahr, wie Ihr Körper so viel Muskelanspannung beibehält, wie er braucht, und sich so viel Entspannung ausbreitet, wie möglich ist. In einem solchen Zustand helfen Ihnen die unzähligen kleinen, kaum wahrnehmbaren Veränderungen im ganzen Körper dabei, alles Wichtige wahrzunehmen, während anderes ganz unwichtig wird.

Ich werde nun einige Anweisungen geben und Vorschläge machen. Vorschläge für Ihren eigenen Weg zu innerer Ausgeglichenheit. Ein Weg, der schmal oder breit sein kann und hinauf oder hinab führen mag, der durch freie Landschaft und durch bekannte oder unbekannte Räume führt, die Ihnen irgendwie vertraut erscheinen.

Atmen Sie als Erstes tief ein und aus.

Mit diesem und den weiteren Atemzügen kann Wärme und Wohlbehagen durch Ihren Körper strömen. ... Bis in beide Beine und dann vom rechten und linken Fuß wieder aufwärts über die Knie bis zu den Hüften.

Bei jedem Atemzug haben Sie Zeit, dem nachzuspüren.

Nun setzen sich die Atembewegungen des Brustkorbs im ganzen Oberkörper fort. Diese Bewegungen breiten sich nach und nach entspannend über Schultern und Nacken bis zum Kopf hin aus.

Jeder Atemzug wirkt so im ganzen Körper nach ... von den Füßen bis zum Kopf.

Es entwickelt sich nun irgendeine Vorstellung. Vielleicht die Vorstellung einer vertrauten Tätigkeit aus Ihrem Alltag, die Sie in den letzten Tagen und Wochen gerne gemacht haben. Es kann auch etwas sein, was Sie vor Monaten oder Jahren gemacht haben.

Vielleicht möchten Sie einfach nur den Ausblick in eine Landschaft genießen und Ihren Erinnerungen und Gedanken nachgehen. Oder Sie ruhen sich aus ... beim Nichtstun.

Ich werde nun eine Zeit lang schweigen. Bleiben Sie ganz in Ihrer Vorstellung. Was Sie dabei erleben und wahrnehmen, ist im Moment das Wichtigste.«

(3 Minuten Pause; danach kurzes Rauschen/Mikrofoneinschalten als Signal für baldigen Sprechbeginn)

»Sie werden gleich am Ziel dieser Abschnitte Ihrer inneren Reise angelangt sein. Im Wachzustand oder in einem erholsamen Schlaf kann irgendetwas von dem eben Erlebten für Sie wichtig sein. Es braucht keinen Sinn zu machen oder gar von großer Bedeutung sein. Wenn Ihnen etwas eingefallen ist, dann ist es das Richtige für Sie.

Vielleicht ist es angemessen, dass Sie gleich mit einem zuerst kaum wahrnehmbaren Lächeln erwachen oder … Ihre Erinnerung wird Sie in einen erholsamen Schlaf begleiten.«

Die sechs Schritte dieser Selbsthypnoseübung entsprechen den Elementen des in Abschnitt 7.3.3 beschriebenen »Was-stattdessen-Rituals« (Tab. 1):

1. Kurze Induktion (Fokussierung auf die Stimme, Augenschluss)
2. Vertiefung (Fokussierung auf Atem, Körper und Entspannung; Imaginationen)
3. Utilisation (vertraute Tätigkeiten, Ort der Ruhe und Erholung)
4. Freier Raum für spontan auftretende Trancephänomene (Sprechpause)
5. Posthypnotische Suggestionen (Fortbestehen positiver Veränderungen, »etwas ist wichtig«)
6. Reorientierung bzw. Suggestion zum Übergang in erholsamen Schlaf

Solche Anleitungen lassen sich auch während der Therapiestunde aus dem unmittelbaren Kontakt mit dem Patienten heraus aufnehmen. So erinnert das Hören der vertrauten Stimme des Therapeuten den Patienten an die Atmosphäre in der Beziehung, in der die Aufnahme entstanden ist. Dadurch ist sie individualisiert und maßgeschneidert, allerdings mit dem Nachteil, für ein bestimmtes Ziel zu einem bestimmten Zeitpunkt entwickelt worden zu sein.

Beim Sprechen ist darauf zu achten, genügend Raum für Unvorhergesehenes zu lassen, das sich während des Abhörens des Textes ergibt. Dazu ist es gut, langsam zu sprechen, Pausen zu lassen und indirekte Formulierungen zu benutzen, die unterschiedlichste Möglichkeiten einschließen.

Gemeinsam ein Selbsthypnoseritual zu entwickeln ist ein Prozess, bei dem die individuellen Reaktionen des Patienten immer wieder erfragt und berücksichtigt werden. Auf diese Weise lässt sich die Anleitung kontinuierlich an die jeweiligen Gegebenheiten anpassen. Dazu werden die Erfahrungen mit der Selbsthypnose in den jeweils darauffolgenden Stunden im Sinne eines Austauschs und »Fachsimpelns« zweier Experten mit den Bedürfnissen und Möglichkeiten des Patienten abgeglichen und dessen Erfahrungen utilisiert.

Als Auswirkungen eines derartigen »Selbsthypnosetrainings« (Jensen 2015) lassen sich etwa bei Schmerzen langfristige positive Veränderungen beobachten. Als besonders wertvoll erachten viele Patienten die recht verlässliche, kurzfristige und unmittelbare Verbesserung des Wohlbefindens, bei der sie sich als selbstwirksam und kompetent erleben und immer wieder Zugang zu ihren individuellen Ressourcen finden.

Das Hören eines aufgesprochenen Textes kann als Überleitung in Richtung jener Formen der Selbsthypnose genutzt werden, wenn Patienten unabhängig von Tonträgern die Übung auf ihre ganz eigene Art und in ihrem ganz eigenen Tempo durchführen. Das wiederholte Hören lässt sie die Stimme des Therapeuten und den Ablauf verinnerlichen. Mit der Zeit entwickeln sie eine eigene innere Stimme, die sie anleitet. Wenn sie damit vertraut sind, können sie im Rahmen der Selbsthypnose auch ideomotorische Signale nutzen, um vom »Unbewussten« grünes Licht und Hinweise für wohltuende Erfahrungen zu bekommen.

7.4 Begleitung auf dem Weg zu Wohlbefinden und Lebensqualität

Ein unmittelbares Ziel in der Arbeit mit krebskranken Menschen besteht darin, ihr Leiden zu verringern und sie auch inmitten eines Meeres des Leidens zu einem Aufenthalt auf Inseln des Wohlbefindens einzuladen. Mit jeder wohltuenden Erfahrung wächst das Vertrauen in deren zukünftige Wiederholung. Diese Inseln werden mit zunehmender Übung in der Regel größer und leichter zugänglich. *Drei Prinzipien* und *Empfehlungen,* auf denen die meisten Anwendungen von Hypnose bei Schmerz beruhen, sind bei anderen quälenden Symptomen ebenfalls von Bedeutung (Spiegel 1985):

- *Filter the hurt out of the pain.* Differenziere zwischen der sensorischen Empfindung von Schmerz und der leidvoll erlebten Qualität.
- *Do not fight the pain.* Kämpfe nicht gegen den Schmerz an. Der Verzicht auf Kampf entspricht einer Deaktivierung des Kampf-Flucht-Systems bzw. des behavioralen Inhibitions- bzw. Vermeidungssystems (BIS). Bereits eine mit Akzeptanz und Entspannung verbundene Veränderung des Fokus der Aufmerksamkeit weg vom Schmerz kann dessen wahrgenommene Intensität verringern und erleichtert die Aktivierung des behavioralen Aktivierungs- bzw. Annäherungssystems (BAS) und vergrößert die damit verbundene Freiheit, sich individuellen und angemessenen Annäherungszielen zuzuwenden.
- *Use self-hypnosis.* Verwende Selbsthypnose oder irgendetwas anderes, das funktioniert, um Erfahrungen von Selbstwirksamkeit zu machen. Selbsthypnose kann die Autonomie, aber auch Selbstwert und Selbstachtung stärken, sodass sich nicht mehr alle Erwartungen auf äußere Hilfe und Unterstützung richten.

Diese drei Prinzipien werden zunächst am Beispiel von Schmerz erläutert; sie bewähren sich grundsätzlich auch im Umgang mit anderen leidvollen Erfahrungen in Verbindung mit Krebserkrankungen.

7.4.1 Unterstützung bei Schmerz

Ein Leben ohne die Fähigkeit zur Schmerzempfindung wäre keineswegs wünschenswert. Akuter Schmerz ist ein *Signal,* das uns warnt, etwa wenn wir uns einen Splitter in den Fuß eingetreten haben, ein Zahn ein Loch hat oder unser Blinddarm entzündet ist. *Akuter* Schmerz aktiviert uns, die Ursache zu finden und zu beseitigen.

Ist der Schmerz bedrohlich, aktiviert er unser Kampf-Flucht-System. Wir tun alles in unserer Macht stehende, um Schmerzen zu vermeiden; unser Vermeidungssystem (BIS) läuft auf Hochtouren. Wenn die Bekämpfung und Beseitigung der Ursachen und ihrer schmerzhaften Folgen allerdings an ihre Grenzen stößt und der Schmerz persistiert und chronifiziert, wirken sich diese nur kurzfristig hilfreichen Automatismen auf unerwünschte Weise aus. Dies ist im Rahmen von Krebserkrankungen dann der Fall, wenn Betroffene durch das Warnsignal Schmerz ständig alarmiert und an die Bedrohung von innen erinnert werden und gleichzeitig schon alles dagegen unternommen wurde, was möglich ist. Gefühle, ohnmächtig ausgeliefert zu sein, häufig verbunden mit Angst, Anspannung, Wut und Enttäuschung bis hin zu Resignation und Todeswunsch, sind oft die Folge. Insofern gehören Schmerzen in der Onkologie nach wie vor zu jenen Symptomen, die am qualvollsten erlebt werden und die Lebensqualität am meisten einschränken.

Schmerz als multidimensionales und komplexes Phänomen

Es war wohl die gelungene Integration mehrerer Berufsidentitäten in einer Person, welche die englische Begründerin der modernen Hospizbewegung und die Pionierin der Palliativmedizin Cicely Saunders (2001) zu ihrem Konzept eines »allumfassenden Schmerzes« (»total pain«) geführt hat. Ihre multiperspektivische Sicht als gläubige Krankenschwester, Ärztin und Sozialarbeiterin führte Saunders im Palliativbereich zur Entwicklung eines Konzepts von Schmerz, der die ganze Person betrifft – in ihrer leiblichen, psychischen, sozialen und spirituellen Dimension.

Den Ausgangspunkt bildete im Jahre 1993 die Antwort einer Patientin, die sie gebeten hatte, ihren Schmerz zu beschreiben. Die Frau habe ihr geschildert, ihr Schmerz habe im Rücken begonnen und es fühle sich inzwischen so an, als sei nichts mehr an ihr in Ordnung. Sie hätte weinen und um Pillen und Injektionen betteln können, aber sie habe gewusst, dass sie das nicht tun darf oder soll. Sie habe das Gefühl, niemand verstehe sie, so als ob sich die Welt gegen sie verschworen hätte. Ihr Ehemann und ihr Sohn seien wunderbar, aber sie könnten ihretwegen nicht zur Arbeit gehen und hätten dadurch ihr Einkommen verloren. Aber es sei wundervoll, sich trotzdem sicher fühlen zu können. Das Erleben, sich wieder sicher und aufgehoben zu fühlen, verortet Saunders auf einer spirituellen Ebene.

Schmerz ist ein multidimensionales und komplexes Phänomen, das schlussendlich zu einem bewussten Gewahrsein, zur Erfahrung von Schmerz, führt. »Bottom-up« nimmt der Schmerz seinen Ausgang in peripheren Schädigungen des Gewebes, indem freie Nervenendigungen (Nozizeptoren) auf mechanische, thermische oder chemische Reize ansprechen. Die Weiterleitung der Information erfolgt über den Thalamus im Zwischenhirn zu jenen Hirnrindenarealen, die für die sensorische Wahrnehmung des Schmerzes zuständig sind.

Vom Thalamus verlaufen auch Bahnen in andere Hirnzentren: Im limbischen System wird gleichsam die affektive Komponente hinzugemischt. Im anterioren zingulären Kortex (ACC) wird die Bedeutung des Schmerzes eingeschätzt. In der Inselrinde wird der Schmerz in das gesamte Körpergewahrsein eingebettet.

Zentren im Stirnhirn regulieren »top-down« die Zuwendung der Aufmerksamkeit. Sie können die Amygdala herunterregulieren, und auch die Schmerzweiterleitung im Rückenmark kann gehemmt werden. Die Aktivierung höherer Zentren kann sich »top-down« sowohl hemmend als auch erregend auswirken und damit die Schmerzschwelle heben und senken. Eine Sensibilisierung kann so weit gehen, dass selbst sanfte Berührungen als schmerzhaft wahrgenommen werden. Phantomschmerzen sind ein Beispiel dafür, wie ohne entsprechende aktuelle Reize aus der Peripherie Schmerzen etwa in einem Bein wahrgenommen werden, das schon vor Jahren amputiert wurde.

Bei Gewebeschädigung und drohender Gefahr sind parallel zur Aktivierung neuronaler Zentren in Gehirn und Rückenmark auch das vegetative Nervensystem, das endokrine System und das Immunsystem am Geschehen beteiligt. Eine Sympathikusaktivierung führt zur Freisetzung von Stresshormonen und zu einem erhöhten Arousal. Auch der Wechselwirkung mit dem Immunsystem kommt große Bedeutung zu, etwa bei unspezifischen Begleiterscheinungen unterschiedlichster Erkrankungen, die mit Entzündungsreaktionen und einer Aktivierung des Immunsystems verbunden sind (»sickness behavior«) und Fatigue (Abschn. 7.4.5).

Bei jedem Schmerzgeschehen sind unterschiedliche Systeme beteiligt, die gemeinsam ein übergeordnetes Suprasystem bilden (Chapman, Tuckett a. Song 2008). Prozesse, die zur Chronifizierung von Schmerz führen, können aus therapeutischer Perspektive als Fehlregulationen innerhalb eines solchen komplexen Systems verstanden werden. Aus diesem Wissen lassen sich Ansatzpunkte zu deren Veränderung ableiten. Das Suprasystem ist ein selbstorganisierendes System, das der Anpassung dient, indem es auf Irritationen reagiert. Die Subsysteme stehen miteinander über aktivierende und hemmende Feedbackschleifen in Verbindung (Konnektivität) und regulieren einander wechselseitig. Das System ist lernfähig (Plastizität), und die jeweiligen Ursachen stehen in keinem linearen Zusammenhang mit den Auswirkungen; somit können kleine Ursachen große Wirkungen haben. Ein konstruktivistisches Modell von Schmerz wird der Tatsache gerecht, dass Schmerz durch »bottom-up« wirkende Signale nach Gewebeschädigung ebenso bedingt sein kann wie durch »top-down« wirkende Prozesse und dass leidvoll erlebte Schmerzen auch ohne Gewebeschäden möglich sind.

Das subjektive Schmerzerleben wird durch die Bewertung des Schmerzes bestimmt. Diese Bewertung ergibt sich aus der Konstruktion des subjektiven Krankheitskonzepts (S. 118 f.). Die Bedeutung der Annahmen über seinen *zeitlichen Verlauf* wird in der Drittelregel deutlich (S. 184 f.). Ebenso bedeutsam sind die dem Schmerz zugeschriebene *Ursache* und die Einschätzung seiner *Beeinflussbarkeit.* Wird der Schmerz etwa als Folge einer lang zurückliegenden Operation im Sinne von Verwachsungen oder als Hinweis auf eine aktuelle Tumorprogredienz gesehen? Entscheidend sind auch seine Auswirkungen auf den Alltag, wie sehr dieser *eingeschränkt* ist bzw. welche Bewältigungsstrategien Betroffene entwickeln und wie sehr sie sich vom Schmerz einschränken lassen. Das Schmerzerleben wird auch durch *Kontextfaktoren* beeinflusst, etwa durch die Anwesenheit einer anderen Person, die Beziehung zu dieser Person und deren Intentionen und Reaktionen auf die Schmerzäußerungen des Betroffenen (Krahé et al. 2013). All diese Dimensionen bieten Ansatzpunkte für ein hypnotherapeutisches Vorgehen.

Neben den mehr oder weniger bewussten Bewertungen des subjektiven Krankheitskonzepts verfügt der Organismus über zwei basale Reaktionsmuster, die blitzschnell und automatisch ablaufen, sobald Reize als relevant eingeschätzt werden: Bei Reizen, die auf drohenden Schmerz hinweisen, erfolgt die Aktivierung eines »Vermeidungs- bzw. Hemmungssystems«, während bei Reizen, die Belohnung versprechen, ein »Annäherungssystem« aktiviert wird.

Exkurs: Vermeidungssystem und Annäherungssystem (BIS und BAS)

Das BIS-BAS-Modell unterscheidet ein Vermeidungs- bzw. Hemmungssystem (behaviorales Inhibitionssystem, BIS) und ein Annäherungssystem (behaviorales Aktivierungs- oder Annäherungssystem, BAS). Das Modell wurde am Tiermodell entwickelt, um die Entstehung von Angst und Depression beim Menschen besser zu verstehen (Gray 1990). Der Ausgangshypothese zufolge neigen jene Menschen zu Angst und Depression, die besonders sensibel auf Bestrafung reagieren, im Gegensatz zu jenen, die mehr nach Belohnungen Ausschau halten und sich diesen zuwenden. Äußere Anzeichen für eine Belohnung aktivierten im Tierversuch das BAS, solche für Schmerzvolles und Strafen hingegen das BIS.

Bei einer Aktivierung des *Vermeidungssystems* (BIS) wird das aktuelle Verhalten gehemmt (Inhibition), um alle Aufmerksamkeitsressourcen dem Erkennen und Einschätzen der Gefahr zu widmen. Die überwache und geschärfte Aufmerksamkeit erhöht zugleich die Sensibilität für potenzielle Gefahren und Verletzungen. Sie ist zumeist mit Angst oder auch mit Hoffnungslosigkeit und Hilflosigkeit verknüpft. Was Menschen als Bedrohung einschätzen, ist zum einen auf ihr evolutionäres Erbe, zum anderen auf individuelle lerngeschichtliche Erfahrungen zurückzuführen. Alles, was bedrohlich erscheint, wird – wenn möglich – vermieden. So führt die Aktivierung des Vermeidungssystems zu Rückzugsverhalten, Angst und Depression.

Hinweise auf die Möglichkeit, durch etwas Positives belohnt zu werden, aktivierten im Tierversuch das *Annäherungssystem (BAS)*. Es ist verantwortlich für Annäherungsverhalten, beim Menschen auch für Gefühle von Hoffnung, Freude, für freudige Erregung und Stolz und kognitiv für Inhalte wie Selbstwirksamkeitserwartung. Was Menschen als Belohnung erleben, hängt von ihrem aktuellen Zustand ab, etwa ob sie hungrig oder müde sind, von ihren Werten, aber auch von ihren kurzfristigen und langfristigen Zielen. Wenn ein Ziel erreicht ist, halten sie Ausschau nach Hinweisen auf neue, als lohnend erscheinende Ziele.

Beide Systeme sind in der Regel nicht der bewussten Kontrolle unterworfen; sie funktionieren automatisch. Beide können bis zu einem gewissen Grad gleichzeitig aktiviert werden, so wie Gas und Bremse die Geschwindigkeit eines Automobils unabhängig voneinander beeinflussen.

Eine Weiterentwicklung des BIS-BAS-Modells (Gray a. MacNaughton 2003) integrierte ein drittes System: das Kampf-Flucht-Erstarrungs-System (Fight-Flight-Freeze-System, FFFS). Demzufolge werden Bedrohungen, aber auch alle Formen von aversiven Reizen mit einer Aktivierung des FFFS beantwortet. Das BIS reagiert nach dem neuen Modell, wenn FFFS und BAS gleichzeitig aktiviert sind. In unsicheren Situationen dient das BIS dem Innehalten, um ein exploratives Verhalten im Sinne eines »Stop, look and listen« zu ermöglichen.

In der therapeutisch wirksamen Kommunikation ist das BIS-BAS-Modell insofern von Bedeutung, als der Perspektivenwechsel auf eine Aktivierung des Annäherungssystems abzielt, was im Falle von Schmerz auch dessen Wahrnehmung in den Hintergrund rückt und damit reduziert. Im konkreten Vorgehen liegt der Fokus auf der Umorientierung von Vermeidungszielen zu Annäherungszielen und somit auf der Suche nach individuell attraktiven Annäherungszielen und deren Verfolgung.

Der Wert des BIS-BAS-Modells zum Verständnis der Vorgänge bei chronischem Schmerz ist offensichtlich (Jensen, Ehde a. Day 2016). Schmerz ist ein hochgradig aversiver Reiz. Die Bedrohung durch Schmerzen oder gar die Verschlimmerung von Schmerzen aktiviert das BIS. Die Folge ist die Unterbrechung des aktuellen Verhaltens; laufende Aktivitäten sind gehemmt. Es herrschen diffuse Ängste; die Gedanken drehen sich um Sorgen bis hin zum *Katastrophisieren*. Die Aufmerksamkeit ist durch die Aktivierung des BIS durch alles mit dem Schmerz Zusammenhängende so weit absorbiert, dass für die Wahrnehmung von Reizen, die Angenehmes oder Belohnung versprechen, im Arbeitsspeicher kein Platz mehr zur Verfügung steht. Höhergradige Aktivierungen des Vermeidungssystems erschweren darüber hinaus eine Aktivierung des Annäherungssystems und können diese sogar ganz verhindern.

Wenn Schmerzen oder andere Hinweisreize bei Krebserkrankungen Patienten existenziell bedrohen, wird das Kampf-Flucht-Erstarrungs-System (Fight-Flight-Freeze-System, FFFS) aktiviert. Der Kampf gegen die Erkrankung und die damit verknüpften Stressreaktionen beherrschen das Leben vieler Krebspatienten. Fliehen ist nicht möglich, Verleugnen wäre Zuflucht nehmen in einer anderen inneren Realität. Erstarren hilft zu »vertauben« (»numbing«), um Gefühle nicht mehr wahrzunehmen.

Wenn gleichzeitig noch Wünsche und Sehnsüchte auftauchen, die das Annäherungssystem aktivieren, entsteht ein Konflikt: Soll man ein Ziel verfolgen, das möglicherweise die Schmerzen verstärkt? Im weiterentwickelten Modell ist das BIS für die in diesem Fall beobachtbare Hemmung verantwortlich. Sie zeigt sich als Inaktivität und in Gefühlen von Angst, Scham und Versagen.

In der Psychoonkologie besteht die Herausforderung zunächst sehr oft darin, die Patienten zu einem Herunterregulieren des FFFS anzuregen. Dies gelingt durch ein Sicherheit und Zuversicht vermittelndes Beziehungsangebot und die dadurch angeregte Aktivierung des Beruhigungssystems (Abb. 15, S. 292; S. 293 ff.). Erst in einem zweiten Schritt wird die Umorientierung auf Annäherungsziele möglich. Dann können jene Impulse aufgegriffen und verstärkt werden, die zu einer Aktivierung des BAS beitragen; sich öffnende Möglichkeitsräume können erforscht werden.

Das BIS-BAS-Modell steht auch im Einklang mit der Erklärung der Entstehung von Leiden in der buddhistischen Psychologie durch die Automatismen von Ablehnung und Anhaften (S. 161). Achtsamkeitspraxis unterbricht diese Automatismen durch das Kultivieren von Nicht-Reaktivität, Gleichmut und Mitgefühl.

Schmerzverarbeitung ist auf verschiedenen Ebenen beeinflussbar

Hypnose und hypnotische Analgesie kann sich messbar auf alle physiologischen und neurobiologischen Prozesse auswirken, die bei der Entstehung von Schmerz und beim Schmerzerleben eine Rolle spielen. So hängt es von der Art der Suggestionen ab, in welchen Gehirnregionen sich Veränderungen der Aktivität zeigen, etwa ob sie auf die Schmerzintensität oder die mit dem Schmerz verbundenen Gefühle abzielen (Jensen 2015).

Auf der Basis vieler Befunde hat Mark Jensen (2019) eine Reihe von Suggestionen und Bildern entwickelt, um verschiedene Ebenen der Schmerzverarbeitung anzusprechen. Sie sollen dazu anregen, interessierten Patienten die Komplexität und die Vielfalt der Elemente zu erklären, die bei der Schmerzwahrnehmung zusammenspielen. Fühlen Patienten sich von einzelnen dieser Vorstellungen angesprochen und kommen einzelne Suggestionen zum Einsatz, verstehen wir sie als Angebote, sie auf individuelle Weise umzusetzen.

Die *periphere Schmerzwahrnehmung* wird durch Vorstellungen angesprochen, die eine Überempfindlichkeit verringern oder statt des Schmerzes andere Empfindungen einladen:

»Tauchen Sie die schmerzhafte Stelle sanft in Heilwasser.«

Oder: »Lassen Sie die betroffenen Nerven mit einer wohltuenden, heilenden Flüssigkeit umspülen.«

Mit der *Gate-Control-Theorie* (Kontrollschrankentheorie nach Melzack und Wall) als Hintergrund kann man sich vorstellen:

> »Man weiß: Das Gehirn kann Nachrichten an das Tor – das *gate* – im Rückenmark senden, um dort bestimmte Signale gar nicht erst durchzulassen oder die Intensität und Qualität der Schmerzsignale zu regulieren. Auf diese Weise können ganz einfach und automatisch unangenehme Empfindungen herausgefiltert und in angenehme Empfindungen wie Wärme und Kühle umgewandelt werden.«

Die Funktion des *somatosensorischen Kortex* wird angesprochen in Suggestionen wie:

> »Die Schmerzen der Hand beginnen weniger zu werden. Mit jedem Atemzug verringert sich der Schmerz ... weniger und weniger ... bis er fast verschwunden ist.«
>
> *Oder:* »Der Bereich, der noch Beschwerden hat, schrumpft, ... wird kleiner und kleiner ... bis auf die Größe einer Hand ... einer Handfläche ... eines Knopfes ... eines winzigen Flecks ... so klein ... bis er kaum mehr oder gar nicht mehr spürbar ist.«

In der *Inselregion* des Gehirns wird ein gesamtkörperliches Gefühl repräsentiert, das durch folgende Suggestionen positiv getönt werden kann:

> »An Ihrem Lieblingsort können Sie eine leichte Brise fühlen, angenehm kühl oder warm ... genau die richtige Temperatur ... es fühlt sich einfach so gut an. ... Im heilenden Wasser einer Quelle oder eines Sees kann sich der ganze Körper wohl, getragen, leicht und erleichtert, geborgen und sicher fühlen. Wie von einem weichen Schal umhüllt und geschützt kann er sich warm und behaglich anfühlen.«

Im *anterioren zingulären Kortex* (ACC) ist die Bewertung von Empfindungen lokalisiert:

> »Und Sie wissen, dass es zwei unterschiedliche Dinge sind, wie intensiv man eine Sinnesempfindung wahrnimmt und wie man sich dabei fühlt. Denn beides wird in verschiedenen Teilen des Gehirns verarbeitet. Und so ist es möglich, Empfindungen zu haben, ohne sie im Geringsten als störend zu erleben. Sie sind einfach da ... im Hintergrund ... wie ferne Klänge des Straßenverkehrs ... Sie können die Empfindungen bemerken, wenn Sie genau darauf achten würden. ... Es ist aber auch leicht, sie zu ignorieren. ... So sind sie weder angenehm noch unangenehm.«

Der *präfrontale Kortex* reguliert die Aktivität der Amygdala herunter:

> »Und der Schmerz ist kein Grund zur unnötigen Beunruhigung … er kann in den Hintergrund treten, so wie laute Kinder, die eingeladen sind und in einem Raum hinter einer verschlossenen Türe spielen … Sie können reagieren, falls es nötig ist. … Es fällt aber auch leicht, den Lärm zu ignorieren, wenn er nicht von Bedeutung ist. …«
>
> *Oder:* »Und während Sie über schöne Dinge nachdenken, werden Sie den Schmerz nicht fühlen, denn alle Aufmerksamkeit widmet sich den Gedanken an das Schöne.«

Die Idee von *Neuroplastizität* wird in posthypnotischen Suggestionen gesät:

> »Und die angenehmen Gefühle, die Sie in der heutigen Sitzung erlebt haben, sind dauerhaft in Ihrem Körper gespeichert und bleiben aus der Erinnerung abrufbar. … Sie werden ein fester Bestandteil davon, wie Ihr Gehirn funktioniert. Das Gehirn kann sich dann immer wieder automatisch und leicht in den Zustand begeben, in dem Sie Behaglichkeit empfinden … ein Zustand, der zu einem festen Bestandteil von Ihnen wird, zu dem, wie Ihr Gehirn funktioniert, zu dem, wie Sie sind und wie Sie sich und die Welt erleben.«

Oft ergibt sich aus dem Vorgespräch mit dem Patienten ein möglicher Ansatzpunkt. Die vielen Ebenen der Reiz- und Schmerzverarbeitung lassen sich auch in eine kleine Geschichte darüber einbetten, auf welch wunderbare Weise der Körper mit Reizen umgeht und wie vielfältig die Möglichkeiten sind, die Wahrnehmung zu regulieren. Man kann dabei den Unterschied betonen zwischen akutem Schmerz, der als ein wertvolles Signal dient, und chronischen Schmerzen, die nicht mehr auf etwas aktuell Bedrohliches hinweisen. Letztere können als Wink umgedeutet werden, es sich gut gehen zu lassen und dazu diese vielfältigen Möglichkeiten zu nutzen.

Mit einer posthypnotischen Suggestion kann man eine zuversichtliche Erwartungshaltung fördern, beispielsweise durch folgende Formulierungen: »Sie können neugierig sein, auf welche Weise Ihr Körper das nächste Mal, wenn der Schmerz auftritt, diese Möglichkeiten nutzt. Es ist auch gar nicht notwendig zu wissen, auf welcher Ebene das genau geschieht und wie diese Ebenen zusammenwirken. Es ist genug und gut, um diese Möglichkeiten zu wissen und es dem

Körper zu überlassen, was wann wie für ihn am besten passt und möglich ist.«

Aus der Drittelregel (S. 184 f.) ergeben sich nach Milton Erickson (1967) drei Gesichter des Schmerzes. Der aktuelle Schmerz ist nur eines davon. Die Komponente der Erinnerung an die Vergangenheit erforscht man mit der Frage: »Wenn ich wüsste, dass der Schmerz das erste Mal in meinem Leben aufgetreten ist und vor gerade fünf Sekunden begonnen hätte, wie würde das meine Erfahrung verändern?« Fragt man hingegen »Wie würde es meine Erfahrung verändern, wenn ich wüsste, der Schmerz ist in fünf Sekunden vorbei?«, gewinnt man Informationen über die Bedeutung der vorweggenommenen Zukunft (Andreas 2016).

In Trance öffnen sich Fenster zu einer vorgestellten positiven Zukunft und einer erinnerten schmerzfreien Vergangenheit. Altersregression führt zurück in eine Zeit vor dem Schmerz. In einer Progression kann man Bilder von einer zukünftigen Zeit auftauchen lassen, in der die Schmerzen schon lange überwunden sind. Die Anregung, in die Bilder hineinzuschlüpfen, bietet die Möglichkeit, die Zustände assoziiert auch wieder körperlich zu erleben.

Do not fight the pain: Beobachten statt kämpfen – der Weg der Achtsamkeit

Der *Weg der Achtsamkeit* nimmt das Zeitfenster der Gegenwart in den Fokus und schenkt von Augenblick zu Augenblick alle Aufmerksamkeit den drei bis sechs Sekunden jedes einzelnen Gegenwartsmoments. In der Achtsamkeitspraxis würde man darüber hinaus einüben, sich dem Schmerz aus einer disidentifizierten Beobachterhaltung zuzuwenden, so wohlwollend und interessiert wie möglich. Die primäre Intention der Achtsamkeit wäre somit auch gar nicht, den Schmerz zu verändern. Veränderungen stellen sich allerdings in der Regel von selbst ein, allein schon deshalb, weil der Kampf gegen den Schmerz wegfällt.

In einem auf Achtsamkeit basierten Vorgehen kann der erste Schritt im Umgang mit Schmerz darin bestehen, die *Reaktionen* eines Patienten auf seinen Schmerz zu erforschen. Im Sinne des Modells von Shinzen Young (2004) lässt sich diese Reaktion dekonstruieren und in ihre einzelnen Komponenten zerlegen. Es gilt, den Patienten für ein gemeinsames »Forschungsprojekt« zu gewinnen, nämlich zu beobachten, wie sich dessen Ablehnung des Schmerzes konkret gestaltet. Aus welchen Gedanken, welchen inneren Bildern, welchen Gefühlen und welchen körperlichen Reaktionen außerhalb des Bereichs des Schmerzes sie sich zusammensetzt. In einer Variante dieses Projekts kann man alles, was auftaucht, mit einer inneren Stimme in einem möglichst sachlichen, aber freundlichen Tonfall kategorisierend *benennen*. Das könnte sich etwa folgendermaßen anhören: Warum das schon wieder? – *Aha, ein Gedanke* ... ein glühendes Messer – *Bild* ... Zusammenbeißen der Zähne – *Empfindung* ... Angst – *Gefühl* ... Traurigkeit – *Gefühl* ... Ungeduld im Bauch – *Empfindung* .... Dieses Benennen ist nur in der Beobachterhaltung möglich, es stabilisiert sie und fördert die Disidentifikation (S. 162 f.).

Nach der Erforschung der Reaktionen kann man den Patienten dazu anregen, sich dem Schmerz selbst zuzuwenden. Das ist dann sinnvoll, wenn es in einem Zustand von Achtsamkeit erfolgt, indem der Patient den Schmerz da sein lassen und ihm offen und neugierig begegnen kann, um ihn zu untersuchen. Sind Zustände von Achtsamkeit nicht möglich, lässt sich einfach wieder das beobachten, was da ist: die Reaktion. Die Anregung, auf den *Wandel* im Schmerzerleben zu fokussieren, impliziert, der Schmerz würde sich verändern, etwa in seiner Intensität oder seiner Ausdehnung. Die innere Haltung des Therapeuten zielt jedoch im Gegensatz zur Hypnose nicht darauf ab, eine Veränderung zu suggerieren. Sie regt vielmehr an, das allgemeine Daseinsmerkmal der Veränderung auch im Schmerz zu erkennen. Ein Benennen der sich verändernden Erfahrung könnte folgendermaßen erfolgen: *stabil ... ausstrahlend ... wieder kleiner werdend ... intensiver ... kommend und gehend.*

In einem nächsten Schritt kann man dazu einladen, die Aufmerksamkeit zu erweitern und die räumlichen Grenzen des Schmerzes abzutasten, um den Übergang zu *schmerzfreien Teilen* des Körpers zu erkunden. Wenn man dann wechselnde Körperteile oder den ganzen Körper in den Fokus nimmt, kann man erforschen, wie sich der Schmerz auch auf das Empfinden anderer Teile des Körpers auswirkt. Vielleicht finden sich Bereiche, die sich neutral oder gar angenehm anfühlen. Man kann den Atem wahrnehmen und sich daran erfreuen, wie sich bei jedem Ausatmen etwas entspannt oder wie bei jedem Einatmen Sauerstoff und Energie fließen. Es scheint ratsam, am Ende der Übung möglichst langsam und behutsam in den Alltagszustand umzuschalten, damit man mit dem Gleichmut, der Ruhe und dem Energiefluss in Kontakt bleiben kann. Damit kann mit zunehmender Übung zumindest einige Zeit ein Zustand aufrechterhalten bleiben, bei dem der Schmerz und ein positives Körpererleben *gleichzeitig* Platz haben.

Die in der Schmerztherapie häufig vermittelten Ablenkungsstrategien stellen den Schmerz in den Mittelpunkt – als das, von dem es sich abzulenken gilt. Im Gegensatz dazu erinnert die Achtsamkeit daran, was im Leben wichtig ist – was der Schmerz uns oft vergessen lässt. So kann der Schmerz zum Signal werden, sich an das Wesentliche und an Angenehmes zu erinnern, an Dinge, die Ruhe vermitteln, angenehme Empfindungen im Körper, »die Stille im Außen« oder »Ruhe und Frieden im Innen«.

7.4.2 Unterstützung bei operativen Maßnahmen

Eine Kasuistik führt uns in das Paris des Jahres 1829 (Butler 1954):

> Monsieur le Docteur Chapelain setzte den Mesmerismus über einen Zeitraum von mehreren Monaten ein, um das Leiden von Madame Plantin zu lindern, die unter einem ulzerierten Krebs der rechten Brust mit massiver Vergrößerung der axillären Lymphknoten litt. Es war ihm möglich, einen tiefen Schlaf zu induzieren, in dem die Patientin nichts zu empfinden schien, dabei aber bei vollem Verstand war. Am 1. April 1829 versetzte Chapelain sie in einen »Mesmerschen Schlaf«, um die Brust und die Lymphknoten entfernen zu können. Die Operation dauerte etwa zwölf Minuten. Während dieser Zeit unterhielt sich die Patientin ruhig mit dem Operateur und zeigte nicht die geringsten Anzeichen von Schmerz. Die Wunde wurde mit Heftpflaster verschlossen, die Patientin zu Bett gebracht und für zehn Stunden in einem hypnotischen Zustand belassen.

Fast 200 Jahre später verglich eine belgische Forschergruppe die Nebenwirkungen der Brustoperationen und der nachfolgenden Therapien von Patientinnen mit Brustkrebs in Allgemeinanästhesie mit solchen unter Hypnosedierung. Bei Letzteren war die Dauer des stationären Aufenthalts kürzer, der postoperative Lymphfluss geringer, und sie hatten postoperativ weniger Angst; auch die nachfolgenden Chemo-, Strahlen- und Hormontherapien führten in der Gruppe der hypnosedierten Patientinnen zu weniger Nebenwirkungen (Berlière et al. 2017). Hypnose lässt sich nicht nur während der Operation, sondern auch in der prä- und in der postoperativen Phase erfolgreich anwenden (Amraoui et al. 2018; Review von Potié et al. 2016).

Eine fünfzehnminütige Intervention unmittelbar vor einer Brustoperation verminderte die präoperative Aufregung und Angst, verbesserte die Stimmung und half den Patientinnen, sich zu entspannen. Die Hypnoseintervention beinhaltete vier Elemente (Schnur et al. 2008):

- Klärung verbreiteter Missverständnisse über Hypnose
- Möglichkeit, Fragen zur Hypnose zu stellen
- Präsentation eines standardisierten Textes mit folgenden Elementen: eine auf Entspannung basierende Tranceinduktion, die Anleitung zu einer Imagination, eine Vertiefung sowie spezifische, auf die Operation bezogene Suggestionen zur Verminderung von Schmerzen, Übelkeit und Ängsten
- Anleitungen, mit deren Hilfe sich die Teilnehmerinnen nach Belieben selbstständig wieder in Selbsthypnose versetzen konnten.

Rubin Battino (2000) hat für die perioperative Begleitung bei Krebsoperationen ein mehrstufiges Schema entwickelt. Er nimmt sich für das Erstgespräch bis zu drei Stunden Zeit. Bei nur einstündigen Sitzungen kann die Operationsvorbereitung bis zu sechs Sitzungen in Anspruch nehmen. Für Battino steht eine auf den Zeitpunkt der Operation abgestimmte posthypnotische Suggestion im Zentrum seiner Intervention. Dieser Zeitpunkt kann der Vorabend der Klinikaufnahme sein, die Ankunft im Krankenhaus, die unmittelbare Operationsvorbereitung oder die Ankunft im Operationssaal.

Eine Besonderheit von Battinos Vorgehens besteht darin, dass er der Patientin einen Brief an den Chirurgen oder den Anästhesisten mitgibt, in dem er darum bittet, der Patientin während der Operation vorgegebene Suggestionen anzubieten. Bei diesen wird die Patientin mit ihrem Namen angesprochen, sie wird etwa gebeten, ihre Muskeln zu entspannen oder ihren Blutfluss zu vermindern oder zu stoppen. Sie erhält die Information, dass die Operation gut verläuft, die Heilung erstaunlich schnell erfolgen wird, dass sie sich nach der Operation überraschend leicht und wohl fühlen und sich schnell erholen wird. Jede einzelne Suggestion endet mit »Danke«.

Bei Cyna et al. (2011) finden sich weitere Anregungen zur Kunst der therapeutisch wirksamen Kommunikation in der Anästhesie und Intensivmedizin.

Eine von der Regensburger Arbeitsgruppe um Ernil Hansen (Nowak et al. 2020) initiierte multizentrische, randomisierte und kontrollierte Studie konnte die Wirkung von Suggestionen nachweisen, die Patienten intraoperativ während einer Allgemeinnarkose über Kopfhörer gegeben wurden. Die Intervention war in der Lage, den postoperativen Schmerz und den Opiatverbrauch signifikant zu verringern.

Um die Patienten in ihrer individuellen Wirklichkeit abzuholen, gilt es auch hier wieder, ihren Vorstellungen, Ängsten und Hoffnungen bezüglich des bevorstehenden operativen Eingriffs Raum zu geben. Zu erkunden sind die Ängste, die entweder die Zeit vor der Operation, die Operation selbst und die mit ihr verbundene Narkose, den unmittelbar postoperativen Zeitraum oder die mittel- und langfristigen Folgen der Operation betreffen können. Ist es die Angst, in der Nacht davor nicht schlafen zu können, erst gar nicht ins Krankenhaus zu wollen, dort allein zu sein etc.? Sind es Ängste rund um die Operation – etwa die Angst davor, die Kontrolle abgeben zu müssen, dass Fehler passieren, dass man während der Operation aufwacht, weil die Narkose nicht wirkt, oder die Furcht, aufgrund einer Gehirnschädigung im Wachkoma dahinzuvegetieren oder gar nicht mehr aufzuwachen etc.? Ist es das unmittelbare Aufwachen nach der Operation, Schmerzen zu haben, von einer Komplikation zu erfahren oder davon, dass die Operation anders verlaufen ist als geplant? Sind es Sorgen rund um die Wundheilung etc., oder sind es Befürchtungen, wie das Leben nach der Operation, eventuell nach dem Verlust eines Organs wie der Brust oder mit einem künstlichen Darmausgang weitergehen kann? Sind es Sorgen vor anderen Einschränkungen oder Ängste, wie es zu Hause oder im Beruf während des Krankenhausaufenthalts oder danach weitergeht? Sind es finanzielle Fragen, die sich stellen?

Im Sinne von Ericksons Drittelregel ist es sinnvoll zu erheben,

- welche Auswirkungen eigene Erfahrungen aus der Vergangenheit haben oder Geschichten, die einem erzählt wurden,
- was jeweils die unmittelbare Gegenwart betrifft und
- wie sich Vorstellungen über die Zukunft auf die Gegenwart auswirken.

In der Operationsvorbereitung sind problematische, aber auch positive Vorerfahrungen mit Krankenhäusern und Operationen unbedingt zu berücksichtigen. Falls es negative Erfahrungen aus der Vergangenheit gibt, bietet sich das Teilemodell an, den Patienten bei seinen Ängsten gut abzuholen und Verständnis zu signalisieren. Ebenso lassen sich die kompetenten und hoffnungsvollen Seiten ansprechen und aktivieren. Man könnte beispielsweise sagen, dass es bei bestimmten Erfahrungen, die man etwa als Kind gemacht hat, völlig verständlich sei, dass sich eine Seite oder ein (kindlicher) Teil meldet, der sich daran erinnert. Man könnte auch herausarbeiten, was dieser Seite, diesem Teil jetzt bei dem neuerlichen Krankenhausaufenthalt wichtig wäre und was ihm helfen könnte. Zugleich kann man die Erwachsenenanteile dazu ermutigen, dem inneren Kind auf liebevolle und verständnisvolle Weise beizustehen, vielleicht noch Informationen einholen oder für etwas zu sorgen, was das innere Kind beruhigen kann (Abschn. 8.5.1). Im Sinne der Achtsamkeit lässt sich diese Arbeit als Unterstützung zur Disidentifikation von leidenden Anteilen verstehen, für die es gilt, Mitgefühl zu entwickeln. Im Sinne des beidäugigen Sehens wäre das Ziel der integrierende gleichzeitige Blick auf Probleme und Ressourcen – sowohl vonseiten des Behandlers, vor allem aber auch des Patienten in seiner Sicht auf sich selbst.

Patientenbeispiel: Meine Hände haben das ganz von selbst gemacht

Thema: Einsatz von Ideomotorik zur positiven Einstimmung auf eine Operation.

Patientin und Kontext

Frau T. ist fünfzig Jahre alt und steht kurz vor der letzten Chemotherapie, nach der eine »Restaging-Operation« geplant ist, die Aufschluss darüber geben soll, inwieweit die Therapie erfolgreich war.

Auftragsklärung

THERAPEUT (HE) Wenn ich es richtig verstanden habe, werden Ihre Blutwerte morgen noch einmal kontrolliert, und es ist unwahrscheinlich bis ausgeschlossen, dass sie so gut sind, dass die letzte Chemo noch in dieser Woche erfolgen kann. Das bedeutet auch, dass die OP nicht wie geplant vor dem Urlaub des Operateurs, Ihrer Hauptvertrauensperson, stattfinden kann. Ihre Formulierung: »Ich muss es akzeptieren« ist zwar sicherlich richtig, aber die Situation macht trotzdem Druck. Sie haben gesagt, dass es sich für Sie »sehr eng« anfühlt. Wenn Sie Ihre Aufmerksamkeit auf ein »Was stattdessen« richten wollten, was wäre für Sie das Gegenteil von »eng«?

> Patientin *(nach einigem Überlegen)* Dass es weit ist oder weiter wird, dass ein wenig mehr Spielraum entsteht oder zur Verfügung steht.
>
> Therapeut Welche Möglichkeiten hätten Sie dafür?

Nach längerer Diskussion kommen wir zu dem Punkt, dass es für sie optimal wäre, wenn sie das Vertrauen, das sie in den eigentlich vorgesehenen Operateur hat, der sie von Anfang an behandelte, auf die anderen drei möglichen Operateure der Abteilung und deren Vorgehen nach Diskussion im interdisziplinären Tumorboard übertragen könnte.

> Patientin Eigentlich spricht alles dafür, dass das okay ist und dass alle mein Vertrauen verdienen. Mir fällt eine Parallele ein: Ich war einmal tief enttäuscht, dass ich nicht, wie mir vorher versichert worden war, vom Chefarzt persönlich behandelt wurde, um dann festzustellen, dass die Oberärztin nicht nur sehr kompetent wirkte, sondern auch noch dazu sehr sympathisch und zugewandt war.

Nach ausführlicher Diskussion vieler weiterer Unwägbarkeiten, die es vermutlich für den »Endspurt« bis zur Operation geben wird, mache ich (HE) den Vorschlag, diese Frage der Übertragbarkeit des Vertrauens vom sogenannten Unbewussten – den sieben Zehnteln des Eisbergs unter der Wasseroberfläche – prüfen zu lassen. Ich erkläre, dass es – um mehr Spielraum zu gewinnen – sehr wichtig sei, dass sie dem nicht nur verstandesmäßig zustimmen könne, sondern auch grünes Licht auf der Ebene bekomme, die sowieso alles regelt, insbesondere bei einer Operation, wenn sie die Kontrolle in der Narkose komplett abgeben müsse.

> Therapeut Ich erkläre Ihnen gleich, wie wir das fragen werden. Aber um eine weiterführende und möglichst klare Antwort auf eine Frage bekommen zu können, brauchen wir eine Formulierung, die möglichst genau trifft, was wir jetzt lange besprochen haben. *(Pause zum Nachdenken.)* Was halten Sie von der folgenden: »Kann ich darauf vertrauen, dass es gut laufen kann, auch wenn jemand anderes mich operieren und die weitere Behandlung in die Hand nehmen wird, bis der Chef bzw. der ursprünglich geplante Operateur aus dem Urlaub zurückkommt?« *(Frau T. überlegt und nickt dann zustimmend.)*

Induktion

THERAPEUT Setzen Sie sich jetzt bitte ganz bequem hin, den Oberkörper aufrecht, dass Sie frei atmen können, den Kopf gut auf den Schultern balanciert. Heben Sie bitte mit einem tiefen Atemzug die Schultern an, und lassen Sie sie fallen. ... Heben Sie nun die Hände von den Oberschenkeln ein wenig an, bis im Ellenbogengelenk etwa ein rechter Winkel entsteht; weiterhin locker in den Schultern, die Oberarme hängen gewissermaßen daran. Wenden Sie nun die Handflächen einander zu, dass sie auf gleicher Höhe etwa 30 cm voneinander entfernt sind, etwa im Abstand der Oberschenkel, wenn sie darauf hinabschauen. *(Sie nimmt die Position ein.)* So ist es gut.

Ich erkläre Ihnen nun die Spielregeln: Wenn Ihr Unbewusstes bereit und in der Lage ist, sich mit der Frage zu befassen, dann wird ein Energiegefühl zwischen den Händen entstehen. Wenn gar nichts geschieht, ist jetzt nicht der richtige Zeitpunkt, oder die Frage ist falsch gestellt. Wenn eine Energie entsteht – ganz gleich, wie sich das anfühlt und wie Sie sich das erklären – dann bitte ich die Hände um Folgendes: Wenn die Antwort ein eindeutiges Ja sein sollte, dann bewegen sich die Hände aufeinander zu. Wenn die Antwort ein eindeutiges Nein sein sollte, dann bewegen sie sich von der Ausgangsposition auseinander. Entwickelt sich gleich oder auch auf dem Weg nach außen oder auf dem Weg nach innen eine Art elastischer Widerstand, der die Bewegung hemmt – selbst wenn Sie es aktiv zu verändern versuchen, dann geht es um Ambivalenz oder ein »Jein«. Ich möchte Sie nun bitten, die Augen zu schließen, das regelmäßige Ein und Aus Ihrer Atmung wahrzunehmen und Ihre Hände einfach machen zu lassen.

Bald entwickelt sich eine Bewegung der Hände aufeinander zu, ganz allmählich – über etwa zehn Minuten, typisch ideomotorisch, das heißt zögerlich, mal ruckartig nähern sie sich einander an: Die linke Hand bewegt sich auf die nur leicht nach innen gegangene rechte zu, bis zur Berührung des rechten Zeigefingers mit dem linken Mittel- und Ringfinger und dann beider Handflächen. Ich begleite diesen Prozess mit spärlichen Beschreibungen dessen, was ich sehe, um zu vermitteln, dass sich etwas tut, das man als Zustimmung interpretieren kann, und dass ich mit meiner ganzen Aufmerksamkeit bei ihr bin.

THERAPEUT Das hat jetzt eine ganze Weile gedauert. Und wenn sich die Hände an die ausgemachten Spielregeln gehalten haben, war es eine klare positive Antwort auf die Frage, ob Sie darauf vertrauen können, dass es gut laufen kann, auch wenn jemand anderes operieren und die weitere Behandlung in die Hand nehmen wird, bis der Chef bzw. der ursprünglich geplante Operateur aus dem Urlaub zurückkommt. Vermutlich wurden in diesen wenigen Minuten äußerer Zeit und genügend innerer Zeit einige gute Argumente dafür innerlich aufgerufen und geprüft und für aussagekräftig befunden. Spüren Sie bitte noch einmal hinein in die Hände und verstärken den Kontakt und Druck Ihrer beiden Hände ein wenig, diesmal ganz bewusst. *(Sie presst die Handflächen etwas stärker aneinander.)* Mit dieser Berührung und diesem Kontakt haben Sie eine Möglichkeit zur Verfügung, sich wieder an diese eindeutig positive Antwort auf die von uns gestellte Frage zu erinnern und dieses tief verankerte Gefühl, dem trauen zu können, wieder aufzurufen. *(Pause)*

Reorientierung

THERAPEUT Öffnen Sie nun bitte die Augen, und schauen Sie Ihre Hände an, wie genau sie sich getroffen haben als vermutlich für Sie überraschend eindeutig positive Antwort auf die Frage. Entrollen Sie bitte nun Ihre Hände. Die brauchen jetzt nichts mehr weiter mitzuteilen. Es sind nun ganz einfach wie immer Ihre rechte und Ihre linke Hand, die zu Diensten stehen. Nehmen Sie sich ein paar Atemzüge lang Zeit, wieder genauer zu spüren, wie Sie auf dem Stuhl sitzen, um dann mal tief durchzuatmen, sich zu recken und zu strecken, um wieder ganz da zu sein, hier und heute am *[Datum]*.

Nachgespräch

PATIENTIN Ich bin ganz überrascht, dass das funktioniert hat. Meine Hände haben das ganz »von selbst« gemacht, das war nicht ich.

THERAPEUT *(freundlich ironisch)* Wer denn sonst? Im Ernst. Wenn ich ergänzen darf. Das waren schon Sie, aber die Antwort erfolgte aus einer Quelle, die über rational-kognitives Denken weit hinausgeht und – da bin ich sicher – nicht von Wunschdenken manipuliert war, sondern viele gute Gründe für die Zustimmung zur Verfügung stellen konnte.

In einem späteren Gespräch bestätigt die Patientin, dass sie seitdem ein Gefühl von »mehr Spielraum« habe und sogar die sommerlich heißen Tage, an denen sie wegen des schlechten Blutbildes »chemofrei« hatte, genießen könne. In ihr sei auch die Erinnerung bzw. eine Parallele zu einer ähnlich kritischen, engen Phase der Chemotherapie am Anfang der Behandlung aufgetaucht: Nach dem zweiten Zyklus hatte sich eine starke Gürtelrose entwickelt. Dies hatte eine Therapieunterbrechung erzwungen. Jemand habe ihr damals empfohlen, in der Zeit doch etwas für sich zu tun, um sich nicht von morgens bis abends auf das Problem zu konzentrieren, dass die doch so wichtige und notwendige Chemo nicht weitergehen könne. Das habe sich damals sehr bewährt, und sie habe sich deutlich besser gefühlt; und der Zoster sei auch erstaunlich schnell abgeheilt, in zwei statt in vorhergesagten vier bis sechs Wochen, sodass sie ihre Chemo zur Überraschung aller bald fortsetzen konnte.

7.4.3 Unterstützung während der Strahlentherapie

Wie bei allen bevorstehenden diagnostischen und therapeutischen Maßnahmen gilt es dem Patienten die Fragen zu stellen: »*Was ist es genau*, das Ihnen beispielsweise rund um die Strahlentherapie zu schaffen macht? Was sind diesbezüglich Ihre größten Sorgen?« Oft sind die Antworten klar, oft auch diffus und mit Scham besetzt. Oft sind es gut nachvollziehbare Ängste, die viele Patienten haben. Oft sind es aber scheinbar Kleinigkeiten, die sich als riesengroße Hindernisse und Belastung herausstellen.

Am Beispiel der Strahlentherapie lässt sich gut aufzeigen, wie sich ein großer Berg, der unüberwindbar erscheint, in kleine Brocken zerlegen lässt, wie sich Sorgen und Ängste *dekonstruieren* lassen. Dazu kann ein Gespräch dienen, bei dem man anregt, zwischen Alltagsbewusstsein und einer explizit explorativen Trance zu pendeln. Dazu kann man einen Tag mit einer Strahlenbehandlung vorwegnehmend Revue passieren lassen. Vom ersten Aufstehen bis zum Warten auf den Transport, danach der Transport, das Ankommen im Krankenhaus, das Warten im Warteraum, das Warten in der Umkleidekabine, das Positionieren im Bestrahlungsgerät, die Bestrahlung selbst, das erneute Umkleiden, das Warten auf den Transport, zuletzt der Rücktransport und die Zeit zu Hause. Viele kleine Schritte, bei denen sich jeweils ganz unterschiedliche Herausforderungen stellen, für die sich wiederum viele kleine Möglichkeiten eines »Was stattdessen« finden lassen. All diese individuell gefundenen Möglichkeiten lassen sich anschließend in eine Lösungstrance einbauen, die man bei Bedarf auf einen Tonträger aufnehmen kann.

Bei der Erforschung der Konstruktion von leidvollen Erfahrungen geben wieder die *drei Zeiten* Orientierung – Vergangenheit, Gegenwart und Zukunft. Wo sind es Erinnerungen an die Vergangenheit, die durch das gegenwärtige Erleben aktualisiert werden? Etwa das Warten, die kleine Umkleidekabine, ein Geruch, die Scham, das Sich-eingesperrt-Fühlen, die Abhängigkeit von anderen etc.? Wo ist es eine Vorwegnahme der Zukunft, der nahen oder einer ferneren Zukunft, die Angst macht? Etwa die Angst vor den gefühlt endlosen Momenten des Wartens in diesen Situationen? Oder die Vorwegnahme gefürchteter Nebenwirkungen etwa auf Haut und Schleimhäute, auf den Darm oder langfristige Strahlenschäden? Und was ist das im Moment wirklich Belastende? Gibt es für die sich aus der Vergangenheit ergebende Komponente Erinnerungen aus der Biografie, die den befürchteten entgegengesetzt bzw. mit ihnen nicht vereinbar sind und die dazu beitragen können, Glaubenssätze infrage zu stellen? Oder gibt es eine andere denkbare Zukunft als jene, die einem die Gegenwart schwer macht? Und lässt sich in der Gegenwart beispielsweise ein anderer Fokus der Aufmerksamkeit finden, der weniger belastende Erfahrungen zur Folge hat?

Wo bedarf es einer besseren Orientierung durch patientenzentrierte Information? Wo gilt es, Spielräume auszuloten, den unmittelbaren Bedürfnissen des Patienten entgegenzukommen? Wo gilt es, diese Bedürfnisse als Wünsche oder Bitten zu kommunizieren? Und wie kann der Patient dabei unterstützt werden?

Wo können Mikrostrategien entworfen werden, wie sich der Patient auf die Strahlentherapie vorbereitet und wie er die einzelnen Behandlungsschritte auf eine möglichst wenig belastende Weise absolvieren kann? Und wie kann bei all dem die Hypnose, das Wissen um Trancephänomene und deren jeweils zieldienliche Anwendung hilfreich sein?

So kann man beispielsweise eine Strategie entwerfen, die Zeit während der unmittelbaren Bestrahlung zu optimieren. Hier bietet sich wieder das Trancephänomen der *Dissoziation* an. Man kann den Patienten anregen, sich zu fragen, wo er gerne wäre, wenn er nicht gerade bei der Bestrahlung sein müsste. Diesen Ort könnte er sich ausmalen, um sich innerlich auf seine ganz persönliche Weise dorthin zu versetzen, während der Körper in aller Ruhe bestrahlt wird und die Strahlen ihre Arbeit machen lässt. Der Körper hier, der Geist, die Aufmerksamkeit dort, wo es gut und angenehm ist.

Man kann auch das Trancephänomen der *Zeitverzerrung* erklären, wie äußere Zeit und innere Zeit oft weit auseinanderklaffen. Dazu kann man an Erfahrungen erinnern, als Minuten äußerer Zeit zu einer inneren Ewigkeit wurden, und an Erfahrungen, in denen Stunden wie im Flug vergangen sind – husch sind sie vorbei. Oder an Zeiten der Erfahrung von Zeitlosigkeit.

Das Geräusch oder der Lärm des Bestrahlungsgerätes lässt sich mit einer zieldienlichen Bedeutung und mit etwas Wünschenswertem verknüpfen:

> »Der äußere Lärm vertieft meine innere Ruhe, Geräusche draußen, Stille innen. Die Ventilatoren, die das Gerät kühlen, erinnern mich an eine angenehme kühle Brise an einem warmen Sommerabend *(oder welche Vorstellungen auch immer angenehm sind)*.«

Entscheidend ist wieder die Haltung des Hypnotherapeuten, der davon ausgeht, dass sich (nahezu) alles utilisieren lässt, dass sich bei genügender Kreativität alle Phänomene zieldienlich nutzen lassen. Auf der anderen Seite ist es oft ebenso angemessen, auch die jeweiligen Belastungen und die Berechtigung bestimmter Befürchtungen anzuerkennen und deren Bewältigung zu würdigen. So gilt es etwa bei den im Vorfeld befürchteten Nebenwirkungen, wenn sie realistisch eingeschätzt werden, zu durchdenken, welche Auswirkungen sie haben können, und anschließend nach Möglichkeiten zu deren Bewältigung zu suchen. Manchmal gilt es abzuwägen, inwiefern der durch die Bestrahlung erhoffte Gewinn die potenziellen Nebenwirkungen aufwiegt.

Es ist auch hier wieder sinnvoll, das *subjektive Gesundungsmodell* des Patienten zu erfragen, welche Vorstellungen er sich darüber macht, wie Strahlentherapie wirkt. Welche Bilder er sich von den erwünschten Wirkungen macht und welche von den unerwünschten. Stellen sich diese Vorstellungen als gesundheitsförderlich heraus, bietet es sich an, sie zu nutzen und gegebenenfalls noch anzureichern bzw. anzupassen. Andernfalls ist wieder gemäß dem Was-stattdessen-Prinzip nach Alternativen zu suchen.

Agnes Kaiser Rekkas lädt Patienten zu einem imaginären erfrischenden Spaziergang in einen Eispalast ein, dessen klare, saubere Kälte auf unerklärlich angenehme Weise guttut und die Zellen erfrischt (Kaiser Rekkas 2018a, S. 226):

> »… kühlt und beruhigt und klärt. Gewebe schwillt ab, schwemmt aus und reinigt sich. Die verwilderten Zellen fallen in sich zusammen …

wie eingefroren … lösen sich auf … die gesunden Zellen aber vitalisieren sich, fühlen sich wohl und stark und entwickeln eine gesunde Wärme.«

In einer anderen Trance kann man den Körper sprechen hören (Kaiser Rekkas 2018b, S. 234):

»Lass los, lass mich tun! Ich passe auf mich auf! Ich sorge für gesunde Zellstrukturen. Gemeinsam mit dem Immunsystem ziehe ich meine Bahnen durch den Körper und halte wachsam Ausschau. Überall, wo wir etwas entdecken, was da nicht hingehört, mache ich etwas Besonderes: Ich erhitze das Gebiet … und zerstöre! Eine solche Wärme produziere ich da, eine *Über*wärme … exakt dosiert … auf feinster Ebene, auf Zellebene … eine unglaubliche Hitze … da kann keine falsche Zelle überleben. … Und du, du machst dein Leben, du vertraust mir … und ich vertraue dir … gemeinsam … sind wir stark!«

Patientenbeispiel: Schritt für Schritt – wie »Beppo Straßenkehrer«

Thema: Einstimmung auf die Strahlenbehandlung.

Patientin und Kontext

Fortsetzung der Begleitung der Patientin mit dem Thema »Abschied von der Nabelschnur« (S. 210 ff.).

Auftragsklärung

THERAPEUT Sie waren ja im Klinikum, um sich vorzustellen und die Räumlichkeiten der Strahlenbehandlung kennenzulernen. Wurde denn schon das Bestrahlungsfeld angezeichnet?

PATIENTIN Ja, ich musste über die Notaufnahme ins Klinikum und einen langen Gang nach hinten gehen. Dann runter in den Keller. In der Abteilung war niemand, und es hat lange gedauert, bis jemand kam und mir den Ablauf gezeigt hat. Zuerst in eine kleine Kabine, zum Aus- bzw. Umziehen, dann wird man aufgerufen. Die Bestrahlung selbst dauert nur ein paar Minuten. Sehr freundlich waren die nicht, wirkten eher gestresst. Komische Atmosphäre.

THERAPEUT Lassen Sie uns überlegen, wie Sie das am besten gestalten können, dass Sie ab nächster Woche jeden Werktag da rein müssen,

> um Ihre Behandlung gut abzuschließen. Durch die Klinikatmosphäre, den Geruch und alles, was man auf dem Weg von der Nothilfe bis zum Strahlenkeller so mitbekommt, kann alles Mögliche aus der zurückliegenden Behandlungszeit wieder aufgerufen werden. Daher ist es wichtig, dass Sie sich ganz auf sich konzentrieren und auf das Ziel, die Behandlung mit den Bestrahlungen insgesamt gut abzuschließen zu können.

Wir verhandeln eine gute halbe Stunde verschiedene Aspekte und Möglichkeiten.

Auf meine Bitte hin erhalte ich etwa zur Halbzeit der vorgesehenen Bestrahlungstermine von der Patientin die folgende *detaillierte schriftliche Schilderung:*

> Am letzten Freitag konnte ich dann gleich mal das Besprochene »ausprobieren« ... Es gab ziemliche Hektik und Stress in der Strahlentherapie allgemein. Mittlerweile hat sich ein bisschen Routine eingestellt, ich weiß, wie es läuft und wo ich hin muss. Die Strahlentherapie beginnt für mich mit dem Absperren meines Fahrrads auf dem Klinikgelände. Ich lasse Normalität und Alltag zurück. Sie warten dort auf meine Rückkehr. Dann trete ich ein in den geschützten Bereich der Klinik, passiere die Pforte der Institution, die sich mit meiner Krankheit und Behandlung gut auskennt.
>
> Dann gehe ich den langen Gang entlang, der mich am Ende in den Keller der Strahlentherapie führt. Im Gang höre ich meine Schritte gleichmäßig klackern, was einerseits eine Fokussierung auf meine Schritte und auf mich selbst ermöglicht (wie ein Rhythmus, dem ich folge bzw. den ich ja selbst vorgebe); andererseits empfinde ich es als symbolisch für das bewährte Vorgehen während dieser Krankheit, aber auch generell im Leben, nämlich »Schritt für Schritt« – in Anlehnung an »Beppo Straßenkehrer« aus dem Buch *Momo* von Michael Ende (Ende 1973, S. 36 f.).
>
> Dann komme ich zum Aufzug und begegne mal nur mir selbst im dortigen Spiegel, manchmal auch Mitpatienten, manchmal Personal, mal ergibt sich ein kurzer, netter Wortwechsel oder Blick, manchmal bleibt die Begegnung still und zurückhaltend.
>
> Dann setze ich mich kurz – sofern ich nicht länger warten muss – in den Wartebereich. Meist sitzt da noch der eine oder andere, der auch auf seine Bestrahlung wartet. In der Regel dauert das nicht lange und

ich »sortiere« nur kurz meine Sachen, Mantel aus und Mütze verräumen etc. Bisher habe ich nie etwas gelesen, sondern warte einfach und sammle meine Gedanken.

Dann werde ich aufgerufen und verschwinde in die Kabine. Ich ziehe meinen Pullover etc. aus und sitze auf dem Bänkchen in der Kabine, bereit zur Bestrahlung, und warte, dass ich drankomme. Dieser Moment ist noch mal ein ganz kurzer Moment im geschützten Inneren der Institution, wie im Fischbauch der Klinik, gleichsam wie in einem Faradayschen Käfig: total geschützt und sicher. Außen herum können starke Reize sein, ich bin innen geschützt. Ich versuche, meine Gedanken loszulassen, Gefühle, Bilder auftauchen zu lassen; mein Unbewusstes kann eintauchen in ein wohliges Reservoir/Fundament in mir ... ein Moment in der Sonne, im Herbst, beim Spazierengehen, je nachdem. ... »Es geschieht, und ich lasse es zu.« ... Mir kam am Freitag der wohlig-sonnige und entspannte Moment beim Kaffeetrinken mit meinem Mann am Stadtplatz wenige Minuten zuvor in den Sinn.

Dann werde ich aufgerufen, gehe in den Behandlungsraum, lege mich hin, werde festgeschnallt. Ich versuche loszulassen und das Ganze zuzulassen. Wenn es hier Irritationen gibt, z. B. war letzten Freitag insgesamt großer Stress und Hektik aufgrund extremer Personalnot zu spüren, dann hole ich mir noch mal bewusst her, dass ich mich entschieden habe, diesen Menschen und Maschinen zu vertrauen, dass die es gewöhnt sind, auch unter Stress zu funktionieren und dass das bisher immer gut geklappt hat, dass die das schon machen werden und auch die Expertise haben, ich sicher nicht deren erster Patient bin und so weiter. Manchmal braucht es diese positiven Gedanken kaum, manchmal mehr. So musste ich mich am Freitag allerdings schon etwas beruhigen und mir gut zureden, nachdem man mich zunächst falsch hingelegt hatte. Ich hatte einen Keil im Rücken von der Vorpatientin, der vergessen worden war, was erst der Hauptassistent beim Festschnallen meines Kopfes gemerkt und korrigiert hat; mir selber war zunächst nichts aufgefallen. Insofern war es einerseits verunsichernd – es ist Stress, und schon passieren Fehler; andererseits haben die Abläufe trotzdem funktioniert, sie haben es rechtzeitig bemerkt. ... Dann Bestrahlen, was ich als kurzweilig erlebe. ...

Dann darf ich aufstehen, gehe in die Kabine zurück, ziehe mich an, verlasse die »heiligen Hallen«, nehme den Aufzug und »klackere« wieder den langen Gang zurück – diesmal in dem Bewusstsein und der Freude, dass wieder eine Sitzung geschafft ist, verlasse die Institution, sperre mein Rad auf und radle nach Hause – zurück in den Alltag.

7.4.4 Unterstützung während der Chemotherapie

Patientenbeispiel: David, ein 11-jähriger leukämiekranker Junge

Das erste Therapieziel in der von Gardner (1976) beschriebenen hypnotherapeutischen Begleitung von David bestand darin, sein durch Chemotherapie induziertes Erbrechen und die Übelkeit zu verringern. Die Therapeutin kam mit dem Jungen überein, dass er an diesem Problem arbeiten wolle und dass das Erbrechen keinem sinnvollen Zweck dienen würde, daher durchaus zum Verschwinden gebracht werden könne. Dann fragte sie David nach Speisen, die er besonders liebte, und lud ihn ein, sie sich mit einem kleinen Hungergefühl und ihrem angenehmen Geschmack möglichst lebhaft zu vergegenwärtigen. Nachdem ihm das gelungen war, regte sie an, dass diese angenehmen Empfindungen seinen ganzen Körper und seinen Geist mehr und mehr ausfüllen können, bis kein Platz mehr übrig ist für die unangenehmen Gefühle, die ihn zuvor gequält hatten.

Die Idee der Therapeutin war, einen positiven Zustand zu induzieren, der jenem der Übelkeit entgegengesetzt war und diese somit ausschloss. Nachdem David signalisiert hatte, dass er von den guten Gefühlen erfüllt war und die unangenehmen verschwunden waren, gab ihm die Therapeutin eine posthypnotische Suggestion: Die angenehmen Gefühle bleiben auch nach der Rückkehr in den normalen Wachzustand erhalten, David werde sich am Essen und an Getränken erfreuen und seine Medikamente ohne Schwierigkeiten einnehmen. Nachdem er aus der Trance erwacht war, blieb die Therapeutin noch bei ihm, während er eine kleine Mahlzeit zu sich nahm. David war erstaunt und stolz, dass sein Problem nach dieser einen Sitzung gelöst war.

Beispieltrance[5]

»Vielleicht haben Sie schon bemerkt, dass an diesem Ort der Sicherheit und des Wohlbehagens, an dem Sie jetzt weilen, ein besonderes, ein heilendes Licht scheint. Das heilende Licht hat eine wunderschöne Farbe und eine angenehme Temperatur. Sie können jetzt die Farben des Lichtes sehen und spüren. Eine angenehme Temperatur umhüllt Ihren ganzen Körper, wie ein Gewand – mit besonderer Sorgfalt und Zartheit. Eingebettet sein in das heilende Licht ... das auf Ihren ganzen Körper scheint. Und Ihr innerer Heiler weiß genau, wo dieses Licht jetzt ganz besonders gebraucht wird.

5 Verfasst von Winfried Häuser (aus Ebell u. Häuser 2010, S. 143).

> Er weiß, wo Heilung gerade jetzt gebraucht wird ... und das Licht berührt Ihren Körper mit seiner heilenden Kraft genau jetzt an der richtigen Stelle ... ganz intensiv ... das tut so gut ... ein Gefühl von lichtvoller Stille ... überall das Licht und besonders dort, wo es gebraucht wird ... eingehüllt in dieses heilende Licht ... vollkommen sicher, beschützt und aufgehoben ... das ist so gut ... das Licht kräftigt die gesunden Zellen Ihres Körpers, macht sie jetzt noch stärker ... das Licht unterstützt die Arbeit Ihres Immunsystems ... und gewiss gibt es in Ihrem Körper mehr Zellen des Immunsystems als kranke Zellen ... und Ihr Immunsystem hat Sie in Ihrem Leben schon vor so vielem bewahrt und gereinigt ... ohne dass Sie es merken, geschieht dieser Prozess jederzeit, auch jetzt ... Ihr Immunsystem schützt Sie ... und das heilsame Licht, das an Ihrem Ort der Sicherheit und des Wohlbefindens scheint, stärkt Ihr Immunsystem ... während die Medikamente/Strahlen die kranken Zellen schwächen ... die kranken Zellen werden ganz schwach, müde und erschöpft ... und Sie können sich all die Zeit nehmen, die Sie brauchen, um sich vorzustellen, wie die ermüdeten und erschöpften kranken Zellen von den gesunden und starken Zellen des Immunsystems aufgenommen und abtransportiert werden ... Sie können davon jetzt, wenn Sie es möchten... ein innerlich stimmiges Bild entstehen lassen ... von erschöpften, schwachen, kranken Zellen, welche alle abtransportiert werden ... alle weggebracht werden, an einen Ort außerhalb Ihres Körpers ... damit Sie in Sicherheit sind ... und hat nicht Ihr Körper verschiedene Möglichkeiten des Abtransports und der Ausscheidung? ...«

Sich in der Zeit der Infusionen mit solchen Imaginationen zu beschäftigen, erleben viele Patienten als wertvollen eigenen Beitrag zur Chemotherapie. Wenn die Imaginationen als sehr lebhaft und real erlebt werden, ist es besonders wichtig, gemeinsam nach individuell passenden Vorstellungen zu suchen, die dazu beitragen, optimale Bedingungen für das Wirken von Selbstheilungskräften (Abschn. 7.5) im Sinne der »self-healing response« (S. 89) zu schaffen. Es wäre magisches Denken, von einer direkten oder auch indirekten kausalen Einflussnahme gemäß den eigenen Vorstellungen auszugehen (Ebell 1996; vgl. Abschn. 7.5.4). Es wäre auch eine unrealistische Überforderung der Patienten, die volle Verantwortung für die komplexen Auswirkungen der in der Chemotherapie verabreichten Stoffe zu übernehmen. Die verschiedenen Stoffe sind zudem in einem höchst unterschiedlichen Maße verträglich oder toxisch bzw. mit Nebenwirkungen verbunden. Hypnotherapeutische Interventionen ermöglichen jedenfalls eine relevante Verbesserung der Verträglichkeit bzw. der Reduktion ihrer Nebenwirkungen (Marchioro et al. 2000). Manchmal gelingt das auch über eine Uminterpretation des Bauchgefühls Übelkeit als Hunger bzw. Appetit auf bestimmte Speisen.

Patientenbeispiel: Ich habe die Wärme für mich entdeckt

Thema: Unterstützung bei der Fortsetzung einer ambulanten Chemotherapie, nachdem zu Beginn vermutlich traumatische Erinnerungen getriggert wurden.

Vorgeschichte und Kontext

Im Zusammenhang mit ihrer Brustkrebsoperation und bei einer Kernspinuntersuchung hatte die 73-jährige Frau A. bereits gute Erfahrungen mit »selbstgestrickten« Entspannungsübungen und Imaginationen gemacht. Vor der ersten Infusion ihrer ambulanten Chemotherapie war sie daher sehr zuversichtlich. Die Patientin hatte geplant, sich vorzustellen, wie das gegebene Medikament als Polizei alle bösen Zellen verfolgen und erwischen würde. Nachdem dann alles ganz anders kam als erwartet, wendet sie sich an mich (HE).

Frau A. berichtet: »Für den Erhalt meiner Haare hatte ich mit dem Onkologen die Anwendung einer sogenannten Kältekappe vereinbart. Diese muss eineinhalb Stunden vor Beginn der Chemotherapie aufgesetzt werden. Mir wurde daraufhin sehr kalt. Meine Hände wurden ganz weiß, und ich schaffte es nicht, Wärme hineinzuschicken. Ich begann am ganzen Körper jämmerlich zu frieren, insbesondere mein Rücken verspannte und verkrampfte sich total. Als dann die Infusion angestellt wurde, bekam ich einen ›Flush‹, das heißt einen hochroten Kopf, und der systolische Blutdruck schoss hoch auf 260, obwohl ich in der Regel einen zu niedrigen Blutdruck habe. Das war wohl eine Reaktion auf irgendeinen Bestandteil der Infusionslösung. Nach etwa einer Stunde mit beruhigenden Worten der Krankenschwester und des Arztes, heißem Tee, Wärmflaschen, Decken und mehrfacher Blutdrucksenkung mit Medikamenten konnte die unterbrochene Infusion wieder angehängt werden. Von da ab tropfte sie sehr langsam. Statt nach geplanten zwei Stunden war ich erst sieben Stunden später wieder zu Hause. Danach war mir über eine Woche lang übel, und das, obwohl sie mir erklärt hatten, dass sie den Stoff, der besonders häufig Übelkeit verursacht, in der Infusion extra weglassen würden.«

Ich erfrage den familiären Kontext und wichtige Informationen und erfahre noch weitere Einzelheiten in der Folge und im Zusammenhang mit dieser unerwarteten »mittleren Katastrophe«. Mich beschäftigt die überfallartige Dramatik des Geschehens. Verschiedenes spricht Frau A. an und aus: ihr Alleinsein – die Tochter hatte sie bis zur Praxis begleitet und war dann einige hundert Kilometer nach Hause gefahren; ihre Erkenntnis von »Krebs« als existenzieller Gefährdung und ihre Sorge, es werde nie wieder so sein wie vorher. In der Nacht nach dem Ereignis habe sie lange wach gelegen und starke Rückenschmerzen gehabt. Ihre Muskeln hätten sich wie ein »überdrehtes und verknotetes Seil« angefühlt. Es sei auch ein »komischer Zufall«, dass eine Bekannte, die sie am nächsten Tag getroffen habe, ihr unvermittelt gesagt habe, sie mache auf sie einen Eindruck »wie gefroren«.

Gemeinsame Suche nach geeigneten »Was stattdessen«-Erfahrungen

Ich deute an, dass bei so starken, überwältigenden Erfahrungen wie bei diesem Zwischenfall, der durch irgendeine Substanzunverträglichkeit ausgelöst wurde, auch uralte verschüttete Erfahrungen aus dem Speicher der Erinnerungen aktiviert worden sein könnten im Sinne von »ganz steif werden vor Kälte und/oder vor Schreck«. Frau A. meint daraufhin, da käme vieles infrage, und sie habe nun viel Stoff zum Nachdenken, ohne konkreter zu werden.

Wir konzentrieren uns darauf, welche Konsequenzen sie aus dieser Erfahrung für die kommenden Termine ziehen kann und soll. Die Diskussion der Frage, ob die Eiskappe überhaupt notwendig ist, führt zu dem Wunsch, nochmals mit dem behandelnden Onkologen zu besprechen, ob die Kappe den mit einer Chemotherapie meist verbundenen Haarausfall wirklich zuverlässig verhindern kann. Zum Problem der Übelkeit taucht der Gedanke auf, die Vorstellung der Chemotherapie als wirksames Gift für die bösen Krebszellen könne vielleicht doch nicht so geeignet sein, auch wenn sie als Polizei alle erwischt.

Zur konkreten Vorbereitung auf den nächsten Termin der ambulanten Chemo kommen wir schnell auf den Punkt, dass Wärme in jeglicher Form für sie das richtige »Was stattdessen« sei. Frau A. möchte ihre Fähigkeiten und Erfahrungen mit Entspannung und Yoga ganz darauf konzentrieren, dass sie sich am ganzen Körper wohlig warm fühlt. Sie nimmt sich vor, in der Praxis wieder um Wärmflaschen und Decken zu bitten und dann auf der Liege während der Infusion intensiv zu imaginieren, zu Hause behaglich in ihrer mit warmem Wasser gefüllten Badewanne zu liegen.

Bei unserem nächsten Termin berichtet Frau A., sie habe in der Nacht nach unserem Gespräch tief und erholsam durchgeschlafen. Die Idee mit der Wärme sei goldrichtig, und sie sei voller Zuversicht, dass es bei der nächsten Infusion in den circa drei Stunden, die sie in der Praxis verbringen muss, gut laufen wird. Vor ein paar Tagen seien ihr fast alle Haare ausgegangen, nur noch ein paar Inselchen seien übrig. Sie sei sehr froh, dass sie die Entscheidung gegen die weitere Verwendung der Eiskappe in Absprache mit dem Onkologen schon vorher getroffen hat. Sie habe sich zudem beim Friseur, der die kümmerlichen Reste ganz kurz schnitt, bereits eine Perücke gekauft, die ihr sehr gut gefalle: einen Bob, kurz über den Ohren mit einem langen Pony. Das erinnere sie an frühere Fotos von sich. Ihre Schwester habe das sofort bestätigt.

Zu ihrem »Erstarren« seien viele Erinnerungen hochgekommen, vor allem aus ihrem fünften Lebensjahr. Das habe sie sehr beschäftigt und werde sie auch weiter beschäftigen – aber eher lösend. Ich ergänze, aus heutiger Sicht und als liebevolle Mutter von vier Kindern und Großmutter von Enkelkindern könne sie dem kleinen Mädchen von damals in den Situationen, die da aufgetaucht sind, sicher sehr gut zu Hilfe kommen und ihm vieles erklären, was es damals nicht verstehen konnte. Frau A. sagt, es gehe ihr jetzt eigentlich richtig gut. Auf meine Frage, wie hoch ihre Zuversicht auf einer Skala von 0 bis 10 sei, dass es bei der zweiten Infusion in wenigen Tagen optimal laufen wird, gibt sie den Wert 8 an.

Wie ging es weiter?

Die Zuversicht von Frau A. war gerechtfertigt. Fast alle weiteren Infusionen hat sie gut vertragen. Sie fühlte sich in der Lage, das Geschehen aktiv mitzugestalten, anstatt es hilflos und ohnmächtig über sich ergehen lassen zu müssen. In wenigen begleitenden Telefonaten haben wir »gefachsimpelt«, was noch wie zu optimieren ist. Es gab noch eine kurze, schwierige Phase nach einer heftigen ehelichen Auseinandersetzung; auch hier war ein therapeutisches Gespräch hilfreich. Nach ihrer letzten Chemo, bei der aus irgendeinem Grund vergessen wurde, das Mittel zur Verhinderung der Übelkeit zu verabreichen, habe sie eher starken Hunger verspürt und mit Appetit ein Butterbrot gegessen. Sie könne ihren Haushalt bewältigen und ihre Spaziergänge machen. In der Nachbarschaft sei sie schon angesprochen worden, wie es komme, dass sie so fröhlich sei und es ihr so gut gehe – in Gedanken ergänzt: weil es ihr doch eigentlich mit jeder Chemo immer schlechter gehen müsse. Wir können beide darüber lachen.

Frau A. bedankt sich abschließend für die Unterstützung und ergänzt, auch ihr Osteopath meine, es sei bei ihr viel gute Energie zu spüren. Zusammenfassend meint sie: »Die Wärme, die ich für mich entdeckt habe und die ich mir verschaffen kann, ist eine große Errungenschaft für mich, für mein Leben. Ich habe sie entdeckt und gewonnen durch die Gefährdung meines Lebens durch die Krebserkrankung.«

7.4.5 Unterstützung bei Müdigkeit, Schwäche und Erschöpfung

Neben Ängsten, Depression und Schmerzen gehören Müdigkeit, körperliche Schwäche und gesamtorganismische Erschöpfung zu den häufigsten Symptomen von Menschen mit Krebserkrankungen, unter denen diese auch am meisten leiden. Müdigkeit, Schwäche und Erschöpfung werden unter dem aus dem französischen und englischen Sprachgebrauch übernommenen Begriff »Fatigue« zusammengefasst. Beschrieben wird Fatigue als außerordentliche Müdigkeit, als Mangel an Energiereserven oder ein massiv erhöhtes Ruhebedürfnis, das sich aus den unmittelbar vorangegangenen Aktivitäten und Anstrengungen nicht erklären lässt und zu diesen in keinem Verhältnis steht (Berger et al. 2015). Charakteristisch ist auch, dass sich die Fatigue – im Gegensatz zu Müdigkeit nach körperlichen Anstrengungen oder Schlafmangel bei Gesunden – durch Ruhe und Erholungspausen wenig verringert.

Das subjektive Erleben einer krebsassoziierten Fatigue (»cancer-related fatigue«, CrF) kann die Lebensqualität massiv reduzieren, da häufig der gesamte Tagesablauf beeinträchtigt und überschattet wird. Bei der CrF werden drei Dimensionen unterschieden:

- Die *körperliche* Müdigkeit führt zu einer reduzierten körperlichen Leistungsfähigkeit, einem vermehrten Schlafbedürfnis, einer vermehrten Tagesmüdigkeit, einem Gefühl von Schwere in den Gliedmaßen und einem erhöhten Ruhebedürfnis.
- Die *affektive* Müdigkeit betrifft einen Motivations- und Antriebsmangel, ein nachlassendes Interesse an vielen Dingen, den Wunsch, sich zurückzuziehen, Traurigkeit und Angst.

- Die *mentale* Müdigkeit betrifft Konzentrations- und Gedächtnisstörungen, Ablenkbarkeit und ein allgemeines Krankheitsgefühl.

Es gibt Überschneidungen von Fatigue mit depressiven Zustandsbildern. Einerseits ähneln sich die Symptome, andererseits kann die oft massiv einschränkende und quälende Müdigkeit zu einer Depression führen. Es kann sich aber auch eine depressive Entwicklung hinter den Müdigkeitssymptomen verbergen. Schließlich können beide Aspekte zusammenwirken.

Die Symptomatik tritt häufig in Zusammenhang mit Therapien wie Chemotherapie und Bestrahlung auf; sie kann im Krankheitsverlauf aber ohne diese entstehen. Es ist von einem multifaktoriellen Geschehen auszugehen. Fatigue kann durch die Krebserkrankung selbst bedingt sein oder eine Folge von Therapien, begleitenden somatischen oder psychischen Erkrankungen sowie von individuellen psychischen und verhaltens- bzw. umweltbedingten Faktoren. In vielen Fällen wird einer Aktivierung des Immunsystems im Sinne chronifizierter Entzündungsreaktionen oder paraneoplastischer inflammatorischer Aktivität wesentliche Bedeutung zugemessen (Saligan a. Kim 2012). In diesem Sinne sind einige der genannten Symptome als unspezifische Begleiterscheinungen entzündlicher Erkrankungen zu sehen, denen ursprünglich eine Schutzfunktion zukommt (»sickness behavior«).

In der Psychoonkologie dienen Informationen über Ursachen und Verlaufsformen der krebsassoziierten Erschöpfung den Patienten zur Orientierung. Sie entlasten insofern, als der Energiemangel nicht auf eine Willensschwäche zurückzuführen ist. Ziel ist es, die Patienten darin zu unterstützen, ihren Lebensstil und die Lebensführung an die veränderten individuellen Möglichkeiten anzupassen. Energie konsumierende Tätigkeiten können in jene Phasen verlegt werden, in denen mehr Energie zur Verfügung steht. In einem akzeptanzbasierten Vorgehen werden gemeinsam mit dem Patienten erreichbare Ziele formuliert, bei deren Erreichung er anschließend unterstützt wird. Das gilt auch für Programme der körperlichen Aktivierung.

Patientenbeispiel: Die leere Haushaltskasse

Thema: Unterstützung bei Stress und Energiemangel während der Chemotherapie.

Patientin und Kontext

Frau D. ist Anfang 50, arbeitet im Gesundheitswesen und hat zwei fast erwachsene Kinder. Bei der planmäßigen Durchführung der Chemotherapie führen schlechte Blutwerte immer wieder zu Verzögerungen. Sie schildert ausführlich, was alles zusammengekommen ist und zu ihrer Überforderung und Erschöpfung beigetragen hat. Wir (HE) erörtern, was ihr ermöglichen könnte, wieder zu Kräften zu kommen, und landen bei zwei Metaphern: bei der einer äußerst knappen Haushaltskasse und bei »Beppo Straßenkehrer« aus dem Roman *Momo* von Michael Ende. Beppo wird darin gefragt, wie er es denn schaffe, die vielen langen Straßen zu kehren, und er verrät Momo sein Geheimnis: »Schritt für Schritt«. Für Frau D. war das ein Bild dafür, dass es nur Schritt für Schritt gehen könne und dass es kein Sprint, sondern eher ein Marathonlauf sei.

Im Laufe der weiteren Therapie schreibt Frau D. mir eine Mail, in der sie schildert, was sich für sie als hilfreich erwiesen hat. Hier ein Ausschnitt:

> Vielen Dank für unser letztes Gespräch. Ich habe mir das alles noch mal durch den Kopf gehen lassen und jetzt versucht, das Wesentliche dazu in Worte zu fassen. Es sind dieses Mal mehrere Sätze, aber es war inhaltlich auch viel, was angesprochen und angerührt wurde und arbeitet. Ich habe mich entschieden, ein paar besonders wichtige Wörter und Satzteile kursiv zu markieren, weil diese für mich wie ein innerer Wegweiser sind. Diese Sätze klingen besonders nach, bzw. auf diese versuche ich mich in schwierigen Situationen zu beziehen. Die letzten Tage sind auf jeden Fall leichter geworden, wobei da vermutlich viele Dinge mit reinspielen; aber unser Gespräch und die damit zusammenhängenden Gedanken und Gefühle sind da auf jeden Fall ein wichtiger »Pfeiler«.
>
> Es waren ja zwei Themen, die mich im Vorfeld beschäftigt hatten: Thema 1, »Angst vor der Operation«, und Thema 2, »Ressourcenverknappung, Erschöpfung und Abgrenzungs- bzw. Akzeptanzschwierigkeiten«. Das erste haben wir zunächst mal hinten angestellt, weil es noch Zeit hat. Das zweite Thema dagegen drückte momentan ganz akut rein.
>
> Durch die Chemopause, aufgrund der zu niedrigen Leukozytenzahlen, fühle ich mich momentan besonders unter Druck; aber auch der Tod einer an Brustkrebs erkrankten Kollegin und Freundin vor wenigen Wochen und das aktuelle Rezidiv der Krebserkrankung

einer Verwandten erschweren meine Situation zusätzlich. Mir fällt die *Akzeptanz* der Gegebenheiten und die Umsetzung der Schritt-für-Schritt-Strategie von Beppo Straßenkehrer gerade besonders schwer, weil ich, bei zunehmend *»leerer Haushaltskasse«*, noch sorgfältiger haushalten muss und es aber gleichzeitig eine Verquickung mit meiner Vorstellung gibt, den Kindern bei ihren Themen helfen zu müssen bzw. zu wollen. Ich *fühle mich* nach wie vor sehr für die Kinder *verantwortlich* (derzeit bei deren Schulprüfungen); verstärkt durch meine Erkrankung erschweren mir diese »altruistischen Motive und Felder« jedoch das notwendige sorgsame Haushalten mit den wenigen noch vorhandenen Kräften.

Dabei gerate ich in eine *selbstgebaute Falle,* und dies entzieht mir sehr viel Energie. Insgesamt muss ich auf jeden Fall bei zunehmender Chemodauer noch *sorgfältiger haushalten,* weil die Ressourcen immer kleiner werden. Daher ist es völlig verständlich, dass ich mich so fühle, wie ich mich fühle, und dafür *muss ich mich nicht legitimieren,* insbesondere *nicht vor mir selbst.* Die oberste Priorität sollte bleiben, dass ich alle Zyklen in voller Dosis schaffe, damit ich die größtmögliche Chance bekomme, *egal, wie lange es dauert.* Ansonsten gerate ich immer mehr unter Druck. So vieles, was ich gerne hinbekommen würde, ist in Anbetracht der Lage momentan nicht mehr zu schaffen. So wäre es eine *andere innere Möglichkeit,* es anzunehmen, wie es ist: Ich *habe keinerlei Macht über bestimmte Dinge;* ich kann es wenig direkt beeinflussen, wie sehr meine Leukos steigen, wie viel Zeit die verbleibenden Zyklen in Anspruch nehmen werden und was sonst noch so an Schwierigem kommt bzw. letztlich auch, wie der Ausgang des Geschehens sein wird.

Ich kann mir dabei aber *liebevoll* begegnen, so wie ich es im Kontakt mit meiner Großmutter, meiner Patentante und der Mutter meiner besten Freundin erleben und erfahren konnte. Gerade wenn ich in diese dunklen Momente reinrutsche, unter Druck komme und es immer enger wird, kann ich mich an Momente, Bilder und Sätze dieser liebevollen Menschen erinnern und versuchen, mir selbst so zu begegnen. Indem ich das Fadenende suche und rausnehme aus dem Knäuel, lässt sich der aktuelle *Knoten ein Stück auflösen.* Die Wolle kann wieder eine Zeit lang problemlos aufgewickelt werden, vielleicht bis zum nächsten Knoten, und dann gilt wieder dasselbe. Nur *für mich da zu sein* und mich um mich zu kümmern *ist in Ordnung; liebevoll* und bedingungslos, das ist in dieser Situation das einzig Richtige. Die Kinder werden das schaffen, so schwer es auch für sie ist, und ich traue ihnen das zu.

In diesem Sinne versuche ich weiterzumachen, und ich hoffe, dass mir das jeden Tag ein Stückchen besser gelingt. Wegen Thema 1 würde ich mich später noch mal gerne bei Ihnen melden, jetzt bin ich hiermit erst einmal genug beschäftigt und am »Üben«.

Abb. 14 zeigt die in mehreren Gesprächen herausgearbeiteten, miteinander wechselwirkenden Faktoren, die einerseits »Stress« hervorrufen und verstärken und ihn andererseits verringern.

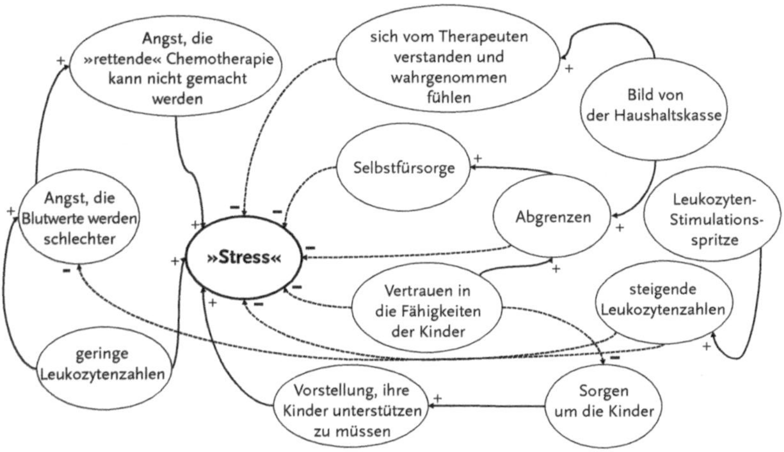

Abb. 14: Systemanalyse zum Thema Stress und seiner Bedeutung rund um die Chemotherapie bei Frau D. (nach Schiepek u. Matschi 2013) (»+«, durchgezogene Linien: Verstärkung; »–«, gestrichelte Linien: Abschwächung)

Aus einer solchen *Systemanalyse* (Schiepek u. Matschi 2013) ergeben sich Ansatzpunkte für das konkrete therapeutische Vorgehen. Die Visualisierung der Faktoren verdeutlicht die Eigenschaften eines nichtlinearen komplexen Systems: seine Zusammensetzung aus mehreren Elementen, die miteinander vernetzt sind und wechselseitig aufeinander wirken. Über Feedbackschleifen werden Wirkungen wieder zu Ursachen, die auf den Prozess zurückwirken und ihn verstärken oder abschwächen (Abschn. 6.2.5).

7.4.6 Unterstützung bei Schlafproblemen

Die meisten Menschen haben irgendwann im Laufe ihres Lebens Schlafprobleme. Das Risiko einer Schlafstörung steigt mit dem Alter und mit körperlichen Krankheiten wie Krebs. Oft finden sich somatische Ursachen – wie Schmerzen, nächtlicher Harndrang, »restless legs« (quälende Unruhe in den Beinen) oder substanzbedingte innere Unruhe –, aber auch psychische Hindernisse wie überwache innere Anspannung (»Hyperarousal«) unterschiedlicher Genese, Angst und Depression.

Schlafstörungen sind ein Element unterschiedlicher sich selbst verstärkender Regelkreise, die oft als quälende »Teufelskreise« erlebt werden. Sie verstärken Schmerzen, Angst, depressive Stimmung, Antriebslosigkeit und Hoffnungslosigkeit bis hin zu Verzweiflung. Tagesmüdigkeit als Folge von Schlafmangel verringert die zur Bewältigung des Alltags notwendige Energie und verstärkt die krebsassoziierte Fatigue. Der durch Schlafstörungen entstehende Leidensdruck ist oft groß. Somit ist die Verbesserung eines gestörten Schlafes oft ein wesentliches Ziel in der Psychoonkologie.

Neben der Behandlung der somatischen Ursachen von Schlafstörungen sowie allgemeinen Informationen zur Schlafhygiene bieten Hypnose und Achtsamkeit eine Vielzahl von Ansatzpunkten. Übersichten zur Hypnose bei Schlafstörungen finden sich bei Gößling (2013). Ong (2016) beschreibt ein achtsamkeitsbasiertes Vorgehen bei Schlafstörungen. Anregungen zur kombinierten Anwendung beider Ansätze finden sich bei Harrer (2018).

Bei Einschlafstörungen führt die Frage »Was geht Ihnen durch den Kopf, wenn Sie nicht einschlafen können?« meist direkt zu einem vertieften Verständnis bedeutsamer Aspekte der Wirklichkeit des Patienten. Oft erlebt dieser es schon entlastend, die kreisenden Gedanken mit jemandem teilen zu können und Verständnis zu finden. In Richtung Disidentifikation führt die Frage, *welcher Anteil* wohl den Schlaf verhindere. Die Einführung des Teilemodells bietet sich an, da offensichtlich ein Teil schlafen möchte, ein anderer, oft gar nicht so bewusster Teil oder »Zustand« aber am Schlafen hindert. Die Erforschung dieses Teils, die Würdigung seiner guten Absicht und das Erkennen möglicher Bedürfnisse kann hier weiterführen. Häufig wirken sich auch schon die Akzeptanz dieses Anteils und der Ausdruck von Mitgefühl ihm gegenüber positiv aus.

Der psychophysiologische Zustand von Menschen mit Schafstörungen ist oft durch ein *Hyperarousal* geprägt, das sich aus unterschiedlichen Quellen speisen kann:

- als *primäres* Hyperarousal aus aktuellen ängstlichen und sorgenvollen Anteilen, aus traumatisierten Anteilen oder auch aus alten kindlichen Anteilen, die aktualisiert werden
- *sekundäres* Hyperarousal entsteht, indem sich ein Teil ängstigt, nicht einschlafen zu können, nicht genug Schlaf zu bekommen und deshalb am nächsten Tag die sich stellenden Anforderungen nicht bewältigen zu können.

Zur Suche nach einem »Was-stattdessen« kann man erforschen, welcher *Fokus der Aufmerksamkeit* dazu beiträgt, jene Anteile einzuladen, die getrost einschlafen können, etwa jene, die sich sicher und geborgen fühlen, jene, die Vertrauen in die Selbstregulation des Körpers haben, sich entspannen und Ruhe finden können. Ein solcher Fokus sind beispielsweise oft zu sich selbst gesprochene oder gedachte Worte und Sätze wie »Schlaf kommt von selbst«. Das können Imaginationen sein – wie ein innerer Ort der Ruhe, die Bergmeditation oder das Schäfchenzählen.

Bei der klassischen Einschlafhilfe, dem Zählen von imaginären Schafen, die über einen Zaun springen, zeigen sich die Überschneidungen und die Unterschiede von Hypnose und Achtsamkeit:

Beide nutzen das Prinzip der Aufmerksamkeitslenkung. Die Fokussierung auf etwas Neutrales bzw. auf ein positives inneres Bild unterbricht dysfunktionale Kreisläufe. Sie verringert etwa das Hyperarousal, das durch die Einengung darauf bedingt ist, welche negativen Folgen ein schlechter Schlaf auf den kommenden Tag haben könnte, und dass man unbedingt gleich einschlafen müsse.

Die Absorption in der Monotonie einer sich wiederholenden Vorstellung kann tranceinduzierend und beruhigend wirken, zu einer psychovegetativen Umschaltung führen und damit den Schlaf fördern. Häufig melden sich aber nach einigen gezählten Schafen wieder belastende Gedanken oder unangenehme Körpergefühle. Diese breiten sich wieder aus und ziehen erneut die ganze Aufmerksamkeit auf sich. Die Absorption in einer Problemtrance wäre die weitere Folge.

Hier kommt die Achtsamkeit ins Spiel. Der mit ihr erwachte innere Beobachter bemerkt, wenn die Aufmerksamkeit auf unheilsame Weise abschweift, und ermöglicht es, sich an die Intention zu erinnern. Damit eröffnet sich eine gewisse Wahlfreiheit, die Aufmerksamkeit zum ursprünglichen Fokus zurückzubringen. In der Achtsamkeitspraxis sind aber weniger Bilder als vielmehr *neutrale* oder *angenehme Körperempfindungen* der bevorzugte Fokus. Das können Atembewegungen oder Zyklen von muskulärer Anspannung und Entspannung sein. Bei Fortgeschrittenen kann es auch ein modifizierter Bodyscan sein (Harrer 2018, S. 102 ff.). Es bietet sich zudem an, die Fokussierung auf die Atembewegungen zu verknüpfen – etwa mit einer wohlwollenden und beruhigenden Selbstberührung des Bauchs mit der Hand, mit dem Zählen und einer Verlängerung des Ausatmens. Statt zu zählen kann man auch einen Satz finden, den die fürsorgliche Hand dem Bauch zuflüstert. Hier lassen sich die in der Exploration eines bedürftigen Anteils gewonnenen Erkenntnisse in eine Autosuggestion umsetzen. Der akzeptanzbasierte Einsatz der Achtsamkeit bedarf allerdings der Übung. Es gilt weiter zu üben, auch wenn der Ansatz nicht gleich und unmittelbar zum Einschlafen führt.

Einschlafübung

Um einen Patienten beim eigenständigen Üben zu unterstützen, ist es sinnvoll, ihm das Prinzip zu erklären und ihn während der Therapie mit der folgenden Anleitung vertraut zu machen: Im Sinne der Fünf-Sinne-Achtsamkeit dient die Übung der *Reorientierung in die Gegenwart*. Sie kann helfen, wenn man von einem nächtlichen Albtraum erwacht oder wenn sich quälende Tagträume oder traumatische Erinnerungen aufdrängen. Bei dieser Absicht geht es darum, mit offenen Augen zu sehen, wo man sich befindet, mit den Ohren zu hören, was im Augenblick zu hören ist, und den gegenwärtigen Aufenthaltsort zu spüren bzw. zu ertasten, etwa den Kontakt der Füße mit dem Boden, des Körpers mit dem Sessel, wo er getragen wird und wo die Hand Halt und Unterstützung findet.

Es ist das Prinzip der Übung, den Aufmerksamkeitsfokus zwischen dem Sehen, Hören und Spüren rotieren zu lassen. Daher deren Name: *Sehen, Hören, Spüren*. Die Rotation folgt einem 3–2–1-Schema:

- Sehen, Sehen, Sehen – Hören, Hören, Hören – Spüren, Spüren, Spüren
- Sehen, Sehen – Hören, Hören – Spüren, Spüren
- Sehen – Hören – Spüren.

Dann beginnt der Zyklus von Neuem. Zur Reorientierung richtet sich das Sehen, Hören und Spüren auf die *Außenwelt* und darauf, was dort – im Gegensatz zum inneren Albtraum oder zu quälenden Gedanken – im Augenblick wahrnehmbar ist.

Als möglicher Übergang zu einer Einschlaf-Selbsthypnose erfolgt eine Umfokussierung auf die *Innenwelt,* auf Entspannung und Schlaf fördernde innere visuelle, auditive und kinästhetische Wahrnehmungen. In der Anleitung werden entsprechende Vorschläge mit Suggestionen in Richtung Ruhe und Schlaf verknüpft. Diese Anleitung auf einem Tonträger aufzunehmen kann dem Patienten dabei helfen, sich auch zu Hause an das Prinzip der Übung zu erinnern.

Übung: 3–2–1 – Sehen–Hören–Spüren

All diese Übungen folgen dem gleichen Prinzip: Sie wählen etwas Wohltuendes, worauf Sie Ihre Aufmerksamkeit richten. Und Sie bemerken bald ... der unruhige Geist wird allmählich langsamer und ruhiger. ... Und in dieser Übung geht das so:

Zunächst schenken Sie Ihre Aufmerksamkeit drei Dingen, die Sie *sehen.* Mit offenen Augen ... drei Dinge im Raum, etwa eine Lampe, ein Möbelstück oder etwas an der Decke.

Dann *hören* Sie drei Dinge: etwa das Geräusch eines vorbeifahrenden Autos, hier meine Stimme; beim Einschlafen dann ein Rascheln der Bettdecke durch eine Bewegung oder das Geräusch Ihrer Atmung. Drei beliebige Geräusche. Es kann auch dreimal das gleiche Geräusch sein. Einfach lauschen: eins, zwei, drei.

Als Nächstes *spüren* Sie drei Dinge: hier den Boden unter den Füßen, zum Einschlafen dann etwa die Bettdecke auf der Haut, angenehme Kühle oder Wärme im Gesicht, den Kontakt des Kopfes hier mit dem Sessel, beim Einschlafen dann mit dem Kissen. Es ist nicht wichtig, was es ist. Einfach drei beliebige Dinge, die Sie spüren. Auch hier kann es immer wieder das Gleiche sein. Innerlich mitzählen: eins, zwei, drei.

Sie können das eine Weile so machen, eins, zwei drei, eins, zwei, drei, immer wieder, bis Sie merken: Die Augen wollen ganz von selbst zufallen. Dann schließen Sie die Augen, wenn sie nicht ohnehin schon geschlossen sind ... und schalten um: Lassen Sie in Ihrer *inneren* Vorstellung *drei* angenehme *Bilder* entstehen. Lassen Sie eines nach dem anderen auftauchen... z. B. die Weite des blauen Himmels, eine vorbeiziehende weiße Wolke und noch ein drittes

Bild. Es spielt keine Rolle, was es ist, vielleicht ein Meeresstrand oder einfach ein angenehm warmes und freundliches Licht. Drei beliebige Bilder. Nach dem dritten Bild kehren Sie wieder zum *Hören* zurück. Diesmal *drei* Dinge hören und im Geiste zählen, im Außen oder im Innen: das Auto, das vorbeifährt, das Rauschen des inneren Meeres oder das Zwitschern von Vögeln in einem freundlichen inneren Wald. Vielleicht auch die Stille, wenn es ruhig ist. Innen und außen. Dann *drei* Dinge *spüren:* vielleicht wieder das Geräusch des Luftstroms beim Ausatmen und irgendwo angenehme Schwere und irgendwo Wärme. Eins, zwei, drei. Beim nächsten Zyklus jeweils *zwei* Dinge sehen, hören, spüren und beim letzten Zyklus je *ein Ding*.

Und danach beginnen Sie wieder von vorn. Drei Dinge sehen, drei Dinge hören, drei Dinge spüren. Zwei, zwei, zwei, dann jeweils eines. Dann wieder von vorne. Immer wieder. Wenn der Geist Dinge hört, sieht und spürt, wird er mit der Zeit schläfrig, und er verliert den Faden. So ist es ... und das ist gut so. Genießen Sie die Pausen. Fangen Sie einfach wieder von vorne an. Sehen ... hören ... und spüren Sie wieder drei Dinge. Zwei ... Dann wieder je eines. ... Und Sie werden bemerken, wie Sie angenehme und wohltuende Dinge wahrnehmen und erleben können ... während Sie immer wohliger und schläfriger werden ... wie Sie sich Stufe für Stufe ... immer mehr entspannen ... um schließlich einzuschlafen (vgl. Weiss, Harrer u. Dietz 2019b, S. 118 f.; Jensen 2015).

7.5 Unterstützung von Selbstheilungskräften

Aus der Betrachtungsweise des Menschen als komplexes biopsychosoziales dynamisches System ergibt sich, dass jede Unterstützung zur Heilung letztlich Unterstützung zur Selbstheilung ist. Dies stimmt mit dem Anliegen vieler Patienten überein, die selbst etwas zu ihrer Gesundung beitragen wollen. So ist die Unterstützung der Selbstheilungskräfte ein wesentliches implizites und für viele Patienten ausdrückliches Ziel psychoonkologischer Behandlung und Begleitung.

Die Mittel und Ziele dieser Unterstützung ergeben sich aus einem gemeinsamen Verständnis von Entstehung und Heilung der Krebserkrankung. Dabei spielt meist das Immunsystem als Mittler eine zentrale Rolle. Spontanheilungen machen Hoffnung. Zugleich stoßen die Selbstheilungskräfte bei aller Unterstützung von außen an ihre Grenzen. Insofern birgt das Schüren falscher Hoffnungen, die sich aus einem linear-kausalen magischen Denken nähren, ebenfalls nicht zu vernachlässigende Gefahren. All dem widmen sich die nächsten Abschnitte.

7.5.1 Wie entwickelt sich eine Krebserkrankung?

Krebs bezeichnet eine Gruppe höchst heterogener Erkrankungen. Ihre Entstehung, Aufrechterhaltung und Progredienz ist durch ein komplexes Gefüge diverser Faktoren bedingt: Alter, Genetik, Viren, chemische oder physikalische Karzinogene, ionisierende Strahlen, chronische Entzündungen, Verhalten, Stress, Depression etc. Deren Bedeutung ist bei verschiedenen Individuen und Krebsarten unterschiedlich zu gewichten. Auch die Rolle des Immunsystems – etwa der Wegfall immunprotektiver Faktoren – variiert bei den verschiedenen Arten und Stadien von Krebs.

Die meisten Menschen bekommen Krebs – wenn sie nur lange genug leben. So wurde errechnet, dass bis zum hypothetischen Alter von 120 Jahren 90 % der im Jahr 1960 in Großbritannien geborenen Männer und 70 % der Frauen an Krebs erkranken würden (Ahmad, Ormiston-Smith a. Sasieni 2015). Die Entstehung von Zellen mit dem Potenzial, sich ungehemmt zu teilen, ist somit ein alltägliches Phänomen. Allerdings bedarf es bis zur Entwicklung einer lebensbedrohenden Krebserkrankung vieler Schritte.

So ist zunächst der Ort von Bedeutung, an dem die Mutationen der Erbsubstanz (DNA) im Zellkern erfolgen. Krebszellen entstehen, wenn diese Mutationen in jenen Abschnitten der DNA stattfinden, die für die Regulation von Zellteilung und Zellzyklus verantwortlich sind. Unabhängig von äußeren Faktoren nimmt die Wahrscheinlichkeit von Zellmutationen mit der Anzahl der in einem Gewebe vorangegangenen Zellteilungen zu (Tomasetti a. Vogelstein 2015). Sie nimmt aber ebenso zu, wenn bestimmte Reparaturmechanismen der DNA gestört sind. Dies ist bei bestimmten erblichen Formen von Brustkrebs der Fall. Neben diesen Reparaturmechanismen kommt auch den *Telomeren* die Funktion zu, Chromosomen zu schützen und zu stabilisieren. Telomere sind die Enden der DNA-Moleküle, deren Bedeutung bei Alterungsprozessen und Krebs diskutiert wird.

Auch äußere Faktoren erhöhen die Wahrscheinlichkeit von Zellmutationen. Sie nimmt beispielsweise zu, wenn ionisierende Strahlen auf Zellen einwirken. So fördern UV-Strahlen und wiederholte Sonnenbrände das Auftreten von Melanomen (bösartigem Hautkrebs). Die Frage, unter welchen Bedingungen sich im Einzelfall eine manifeste Krebserkrankung entwickelt – oder eben nicht –, ist somit nach wie vor ungeklärt. Die höchst abstrakte Diskussion verläuft zwischen den Polen »bad luck« und »punishment«, zwischen »Pech gehabt« und »Bestrafung« für einen bestimmten Lebensstil (Lichtenstein 2017).

Damit sich aus einer einzelnen mutierten potenziellen Krebszelle eine manifeste Krebserkrankung entwickelt, müssen viele Schritte durchlaufen werden. Die Zelle muss überlebensfähig sein und dem Zellzerfall (Apoptose) entgehen, dem Schicksal der meisten mutierten Zellen. Sie muss der *Immunüberwachung* entkommen, das heißt, das Immunsystem darf sie nicht als fremd und potenziell gefährlich erkennen. Die Zelle muss sich ungehemmt teilen. Im Falle von Brustkrebs kann sie chemische oder hormonelle Signale empfangen, sich zu teilen, wenn sie passende Rezeptoren für diese Hormone besitzt. Auf dieser Stufe greifen Antiöstrogene ein, die verhindern sollen, dass hormonrezeptorpositive Brustkrebszellen durch Hormone zum Wachstum stimuliert werden. Ab einer gewissen Größe müssen *Blutgefäße* einsprossen, um den Tumor ausreichend mit Sauerstoff und Nährstoffen zu versorgen. Wenn dies nicht geschieht, sterben ständig Krebszellen ab.

In vielen Fällen können unterschiedliche Therapien dazu führen, dass der Tumor nicht mehr nachweisbar ist. Die Heilung kann nachhaltig sein, oder es tritt nach einer Latenzzeit ein Rezidiv auf. Letztlich sind es meist Tochtergeschwülste (Metastasen), die bei Krebserkrankungen zum Tode führen. Zur Metastasenbildung sind ebenfalls wieder mehrere Schritte nötig. Zellen müssen sich ablösen, wiederum der Immunüberwachung entgehen, sich transportieren lassen und sich andernorts einnisten. Sie sind auch am neuen Ort auf eine entsprechende Gefäßversorgung angewiesen.

Krebs kann auf jeder dieser Stufen zum Stillstand kommen – unterstützt durch Therapien von außen oder allein durch körpereigene Mechanismen. Oft verweilen einzelne Krebszellen oder Zellhaufen über Jahre und Jahrzehnte etwa im Brustdrüsengewebe, in der Schilddrüse oder in der Prostata, ohne sich zu vermehren und dem Gesamtorganismus zu schaden. Man spricht von *Tumorruhe* oder *Tumorschlaf* (»tumor dormancy«). Diese Ruhe kann auf zwei Wegen zustande kommen: Im einen Fall ruhen die Zellen, ohne sich zu teilen, etwa wenn sie keinen Wachstumsimpuls bekommen. Im anderen Fall sind Tumorneubildung und -zerfall im Gleichgewicht (Endo a. Inoue 2019).

Die Medizin sucht nach immer neuen Möglichkeiten, in dieses komplexe Zusammenspiel unterschiedlichster Faktoren einzugreifen. Einige ihrer Errungenschaften bewirken, dass im Zusammenspiel mit körpereigenen Abwehrkräften das Wachstum von Krebs in vielen Fällen verlangsamt oder gestoppt werden kann. Das hat dazu geführt, dass Krebserkrankungen immer häufiger zu chronischen Erkrankungen werden und Patienten selbst mit nachweisbaren Metastasen über viele Jahre ein Leben oft mit guter Lebensqualität geschenkt ist.

In diesem komplexen Zusammenspiel stellen viele Patienten auch die Frage nach der Rolle psychischer Faktoren bei der Entstehung und für den Verlauf von Krebserkrankungen. So ist allein schon der Lebensstil, den ein Mensch pflegt, von psychosoziokulturellen Faktoren geprägt. Sein kultureller Hintergrund, seine Lebensgeschichte, Lernerfahrungen und Belastungen, sein Gesundheitsbewusstsein und seine Werte bestimmen mit, ob beispielsweise jemand raucht oder Alkohol trinkt, wie er sich ernährt, ob er sich bewegt, ob eine Krebserkrankung früher oder später erkannt wird, ob das entsprechende Therapieangebot genutzt wird etc.

Für die meisten Menschen ist es höchst unbefriedigend, den Hinweis zu bekommen, Krebs sei eine multifaktorielle Erkrankung. Es lasse sich nicht wirklich erklären und verstehen, warum ein junger Mensch, der immer gesund gelebt hat, an Krebs erkrankt, und sich auf der anderen Seite ein Kettenraucher auch in hohem Alter guter Gesundheit erfreuen kann.

Exkurs: Ganzes aus Teilen – Krebs aus systemischer Sicht

Viele Systeme zeichnen sich dadurch aus, dass sie für sich allein ein vollständiges, funktionales Ganzes bilden, sie zugleich aber auch Teil eines größeren Ganzen sind. So ist etwa der Zellkern Teil einer Zelle; Zellen sind Teile von Organen; Organe sind Teile von Organsystemen, diese wiederum Teile eines menschlichen Organismus. Bei sozialen Systemen ist eine Person beispielsweise Teil einer Familie, gleichzeitig Arbeitnehmer in einem Betrieb und Mitglied eines Vereins. Intrapsychisch kann man sich das Individuum etwa nach den Modellen der inneren Familie oder des inneren Teams als die Gesamtheit seiner Persönlichkeitsanteile vorstellen.

Derart gestalteten Systemen (Holons; von gr. ὅλος [hólos] und ὅλόν [holon] für »Teil eines Ganzen Seiendes«) stellt sich die Aufgabe, zum einen selbstorganisiert die eigene Ganzheit zu leben und zu verteidigen, zum anderen ihre Funktion als Teil des jeweiligen Ganzen zu erfüllen, dem sie angehören. Bei einer Krebserkrankung ist das Gleichgewicht zwischen diesen beiden Funktionen gestört. Man kann einen malignen Tumor als ein fehlreguliertes System betrachten, das sich ohne Rücksicht auf das Ganze in einer Weise entwickelt, dass sein eigener Wirtsorganismus an ihm zugrunde gehen kann und er sich damit auch selbst zerstört.

Im Bild vom Fluss des Lebens zwischen Chaos und Rigidität repräsentiert Krebs den Pol des Chaos (Abb. 10, S. 128). Auf der molekularen Ebene empfängt er jene Signale aus der Umgebung nicht, die ihm zu verstehen geben, sein Wachstum zu beenden. Histologisch wirkt das Zellwachstum chaotisch. Krebs durchbricht Membranen, hält sich nicht an Organgrenzen und siedelt sich an anderen Orten des Körpers an. Erschwerend kommt hinzu: Er verändert sich ständig, entwickelt Resistenzen und steigert seine Widerstandsfähigkeit. Alterungsprogramme werden inaktiviert. Das geht so weit, dass Krebszellen unsterblich zu sein scheinen (Mukherjee 2012).

7.5.2 Die Rolle des Immunsystems

Die Immunüberwachungstheorie postuliert, dass dem Immunsystem eine wesentliche Rolle zukommt, Krebszellen zu inaktivieren oder zu eliminieren (Burnet 1970). Die erste, schnelle Vorhut der Immunabwehr bildet das *angeborene unspezifische Immunsystem* mit unterschiedlichen Zellpopulationen. Die *erworbene Immunantwort des adaptiven Immunsystems ist spezifisch,* indem T- und B-Lymphozyten auf einzelne Antigene reagieren und Antikörper produzieren. Tumorzellen besitzen Merkmale, die sie von normalen Körperzellen unterscheiden. Allerdings sind diese Unterschiede oft nicht an der Zelloberfläche erkennbar oder so geringfügig ausgeprägt, dass es dem Immunsystem nicht möglich ist, sie zu erkennen. Auch wenn das Immunsystem den Großteil der Tumorzellen erkennt und eliminiert, können bestimmte Tumorzellvarianten der Überwachung entkommen. Wenn sich durch einen Selektionsprozess immer mehr immunresistente Zellvarianten durchsetzen, geht die Immunkontrolle verloren. Die Interaktion zwischen den Krebszellen und dem Immunsystem ist insgesamt ein hochkomplexer Prozess, der im Verlauf der Erkrankung immer wieder Veränderungen unterworfen ist.

Es gibt eine Vielzahl von ernst zu nehmenden Hinweisen zu den Auswirkungen von Stress auf die Funktion des Immunsystems. Dabei scheinen für die Entstehung und den Verlauf von Krebs insbesondere *protektive Immunantworten*, die den Körper vor Bakterien, Viren und Krebszellen schützen, *Entzündungsreaktionen* und *immunsuppressive Mechanismen* von Bedeutung zu sein. Aus der Vielzahl weiterführender Literatur zu diesem Thema sei hier auf Spiegel (2014) und Ott et al. (2017) verwiesen.

Abschied von der sogenannten Krebspersönlichkeit

Schon in der Antike wurde ein Zusammenhang zwischen Melancholie und Krebs vermutet. Auch die modernere psychosomatische Forschung fokussierte lange Zeit auf Zusammenhänge zwischen Persönlichkeitsfaktoren und chronischen Erkrankungen. So machte man sich analog zu der in den 1950er Jahren beschriebenen Typ-A-Persönlichkeit – als einem Risikofaktor für die koronare Herzerkrankung – auf die Suche nach einer Krebspersönlichkeit, die sogenannte Typ-C(ancer)-Persönlichkeit. Studien, in denen beispielsweise Frauen mit malignen und benignen Befunden bei einer Biopsie verglichen wurden, fanden bei jenen mit malignen Befunden eine charakteristische Persönlichkeit bzw. ein Typ-C-Verhalten, das durch Opferbereitschaft, durch Schwierigkeiten, Gefühle auszudrücken, und eine Neigung zu Hilflosigkeit und Hoffnungslosigkeit gekennzeichnet war. Diese meist retrospektiven Untersuchungen wurden wegen ihrer methodischen Schwächen kritisiert. Später gelangte man zu der Feststellung, dass die empirischen Belege für die Annahme einer Krebspersönlichkeit nicht ausreichend sind (Schwarz 1994; Söllner 2010).

7.5.3 Spontanremissionen und Spontanheilungen

Von Spontanremission spricht man bei einer vollständigen oder teilweisen, vorübergehenden oder dauerhaften Rückbildung sämtlicher oder wichtiger Aktivitätsmerkmale einer bösartigen Erkrankung, die entweder ohne jegliche medizinische Therapie eingetreten ist oder unter Maßnahmen, die in der onkologischen Erfahrung nicht zu einer derartigen Rückbildung führen. Diese Rückbildung muss mindestens über den Zeitraum eines Monats anhalten (Everson a. Cole 1966). Eine Spontanheilung kann nur bei einer auf Dauer anhaltenden kompletten Spontanremission konstatiert werden (Kappauf 2019).

Auch wenn es anekdotische Berichte über Spontanremissionen bei nahezu allen Krebsarten gibt, finden sich die meisten dokumentierten Fälle bei malignen Melanomen, Nierenzellkarzinomen, malignen

Lymphomen, Basalzellkarzinomen und kindlichen Neuroblastomen. Bei häufigen Malignomen wie Lungenkrebs, Kolonkarzinom, Magen- oder Zervixkarzinomen treten Spontanremissionen bei weniger als einem von einer Million Patienten auf. Bei malignen Melanomen verschwinden Metastasen statistisch gesehen bei einem von 400 Patienten spontan, bei Nierenzellkarzinomen mit ausschließlich Lungenmetastasen bei mehr als 10 % der betroffenen Patienten (Kappauf 2019).

Historische Beobachtungen von Spontanremissionen bei Brustkrebs in der Menopause führten zu neuen Erkenntnissen über die Bedeutung hormoneller Faktoren beim Tumorwachstum und letztlich zur Einführung von antihormonellen Therapien in der Onkologie. Beobachtungen von Tumorremissionen nach Infektionen führten zur Immuntherapie von Krebserkrankungen. Bei kindlichen Neuroblastomen sind Spontanremissionen mit Ausreifung zu benignen Neurinomen gut belegt. Bei Lymphomen im Magen spielt bei Differenzierungsvorgängen möglicherweise die Heilung einer vorbestehenden chronischen Entzündung eine Rolle.

Bei Spontanremissionen können Zellen wieder sterblich werden (Apoptose); aber auch die Hemmung der Blutgefäßversorgung (Angiogenese) kann dazu führen, dass Tumorgewebe abstirbt. Auch wenn es einzelne Fallberichte gibt, in denen eine radikale Veränderung des Lebensstils, religiöser Glaube und andere Faktoren mit einer Spontanremission in Verbindung gebracht wurden, sind Verallgemeinerungen nicht möglich.

»Nicht müde werden, sondern dem Wunder leise wie einem Vogel die Hand hinhalten.« Diese Verse der Dichterin Hilde Domin ermutigen Krebsbetroffene in der Monografie *Wunder sind möglich: Spontanheilungen bei Krebs* trotzdem, »sich selbst in ihrer Einmaligkeit mit all ihren individuellen Stärken und Hoffnungen ernst zu nehmen« (Kappauf 2014, S. 196).

7.5.4 Gefahren eines linear-kausalen, magischen Denkens

Die Vermittlung von Visualisierung und Imagination als Weg zur Gesundheitsförderung beinhaltet auch Gefahren: Es wäre ein Missverständnis zu glauben, dass zwischen der Durchführung von Visualisierungsübungen und der Steigerung der Immunabwehr des Körpers gegen den Krebs eine einfache und direkte Ursache-Wirkungs-Beziehung besteht. Ein solches Verständnis steht im Widerspruch zu einem systemischen, aber auch zu einem buddhistischen Verständnis eines nicht planbaren und vernetzten Zusammenspiels einer Unzahl von Faktoren.

Unabhängig von deren Fundierung wird diese Spielart eines sehr vereinfachten linear-kausalen, magischen positiven Denkens vielfach als unterstützend erlebt, solange sich eine Besserung oder zumindest keine Verschlechterung einstellt. Die fatale Kehrseite der Suggestion, man könne durch Imaginationen den Krankheitsverlauf beeinflussen, taucht spätestens dann auf, wenn offensichtlich wird, dass sie *nicht* wirkt: Patienten können zur Annahme kommen, sie hätten etwas falsch gemacht. Sie fühlen sich als Versager und schämen sich dafür. Im Extremfall fühlen sie sich sogar schuldig, dass sie die Erkrankung nicht »in den Griff« bekommen oder ein Rezidiv nicht verhindern konnten (Ebell 1996).

Es gibt noch eine zweite problematische Seite der Annahme, Gedanken oder innere Bilder könnten den Krankheitsverlauf beeinflussen. Der Logik des magischen Denkens folgend, könnten Patienten von der Angst eingeengt und geplagt werden, »negative« Gedanken an ein Fortschreiten der Erkrankung oder gar an Tod und Sterben könnten sich ebenso negativ auf ihre Gesundheit und den Verlauf der Erkrankung auswirken, wie es umgekehrt positive Gedanken auf positive Weise tun.

Die Aufgabe der Therapeuten besteht darin, Patienten aus dieser seelischen Zwickmühle hinauszubegleiten. Im Titel des Buches *Mut und Gnade* (Wilber 1996) findet sich diesbezüglich ein Ausweg: Mit der Seite des Mutes würde man alles in der eigenen Macht Stehende tun, um zu kämpfen und zur Gesundung beizutragen. Die Seite der Gnade würde anerkennen, dass es neben dem eigenen Beitrag oder jenem der Medizin noch etwas anderes braucht. Es bedarf eines wohlgesonnenen Schicksals oder des Beistands einer höheren Macht.

Im Bereich der Onkologie führt das traditionelle Suggestionskonzept der Hypnose in eine Sackgasse, wenn es ausschließlich als »Krebsbekämpfungstechnik« verstanden wird. Dies gilt unabhängig davon, ob es als alternative Konkurrenz oder in Kooperation mit konventionellen onkologischen Therapien eingesetzt wird.

8 Vom Überleben zum Leben – Heilung und Remission

8.1 Individuelle Leidenserfahrungen

Die Zeit unmittelbar nach dem Abschluss der Therapie erleben viele Patienten als eine Zeit höchster *Verletzlichkeit,* in der sich zeigen wird, ob der Krebs zurückkehrt. Oft beeinträchtigen *Ängste* und eine *übersteigerte Wachsamkeit* die Lebensqualität. Während der Behandlungen gab es meist irgendwo Platz, seine Fragen und Ängste mit Pflegekräften oder Ärzten zu besprechen. Diese Möglichkeiten fallen weg, und in den selteneren Nachsorgeterminen steht meist nur wenig Zeit zur Verfügung. Im engeren Umfeld bekommen viele wichtige Themen oft keinen Raum, weil sie Angst machen und mit Tabus besetzt sind. Auch Anteilnahme und Unterstützung der Umgebung nehmen ab, wenn andere meinen, das Schlimmste sei nun ohnehin überstanden. So wird das Ende des »Behandlungsregimes« nicht nur als Befreiung erlebt, sondern auch aufgrund des Wegfalls von strukturierten Vorgaben und Unterstützungssystemen nicht selten als *Leere* und *Loch,* in das die Patienten zu fallen drohen.

Auch wenn nach außen hin das Schlimmste überstanden ist, kann das Leben nicht einfach weitergehen wie zuvor. Die körperlichen Wunden heilen oft schneller als die seelischen, und oft wird erst im Nachhinein spürbar, wie viel Kraft Diagnostik und Therapie gekostet haben. Wenn Patienten sich erlauben, ihre *Erschöpfung* zu spüren, macht sie sich breit. Dabei stellen sich nach der Primärtherapie oft wichtige *medizinische Entscheidungsfragen:* Soll eine Reha-Maßnahme erfolgen? Sollen weitere Operationen in Kauf genommen werden, etwa ein Wiederaufbau der Brust? Müssen Hormone eingenommen werden, die Begleiterscheinungen wie in den Wechseljahren herbeiführen? Was bedeutet bei Stammzelltransplantierten eine regelmäßige Medikamenteneinnahme, um Abstoßungsreaktionen zu verhindern? Auch nach dem Abschluss intensiver Primärtherapien sind oft *langfristige Folgetherapien* notwendig.

Darüber hinaus zeigt sich, welche *Folgen* die Therapie hinterlassen hat – seien es Einschränkungen durch Narben, Hautveränderungen, Lymphödeme oder eine langfristige chronische Müdigkeit mit fehlendem Antrieb und schneller Erschöpfbarkeit. Wenn nach einer Zeit des Funktionierens im Überlebensmodus wieder ein innerer Raum zum Nachdenken entsteht, meldet sich oft eine zentrale Frage: Kann und will ich, nachdem ich das alles durchgemacht habe, so *weiterleben wie bisher?*

8.1.1 Pendeln zwischen zwei Welten

Die Frage, ob sie geheilt oder »nur« in Remission sind, bleibt für viele Betroffene ihr Leben lang unbeantwortet. Sie pendeln zwischen zwei Welten. Sie sind Bürger im *Reich der Kranken* und kehren immer wieder in das *Reich der Gesunden* zurück. Dazu sind sie auf ein *Visum* angewiesen, das in den Kontrolluntersuchungen durch den Stempel im Nachsorgepass regelmäßig erneuert werden muss (Hitzer 2020).

Je nach Kontext und körperlichem Zustand pendeln Betroffene oft zwischen *zwei Identitäten*. Die wiedererlangte *»Normalität«* fühlt sich bisweilen als Pseudonormalität an. Und selbst wenn der Krebs überstanden ist, ruft das Erzählen der eigenen »Krebsgeschichte« bei vielen Mitmenschen Unbehagen hervor. Deshalb wird die Krankenidentität oft verborgen oder zumindest nicht offen gezeigt.

Kontrolluntersuchungen erinnern oft schon Tage zuvor an die mit der Krankheit verknüpfte Identität. Die Beschäftigung mit der Krankheit und Ängste intensivieren sich. Die Untersuchung ist ambivalent besetzt: Sie kann zumindest für einige Zeit wieder Entlastung und ein wenig Sicherheit bringen. Sie kann aber auch ein Wiederaufflammen der Erkrankung zeigen.

Petra-Alexandra Buhl, eine »Überlebende«, schreibt (Buhl 2019, Kap. 5):

> »Ich hasse dieses hochaufmerksame Suchen, diese spezielle Sorgfalt und angespannte Atmosphäre. Die Vokabeln lauten ›Sicherheit, Vorsicht, Vorsorge, Gewissheit‹. In Wirklichkeit geht es um Angst. Angst, mit der ich so oder so leben muss und die mir eine Untersuchung oder ein Arzt gar nicht nehmen kann. Jede diagnostische Runde erhöht die Strahlenbelastung für meinen Körper – auch das verursacht Karzinome. Mehr Sicherheit gibt sie mir nicht. Tumorzellen können genau dann anfangen, sich zu vermehren, wenn ich die Praxis gerade mit gutem Befund verlassen habe. Wenn sich in meinem Körpergefühl und Befinden etwas gravierend verändert, gehe ich zum Arzt. Sonst nicht. Ja, ich hatte Krebs. Aber das ist nur ein Teil meines Lebens.«

8.1.2 »Cancer survivors«

Auch im deutschsprachigen Raum etabliert sich für Langzeitüberlebende mit Krebs der Begriff »cancer survivor«.

> **Definition: Survivor**
> Gemäß der American Society of Clinical Oncology ist ein Survivor eine Person ohne Krankheitszeichen nach Abschluss der Therapie (ebd., Kap. 2).

Die unspezifischen körperlichen Folgeschäden von invasiven Therapien im Sinne einer verkürzten Lebenserwartung, von Organschäden und einer erhöhten Rate an malignen Erkrankungen durch Strahlentherapie und Chemotherapie begleiten Survivors, solange sie leben. Oft sind es auch Einschränkungen der kognitiven Leistungsfähigkeit. Die lebenslange Nachsorge dieser Gruppe von Menschen bekommt zunehmend Aufmerksamkeit und Raum.

Buhl betitelt ihr Buch *Heilung auf Widerruf*. Aufgrund einer basalen Verunsicherung bleibt bei Survivors oft eine angstvolle Wachsamkeit gegenüber körperlichen Symptomen bestehen. Bei kindlichen Krebserkrankungen leiden Elternteile als sogenannte Co-Survivors in einem nicht unbeträchtlichen Ausmaß auch an Traumafolgen – etwa ein Fünftel der Mütter und ein Zehntel aller Väter (Cabizuca et al. 2009).

8.1.3 Damokles-Syndrom, Progredienz- und Rezidivangst

Das Lebensgefühl vieler Überlebender von kindlichen Krebserkrankungen wurde als Damokles-Syndrom beschrieben (Koocher 1981). Cicero erzählt die Geschichte von Damokles, der den Tyrannen Dionysios von Syrakus um seinen Reichtum und seine Macht beneidete.[6] Um Damokles spüren zu lassen, wie es Dionysios in seiner Position geht, lud dieser ihn zu einem üppigen Festmahl. Oberhalb des Platzes, an dem Damokles sitzen sollte, ließ Dionysios ein Schwert befestigen, das nur an einem einzigen Rosshaar hing. Als Damokles während des Mahls das Schwert entdeckte und ihm die Gefahr bewusst wurde, verging ihm der Appetit. Da es ihm nicht mehr möglich war, sich am Luxus zu erfreuen, bat er, auf die Annehmlichkeiten verzichten zu dürfen. Er hatte erkannt, wie hoch der Preis für das vermeintlich reine Glück war.

6 Verfügbar unter https://de.wikipedia.org/wiki/Damokles [Zugriff: 19.05.2021].

Auch viele Krebstherapien sind mit einem hohen Preis verbunden. Selbst wenn Betroffene von der Medizin als tumorfrei erklärt werden, bleibt oft die Angst. Viele »geheilte« erwachsene Krebsüberlebende leiden an der Furcht vor dem Wiederauftreten der Erkrankung, vor Rezidiven oder Metastasen (»fear of recurrence«). Als krankheitsübergreifendes Konzept ist *Progredienzangst* (»fear of progression«) unter anderem auch bei Diabetes, chronisch obstruktiver Lungenerkrankung und multipler Sklerose beschrieben worden (Dinkel 2018).

Rezidiv- und Progredienzangst sind grundsätzlich angemessene Reaktionen auf die reale existenzielle Bedrohung. Viele Patienten fühlen sich allerdings in ihrem Bedürfnis nach Unterstützung im Umgang mit diesen Ängsten nicht verstanden. Sie können ein Ausmaß erreichen, das subjektiv so belastet, dass sie behandlungsbedürftig werden.

In verhaltenstherapeutischen Programmen bildet das *Zuendedenken* in der Behandlung von Progredienzängsten einen wesentlichen Baustein. Im Sinne einer Konfrontation mit ihrer Angst werden Patienten angeleitet, sich ihr zu stellen, sie zu durchleben und das »Schlimmstenfalls-Szenario« (»worst case«) gedanklich bis zum Ende durchzuspielen. Die Aktivierung von Ressourcen und die Zuwendung zu Wunschzuständen sind weitere Elemente (Dinkel 2018).

Rezidivangst speist sich aus unterschiedlichen *Quellen:* Frühere Verlusterlebnisse, traumatische Lebensereignisse und andere Stressoren erhöhen die Vulnerabilität. Aktuell kann ein Mangel an Orientierung bietenden Informationen ebenso zur Rezidivangst beitragen wie Veränderungen im Selbstkonzept, im Erleben von Lebenssinn oder beim Planen der Zukunft. Auch der persönliche Stil der Informationsverarbeitung im Sinne einer Neigung, sich zu sorgen und zu grübeln, einer Haltung mit erhöhter Selbstaufmerksamkeit und ständigem Selbstmonitoring spielt eine Rolle. Zur Verstärkung und Aufrechterhaltung sorgenvoller Gedanken tragen oft die verzweifelten Versuche bei, diese zu kontrollieren, zu vermeiden oder mit aller Kraft zu unterdrücken. Diese Anstrengungen hängen oft mit inneren Glaubenssätzen zusammen – wie der Vorstellung, die Gedanken würden einen Rückfall herbeiführen, man müsse doch dazu in der Lage sein, seine Gedanken zu beherrschen, oder man müsse jederzeit auf die Rückkehr der Erkrankung vorbereitet sein. Auch Kontextfaktoren wie Erfahrungen mit Mitpatienten, eine geringe soziale Unterstützung und finanziell-existenzielle Sorgen können Rezidivängste verstärken (Fardell et al. 2016).

All diese Faktoren bieten Ansatzpunkte, mit Progredienzangst zu arbeiten. Oft bringt es allein schon Erleichterung, sich gehört und verstanden zu fühlen. Dabei sind genderspezifische Aspekte bemerkenswert. Frauen halten insgesamt die emotionale Unterstützung durch den Arzt für wichtiger als Männer. Dies wird damit erklärt, dass sich krebskranke Frauen in der Regel emotional weniger von ihrem Partner unterstützt fühlen als ihre männlichen Leidensgenossen (Gebhardt et al. 2017).

8.1.4 Wertewandel

Für viele Patienten ist das Durchleben und Durchleiden einer Krebserkrankung eine existenzielle Erschütterung, nach der sich nichts mehr so anfühlt wie zuvor. Oft melden sich bislang unbekannte Gefühle, Gedanken und Fragen zum Leben. Nach dem Sturz aus der normalen Wirklichkeit erscheint eine Rückkehr zur alten Normalität unmöglich und oft auch gar nicht wünschenswert. Manche Beziehungen vertiefen sich, manche halten der Belastung nicht stand. Was früher das Leben bestimmte, scheint nicht selten banal und flach. Auf der anderen Seite wird aber auch vieles von dem, was zuvor selbstverständlich war, besonders wertvoll, seien es ausgewählte, wohltuende Beziehungen, das bewusste Genießen des Augenblicks oder die persönliche Entfaltung. Beruf, Status und Karriere rücken in der persönlichen Wertehierarchie häufig nach unten.

Dieser Wertewandel führt oft zu Konflikten mit jenen Bezugspersonen, die von der Annahme ausgingen und hofften, alles werde wieder wie zuvor. Die Betroffenen selbst erleben aber oft viele Veränderungen als positiv. Auch eine Vielzahl von Survivors betrachtet im Nachhinein all das, was sie im Rahmen ihrer Erkrankung durchgemacht haben, als massive Reifungsherausforderung und eine Chance, sich auf eine Weise zu entwickeln, wie es ohne die Erkrankung nie möglich gewesen wäre. Idealtypische Veränderungen werden als posttraumatisches Wachstum beschrieben (Abschn. 9.3.4).

8.2 Werte- und Bedürfnisperspektive

Aus diesen Erfahrungen lassen sich unterschiedliche Bedürfnisse ableiten. Nach Abschluss der onkologischen Therapie haben viele Patienten das Bedürfnis, sich persönlich weiterzuentwickeln. Um sie dabei zu begleiten, bietet sich eine entwicklungsfördernde, längerfristige Psychotherapie an.

Die *Erlaubnis,* sich auf die Suche nach neuen Zielen zu begeben und diese umformulieren, ist auch in dieser Zeit die Voraussetzung für Entwicklungen, die von einem »Leben wie zuvor« in ein »Leben wie nie zuvor« führen. Neue Wege zu erforschen und zu gehen bedarf oft der Ermutigung und einer kontinuierlichen Unterstützung von Außenstehenden, insbesondere wenn die angestrebten Veränderungen in eine andere Richtung führen, als es den Erwartungen und Ansprüchen des Umfelds entspricht.

Wenn man die Differenzierung, Entwicklung und Integration von neuen Rollen und Identitäten auf der Ebene von *Persönlichkeitsanteilen* konzipiert, verändert sich gleichsam das Haus, in dem diese Anteile wohnen. Für dazukommende Anteile gilt es, neue Räume zu schaffen und diese nach deren Bedürfnissen zu gestalten. Mittels Teilearbeit kann man mit ihnen in Kontakt treten, ihnen Gestalt und einen Namen geben sowie ihre Botschaften hören, um herauszufinden, was sie vertreten.

Sich entwickelnde Teile sind aber auch im Außen auf eine Umgebung angewiesen, in der sie ihre »Lebensmelodie« (S. 274) finden und singen können, in der sie willkommen sind und aufblühen können. Um ihnen einen angemessenen Platz zu geben, muss man den Blick auf das ganze Haus mit allen seinen Teilen und deren Verträglichkeit untereinander und mit größeren Systemen erweitern. Im Idealfall sind auch die relevanten Bezugspersonen bereit für weitere Veränderungen und tragen die Entwicklung der Patienten mit. Oft gilt es, einen angemessenen Umgang mit Barrieren zu finden, die sich vonseiten der Familienmitglieder in den Weg stellen, um diese von den Entwicklungen »Mitbetroffenen« nicht auf dem Weg zurückzulassen.

Integration der Teile würde bedeuten, dass alle Teile voneinander wissen und miteinander im Austausch stehen. Die Ego-State-Therapie spricht von Co-Bewusstheit. In der Hausmetapher hieße das, dass die Wände und Böden transparent sind, sodass alle Teile gleichzeitig sichtbar sind. Achtsamkeitspraxis würde noch den inneren Beobachter kultivieren, der alle Teile gleichzeitig im Blick hat, um auf das Ganze zu achten und darauf, dass keiner vernachlässigt wird. Aus dieser Sicht auf das Ganze entsteht *Selbstmitgefühl,* das zur *Selbstfürsorge* führt (Abschn. 8.4.3). Selbstfürsorge beinhaltet zu entscheiden, welche Teile – zumindest zeitweise – mehr Platz bekommen als vor der Erkrankung.

Nicht wenige Patienten erleben ihr Leben nach der Therapie als ein geschenktes zweites Leben und sind dafür *dankbar.* Neben den Anteilen, die etwas gewonnen haben, wollen aber auch jene gesehen und ernst genommen werden, die durch die Erkrankung und die Therapie etwas *verloren* haben. Das kann Organe betreffen, die mit weiblicher und männlicher Identität verknüpft sind, mit Sexualität und der Möglichkeit, eigene Kinder zu bekommen. Das kann Einschränkungen bei Tätigkeiten beinhalten, die für den Betroffenen im bisherigen Leben von Bedeutung waren. Dabei gilt es zu unterscheiden, was sich verändern lässt und wo es andererseits gilt, von etwas Abschied zu nehmen, Gleichmut zu üben und sich den gegebenen Möglichkeiten anzupassen. Oft muss man sich auf die Suche begeben, um bestimmte Bedürfnisse in anderen Bereichen zu erfüllen und um Werte auf eine neue Weise zu realisieren, oder aber man ist gezwungen, eigene Werte zu verändern.

Jene Anteile, die *befürchten,* die Erkrankung könne wiederkommen, brauchen ebenfalls ein Gegenüber, mit dem sie ihre Sorgen teilen können. Aus der Absicht heraus, einander nicht unnötig zu belasten, ist das im persönlichen Umfeld oft nicht möglich. Auch in der professionellen Begleitung ist es oft eine Gratwanderung, die nachvollziehbaren und realistischen Ängste zu normalisieren und zugleich das Leiden ernst zu nehmen, ohne es unnötig zu pathologisieren. In vielen Fällen ist es allein schon hilfreich zu vermitteln, dass es nicht nur unmöglich, sondern auch kontraproduktiv und symptomverstärkend ist, gegen solche Gedanken anzukämpfen. Meist bringt es Erleichterung, die möglichen Worst-Case-Szenarios gemeinsam durchzudenken und mögliche Handlungsoptionen zu besprechen.

Krankheitswertige Rezidivängste müssen behandelt werden. Sie sind aber oft Teil eines übergeordneten Bedürfnisses, nach der existenziellen Erschütterung wieder *Vertrauen in den eigenen Körper oder das Leben* überhaupt zu gewinnen. Hier betreten wir einerseits den Bereich der Traumatherapien und andererseits jenen der Anerkennung von menschlicher Verletzlichkeit und Sterblichkeit als Daseinsmerkmalen. Verlässliche Beziehungen, Achtsamkeit und Selbsthypnose können wieder Halt geben. Urvertrauen und Zuflucht findet sich hier letztlich oft mehr auf einer spirituellen Ebene.

Bei Abschied und Neubeginn und beim Wiedergewinnen von Vertrauen in den eigenen Körper können Selbsthypnose und Achtsamkeit helfen, aber auch *Übergangsrituale* wie beim Verabschieden der Brust oder des intravenösen Dauerkatheters nach dem Ende der Therapie. Manche Patienten suchen sich nach Abschluss der Therapie neue

Ärzte, um den Neubeginn zu betonen und die Reise auch im medizinischen Bereich bewusst mit neuen Begleitern fortzusetzen (Brdar 2018).

8.3 Psychotherapeutische »Begleitung ein Stück des Weges«

Es gibt eine Vielzahl von Vorstellungen darüber, was in der Psychoonkologie hilft und wohin die Reise gehen soll, auf der wir krebskranke Menschen begleiten. Das in der konventionellen Onkologie dominierende Ziel besteht darin, mit evidenzbasierten Mitteln die Krankheit und deren Symptome zu bekämpfen und möglichst zu beseitigen oder sie zumindest zu lindern. Unser Konzept zu Fragen des individuell angemessenen »Was stattdessen« führt darüber hinaus.

Die Wege, auf denen ein Therapeut seine Patienten begleitet und unterstützt, und deren Richtung sind auch durch dessen eigenen biografischen und kulturellen Hintergrund, von seinem Welt- und Menschenbild geprägt. In der Psychotherapie kommen noch die handlungsleitenden Theorien und Vorgehensweisen durch den schulenspezifischen Hintergrund des Therapeuten hinzu – mit psychodynamischer, verhaltenstherapeutischer, systemischer oder humanistischer Prägung. In der Psychoonkologie kommen darüber hinaus schulenübergreifende Grundkonzepte zum Einsatz. In diesem Kapitel sind das die störungsübergreifenden Prinzipien Akzeptanz (Abschn. 8.4) und Teilearbeit (Abschn. 8.5). Im Bereich der Onkologie wurden aber auch »störungsspezifische« Konzepte entwickelt. Davon handelt der folgende Abschnitt, der auch einen kleinen Einblick in die Geschichte der Psychoonkologie gibt.

8.3.1 Geschichte und Grundkonzepte der Psychoonkologie

Der Einfluss Milton H. Ericksons auf das zeitgenössische psychotherapeutische Denken und Handeln wurde schon ausführlich dargestellt und gewürdigt, wie z. B. durch die Ressourcenorientierung und das Achten auf einen guten Rapport. Darüber hinaus sollen hier einige weitere speziell für die Psychoonkologie bedeutsame Persönlichkeiten mit ihren Grundannahmen und Herangehensweisen Raum bekommen. Sie haben die Geschichte der Psychoonkologie und somit auch die Herangehensweisen der Autoren wesentlich geprägt.

Lawrence LeShan (1920–2020) begann in den 1950er Jahren an einer New Yorker Klinik mit schwerstkranken Krebspatienten, die als

»austherapiert« galten, psychotherapeutisch zu arbeiten. Gemäß seiner Arbeitshypothese betrachtete er die Krebserkrankung als Hinweis, den eigenen Lebenstraum zu suchen und zu leben, die persönliche »*Lebensmelodie*« zu singen und gute Gründe zu entdecken, wieder gesund zu werden. LeShan fragte seine Patienten, welche Art von Leben und welcher Lebensstil dazu führen könnten, dass sie morgens gerne aufstehen und abends gerne schlafen gehen, und was ihnen ein Maximum an Schwung und Begeisterung bringen würde. Am Ende seines Buches schreibt er (LeShan 1999, S. 192):

> »Krebs führt oft zum Tode. Aber es scheint Zeiten zu geben, in denen eine Krebserkrankung zum Anfang eines Lebens wird. Die Suche nach dem eigenen Wesen, die Entdeckung des Lebens, das zu leben dem innersten Bedürfnis entspricht, kann eine der stärksten Waffen gegen die Krankheit sein.«

Im Sinne LeShans unterstützt unser Vorgehen die Patienten dabei, ihre Krankheit bzw. die Instabilität ihres »Systems« als möglichen Wendepunkt zu nutzen, in Resonanz mit der eigenen Lebensmelodie zu gehen, ihr zu lauschen und die eigenen Lieder zu singen.

Der australische Psychiater *Ainslie Meares* (1910–1986) unterstützte Patienten mittels verbaler und nonverbaler Kommunikation dabei, in einen Zustand umfassender geistiger Stille zu kommen, beispielsweise indem er seine Hände auf deren Schulter ruhen ließ, bis sie etwas zur Ruhe gekommen waren. In seinem Therapieraum standen sechzehn große, lederbezogene, in die gleiche Richtung weisende Ohrensessel, um eine Gruppensituation zu schaffen, die gleichzeitig individuelle Abgeschiedenheit ermöglichte. Die Patienten lernten, ihrem *Geist einfach zu erlauben, still zu werden* – in einen durch seine einfache und tiefe Natürlichkeit gekennzeichneten Zustand zu kommen. Meares beschreibt, wie er sich auf seine Patienten vorbereitete. Zunächst meditierte er und ging dann in einem schönen Park in der Nähe seiner Praxis spazieren. Denn »natürlich ist meine eigene wahre seelische Ruhe der wichtigste Einzelfaktor bei der Vorbereitung des Patienten für die Meditation« (Meares 1984, S. 29). Meares wohnte in einem Hochhaus in einem Apartment mit einem kleinen Balkon (ebd., S. 34):

> »Während ich meditiere, weitet sich das wortlose Verstehen der Dinge mehr und mehr aus. Morgens, vor der Dämmerung, ist es kalt, und der Wind beißt in mein Fleisch, aber das ist bald überwunden, und etwas von der Stille der Sterne schwingt mit in meiner eigenen Stille.«

In einer resonanzbasierten Psychoonkologie erinnert A. Meares an die Bedeutung des inneren Zustands des Therapeuten, an dessen Zentrierung und verkörperte Präsenz sowie an das Vertrauen ins Leben (S. 153).

Als Gastherausgeber war *Bernauer Newton* (1918–2001) wesentlich am Themenheft des *American Journal of Clinical Hypnosis* zur Hypnotherapie bei Krebserkrankungen beteiligt (Lankton 1982). In seiner Praxis in Kalifornien arbeitete er auch mit krebskranken Menschen und leitete sie zum regelmäßigen Einüben von Zuständen vollkommener Ruhe an sowie zu Imaginationen. Nach seiner Erfahrung erwies sich Hypnose insbesondere auf folgende Weise und in folgenden Bereichen als nützlich (vgl. Newton 1984):

- Patienten machen die Erfahrung eines zutiefst *entspannten Zustands*. Das ist die Grundlage all dessen, was wir oder die Patienten in der Behandlung tun können.
- *Symptome* der Krankheit und Nebenwirkungen von Therapien können verringert werden. Eine Entlastung von quälenden Symptomen und das Erleben von Wohlbefinden in Trance können die Lebensgeister wieder wecken und Energien mobilisieren, sich wieder an alltäglichen Aktivitäten zu erfreuen.
- Das Gefühl von *Selbstwirksamkeit* kann verstärkt werden, insbesondere durch *Selbsthypnose*. Patienten werden zunehmend von ihren Fähigkeiten überzeugt, die Geschehnisse um sie herum beeinflussen und um ihr Leben kämpfen zu können. Zur Unterstützung seiner Arbeit verwendete Newton Tonträger, damit die Patienten zu Hause die Suggestionen auffrischen und verstärken konnten, so lange, bis sie genügend selbsthypnotische Fähigkeiten eingeübt hatten.
- Schließlich kann die Hypnose darin unterstützen, eine gegebenenfalls sinnvolle *Psychotherapie* durchzuführen, um am Selbstbild, an der Verzweiflung, am Umgang mit Gefühlen und Depression und an den Beziehungen zu arbeiten.

Newton formulierte das Therapieziel bei Krebskranken 1984 auf einem Seminar in München als »Versuch, jene Prozesse anzuregen, die Spontanremissionen hervorbringen. Trage dazu bei, das Leben bedeutsam zu machen« (Ebell 1984). Was sein Leben bedeutsam macht, kann nur der Patient selbst herausfinden. In einem psychoonkologischen Gesamtkonzept steht Newton für die Bedeutung des Einübens psychovegetativer Entspannungszuständen (Abschn. 7.3.1) und der Vermittlung von Selbstwirksamkeitserfahrungen.

Carl O. Simonton (1942–2009) – Radiologe und Onkologe in Kalifornien – entwickelte ein Programm, das später als »Simonton-Methode« im deutschsprachigen Raum große Popularität erreicht hat. Das Buch, in dem das Programm beschrieben ist, wird in unveränderter Form bis heute immer wieder neu aufgelegt: *Getting well again* (Simonton, Matthews-Simonton a. Creighton 1978), die deutsche Ausgabe von 1982 trägt den Titel *Wieder gesund werden. Eine Anleitung zur Aktivierung der Selbstheilungskräfte für Krebspatienten und ihre Angehörigen.*

In dem Programm wird angeregt, sehr konkret den Kampf des Immunsystems gegen die Tumorzellen zu *visualisieren,* etwa wie starke Killerzellen die schwachen Tumorzellen unschädlich machen. Auf einer Symbolebene sind es beispielsweise Ritter oder Haifische, die gegen die Tumorzellen kämpfen. Neben der Therapiesitzung sollen die Patienten dreimal täglich üben, sich zu entspannen und zu visualisieren. Die Anleitung zu diesen Imaginationen war nur ein Element in einem kompakten Programm, möglichst unter Einbeziehung der Partner, nicht vergleichbar mit einer kontinuierlichen einzeltherapeutischen Unterstützung.

In der Weiterentwicklung seines Vorgehens empfiehlt Simonton in seinem zweiten Buch *The Healing Journey* (1992) einen sanfteren Weg. Das Programm entfernt sich vom Bild des Tumors und vom Kämpferischen hin zur Ressourcen-, Zukunfts- und Lösungsorientierung. Simonton (1989, S. 74) meinte dazu:

> »Heute gehe ich aber anders damit [mit der Visualisierung; Anm. d. Verf.] um, weniger aggressiv. Ich bin überhaupt weniger aggressiv als damals, und unsere Arbeit spiegelt immer das, was wir gerade sind.«

Die Visualisierungsübungen bezeichnete er auch als Meditationen, in denen er unterschiedliche Facetten von Vertrauen anregt: Vertrauen in den eigenen Körper und die körperliche Behandlung, in das eigene Selbst, in die persönliche Lebensmelodie, in die eigene Intuition, in die »innere Weisheit«, in die eigenen Fähigkeiten, mit Schmerz umzugehen, und in den eigenen Tod. In seinem »Lebensschülerkonzept« unterstützt er seine Patienten dabei herauszufinden, was es anlässlich der Erkrankung zu lernen gebe. Er empfiehlt eine Auseinandersetzung mit dem sekundären Krankheitsgewinn und die Entwicklung und konsequente Verfolgung eines »Zweijahresgesundheitsplanes« (Simonton, Henson a. Hampton 2011; Kaspar 2015).

Simontons Impulse finden ihren Niederschlag unter anderem in der Arbeit mit inneren Bildern (Abschn. 7.3.2). So regen auch wir dazu an, die Kraft innerer Bilder zu nutzen, wenn auch im Sinne seiner späteren Ressourcenorientierung und nicht im Sinne des Kampf-Sieger-Mythos, der gefährlich nahe am Wunschdenken war und scheitern musste – mit allen Konsequenzen. Eine diesbezüglich kritische Auseinandersetzung mit dem Konzept findet sich bei Ebell (1996) und in Abschnitt 7.5.4.

Der Leiter des Milton Erickson Instituts Berlin, *Wolfgang Lenk*, griff Teile des Simonton-Programms auf und ergänzte sie mit Ericksonschen Ansätzen (Lenk 1985). Er plädiert für eine individualisierte Therapie. Um Patienten zum Mitwirken an ihrem Heilungsprozess zu aktivieren, nutzt er Metaphern, die deren Glaubenssystemen entsprechen. Lenk löst das Dilemma, dass man im Kampf gegen den Krebs auch gegen etwas im eigenen Körper ankämpft, dadurch, dass er zwischen dem Krebs und der Botschaft hinter der Erkrankung unterscheidet. Es gelte, diese Botschaft bzw. die unterstellte gute Absicht jenes Teils zu verstehen, der diese Botschaft vertritt. Wird dieser Teil erkannt und anerkannt und seine Botschaft umgesetzt und eine wirklich neue Lebensorientierung gefunden, könne sich dies positiv auswirken und sogar zur Heilung beitragen. Die hier angewandten Grundprinzipien des Denkens in Teilemodellen und der Arbeit mit Teilen ziehen sich auch durch unser heutiges Vorgehen.

In seinem Buch *Praktische Psycho-Onkologie* stellt *Matthias Hartmann* (1991) ein klar strukturiertes Selbsthilfeprogramm vor: das *Centering-Modell*. Die Selbsthilfe bezieht sich auf eine Sammlung von Wissen und dessen Nutzung zur Entwicklung von selbst durchzuführenden Übungen, die Hartmann als »visuelle Symbolisation« bezeichnet. Das Programm fördert den Selbstausdruck im Verhalten und im Kontakt mit anderen Menschen. Es umfasst sieben Aktivitäten:

- sich klären (Beratung, Psychotherapie)
- sich entspannen (Entspannungsübungen/visuelle Symbolisation)
- sich nähren (bewusste Ernährung)
- sich bewegen (körperliche Aktivität)

- sich ausdrücken (kreatives Tun)
- sich austauschen (Sozialkontakte) und
- sich finden (Religion, Philosophie, Spiritualität).

Übungen zur visuellen Symbolisation führen an den Ort des Wohlbefindens, schaffen Begleiter wie eine weise Person, fördern Selbstannahme und Dankbarkeit (goldenes Licht), lassen Wahlfreiheit spüren und verdeutlichen Bedürfnisse (das kleine Kind). Auch das von uns vertretene resonanzbasierte Vorgehen versteht sich im Sinne Hartmanns und seines Centering-Modells als Hilfe zur umfassenden Selbsthilfe und ist entsprechend in einen Gesamtplan eingebettet.

David Spiegel entwickelte ein Angebot, das Frauen mit metastasierendem Brustkrebs dazu einlud, sich unter psychoanalytischer Anleitung auf unterstützende Weise, offen und persönlich miteinander auszutauschen. Die Ergebnisse einer Begleitstudie zu diesem *supportiv-expressiven Gruppenprogramm* nährten über lange Zeit die Hoffnung, psychotherapeutische Interventionen könnten die Lebenszeit der Patientinnen verlängern (Spiegel et al. 1989; siehe S. 281). Dazu mehr im nächsten Abschnitt. In der gruppentherapeutischen Tradition seines Mentors Irvin D. Yalom ermutigte Spiegel die Gruppenteilnehmerinnen, sich gemeinsam existenziellen Themen zu stellen, insbesondere:

- Angst vor dem Sterben und dem Tod, inklusive dem Umgang mit dem Tod von Gruppenmitgliedern
- Setzen neuer Prioritäten im Leben
- Verbesserung der Unterstützung durch Familienmitglieder und Freunde sowie der Kommunikation mit ihnen
- Integration eines neuen Selbstbildes und Körperbildes
- Verbesserung der Kommunikation mit den Ärzten.

Die Gruppenmitglieder konnten voneinander lernen, Informationen austauschen und gegenseitig zu Rollenmodellen werden. Der einzige durch die beiden Leiter strukturierte Teil der Sitzungen war der Abschluss. Dieser bestand aus einer Gruppenhypnose zum Umgang mit Stress und Schmerzen. In einer mehrteiligen Trance wurde eine *Split-Screen-Technik* angewendet. Im Zustand des Wohlbefindens (»comfort state«) stellten sich die Patienten auf einem Bildschirm eine angenehme Szene vor. Dann teilten sie in ihrer Vorstellung den

Bildschirm, um auf dessen linker Hälfte dem Problem Platz zu geben. Schlussendlich erfolgte die Einladung, beide Hälften des Bildschirms integrierend im Gewahrsein zu halten, die problematische Hälfte und die mit der Lösung. Die Patientinnen wurden angeregt, diese Übung auch allein zu Hause anzuwenden (Spiegel a. Classen 2000; Classen et al. 2001). Ein resonanzbasiertes Vorgehen gibt im Sinne Spiegels auch existenziellen Themen Raum und sieht in der mitmenschlichen Verbundenheit, die in der Gruppe oder in Einzeltherapien entsteht, einen zentralen Wirkfaktor.

Jimmie Holland, die am Sloane Kettering Hospital in New York im Bereich der Psychoonkologie Pionierarbeit leistete, datiert deren Geburtsstunde in das Jahr 1975, in dem in Texas die First National Research Conference on Psycho-Oncology abgehalten wurde (Holland 2002). Für den deutschsprachigen Raum sei zudem auf den Zürcher Psychiater *Fritz Meerwein* verwiesen, der auf der Basis eines psychoanalytischen Konzepts eine Vorreiterrolle übernommen hat: mit seinem Buch zum ärztlichen Gespräch – auch mit dem onkologischen Patienten (Meerwein 1968) – und im Bereich psychoonkologischer Konsiliar-Liaison-Konzepte. Die beiden Pioniere seien stellvertretend dafür genannt, wie wichtig es ist, die psychoonkologische Tätigkeit strukturell und organisatorisch in die onkologische »Normalversorgung« einzubetten.

In aktuellen Gruppenprogrammen stehen oft *psychoedukative Ansätze* im Vordergrund, die Patienten durch Informationen über Krankheit, Therapie und Bewältigungsmöglichkeiten Orientierung geben und Kompetenz vermitteln wollen (Weis et al. 2006 u. a.). In der Einzeltherapie dominiert die Empfehlung störungszentrierter Vorgehensweisen, etwa der kognitiv-behavioralen Therapie bei Angst und Depression. Als beispielhaftes Gruppenprogramm in diesem Sinne sei das Programm gegen Progredienzangst genannt (Herschbach a. Dinkel 2014; Dinkel 2018). Elemente dieser Programme lassen sich auch in der Einzelbegleitung bzw. -therapie einsetzen.

Eine neuere Entwicklung ist die inzwischen schon recht gut erforschte Anwendung *achtsamkeitsbasierter Ansätze* in der Psychoonkologie. Die Kanadierin *Linda Carlson* modifizierte das »Standardprogramm« zur achtsamkeitsbasierten Stressreduktion (»Mindfulness-Based Stress Reduction«, MBSR) zu dem krebsspezifischen Programm »Mindfulness-Based Cancer Recovery« (Carlson u. Speca 2013). Ein Strang der Weiterentwicklung achtsamkeitsbasierter Programme geht in Richtung internetbasierter Angebote (Toivonen, Zernicke a. Carlson 2017).

In unserem Konzept stellen wir die Bedeutung der Achtsamkeit des Therapeuten für seine Resonanzbereitschaft und -fähigkeit mit der Entwicklung eines Metabehandlers in den Mittelpunkt (S. 182). Beim Patienten betonen wir die Kultivierung dreier Elemente der Achtsamkeit: Disidentifikation, Akzeptanz bzw. Gleichmut (Abschn. 8.4) und Selbstmitgefühl (Abschn. 8.4.3). Wird der Besuch eines Gruppenprogramms wie MBSR mit einer Einzelbegleitung bei der individualisierten Umsetzung des Gelernten kombiniert, lassen sich die einander ergänzenden Vorzüge beider Settings gut nutzen.

8.3.2 Auswirkungen psychosozialer Interventionen auf Lebensqualität und Lebenszeit

Was ist von psychosozialen Interventionen realistischerweise zu erwarten? Sie können einen wichtigen Beitrag leisten, um die *Lebensqualität* von Menschen mit einer Krebserkrankung zu verbessern, indem sie *Symptome lindern*. Hypnose und Selbsthypnose wirken auf unterschiedliche Symptome wie chronische Schmerzen und Schmerzen bei medizinischen Maßnahmen, auf Therapienebenwirkungen wie Übelkeit und Erbrechen, auf Cancer-related Fatigue, Hitzewallungen, aber auch auf Disstress und Ängste. Davon berichten viele Falldarstellungen, aber auch Reviews wie die von Cramer et al. (2014), Faller et al. (2013) und Carlson et al. (2018). Achtsamkeitsbasierte Interventionen wirken bei Angst, Depression, Rezidivangst, Fatigue, Schafstörungen und Schmerz (Cillessen et al. 2019).

Psychosoziale Interventionen können sich ebenso positiv auf die Lebensqualität auswirken, indem sie zur *Akzeptanz* der jeweiligen Situation und einer Umfokussierung auf die sinnerfüllten und erfreulichen Seiten des Lebens beitragen. So können sie den Tagen *Lebendigkeit* und damit mehr Leben hinzufügen. Inwieweit sie auch in der Lage sind, dem Leben mehr Tage hinzuzufügen, ist offen. Denn zur Frage, inwieweit sich psychosoziale Interventionen auf den *Verlauf von Krebserkrankungen* auswirken, ist das letzte Wort noch nicht gesprochen.

Lots of Bang for a Few Bucks? Viel Wirkung für nur wenige Dollars? So betitelt Michael Andrykowski (2007) sein Editorial im *Journal of Oncology*, in dem eine Studie aus dem Uniklinikum Hamburg-Eppendorf mit Patienten mit einem gastrointestinalen Karzinom vorgestellt wird (Küchler et al. 2007). Von jenen Patienten, die während ihres stationären Aufenthalts in der Klinik für Chirurgie sieben Stunden psychoonkologisch betreut wurden, lebten nach zehn Jahren noch 29 von 136 (21 %), von jenen im Kontrollarm 13 von 135 (10 %).

Diese Studie ist eine in der langen Reihe von Untersuchungen, die den Einfluss von psychosozialen Interventionen auf die Lebenszeit von Menschen mit Krebserkrankungen untersuchten. Im Jahre 1989 erschien in einem angesehenen medizinischen Journal – dem *Lancet* – eine Studie, die der Psychoonkologie nachhaltig Auftrieb geben sollte. David Spiegel (Spiegel et al. 1989) konnte in einer randomisierten Studie mit Frauen mit metastasierendem Brustkrebs nachweisen, dass eine wöchentliche Gruppentherapie die Überlebenszeit der Frauen wesentlich verlängert hat. Die Intervention beinhaltete unterschiedlichste Elemente, auch Hypnose (S. 278). Die Frauen der Therapiegruppe lebten 18 Monate länger als jene der Kontrollgruppe. Die Ergebnisse dieser länger als zehn Jahre dauernden Studie wurden zunächst begeistert aufgenommen, später überwog allerdings Skepsis. Man hegte die Hoffnung, die in der Gruppe erlebte Unterstützung würde nicht nur die Lebensqualität verbessern, sondern auch die Lebenszeit verlängern, und dies würde zusätzliche Möglichkeiten für die Behandlung von Brustkrebspatientinnen eröffnen. Zugleich wurde oftmals die Vorstellung vermittelt, eine verbesserte Krankheitsbewältigung, die Auseinandersetzung mit existenziellen Themen, bessere Selbstregulation und erhöhte soziale Unterstützung könnten den Krankheitsverlauf beeinflussen. Diese Botschaft interpretierten nicht wenige Patienten im Umkehrschluss in der Weise, dass sie für ihr Leiden und einen eventuellen frühzeitigen Tod mitverantwortlich seien (Abschn. 7.5.4).

Um mögliche Zusammenhänge zwischen einer Gruppenpsychotherapie und der Länge des Überlebens bei Patientinnen mit Brustkrebs weiter zu verfolgen, führte die Arbeitsgruppe vom Spiegel zehn Jahre später eine Replikationsstudie durch. Diese ermittelte für die verglichene Gesamtgruppe keine Verlängerung der Überlebenszeit (Spiegel et al. 2007). Wenn man allerdings Subgruppen bildete und nur jene Frauen mit Brusttumoren ohne Östrogenrezeptor verglich, dann lebten diese Frauen signifikant länger, wenn sie an der Gruppenpsychotherapie teilgenommen hatten. Dies ist insofern bedeutsam, als Patientinnen mit Östrogenrezeptor-negativen Tumoren nicht von der inzwischen erhältlichen Antiöstrogentherapie profitieren konnten.

Der vielerorts durch die *Lancet*-Studie von Spiegel et al. (1989) ausgelöste Enthusiasmus hat aktuell einer differenzierteren Sichtweise Platz gemacht. Deren Vertreter sind sich insbesondere der begrenzten

Aussagekraft von klinischen Studien bewusst, und seien sie methodisch noch so ausgeklügelt. Eine psychosoziale Intervention ist nur *eine* Größe aus einer Vielzahl von Faktoren, die den Krankheitsverlauf beeinflussen – und sicher nicht die bedeutsamste. Sie kann sich aber sehr wohl auf Lebensqualität, Sinnerfahrung und Lebenswillen auswirken, quälende Symptome und Risikoverhalten verringern und zur Inanspruchnahme von lebensverlängernden Therapiemaßnahmen und deren Verträglichkeit beitragen. Ebenso ist empirisch abgesichert, dass psychosoziale Prozesse mit jenen biologischen krebsassoziierten Vorgängen auf komplexe Weise miteinander verflochten sind, die für den Verlauf von Krebserkrankungen von Bedeutung sind (Ott et al. 2017).

8.4 Akzeptanz, Mitgefühl und Gleichmut

Wenn es um Tod oder Leben geht, ist die Spannung zwischen Kämpfen und Akzeptieren oft schwer auszuhalten. Mit dem sogenannten Gelassenheitsgebet (»serenity prayer«) bitten Leidende um die Gnade der rechten Balance in diesem Spannungsfeld: um die Gnade der Gelassenheit, Dinge zu akzeptieren, die sie nicht verändern können, für den Mut zu verändern, was sie verändern können und müssen, und für die Weisheit, das eine vom anderen zu unterscheiden. Die Tochter des US-amerikanischen Theologen Reinhold Niebuhr, von dem der Text stammt, schreibt, dass dieser sinngemäß noch weitere Zeilen umfasst (Sifton 2003; Übers. und Kürzung durch die Verf.): Tag für Tag zu erleben, jeden einzelnen Moment zu genießen und im Leiden einen Weg zum Frieden zu finden. Und die Welt anzunehmen, wie sie ist – und nicht so, wie man sie gerne hätte.

Die Onkologie hat sich lange Zeit zu sehr auf den Kampf gegen den Krebs konzentriert. Menschen in diesem Kampf zu unterstützen, war dann die Aufgabe psychoonkologischer Begleitung. Heute versteht sich die Psychoonkologie nicht mehr als »Sanitätsdienst der onkologischen Kampftruppen«. Ihre Aufmerksamkeit richtet sich mehr auf die professionelle Hilfestellung in der existenziellen Auseinandersetzung der an Krebs erkrankten Patienten in deren Krankheits- und Therapieverlauf. Diese Hilfe bezieht sich oft auch gerade auf deren Ambivalenz gegenüber dem Kampf oder auf den Wunsch, nicht oder nicht mehr oder anders kämpfen zu wollen.

Spätestens wenn hinterfragt wird, ob der Kampf gewonnen werden kann oder der Preis zu hoch erscheint, eröffnet sich die Freiheit zu wählen – zu kämpfen oder den Weg der Akzeptanz und des Gleichmutes zu gehen (Geuenich 2012). Die Praxis der Achtsamkeit erleichtert den zweiten Weg. Denn sie kultiviert sowohl Gleichmut als auch jene Klarheit und Weisheit, die dabei hilft, auf heilsame Weise immer wieder eine angemessene Balance zwischen Veränderung und Akzeptanz zu finden. Das Bewusstsein der Werte, für die es sich zu kämpfen lohnt, und eine Klarheit der Intention zu leben stärken auch den Mut.

Die Annahme von Patienten, sich entweder für Veränderung *oder* für Akzeptanz entscheiden zu müssen, hält diese in einem Dilemma gefangen. Die Programme des Veränderns und des Akzeptierens schließen einander aber keineswegs aus. Es stellt sich vielmehr die Frage, für welchen Zeitabschnitt es etwas zu akzeptieren gilt, die Frage, was genau es anzunehmen gilt und ob es nicht auch graduelle Abstufungen von Akzeptanz gibt. Akzeptanz wird allerdings oft damit gleichgesetzt, etwas entweder gut zu finden oder zu resignieren. Das ist mit Akzeptanz keineswegs gemeint. Insofern bietet sich der im Kontext der Achtsamkeit geläufige Begriff des Gleichmuts als Alternative an. Auch weil Mut drinsteckt. Aber Gleichmut darf nicht mit Gleichgültigkeit und Interesselosigkeit verwechselt werden.

8.4.1 Der zweite Pfeil

Mit dem Gleichnis der zwei Pfeile erklärt Buddha in der *Salla Sutta*[7], was einen Schüler auf dem Weg der Achtsamkeit von anderen Menschen unterscheidet. Beide erleben angenehme und freudvolle Gefühle, und beide machen unangenehme und schmerzvolle Erfahrungen. Im Allgemeinen reagieren Menschen auf Schmerzen, indem sie nach Ursachen und Schuldigen suchen, sich Sorgen machen, ob der Schmerz anhält oder gar schlimmer wird, sich klagend auf die Brust schlagen, verstört sind und verzweifeln. Es ist, als ob jemand von einem Pfeil getroffen wird und unmittelbar darauf noch von einem *zweiten* Pfeil. Zum ursprünglichen, durch den ersten Pfeil verursachten Schmerz kommt der zweite Pfeil der Reaktionen hinzu. Die Praxis der Achtsamkeit vermittelt Wege, das durch den zweiten Pfeil verursachte Leiden zu verringern oder es sich sogar zu ersparen.

Menschen werden krank, altern und sterben. Das gehört ebenso zum Leben wie Geburt und Freude. Leben bedeutet immer wieder

7 Vgl. Samyutta Nikāya 36.6; http://www.palikanon.com/samyutta/sam36.html#s36_6 [Zugriff: 20.05.2021].

Abschiednehmen, denn alles ist in ständigem Wandel. Das ist nicht zu verhindern, das haben wir nicht in der Hand. Auf welche Weise wir auf schmerzvolle Erfahrungen reagieren, das können wir hingegen beeinflussen. Wir können mit aller Kraft versuchen, den Schmerz auszublenden und nicht zu spüren, können Krankheit und Tod ausblenden. Wir können alles in unserer Macht Stehende tun, die Ursachen des Schmerzes zu bekämpfen. Die Medizin bietet dazu viele Mittel. Das Gegenmittel für den durch den zweiten Pfeil verursachten Schmerz ist Akzeptanz: die bedingungslose Zuwendung zur jeweils gegenwärtigen Erfahrung.

Definition: Akzeptanz

Im Kontext der Achtsamkeit verstehen wir unter Akzeptanz eine Haltung, die bestimmten Erfahrungen weder positiv noch negativ gegenübersteht. Wir betrachten sie als eine *Haltung jenseits aller Bewertungen*. Man ist daran interessiert, etwas so wahrzunehmen, wie es ist, ohne etwas verändern zu wollen. Akzeptanz ist zwar eine durchaus aktive, sich zuwendende Haltung, aber sie hat keine Vorlieben, sie sucht nichts und vermeidet nichts. Sie will einfach sehen, hören, spüren und erfassen, wie etwas wirklich ist (Harrer u. Weiss 2016, S. 126).

Radikale Akzeptanz geht noch darüber hinaus. Die buddhistische Lehrerin Tara Brach (2013) definiert radikale Akzeptanz als Wahrnehmen und klares Erkennen dessen, was in unserem Inneren vorgeht, mit einem aufgeschlossenen, freundlichen und liebevollen Herzen. Denn wenn wir uns vor einem Teil unserer Erfahrung verschließen, wenn wir etwas von dem ausschließen, was wir sind und fühlen, nähren wir Ängste und Getrenntheit und die Trance eines geringen Selbstwertgefühls.

Im Rahmen der der sogenannten dritten Welle der Verhaltenstherapie betonen zwei Verfahren die Bedeutung der Akzeptanz: die *Dialektisch-Behaviorale Therapie* (DBT) und die *Akzeptanz- und Commitment-Therapie* (ACT). Beide integrieren Elemente der Achtsamkeit.

Die DBT geht von der Zen-buddhistisch inspirierten Grundannahme aus, dass Leiden entsteht, wenn Menschen an dem haften, was sie wollen, und sich weigern, das anzunehmen, was sie haben. Leiden entsteht, wenn Menschen sich weigern, die Realität zu sehen, wie sie ist. Annehmen der Realität bedeutet sich einzulassen, sich zu erlauben, mit dem übereinzustimmen, was im Augenblick ist.

Nach diesem Verständnis lässt sich die Bedeutung der Akzeptanz bei der Entstehung von Leiden in eine mathematische Gleichung fassen:

Leiden = Schmerz × Widerstand.

Diese Formel unterscheidet zwischen Leiden und Schmerz. Leiden entsteht dann, wenn man dem Schmerz Widerstand entgegensetzt und gegen ihn ankämpft. Im Extremfall führt gemäß dieser Formel ein Schmerz zu gar keinem Leiden, nämlich dann, wenn der Schmerz als solcher akzeptiert wird und der Widerstand gegen den Schmerz gegen null geht. Auch eine noch so große Zahl ergibt – mit null multipliziert – immer null. Schmerz ist dann einfach »nur« Schmerz (Schmidt 2012). So kann man die Aufforderung *»Filter the hurt out of the pain«* (S. 220) vor dem Hintergrund dieser buddhistischen Leidensformel umformulieren:

Differenziere zwischen dem ersten Pfeil (»pain«) und dem zweiten Pfeil (»hurt«), und erspare dir den zweiten.

Die ACT verdeutlicht mit der Metapher des Seilziehens, dass man Akzeptanz auch einfach als Loslassen verstehen kann. Ausgehend von diesem Bild kann man sich überlegen, wie viel Kraft und Energie für das Seilziehen zur Verfügung steht, ob es Sinn macht, gegen einen Gegner zu kämpfen, den man nicht auf seine Seite ziehen kann, und ob Loslassen nicht eine Alternative wäre.

Die ACT sieht in der Akzeptanz den Gegenpol zu Vermeidung, genauer: den Gegenpol zur Vermeidung bestimmter Erfahrungen (»experiential avoidance«). Durch den Verzicht auf den Kampf wird innere Energie frei, um sich dem zuzuwenden, was einem wertvoll und wichtig ist – individuellen Annäherungszielen. Deren Erforschung bildet auch in der ACT den Ausgangspunkt zum Commitment (im Sinne einer inneren Selbstverpflichtung) für ein wertebezogenes Handeln (Geuenich 2012).

8.4.2 Wege zu Gleichmut und Akzeptanz

In der Welt der Achtsamkeit ist Gleichmut (»equanimity«) Weg und Ziel zugleich. Gleichmut ist die *radikale Erlaubnis,* etwas zu fühlen. Damit bildet er den Gegenpol zur Unterdrückung von Gefühlen. Den Ausdruck von Gefühlen betreffend, eröffnet Gleichmut die Freiheit, etwas nach außen hin auszudrücken oder auch nicht, je nachdem was in einer Situation angemessen ist (Young 2004).

Es sind mindestens *vier Wege,* auf denen die Praxis der Achtsamkeit Gleichmut und Akzeptanz kultiviert:

- Der erste Weg ist die Einsicht in die Entstehung von Leiden.
- Der zweite Weg ist die Fokussierung der Aufmerksamkeit auf den gegenwärtigen Moment.
- Der dritte Weg ist die Disidentifikation durch die Beobachterhaltung.
- Der vierte Weg besteht in der kontinuierlichen Übung des »reinen Wahrnehmens«.

Den Ausgangspunkt der Reise bildet die im Gelassenheitsgebet erbetene Weisheit durch Einsichten darüber, zu welchem Teil von Schmerz und Leiden wir selbst beitragen und was es zu akzeptieren gilt.

Ein Teil des Leidens im Sinne des zweiten Pfeils entsteht durch die Beschäftigung mit der Vergangenheit und der Zukunft. Die in der Achtsamkeit geübte Fokussierung der Aufmerksamkeit auf den jeweils *gegenwärtigen Augenblick* ist ein Schritt, sich diesen zweiten Pfeil zu ersparen. Wie es der zweite Teil des Gelassenheitsgebets (S. 282) ausdrückt – Tag für Tag zu erleben, jeden einzelnen Moment zu genießen. Genau darin besteht die Praxis: sich der gegenwärtigen, unmittelbar wahrnehmbaren Erfahrung zuzuwenden und mit den fünf Sinnen wahrzunehmen, zu sehen, zu hören, zu tasten, zu fühlen und zu empfinden, zu riechen und zu schmecken. Das kann man üben. Beispielsweise ein paar Atemzüge lang »nur zu hören« und wenn sich Reaktionen oder anderweitige Gedanken, Gefühle oder Empfindungen bemerkbar machen, auch diese einfach nur zu beobachten. Diese können heilsam oder unheilsam sein. Insbesondere wenn sie unheilsam sind, kehrt man wieder zur unmittelbaren Erfahrung zurück.

So ist die Haltung der Achtsamkeit, genau betrachtet, weder eine der Ablehnung noch eine der Akzeptanz. Sie ist eine offene, wohlwollende und freundliche Haltung gegenüber all dem, was im Feld der Wahrnehmung und des Gewahrseins auftaucht. Wie eine Fußmatte mit der Aufschrift »Willkommen« vor der Türe der Sinne. Achtsamkeit ermöglicht, die durch diese Türe eingetretenen Erfahrungen einfach wahrzunehmen, wie sie sind. Jenseits aller Bewertungen, weder als gut oder schlecht, unabhängig davon, ob sie angenehm, unangenehm oder neutral sind.

Achtsam zu sein bedeutet, einfach wahrzunehmen, ohne zu reagieren. Eine Haltung, die auch als *Nicht-Reaktivität* beschrieben wird. Auf den ersten Pfeil folgt kein zweiter. Der gegenwärtige Moment umfasst etwa 3–5 Sekunden, jene Zeitspanne, die es braucht, etwas unmittelbar und genauer wahrzunehmen. Auf einen Moment folgt der nächste, in dem man wiederum frei ist, den Fokus seiner Aufmerksamkeit zu wählen. Im Falle von Schmerz: zurückzukehren zum ersten Pfeil. Und dabei offen und neugierig zu sein, welcher Pfeil einen als Nächstes trifft. Es könnte auch Amor sein, der einen im Visier hat.

Das *Einnehmen einer Beobachterhaltung* schafft Abstand zu dem von beiden Pfeilen verursachten Schmerz. Den Schmerz selbst und die Reaktion auf den Schmerz zu beobachten verhindert, mit dem Schmerz zu verschmelzen (»cognitive fusion«). Die Akzeptanz- und Commitment-Therapie beschreibt diese Verschmelzung mit *Selbst als Inhalt* (»self as content«). In Zuständen von Achtsamkeit ist man sich des Bewusstseinsraums, des Raums des Gewahrseins bewusst, in dem Wahrnehmungsinhalte, etwa schmerzhafte Empfindungen oder Gedanken auftauchen und wieder verschwinden. Das sogenannte Ich oder Selbst wird dabei zum Raum, zur Weite, zum unveränderlichen Kontext, zum *Selbst als Kontext.*

Metaphorisch ausgedrückt wird das Ich zum Gästehaus, in dem die unterschiedlichsten Gäste ein- und ausgehen. Oder zu einem Bus mit vielen Passagieren. In der Busmetapher stellt sich die Frage, wer bestimmt, wohin die Reise geht, die Passagiere oder der Fahrer. Im Teilemodell kann man sich fragen, mit welchen Anteilen, deren Stimmen sich bemerkbar machen, wir uns identifizieren. Der innere Beobachter bewahrt uns vor der Identifikation mit einzelnen Anteilen. Damit kommt *der* zentrale Wirkfaktor der Achtsamkeit – die *Disidentifikation* – zum Tragen.

ACT spricht von *kognitiver Defusion.* In Zuständen kognitiver Fusion verliert man sich im Schmerz, man ist gleichsam nur Schmerz oder verschmolzen mit den an den Schmerz gekoppelten Gedanken. Durch die Unterscheidung zwischen dem Bewusstsein und dem Inhalt, dessen man sich bewusst sein kann, ist man nicht mehr mit dem Schmerz oder den Gedanken verschmolzen, man defusioniert.

Um der *Reaktion auf den Schmerz* nicht unangemessen viel Gewicht zu geben, kann man ebenso wie den Schmerz selbst auch die mit ihm einhergehenden Gedanken beobachten, um sie als das zu erkennen, was sie sind: einfach nur Gedanken, Vorstellungen und Konstrukte, die keineswegs der Realität entsprechen müssen. Und auch wenn sie der Realität entsprechen, stellt sich die Frage, ob die gedankliche Beschäftigung mit einem bestimmten Thema sich auf heilsame oder unheilsame Weise auswirkt. Erkennt man sie als unheilsam, kann man nach etwas Heilsamen Ausschau halten.

Man muss nicht alles glauben, was man denkt. Das ist die zentrale Einsicht in der achtsamkeitsbasierten kognitiven Therapie von Depression. Sich immer wieder daran zu erinnern, zu prüfen, ob Gedanken heilsam oder unheilsam sind, ist der erste Schritt zum Ausstieg aus einem krank machenden Gedankenkarussell.

Auf der anderen Seite hat auch der zweite Pfeil seine Berechtigung. In einem *angemessenen* Ausmaß kann es sinnvoll und heilsam sein, sich über die Ursachen von körperlichen und seelischen Schmerzen Gedanken zu machen. Dann kann man – wenn möglich – etwas gegen die Ursachen tun und das Notwendige unternehmen. Es liegt kein Sinn darin, unnötiges Leiden auszuhalten.

Das theoretische Wissen um all das ist das eine, es ist aber nicht genug. Achtsamkeit ist ein *Übungsweg*. Untersuchungen an Langzeitmeditierenden zeigen, dass ihre mit schmerzhaften Empfindungen verknüpften automatischen kognitiven und physiologischen Reaktionen geringer waren als die von Novizen. Die Reaktivität nimmt mit zunehmender Praxis ab. Es entwickelt sich eine Haltung von Gleichmut, die als zentraler Wirkfaktor der Achtsamkeitspraxis gilt (Desbordes et al. 2015).

Dieser Gleichmut im Sinne von *Nicht-Reaktivität* wird durch kontinuierliches Einüben des reinen Wahrnehmens kultiviert. Eine Krebserkrankung kann motivieren, das zu üben. Obwohl die Erkrankung und ihre Behandlung meist sehr einschränkend wirken, eröffnen sich paradoxerweise durch die Erkrankung oft auch Freiräume, sich dafür Zeit zu nehmen. Dabei mangelt es sicher nicht an »Objekten«, denen gegenüber man Gleichmut üben kann. Damit kann man einen gewissen Beitrag dazu leisten, dass sich die anfangs zitierte Bitte im Gelassenheitsgebet (S. 282) erfüllt und sich im Leiden Wege zu innerem Frieden finden.

Ein erster Schritt in Richtung Gleichmut kann darin bestehen, Zustände von Gleichmut bewusst wahrzunehmen, wenn sie spontan auftreten. In einem weiteren kann man Zustände von Gleichmut absichtsvoll einladen und kultivieren:

- Auf der *Ebene des Körpers* lässt er sich kultivieren, indem man den ganzen Körper in einen möglichst entspannten Zustand bringt und darin verweilt. Man kann üben, immer früher wahrzunehmen, wenn sich irgendwo eine Verspannung ankündigt, um sie – so gut es möglich ist – wieder loszulassen. Wenn

körperliche Entspannung nicht möglich ist, kann man das Programm wechseln und das Beobachten und Akzeptieren der Anspannung üben.
- Auf der *mentalen Ebene* gilt es, Fakten aus einer freundlichen Beobachterhaltung heraus als Fakten anzuerkennen und beispielsweise zu sich zu sagen: »So ist es. Da ist Schmerz. Das ist ein Moment von Leiden. Da ist Abschiednehmen notwendig. Da taucht Trauer auf.« Gelingt das nicht, kann man wieder die Bewertungen selbst zum Gegenstand der Beobachtung machen.

In diesem Sinne entwickeln sich Akzeptanz und Gleichmut in mehreren *Stufen* (Germer 2009):

1. Den Ausgangspunkt bildet die *Ablehnung:* Das Unangenehme wird – so gut es geht – vermieden. Der Widerstand ist groß, sich mit ihm auseinanderzusetzen. Gerade deshalb nimmt es viel Raum ein.
2. Auf der Stufe der *Neugier* gelingt es, sich dem bisher Vermiedenen mit Interesse zuzuwenden.
3. Man gewinnt an *Toleranz* und wird zunehmend sicherer, das Unangenehme aushalten zu können.
4. Auf der Stufe des *Erlaubens* lässt man zu, dass es kommt und geht.
5. Schließlich entwickelt sich *Freundschaft*. Es wird möglich, selbst die im Unangenehmen verborgenen Werte zu sehen, es zu umarmen und zu integrieren. In onkologischen Kontexten scheint es oft auch angemessen, bestimmte Dinge »einfach« nur anzuerkennen und sie sein zu lassen, ohne sie zu umarmen.

Aus intersubjektiver Sicht kommt bei der Entwicklung von Gleichmut der akzeptierenden und *gleichmütigen inneren Haltung des Therapeuten* eine große Bedeutung zu. Zunächst erlebt der Patient die Präsenz und das Mitschwingen des Therapeuten und macht die Erfahrung, wie er durch eine Co-Regulation trotz Konfrontation mit etwas bisher Vermiedenen das innere Gleichgewicht erhalten oder wiederherstellen kann. Mit der Zeit wird der Patient den Therapeuten bzw. dessen Haltung verinnerlichen. Ihm wird auch die Tatsache Halt geben, dass er – wenn seine Kapazität zur Selbstregulation überschritten wird – auf Unterstützung durch andere Menschen zählen kann. Im Wissen, dass diese Begleiter ihm bei der Selbstregulation, beim Gewinnen von Gleichmut immer wieder beistehen.

Linda Carlson erzählt in einem Buchbeitrag *Mindfulness in Oncology: Healing Through Relationship* (Achtsamkeit in der Onkologie: Heilung durch Beziehung) von ihrem Patienten Stephen, den sie nach einer Stammzelltransplantation über viele Jahre begleitete (Carlson 2015, S. 74; Übers. d. Verf.):

> »Stephen war beides – einer meiner herausforderndsten, aber auch einer meiner dankbarsten Patienten. Er lehrte mich, Geduld zu üben und den Wert einfacher achtsamer Präsenz zu erkennen. Beides ist mir weiterhin wichtig. Er lehrte mich auch, meine Fokussierung auf ein bestimmtes Ergebnis loszulassen. Da war kein Weg, ihn zu ›reparieren‹, so habe ich es nicht einmal wirklich versucht. Meine Absicht verwandelte sich vom Lösen und Beseitigen von Problemen zu einem gemeinsamen Sein in Verbundenheit, zum Verständlichmachen und Teilen dessen, was ich zu verstehen glaubte. Das nahm mir als junge Psychotherapeutin den Druck. Ich konnte in der Begegnung einfach ich selbst sein. Ich musste nicht mehr ›vorgeben‹, eine Expertin zu sein. Für Stephen war es gut genug, ich selbst zu sein, und tatsächlich war es genau das, was er brauchte. Die Haltung des Akzeptierens, Nicht-Beurteilens und Loslassens sowohl mir selbst gegenüber als auch gegenüber Stephen und unserer Beziehung zu praktizieren war befreiend und letztlich heilsam für uns beide.«

Anzuerkennen, dass das, was in der therapeutischen Beziehung geschieht, nicht einseitig gestaltet werden kann, entlastete die Therapeutin.

8.4.3 Mitgefühl und Selbstmitgefühl

Im buddhistischen Sinn bedeutet Mitgefühl eine *akzeptierende Haltung* gegenüber einem leidenden Wesen und seinem Leiden. Mitgefühl wird nicht als Gefühl, sondern vielmehr als Motivation aufgefasst, als Wunsch, dem leidenden Wesen möge es besser gehen. Der Mitfühlende bleibt dabei in einem ruhigen, warmen und wohlwollenden Zustand, ohne dass bei ihm ähnliche Gefühle auftauchen wie bei jener Person, für die er Mitgefühl empfindet. Dadurch *unterscheidet* sich Mitgefühl von Empathie und Mitleid. Wenn die wohlwollend zugewandte Aufmerksamkeit eines Menschen auf ein leidendes Wesen trifft, entsteht natürlicherweise Mitgefühl. Wenn man sich in liebevoller Weise dem eigenen Leiden oder eigenen leidenden Anteilen zuwendet, entsteht Selbstmitgefühl.

Definition: Selbstmitgefühl

In einem buddhistisch inspirierten Konzept ist Selbstmitgefühl (»self-compassion«) durch *drei Komponenten* charakterisiert:

1. *Freundlichkeit und eine verständnisvolle Haltung* dem eigenen Leiden sowie jenen Anteilen gegenüber, die einem selbst als ungenügend erscheinen. Diese Haltung bildet den Gegenpol zu inneren *Kämpfen* im Sinne von Selbstkritik, Selbstabwertung und Selbstverurteilung und den damit verbundenen Schuld- und Schamgefühlen.

2. Das *Erleben menschlicher Verbundenheit* gerade in Unvollkommenheit, Schmerz, Leiden und Sterblichkeit. Diese Aspekte werden als unvermeidbare Teile des menschlichen Lebens verstanden, als Resultat eines komplexen Zusammenspiels unzähliger innerer und äußerer Ursachen. Verbundenheit bildet den Gegenpol zur *Flucht* in äußeren und inneren Rückzug und der daraus folgenden Isolation.

3. Ein *achtsam wahrnehmendes Gewahrsein* auch von schmerzhaften Empfindungen, Gefühlen und leidenden Persönlichkeitsanteilen, allerdings ohne sich übermäßig mit ihnen zu identifizieren – als Gegenpol zur *Überidentifikation* und der damit einhergehenden Grübelneigung und *Erstarrung*.

(*Quellen:* Neff 2012; Stocker et al. 2020)

Gerade in der Psychoonkologie ist die Entwicklung von Selbstmitgefühl für Patienten ein höchst therapeutisches und lohnendes Ziel. Achtsamkeit führt zu einem Verständnis dafür, wie Leiden entsteht, und darüber zu einem freundlicheren Blick auf sich selbst. Als weitere Schritte folgen auf natürliche Weise nicht nur eine größere Klarheit über die eigenen Bedürfnisse, sondern auch Selbstfreundlichkeit, Selbstliebe und Selbstfürsorge.

Übung: Ein Moment des Selbstmitgefühls

Die Übung besteht darin, drei einfache Sätze auszusprechen, um sich deren Inhalt zu vergegenwärtigen:

1. Dies ist ein Moment des Leidens.
2. Leiden gehört zum Leben und verbindet alle Menschen.
3. Möge ich wohlwollend und freundlich zu mir sein, hier und jetzt.

Die drei Sätze beziehen sich auf die drei Komponenten des Selbstmitgefühls. Der erste Satz ist eine Feststellung aus der Perspektive des inneren Beobachters, eine Anerkennung dessen, was im Augenblick ist. Der zweite ist die schlichte Anerkennung eines Merkmals menschlichen Daseins: Leiden gehört zum Leben, ohne dass jemand etwas falsch gemacht hat, dafür schuld ist etc. Der dritte Satz bezieht sich auf den Blick auf sich selbst, auf die Erinnerung an wohlwollende Freundlichkeit. Aus Sicht eines Teilemodells aktualisiert er eine verinnerlichte mitfühlende Instanz.

(*Quellen:* Gilbert 2013; Stocker et al. 2020)

Mitgefühl und Selbstmitgefühl können als Ausdruck der Aktivierung eines dritten Motivationssystems verstanden werden, das neben einem Schutz-/Alarmsystem und einem Antriebssystem menschliches Verhalten steuert: ein System, das für *Bindungs- und Fürsorgeverhalten* und für *Beruhigung* sorgt (Abb. 15).

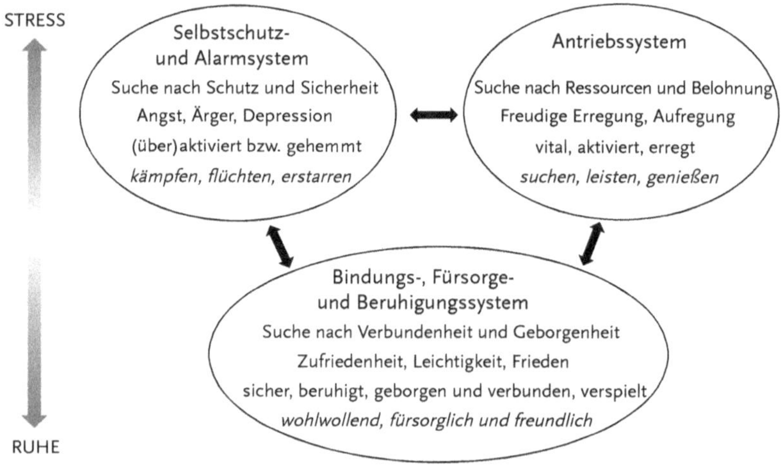
STRESS
Selbstschutz- und Alarmsystem
Suche nach Schutz und Sicherheit
Angst, Ärger, Depression
(über)aktiviert bzw. gehemmt
kämpfen, flüchten, erstarren
Antriebssystem
Suche nach Ressourcen und Belohnung
Freudige Erregung, Aufregung
vital, aktiviert, erregt
suchen, leisten, genießen
Bindungs-, Fürsorge- und Beruhigungssystem
Suche nach Verbundenheit und Geborgenheit
Zufriedenheit, Leichtigkeit, Frieden
sicher, beruhigt, geborgen und verbunden, verspielt
wohlwollend, fürsorglich und freundlich
RUHE

Abb. 15: Modell dreier Motivations- und Regulationssysteme (in Anlehnung an Gilbert 2013; van den Brink u. Koster 2013; Stocker et al. 2020)

Im Wissen um diese drei Motivationssysteme lassen sich zwei Formen beschreiben, sich sicher zu fühlen (Gilbert 2020):

- jene Sicherheit, die sich aus der Abwesenheit von Bedrohung ergibt (»safety«), und

- jene, die aus einem Gefühl erwächst, geschützt und geborgen zu sein (»safeness«).

Die eine Form von Sicherheit (»safety«) ergibt sich nach dem »Rauchmelderprinzip« aus der momentanen Abwesenheit einer Bedrohung. Sie wird durch ein System vermittelt, das auf eine möglichst frühzeitige Erkennung von Gefahren ausgerichtet ist, um Schaden zu vermeiden. Zu diesem Zweck hat sich in der Evolution ein *Kampf-Flucht-System* entwickelt, dem die Amygdala, die Hypothalamus-Hypophysen-Nebennieren-Achse und der Sympathikus zuzurechnen sind. Seine Aktivierung ist durch ein erhöhtes Arousal und eine Einengung der Aufmerksamkeit auf Gefahren charakterisiert.

Im Bereich der Onkologie dienen regelmäßige Kontrolluntersuchungen der Herstellung von Sicherheit dieser Art. Zwischen den »Kontrollen« sind die Patienten selbst häufig durch eine ängstlich getönte, überwache Aufmerksamkeit ihrem Körper gegenüber eingeengt. Durch die Fokussierung auf potenzielle Warnsignale ist allerdings die Wahrnehmung der positiven Seiten des Lebens eingeschränkt.

Alternativ sorgt das *Bindungs-, Fürsorge- und Beruhigungssystem* für Sicherheit im Sinne von Geborgenheit (»safeness«) – alternativ insofern, als es das Kampf-Flucht-System hemmt. Alternativ auch, weil es die Aufmerksamkeit auf ganz andere Reize und Signale richtet: Es hält Ausschau nach Unterstützung, nach Belohnung und Ressourcen, nach Bindung und Verbundenheit (Abb. 15). Diese »soziale Sicherheit« ist nicht unbedingt entspannt und auch nicht ausschließlich mit einer Aktivierung des Parasympathikus im Sinne von Entspannung, Erholung und Verdauung, von »rest and digest« gleichzusetzen.

Mit dem *Oxytocin-Endorphin-System* sichert die Evolution das Überleben von Säuglingen, die von der Anwesenheit einer Bezugsperson abhängig sind. Bei der Aktivierung dieses Systems richtet sich die Aufmerksamkeit auf all das, was Sicherheit und Geborgenheit vermittelt, auf alles, was nach Mütterlichem riecht, schmeckt, sich anhört wie die primäre Bezugsperson oder ausschaut wie sie und einen anlächelt. Spielerisch neugierig bewegt sich das Kind auf die Mutter zu, mit einer Blickbewegung, mit einer Kopfdrehung oder mit dem ganzen Körper. Die Aktivierung dieses Systems ermöglicht auch der Mutter, überwach und aufmerksam für die Signale ihres Kindes zu sein, selbst im Schlaf, und das ohne ängstliche Tönung.

Um das Grundbedürfnis nach Bindung zu befriedigen, wird die Mutter zum ultimativen Annäherungsziel. Aus Sicht der Bindungstheorie bildet die Beruhigung des Bindungssystems die Voraussetzung dafür, das Explorationssystem zu aktivieren und als Kleinkind, aber auch als Erwachsener die Welt zu erforschen. Die Mutter wird zur *sicheren Basis* (»secure base«), von der aus nach den Verlockungen der Welt Ausschau gehalten und das Antriebssystem aktiviert werden kann. Auf der anderen Seite wird die Mutter wie ein *sicherer Hafen* (»safe haven«) erlebt, in den sich das Kind zurückziehen kann, wenn Gefahr droht, in dem es auftanken kann, wenn es erschöpft ist, und in dem es heilen kann, wenn es verletzt ist.

In der Therapie erleben Patienten einen Therapeuten oder ihr Aufgefangensein in einer therapeutischen Beziehung oft ebenfalls als einen sicheren Hafen, in dem sie immer wieder Halt und Sicherheit finden. Wenn Beruhigung eingekehrt und wieder Sicherheit erlebbar ist, kann man sich auch wieder Neugier erlauben und das Risiko eingehen, noch unerforschte Bereiche der Innenwelt zu erkunden oder den Blick auf neue Möglichkeiten in der Außenwelt zu erweitern. Wenn hilfreiche und Sicherheit gebende Therapeuten oder andere Personen aus dem Helfersystem als Bindungsfiguren verinnerlicht werden, können sie auch in ihrer Abwesenheit Halt geben.

Hypnose bietet viele Möglichkeiten, Patienten aus den Stürmen eines aktivierten Kampf-Flucht-Systems in einen »sicheren Hafen« zu lotsen. Dazu dient zunächst ein entsprechendes Beziehungsangebot, wie es als »mütterlicher Hypnosestil« (S. 145) beschrieben oder als symbiotische bzw. fusionäre Beziehung (Diamond 1987) charakterisiert wird. Auch die Metapher des psychischen Brutkastens lässt sehr frühe Beziehungserfahrungen anklingen. Da sich Parallelen zwischen den Wirkungen von Hypnose und jenen von Oxytocin finden (Zelinka, Cojan a. Desseilles 2014), liegt es nahe, verschiedene Hypnoseeffekte mit dem Oxytocinsystem in Verbindung zu bringen – mit seiner Aktivierung im Patienten, aber auch im Therapeuten (Varga u. Kekecs 2015; siehe auch S. 146).

So wird der Therapieraum bzw. die therapeutische Beziehung selbst zum sicheren Ort. Darüber hinaus kann die Gegenwart von Halt gebenden und Sicherheit vermittelnden *Bindungsfiguren* bzw. können deren verinnerlichte Repräsentanzen aktualisiert werden. Das können real erlebte, hilfreiche Personen sein, schutzgebende Krafttiere, imaginäre Helfergestalten oder Figuren aus der Religion des Betroffenen, wie Schutzengel oder Jesus.

Im Buddhismus sind es »drei Juwelen«, bei denen man *Zuflucht* nehmen kann: bei Buddha, dem Dharma – der Lehre Buddhas – und der Sangha, der Gemeinschaft der Praktizierenden. In der Ericksonschen Hypnotherapie ist es die Metapher des klugen und wohlwollenden Unbewussten, das immer da ist und einem hilfreich zur Verfügung steht. Auch in der Selbsthypnose konstelliert sich eine positive Beziehung: zwischen jenem Persönlichkeitsanteil, der anleitet, und jenem, der diesem vertraut und sich in Hypnose leiten lässt.

Im Zentrum der Achtsamkeitsschulung steht die Entwicklung jener elterlichen Qualitäten, die Kindern die Entwicklung einer sicheren Bindung ermöglichen: eine freundlich-wohlwollende Haltung, eine feinfühlige Einstimmung und ein verlässliches und angemessenes Eingehen auf die Bedürfnisse des Kindes. Die Anwendung dieser Fähigkeiten im Umgang mit sich selbst kann dazu beitragen, sich selbst der »beste Freund« zu werden (Siegel 2017).

Die im Rahmen der Achtsamkeitspraxis geübte Beobachtung des Atems kann ebenfalls als Bindungserfahrung utilisiert werden. Die Verknüpfung einer Anleitung zur Atembeobachtung mit folgenden Suggestionen weist in diese Richtung:

> »Während Sie das Heben und Senken der Bauchdecke im Rhythmus des Atems wohlwollend und freundlich beobachten und sich auf ihn einstimmen und ihn begleiten, können Sie sich erinnern: Ihr Atem begleitet Sie, solange Sie leben. Sie sind mit ihm verbunden wie mit einem guten Freund. Und wann immer Sie in den Stürmen des Lebens Zuflucht suchen, Sie finden sie beim Beobachten des Hebens und Senkens der Bauchdecke. Und mit zunehmender Übung wird der Atem wie ein verlässlicher innerer Hafen, den man immer anlaufen kann. Für andere Menschen wird er zu einem Halteseil, das einem Halt gibt, wann immer sie (Sie) es brauchen.«

In den letzten Jahren entwickelten sich im Feld der Achtsamkeitskurse spezifische Programme, um insbesondere Mitgefühl und Selbstmitgefühl zu kultivieren. Diese werden auch im deutschsprachigen Raum vielerorts angeboten:

- »Compassion-Focused Therapy« (CFT)
  (Gilbert 2013)
- »Mindful Self-Compassion (MSC) Programm«
  (Neff u. Germer 2019)

- »Mindful Self-Compassion Program« (MBCL) (Stocker et al. 2020; van den Brink u. Koster 2013).

In diesen Programmen findet sich eine Fülle hilfreicher Übungen.

Ein achtwöchiges Gruppenprogramm einer portugiesischen Forschergruppe, das »Mind Program« genannt wird, integriert Elemente der Akzeptanz- und Commitment-Therapie, der achtsamkeitsbasierten Stressreduktion (MBSR), der Compassion-Focused Therapy und ein buddhistisch inspiriertes Modul zur Vergebung (Trindade, Ferreira a. Pinto-Gouveia 2020). Für die Teilnehmerinnen waren zwei Sitzungen am bedeutsamsten: In der sechsten Sitzung war es die Übung, bei der das »Selbst als Kontext« (S. 287) unmittelbar erfahrbar wurde. In der siebten Sitzung wurden Impulse gegeben, Prozesse der Vergebung anzustoßen. Dabei war es den Teilnehmerinnen wichtig, dass Vergebung keineswegs bedeutete, gutzuheißen, was geschehen war. Dass es darum ging, einfach nur als Realität anzuerkennen, dass etwas Schlimmes geschehen ist. Für ein kultursensibles Vorgehen war die Frage der portugiesischen Frauen bedeutsam, inwieweit sich die Meditationen mit ihrem katholischen Glauben und kirchlichem Engagement vertragen. Sie waren entlastet zu hören, dass eine säkulare Form der Achtsamkeit diesbezüglich sehr wohl verträglich sei.

Die portugiesische Arbeitsgruppe hat noch auf einen für die Psychoonkologie bedeutsamen anderen Aspekt hingewiesen: auf die Fähigkeit, das von anderen Menschen entgegengebrachte Mitgefühl selbst als positiv zu erleben. Bei Frauen mit nicht metastasierendem Brustkrebs erwies sich die Angst vor Mitgefühl, vor Empathie und emotionaler Zuwendung als Prädiktor für die Entwicklung depressiver Symptome, und zwar in stärkerem Maße als das Ausmaß an sozialer Unterstützung (Trindade et al. 2018a). So scheint es empfehlenswert, die Fähigkeit der Patienten im Auge zu haben, Mitgefühl als tröstlich zu erleben, um gegebenenfalls Anregungen zu geben, sie zu kultivieren. Dazu bedarf es in der Regel auch einer begrifflichen Klärung, wenn Mitgefühl als Mitleid bzw. Selbstmitgefühl als Selbstmitleid missverstanden und deshalb abgelehnt wird.

8.4.4 Hindernisse auf dem Weg zur Akzeptanz

Was verhindert, freundlich auf sich selbst zu schauen, insbesondere wenn man krank ist und Krebs hat? Was hindert uns, unseren Grenzen und der Tatsache ins Auge zu schauen, dass wir sterben müssen?

Diese Fragen im Einzelfall zu stellen und zu erforschen kann in der Psychoonkologie und in vertiefenden Psychotherapien die Aufgabe sein, insbesondere wenn der Weg des »Was stattdessen« nicht zum gewünschten Ziel führt.

Menschen wollen leben und streben nach Glück. Dafür nutzen sie angeborene und erworbene Programme, die nicht nur im Fall von Krankheiten an Grenzen stoßen und das Gegenteil von dem bewirken, was sie anstreben. Gemäß der buddhistischen Psychologie sind es neben dem Anhaften und Ablehnen unsere Bilder davon, wie etwas sein soll, die uns unglücklich machen. Insbesondere dann, wenn sie offensichtlich unerreichbar werden. Die Bilder davon, wie wir selbst sein sollten und wie unser Leben ausschauen sollte.

Gegen Anhaften und Ablehnung hilft Akzeptanz. Gegen die Macht der Bilder hilft, sie als solche zu erkennen und sich von ihnen zu verabschieden. Stattdessen hilft es im Sinne der akzeptierenden Haltung der Achtsamkeit zu schauen, wie etwas ist. Bis hin zum letzten Atemzug. Das ist allerdings ein hohes Entwicklungsziel. Gleichmut und Akzeptanz wären dann mehr als eine Krankheitsbewältigungsstrategie, sie würden zu einer Grundhaltung und zu einem Lebensstil werden.

Es gibt auch andere Gründe, Dinge nicht wahrzunehmen zu wollen, außer der Tatsache, dass sie sich nicht mit dem Bild vertragen, das wir uns von uns selbst und unserem Leben machen. Gerade existenzielle Bedrohung überfordert uns, es fehlt das Vertrauen in die Möglichkeit, sie zu meistern. In diesem Fall bieten sich ein ressourcenfokussierendes Vorgehen und eine tragfähige und mitmenschliche therapeutische Beziehung an, um die salutogenen Faktoren von Verstehbarkeit, Handhabbarkeit und Sinnhaftigkeit zu fördern. Vielleicht sind es Gefühle von Isolation und die Unfähigkeit, mitfühlende Hilfe anzunehmen. Dann hilft das Kultivieren von Selbstmitgefühl.

Im Rahmen onkologischer Erkrankungen wahrzunehmen, was ist, macht oft Schmerzen spürbar, körperlichen und vor allem seelischen Schmerz. Und den vermeiden wir gerne. Nur ist das langfristig kaum möglich, und der Preis ist hoch. Wir müssten etwa unsere Bedürfnisse verleugnen, wenn wir vermeiden wollen, unter deren Nichterfüllung zu leiden. Wir müssten so tun, als ob uns all das, was wir verlieren, nichts wert ist. Eine gar nicht so seltene Strategie. Wir müssten unsere Verbundenheit mit anderen Menschen verleugnen, wenn wir ihnen und uns selbst den Schmerz des Abschieds ersparen wollten. Oft werden Programme aktiviert, die wir als Kinder eben zur Schmerzvermeidung entwickelt haben. Wir haben Beschützeranteile entwickelt, die es gilt, ins Boot zu holen. Etwa solche, die meinen, man müsse allein zurechtkommen. Oder jene, die meinen, man würde abgelehnt, wenn man nicht so ist, wie es sich die anderen wünschen. Selbstkritische Anteile, die der Kritik anderer zuvorkommen oder die alles potenziell Unerwünschte verstecken. Oder die meinen, Hilfe anzunehmen würde abhängig machen (Abschn. 8.5.2).

Um herauszufinden, was am meisten Ängste und Sorgen bereitet und belastet, leistet wieder das subjektive Krankheitskonzept und dessen Dimensionen Orientierungshilfe (Leventhal, Phillips a. Burns 2016; siehe S. 118):

- *Identity*: Sind es die mit der Krankheit Krebs verbundenen Assoziationen?
- *Time-line*: Ist es der angenommene Verlauf der Erkrankung?
- *Consequences*: Sind es ihre körperlichen, kognitiven oder sozialen Auswirkungen?
- *Causes*: Sind es ihre angenommenen Ursachen?
- *Control:* Oder sind es die (fehlenden) Möglichkeiten, sie zu kontrollieren, das heißt, sie zu behandeln und zu heilen?

Welche Erfahrungen sind mit Gefühlen verbunden, die vermieden werden (»experiential avoidance«)? Oder welche inneren Bilder sind mit dem Selbstbild nicht vereinbar?

Was auch immer es genau ist, irgendwann ist es sinnvoll, hinzuschauen und gemeinsam Möglichkeiten der Bewältigung zu durchdenken. Oft nimmt eine Dekonstruktion von meist nicht zu Ende gedachten und unklaren Vorstellungen über die Zukunft durch deren Zerlegung in ihre Einzelteile den inneren Bildern und Gedanken ihren überwältigenden und ängstigenden Charakter. Eine ständige Konfrontation kann überfordern und ebenso fatal sein wie ein ständiges Wegschauen oder Verleugnen. Es kann zeitweise auch höchst angemessen sein, dem »inneren Vogel Strauß« das Feld zu überlassen und ihm zu erlauben, den Kopf in den Sand zu stecken – vorausgesetzt, der Sand ist warm und man bekommt im Sand genug Luft. Bei Verarbeitungsprozessen gibt das duale Prozessmodell Orientierung (S. 311), die in diesem Modell umfassendste Form der Integration im Sinne der doppelten Bewusstheit (»double awareness«) lässt sich kultivieren.

In Bezug auf die angenommenen Ursachen stellen sich oft Scham- und Schuldgefühle der Akzeptanz in den Weg. Die Annahme, man sei selbst *schuld* an der Erkrankung, wäre einer der zweiten Pfeile, die Selbstakzeptanz verhindern. Auch Schamgefühle lösen Impulse aus, etwas zu verheimlichen, sich zurückzuziehen und als Ganzes zu verstecken. Gerade bei Krebs sind Krankheit und Therapiefolgen oft mit *Scham* besetzt. Aus einer evolutionären Perspektive kann man Scham als ein Signal verstehen, das Bedürfnisse nach Verbundenheit und Zugehörigkeit betrifft. Scham kann darauf hinweisen, dass ein Verlust der Anziehungskraft, Attraktivität bzw. soziale Ablehnung droht. Dass das Bild, das sich die anderen von einem machen, negativ sein könnte. Scham wird häufig als schmerzvoll erlebt und führt oft zu Vermeidung, Rückzug, Isolation und Unterwerfung mit Vernachlässigung der eigenen Bedürfnisse.

Ein negatives körperliches Selbstbild wirkt sich insbesondere dann belastend aus und führt zu Depressionen, wenn die damit verbundenen Gedanken im Sinne der *kognitiven Fusion* als nicht zu hinterfragende Fakten verkannt werden, was beispielsweise zu folgenden Formulierungen führt (Trindade et al. 2018b):

- »Ich muss meine Krankheit vor anderen verbergen, sonst lehnen Sie mich ab oder wenden sich mir nur aus Mitleid zu.«
- »Meine Narben sind ekelerregend und peinlich.«
- »Ich bin keine richtige Frau mehr und nicht mehr attraktiv.«
- »Wenn ich mit meinem operierten Arm nicht mehr zupacken und hart arbeiten kann, bin ich nutzlos und nichts mehr wert.« etc..

Somit sind kognitive Defusion (Abschn. 8.4.2), Disidentifikation von selbstkritischen und abwertenden Anteilen sowie Selbstmitgefühl wertvolle Gegenmittel zur Scham.

Bei den Hindernissen, Dinge rund um eine Krebserkrankung wahrzunehmen und sein zu lassen, wie sie sind, sind nicht zuletzt auch *interpersonale Gründe* ausschlaggebend. »Ich habe mich schon mit dem Sterben angefreundet, aber das kann ich mit meinem Partner nicht teilen, der würde verzweifeln.« Oder: »Meine Ärzte haben sich so lange und intensiv um mich bemüht. Jetzt kann ich nicht einfach sagen, dass ich nicht mehr mag, und lieber sterben will« (Abschn. 10.5).

8.5 Innere Vielfalt und neue Identitäten kultivieren

Im Rückblick wird deutlich, welche Seiten eine Krebserkrankung in den Betroffenen und den unmittelbar Mitbetroffenen hervorruft und welche Aspekte einer Person sich im Leiden entwickeln und reifen. Im Rahmen einer Krebserkrankung stellt sich die Aufgabe, in neue Rollen zu schlüpfen und die mit ihnen verknüpften Fertigkeiten zu erlernen. Ob man will oder nicht, findet man sich in der Krankenrolle und wenn man »offiziell« geheilt ist, erhält man einen »Nachsorgepass«. Manchmal bekommen Menschen dabei das Gefühl, dass sich ihre Identität auf die eines Krebspatienten reduziert oder reduziert wird. Jene Identitäten, die mit anderen Rollen verknüpft sind, treten in den Hintergrund oder gehen verloren, kurzfristig, mittelfristig oder endgültig. Das ist schmerzhaft und kann Sinnkrisen auslösen.

Im medizinischen Denken wird der Erfolg einer Therapie daran gemessen, ob der Zustand von vor der Erkrankung wiederhergestellt ist. Im Rahmen der Psychotherapie denkt man eher entwicklungsorientiert. Patienten empfinden es unter Umständen als zynisch, wenn man ihnen nach einer Krebserkrankung empfiehlt, so weiterzuleben wie vorher. Im Verlauf der Erkrankung kann ihre Bewältigung auf dieser Ebene verstanden werden als die Anpassung der Identitäten auf das jeweils Mögliche – das Abschiednehmen von alten Rollen und Identitäten und die Entwicklung neuer Identitäten und Rollen.

So stellen sich viele Menschen die Frage, wer sie denn noch sind, wenn sie von Identitäten, die oft mit Rollen verknüpft sind, Abschied nehmen. Wer bin ich, wenn ich meinen Beruf nicht mehr ausübe und aus dem Netz meiner Berufskollegen herausfalle? Wer bin ich, wenn ich nicht mehr für meine Kinder sorgen kann? Wo ist der Autonome in mir, wenn ich auf Hilfe angewiesen bin? Was bin ich wert, wenn ich nichts mehr leisten oder nicht mehr für andere da sein kann?

8.5.1 Teilemodelle als Landkarten der inneren Vielfalt

Ein hypnotherapeutisches Modell kann auf eine wertschätzende und elegante Weise dazu beitragen, dieses innere Chaos und den inneren Zwiespalt, den krebskranke Menschen oft erleben, zu ordnen und auf konstruktive Weise zu nutzen: das Ego-State-Modell (Watkins u. Watkins 2019) oder, weiter gefasst, Teilemodelle bzw., metaphorisch gesprochen, Modelle eines »inneren Teams« oder einer »inneren Familie«.

Das Modell greift das menschliche Erleben auf, dass oft zwei Seelen oder zwei Seiten in uns miteinander kämpfen oder dass durch innere oder äußere Auslöser manchmal Zustände oder Teile in uns hervorgerufen werden, die uns fremd sind. Dass wir manchmal wie weise, alte Menschen auf das Leben schauen können und uns kurze Zeit später wie ein trotziges Kind fühlen und verhalten.

Wolfgang Lenk war wohl der erste, der hypnotherapeutische Teilearbeit mit Krebspatienten beschrieben hat (S. 277). Aktuell hat Dagmar Kumbier (2019) einen wertvollen Beitrag geliefert. Sie war jahrelange wissenschaftliche Mitarbeiterin von Friedemann Schulz von Thun, der das Konzept des *inneren Teams* entwickelt hat. Auch aufgrund ihrer eigenen Krebserkrankung hat sie sich intensiv damit auseinandergesetzt, wie man das innere Team im Rahmen von Krebserkrankungen einsetzen kann. Die Vorstellung eines inneren Teams oder einer *inneren Familie* (»Internal Family Systems«, IFS; Schwartz 2002) postuliert, dass Menschen unterschiedliche psychophysische Zustände durchleben, die man als innere Anteile personifizieren kann. Wie in einem Team oder einer Familie kann es dem System nur dann gut gehen, wenn alle seine Mitglieder sich gesehen, respektiert und gewürdigt fühlen, wenn ein wohlwollendes Klima herrscht und alle ihren angemessenen Platz haben. Wenn alle Persönlichkeitsanteile mit ihren Anliegen und Bedürfnissen gesehen und anerkannt werden.

Im Bild des Teams oder der Familie stellt sich die Frage, wer für das Ganze zuständig ist. Ob es eine Instanz gibt, die den Überblick über die Anteile und den Kontext hat und dafür sorgt, dass der jeweiligen Situation angemessen bestimmte Anteile in den Vordergrund gebeten werden, während andere sich noch gedulden mögen, bis auch sie ausführlich gehört und berücksichtigt werden können. Das Modell des inneren Teams schreibt diese Funktion einem *Oberhaupt* zu, das IFS-Modell einem *Selbst.*

Die lebenslange Aufgabe besteht darin, immer wieder neue Teile zu entwickeln, um die Herausforderungen des Lebens zu bewältigen, und die komplexe innere Vielfalt immer wieder neu zu integrieren. Im IFS-Modell werden jene Teile, mit denen man nichts zu tun haben will, als Verbannte oder *Exilanten* bezeichnet. Wenn Teile nicht willkommen sind, keinen Platz bekommen, verleugnet, abgespalten oder dissoziiert werden, machen sie sich trotzdem irgendwann bemerkbar. Da sie ein Teil von uns sind, gilt es, mit ihnen möglichst konstruktiv umzugehen und sie zu integrieren.

Im Bereich von Krebserkrankungen sind wir oft mit bisher unbekannten Teilen konfrontiert. Je besser es gelingt, die Stimmen der unterschiedlichen Persönlichkeitsanteile zu hören, sie zu integrieren und zu berücksichtigen, umso besser wird die Bewältigung der Erkrankung gelingen. Entwicklungsprozesse werden möglich. Auch heftige Gefühle können Persönlichkeitsanteilen zugeordnet werden. So kann es etwa höchst hilfreich sein, Anteile mit Existenzangst, wütende und trauernde Anteile zu differenzieren und ihnen eine Gestalt zu geben.

Aus der Perspektive der Achtsamkeit helfen Teilemodelle dabei, innerlich Abstand zu gewinnen, sich durch die Beobachterhaltung aus der Identifikation mit einzelnen Anteilen zu lösen und den Blick auf andere Anteile und das Ganze nicht zu verlieren oder immer wieder neu zu gewinnen. Wenn man sich vorstellt, dass die einzelnen Anteile im Haus der Persönlichkeit unterschiedliche Zimmer bewohnen, dann nehmen wechselnde Anteile im Wohnzimmer Platz, andere werden bevorzugt im Arbeitszimmer tätig, wieder andere im Schlafzimmer. Manche machen sich ungewollt breit, sodass andere nicht den Platz bekommen, der wünschenswert und heilsam wäre. Unliebsame, nicht integrierte Teile – die Exilanten – sind in tiefen Kellerverliesen weggesperrt. Achtsamkeit bedeutet in diesem Bild, dass für den Betrachter aus der Beobachterposition die Decken und Wände des Hauses transparent sind und er mit freundlichem Blick alle Teile gleichzeitig wahrnehmen kann.

Einer Grundannahme von Teilemodellen gemäß verfolgen alle Teile eine positive Absicht für das Ganze. So entwickeln wir im Laufe des Lebens oft eine Vielfalt von *Beschützeranteilen*. Das könnte ein innerer Vogel-Strauß sein, ablenkende Anteile, die sich in Aktivitäten stürzen, innere Schlaumeier, die für alles irgendwelche Erklärungen finden, oder Teile mit Humor oder Galgenhumor. Dagmar Kumbier (2019, Kap. 1.2) fasst diese Teile als »Schutzmannschaft« zusammen.

Nach außen hin werden oft die Beschützeranteile sichtbar, insbesondere wenn sie alarmiert sind. Man kann sich vorstellen, dass sie sich wie Wächter vor andere Teile stellen, die sie etwa vor Verletzungen schützen wollen. Das können aktuell gefährdete Anteile sein, häufig sind es aber Anteile, die im Lauf der Lebensgeschichte Verletzungen oder traumatisierende Erfahrungen erlitten haben. So können im Verlauf von Krebserkrankungen früher entwickelte, oft kindliche Persönlichkeitsanteile und oft parallel mit ihnen ihre Beschützer aktiviert werden.

Auch die Strategien, die die Beschützer einsetzen, stammen oft aus früheren Zeiten und sind nicht selten extrem und nicht mehr zeitgemäß. Sie zeigen sich etwa als überangepasst und brav, versuchen es allen recht zu machen oder werden unzugänglich und kapseln sich ab. Manchmal sind es Beschuldiger oder Selbstbeschuldiger, die versuchen, oft über vereinfachende Ursachenzuschreibungen Orientierung oder Kontrolle zu gewinnen. In der Psychoonkologie ist diese Sichtweise etwa im Umgang mit Verleugnung hilfreich. Sie ermöglicht einen respektvollen Umgang mit den Beschützern, streckt aber zugleich die Hand nach den ängstlichen oder verletzten Anteilen aus.

Wenn man sich selbst oder Patienten die Frage stellt, welche Zustände oder Persönlichkeitsanteile man gerne einladen oder kultivieren möchten, so könnten das lebensfrohe Anteile sein, die unbeschwerte, kindliche Freude erleben. Das können auch dankbare Anteile sein. In diesem Feld finden sich auch jene Anteile, die durch das erlittene Leiden und den Schmerz reifen, die sich durch das beschriebene posttraumatische Wachstum entwickeln, etwa solche, die sich durch Überblick und Weisheit, durch Gelassenheit oder Mitgefühl auszeichnen.

Das zentrale Ziel im IFS-Modell weist in eine ähnliche Richtung: Man lädt »das Selbst« oder *selbsthafte Zustände* ein und kultiviert sie. Es ist dieses Selbst, das sich gemeinsam mit dem Therapeuten auf eine Reise in die Welt der inneren Teile begibt. Es hat eine etwas andere Rolle und Funktion als der innere Beobachter. Es ist aktiver, hat fürsorgliche Qualitäten, transformative und heilende Kräfte.

Den Zustand, bei dem das Selbst in Führung ist, beschreibt Richard Schwartz mit acht Qualitäten, deren Nähe zu buddhistischen Konzepten offensichtlich ist (Schwartz 2008):

- *Ruhe* (»calmness«) als Auswirkung von Verzicht auf Kampf, von Akzeptanz und Gleichmut
- *Klarheit* (»clarity«) als möglichst ungetrübte und unverzerrte Wahrnehmung dessen, was ist
- *Neugierde* (»curiosity«) im Sinne von Anfängergeist und Offenheit sogar gegenüber abgelehnten Anteilen
- *Mitgefühl* (»compassion«) ermöglicht, mit leidenden Wesen zusammen zu sein und ihnen zu helfen, seien es andere Menschen oder eigene innere Anteile.

- *Zuversicht* (»confidence«), dass das Selbst die anderen Teile heilen, beschützen und trösten kann, wenn sie wieder verletzt werden
- *Mut* (»courage«) bedeutet, sich für die Entrechteten einzusetzen und zugefügten Schaden wiedergutzumachen.
- *Kreativität* (»creativity«) bewirkt, dass gute Beziehungen zu bedrängten oder unterdrückten Anteilen überraschende Kräfte freisetzen und Entwicklungen ermöglichen.
- Und da ist *Verbundenheit* (»connectedness«) mit anderen Menschen und den eigenen Teilen, der Natur und dem Universum.

Die Frage, ob das Selbst ein Zustand oder der Kern der Persönlichkeit sei, löst Schwarz elegant mit einem Hinweis auf den Welle-Teilchen-Dualismus in der Quantenphysik. Das Phänomen von Licht lässt sich entweder mit Wellen oder mit Teilchen erklären, je nachdem aus welcher Perspektive man es betrachtet. So kann ein Mensch in einem weiten, *wellenähnlichen Zustand* verweilen – völlig von seinen Teilen losgelöst –, während er meditiert. Er verwandelt sich in ein Individuum mit Grenzen – ein *Teilchen,* wenn ein Persönlichkeitsanteil versucht, einem anderen z. B. kindlichen Anteil zu helfen oder sich mit anderen Menschen auseinanderzusetzen (Schwartz 2002). Entscheidend ist dabei, dass sich im IFS »das Selbst« auf einer umfassenderen und damit hierarchisch höheren Ebene befindet als die einzelnen Persönlichkeitsanteile und damit eine integrierende Funktion innehat – ebenso wie der innere Beobachter der Achtsamkeit oder das Oberhaupt des inneren Teams.

8.5.2 Teilearbeit in der Psychoonkologie

Teilemodelle – wie etwa das innere Team – ermöglichen als Hintergrundkonzept ein Wahrnehmen, Benennen und Würdigen unterschiedlichster Aspekte der ganzen Person eines krebskranken Menschen: kranke und gesunde Anteile, müde Anteile und lebendige, verzweifelte und hoffnungsvolle. Dies wirkt einer Reduktion des Menschen auf seine Krankheit, auf einzelne Symptome oder Defizite entgegen und fördert die Integration. Es kann gelingen, Abstand zu selbstentwertenden inneren Stimmen oder Persönlichkeitsanteilen zu gewinnen und Mitgefühl mit leidenden Anteilen zu entwickeln.

Allein die Frage, wer da wen entwertet, zeigt einen Weg aus quälenden Selbstgesprächen auf. Sind es Anteile aus der Gruppe der inneren Kritiker, der inneren Richter, oder taucht sogar eine Einsicht auf, wessen Stimme verinnerlicht wurde? Wenn man davon ausgeht, dass sich viele Anteile entwickelt haben, um bestimmte Bedürfnisse zu erfüllen, kann das Erforschen einzelner Persönlichkeitsanteile einen freundlichen Zugang zu den eigenen Bedürfnissen ermöglichen. Sind sie durch die Erkrankung eingeschränkt und nicht mehr dazu in der Lage, die Bedürfnisse auf ihrem Weg zu erfüllen, gilt es, dies herauszufinden, ihre gute Absicht zu erkennen und nach neuen Wegen zu suchen.

Häufig stellt sich die Aufgabe, Anteile zu aktivieren, die für eine angemessene *Selbstfürsorge* zuständig sind. Manchmal müssen sie erst neu entdeckt werden, oft sind sie für andere Menschen im Einsatz und müssen lernen, den Fokus auf sich selbst zu richten. Manchmal braucht es einen *Kämpfer,* der sich für die eigenen Bedürfnisse einsetzt, etwa in der Kommunikation im Medizinsystem, einen Anteil, der Stopp sagt und klarmacht, wo die eigenen Grenzen sind. Im Umgang mit leidenden eigenen Anteilen gilt es, *Selbstmitgefühl* zu entwickeln. Vielleicht gibt es auch Anteile des Therapeuten, die der Patient verinnerlichen und bei Bedarf abrufen kann wie einen inneren Bergführer oder Sherpa, je nach Tour und Aufgabe, die es zu bewältigen gilt.

Als Versuch einer Systematisierung von Persönlichkeitsanteilen lassen sich im Rahmen von körperlichen Erkrankungen sechs »Spieler« (»players«) beschreiben (Ginandes 2006):

- ein »Krankheits-Ego-State«, der die Krankheit personifiziert
- ein Anteil, der mauert (»stonewalling somatic ego state«), der für den Erhalt des sekundären Krankheitsgewinns kämpft
- ein »innerer Monitorzustand« (»inner monitor ego state«), dem eine Beobachterfunktion zukommt
- ein meist im Dunkeln bleibender Teil mit Todessehnsucht (»death-longing ego state«), der sich nach Befreiung von Leiden sehnt
- ein wissender Teil (»empowered healing guide ego state«), der auf der körperlichen, aber auch auf der spirituellen Ebene über Heilung Bescheid weiß
- ein sechster Persönlichkeitsanteil wird im Therapeuten verortet: ein »Therapeut-als-Heiler-Zustand« (»therapist-as-healer ego state«).

Methodische Aspekte der Arbeit mit Persönlichkeitsanteilen

Die Arbeit mit Persönlichkeitsanteilen bietet sich unmittelbar an, wenn Patienten davon sprechen, dass zwei Seiten in ihnen kämpfen oder gegensätzlicher Meinung sind. Sie bietet sich an, wenn offensichtlich wechselnde psychophysische Zustände beobachtet werden, etwa ein Pendeln zwischen Hoffnung und Verzweiflung. Der Therapeut kann dann von zwei Seiten oder Anteilen des Patienten sprechen, die sich zeigen. Er kann fragen, wie die beiden benannt werden sollen, kann sich beiden vertiefend zuwenden und beide gemeinsam mit dem Patienten erforschen: Welche Positionen vertreten sie, was ist ihnen wichtig, sind sie neu aufgetaucht oder schon altbekannt etc.? Gerade wenn sie polare Gegensätze vertreten, kann man sich jeweils nach dem anderen erkundigen, wenn sich einer in den Vordergrund drängt und dabei der andere Pol verloren zu gehen droht.

In der Teilearbeit wird als Ausgangs- und Endpunkt im inneren Team das Oberhaupt, im IFS »das Selbst« und in der Achtsamkeit der innere Beobachter angesprochen, indem man den Patienten fragt: »Was sagt der Teil, wenn Sie ein Bild für ihn entstehen lassen, wie schaut er aus, wie alt ist er etc.?« Allein durch die *Adressierung einer beobachtenden Instanz* wird diese gestärkt und die Disidentifikation gefördert. Man kann sich auch mit dieser Instanz darüber unterhalten, auf welche Weise gut für den leidenden Teil gesorgt werden kann, ob er Hilfe von außen braucht oder ob es jemand im inneren Team gebe, der ihm beistehen kann.

Es bietet sich auch an, eine *Teilelandkarte* anzufertigen, z. B. auf einem Blatt Papier oder einer Flipchart einen großen Kreis für die ganze Person zu malen, in dem kleine Kreise mit den Namen der einzelnen Anteile ihren Platz finden. Der gemeinsame Blick von außen auf die innere Vielfalt und das Ganze stärkt den Beobachter und ermöglicht ihm, aus einer gewissen Distanz darüber zu sprechen. Man kann gemeinsam überlegen, welcher Teil im Sinne des »Was-stattdessen-Prinzips« mehr Platz bekommen soll und welche konkreten Schritte in diese Richtung führen würden.

Die unterschiedlichen Teile lassen sich auch zu therapeutischen Maßnahmen befragen, als Entscheidungshilfe und zur Unterstützung beim Bewältigen von Herausforderungen. Man kann für die einzelnen Teile Stühle aufstellen, um ihnen auf einer äußeren Bühne Platz zu geben. Patienten können dann auf dem jeweiligen Stuhl sitzend ihre Teile assoziiert erleben, der Therapeut kann mit ihnen sprechen. Gemeinsam mit dem Beobachter blickt man dann zur Integration auf alle Stühle und überlegt, was mit dem Blick auf das Ganze angemessen ist und welchen der einzelnen Stimmen und Teile der Patient besonders Beachtung und Gehör schenken will.

Wenn man den einzelnen Teilen eine Gestalt gegeben hat, kann man in Trance bei einem »Teiletreffen« beispielsweise in einem inneren Garten oder rund um einen großen Tisch zu einer »inneren Konferenz« einladen. Nachdem alle Teile ihren Platz bekommen haben und gehört wurden, wird oft klarer, wie es weitergehen könnte. Man kann innere weise Anteile befragen und einen Dialog zwischen einzelnen Teilen anregen. Das Modell bietet eine nahezu unendliche Vielfalt an Möglichkeiten, damit zu arbeiten.

8.5.3 Persönlichkeitsanteile in Interaktion

Auch wenn sich das Modell des inneren Teams auf die Innenwelt eines einzelnen Menschen bezieht, so sind die Teile immer nur im aktuellen situativen Kontext und vor dem biografischen Hintergrund zu verstehen. In der Arbeit mit Paaren oder Familiensystemen bringt es oft Klarheit und Erleichterung zu erkennen, welche Anteile des Patienten mit welchen Teilen eines Angehörigen Schwierigkeiten haben, etwa welche miteinander im Clinch liegen oder welcher Teil sich von wem im Stich gelassen fühlt.

Auch in der therapeutischen Beziehung stellt sich die Frage, mit welchen seiner Anteile der Therapeut dem Patienten zur Verfügung steht bzw. welche Persönlichkeitsanteile der Patient in seinem Behandler hervorruft bzw. auch der Behandler im Patienten. Dies geschieht in der Regel automatisch und nicht bewusst. Die Frage ist lediglich, ob der Therapeut es erkennt, damit konstruktiv umgeht und Konflikte seiner Teile zieldienlich utilisieren kann. Ein oft hilfreicher Weg aus den inneren Zwickmühlen des Therapeuten besteht – in Anlehnung an Gunter Schmidt – im expliziten Benennen der aktuellen Zwickmühle. Das könnte sich folgendermaßen anhören:

»Ein Teil von mir hofft mit Ihnen, dass Sie wieder gesund werden; ein anderer ist der Meinung, man müsse über die Möglichkeit sprechen, was passiert, wenn diese Hoffnung nicht erfüllt wird, und einen Plan B entwickeln. Können Sie mir dabei helfen, mit dieser Zwickmühle umzugehen?«

9 Begleitung auf der Wegstrecke im Falle eines Rezidivs und bei Progredienz

Die Verläufe von Krebserkrankungen sind so unterschiedlich wie die betroffenen Menschen. Im Idealfall ist ein kurativer Ansatz möglich, der Krebs spricht gut auf die Primärtherapie an, und der Patient ist damit geheilt. Die Krankheit kann aber noch nach Jahren krankheitsfreier Zeit als Rezidiv wiederkehren. Rezidive lassen sich oft gut behandeln, sie können aber auch zu einem chronischen Verlauf der Erkrankung führen. Und es gibt Arten von Krebs, die von vornherein auf eine Therapie nicht ansprechen, sowie Patienten, bei denen die Diagnose erst in einem fortgeschrittenen Stadium der Erkrankung erfolgt. Bei einer Progredienz der Erkrankung zielt dann die Therapie nicht mehr auf eine Lebensverlängerung, sondern auf die Linderung von Leiden und die Erhaltung der Lebensqualität ab. Einige Arten von Krebs lassen sich zwar nicht heilen, aber insofern gut behandeln, als die Patienten mit der chronischen Erkrankung über viele Jahre leben können. Insgesamt werden chronische Verläufe immer häufiger, und viele Menschen führen selbst mit Metastasen über Jahre ein gutes Leben.

9.1 Individuelle Leidenserfahrungen und Aufgaben des Patienten

Die Reaktion auf die Diagnose eines Rezidivs hängt wesentlich von den Erfahrungen seit der Erstdiagnose ab. Das Wissen darüber, was auf einen zukommen kann, hat zwei Seiten: Zum einen ist man mit der Krankheit und dem Medizinsystem schon vertraut und weiß um Möglichkeiten der Bewältigung. Zu anderen rückt die existenzielle Bedrohung noch näher und die zu erwartenden Belastungen durch die Therapie sind klarer.

Das Auftreten eines Rezidivs kann das Vertrauen in die Medizin und deren Angebote erschüttern. Auf einen Erfolg der Therapie zu hoffen fällt nach der Enttäuschung der Diagnose eines Rezidivs oft nicht leicht. Somit wird die Entscheidung für eine erneute Therapie schwieriger. Es stellt sich eher die Frage der Alternativen. Manche Patienten entscheiden in dieser Situation, sich keiner eingreifenden

Therapie mehr zu unterziehen – einige nach dem ersten, andere nach weiteren Rezidiven.

Bei bestimmten Krebserkrankungen ist es für manche Patienten trotz einer diagnostizierten »unheilbaren« Krankheit sehr passend, sich ihres Lebens zu erfreuen, auf eine ursächliche Therapie zu verzichten und stattdessen überwachende sogenannte »*Surveillance-Strategien*« einzusetzen, z. B. bei einem Low-risk-Prostatakarzinom. Andere Patienten wiederum erleben solche Krebsformen als sehr belastend, auch wenn sie keine Beschwerden haben.

Unabhängig von den Behandlungsstrategien werden Krebserkrankungen immer häufiger zu einer *chronischen Erkrankung,* mit der Patienten über viele Jahre leben. Bei rasch progredienten Verläufen bleibt den Betroffenen nicht viel Zeit. Diese gilt es auf möglichst sinnvolle Weise zu verbringen. Es stellt sich die Aufgabe, die vielen kleinen Abschiede bewusst zu erleben, zu betrauern und sich dabei auf den letzten großen Abschied vorzubereiten, zugleich aber auch das Leben auf seine individuelle Weise möglichst lebendig und sinnvoll zu gestalten – bis zum letzten Atemzug.

9.1.1 Trauer

Zumindest in der ersten Zeit der Therapie lindert die Hoffnung auf deren Erfolg die Trauer über die erlittenen Verluste. Bei chronischen und progredienten Verläufen müssen immer wieder neue Verluste verarbeitet werden. Oft geht eine – vermeintliche – basale Sicherheit verloren, das Gefühl von Vorhersagbarkeit und des uneingeschränkten Vertrauens ins Leben, in den eigenen Körper und die Zukunft. Entscheidungsfreiheit und Autonomie werden eingeschränkt, Wahlmöglichkeiten gehen verloren.

Im Rahmen von Krankenhausaufenthalten oder bei Pflegebedürftigkeit sind Intimität und Privatheit oft massiv eingeschränkt. Das Gefühl von Unversehrtheit und Lebendigkeit kann verloren gehen. Vielfach ist der Verlust von Körperfunktionen und Körperteilen zu bewältigen. Dabei verändert sich das Bild des eigenen Körpers und damit auch das Verhältnis zum eigenen Körper. Wenn er nicht mehr den eigenen Vorstellungen und den angenommenen Erwartungen anderer entspricht, wirkt sich das oft auf das Identitätsgefühl und den damit verbundenen Selbstwert aus. Können dann auch noch bestimmte Rollen nicht mehr ausgefüllt werden und verändern sich damit verbundene Beziehungen und Netzwerke, wird der eigene

Wert weiter infrage gestellt. Berufliche Auswirkungen können zu finanziellen Einschränkungen führen und Sorgen bereiten sowie den sozioökonomischen Status verändern.

Beschreibungen von Trauerprozessen, die sich am Modell des Verlusts eines Partners orientieren, sind nur beschränkt übertragbar: Im Rahmen von Krebserkrankungen sind Verluste keine einmaligen Ereignisse, sondern wiederholen sich immer wieder, wie etwa jene, die mit Chemotherapiezyklen oder mehrmaligen Operationen verknüpft sind. Die zunehmende Einschränkung der Wahlmöglichkeiten ist ein Abschied auf Raten. Schlussendlich kann sich die Aufgabe stellen, vom Leben und den Lieben Abschied zu nehmen.

Es gilt aber nicht nur von all dem Abschied zu nehmen, was man verloren hat und was in der Gegenwart nicht mehr möglich ist. Man muss sich auch von dem verabschieden, was in der Zukunft nicht mehr möglich sein wird. Die Bedeutung dieser Zukunft hängt von der Lebensphase ab, in der sich der Betroffene befindet. So fällt es schwerer, von einem Leben Abschied zu nehmen, das vor einem liegen könnte, als von einem, das – gut und erfüllt gelebt – hinter einem liegt.

9.1.2 Depressive Zustandsbilder

Trauerprozesse sind gesunde Reaktionen auf Verluste und dienen deren Verarbeitung. Es gilt, sie als solche zu erkennen, den Patienten gegenüber zu benennen und zu normalisieren, anstatt sie zu pathologisieren. Auch wenn es fließende Übergänge und Überschneidungen gibt, ist es ebenso wichtig, krankheitswertige depressive Zustandsbilder zu erkennen, sie von gesunder Trauer zu unterscheiden und entsprechend psychotherapeutisch und, wenn notwendig, auch psychopharmakologisch zu behandeln.

In einem biopsychosoziospirituellen Verständnis können depressive Syndrome auf der körperlichen Ebene psychoorganische Folgen von Erkrankung und Therapie sein. Auf einer psychischen Ebene können wir sie als Blockaden im Trauerprozess, als Identitäts-, Selbstwert- oder Sinnkrisen oder als Folge massiver Kränkungen verstehen. Auf einer sozialen Ebene können sie beispielsweise auf Gefühle von Isolation und das Fehlen des zum Trauern notwendigen mitmenschlichen Beistands hinweisen. Blockaden können sich z. B. einstellen, wenn Traumata die Trauer verhindern, wenn Gefühle von Trauer überfordern und überwältigen würden oder äußere Erfordernisse keinen Raum für Trauer lassen. Ein depressiver Rückzug kann der Bewältigung und der Schmerzvermeidung dienen, wenn man sich selbst von all dem distanziert, das einem lieb und wert ist, bevor die Krankheit es einem nimmt.

So stellt sich auch in diesem Bereich die Aufgabe, bei krankheitswertigen depressiven Zustandsbildern mögliche Behandlungsoptionen nicht ungenutzt zu lassen, zugleich aber Trauerprozesse nicht unnötig durch psychiatrische Diagnosen zu pathologisieren. Zum Gelingen dieser Aufgabe können viele Faktoren beitragen, die wir in unserem Ansatz beschreiben:

- Bewusstes Verwenden einer prozess- und kompetenzfokussierenden anstatt einer festschreibenden und defizitorientierten Terminologie und Sprache – beispielsweise sprechen wir von Belastungsreaktionen statt von Anpassungsstörungen oder von Traumafolgen statt von posttraumatischen Belastungsstörungen
- Validieren der subjektiven Erfahrung und der Expertise des Individuums
- Betonen von Stärken und Resilienz statt der Pathologie
- Betonen der allgemeinen menschlichen Erfahrung, die die Behandler mit ihren Patienten teilen, statt zwischen Gesund und Krank zu trennen
- Aktivwerden, wo Veränderung möglich ist.

9.1.3 Zwischen Abschied und Engagement für das Leben

Wenn sich Menschen mit ihrem Lebensende auseinandersetzen wünschen sie sich zumeist, nach einem erfüllten Leben aus voller Gesundheit heraus plötzlich zu sterben – etwa an einem Herzinfarkt. Bei Krebs ist das anders. Er bietet die Chance, zwei Pole zu integrieren: einerseits sich auf die Verluste einzustellen und sich zu verabschieden, andererseits sich auf das Leben einzulassen. Vordergründig scheinen die Pole einander auszuschließen, bei gelingender Integration im Sinne eines *abschiedlichen Lebens* gibt das Wissen um die Zerbrechlichkeit und Endlichkeit des Lebens jedem Augenblick einen besonderen Wert. Im *dualen Prozessmodell* (DPM) wird das Zusammenwirken beider Prozesse beschrieben (Stroebe a. Schut 2010; Vehling et al. 2018). Das Modell postuliert, dass die Bewältigung dieser Aufgabe erfolgreich abläuft, wenn es gelingt, zwischen den beiden Polen zu oszillieren.

In Zuständen, die den Pol der *Orientierung hin zu Abschied und Verlust* repräsentieren, liegt der Fokus der Aufmerksamkeit und des Handelns auf vergangenen und zu erwartenden Verlusten durch das Fortschreiten der Erkrankung und die eigene Sterblichkeit. Dies beinhaltet die Beschäftigung mit den Einschränkungen bei der Erfüllung von Rollen und der Erreichung von Lebenszielen, mit dem Lebensende und damit zusammenhängenden Fragen, etwa anderen Menschen zur Last zu fallen.

In Zuständen, in denen das *Engagement für das Leben* im Vordergrund steht, liegt der Fokus darauf, die verbleibende Zeit optimal zu nutzen und zu genießen. Dazu gehört das bewusste Wahrnehmen von Kleinigkeiten im Alltag, das Verbringen von Zeit mit Familie und Freunden, die Unterstützung anderer Menschen oder ein Ringen um größtmögliche Normalität.

Die Integration der beiden Pole ist ein kontextabhängiger und fluktuierender *Prozess*. Oft sind lange Phasen des Prozesses durch ein Verharren in einem Extrem oder das Pendeln zwischen beiden Extremen gekennzeichnet. Der eine Zustand scheint den anderen auszuschließen. Im einen wird der nächste Urlaub oder der Hausbau geplant, im anderen das Begräbnis und für die Angehörigen die Zeit danach. Abhängig von dem zu einem bestimmten Zeitpunkt vorherrschenden Pol verändert sich der psychophysiologische Zustand und damit auch die Einschätzung der Lebenserwartung und der Zukunft. Das Verharren an einem Pol wird oft als *Verleugnung* etikettiert. Die Einschätzung, ob ein derartiges Verhalten schädlich, nützlich oder notwendig ist, muss im Einzelfall erfolgen und ist eine Frage der Perspektive der Betroffenen bzw. von außen. Dazu ist der Kontext zu berücksichtigen mit der Fragestellung, inwiefern das System durch die Konfrontation mit dem Verlust überfordert ist. Das betrifft die Angehörigen, aber auch die Behandler.

Im Prinzip geht es darum, alle Beteiligten so weit zu unterstützen und zu stärken, dass eine Auseinandersetzung mit beiden Polen möglich wird. Die Schwierigkeit des Integrationsprozesses besteht darin, dass die einzelnen betroffenen Personen den damit verbundenen Weg nicht abgestimmt und synchron gehen. Wenn man die Angehörigen von Anfang an in Informationsgespräche einbezieht, erhöht dies die Wahrscheinlichkeit der Synchronisierung.

Die höchste Stufe der Integration ist jener Zustand, in dem beide Pole gleichzeitig im Gewahrsein gehalten werden können: *doppelte*

Bewusstheit (»double awareness«). Wenn es gelingt, sich – der Endlichkeit bewusst – mit allen Fasern dem Leben zuzuwenden, verleiht dies den Augenblicken eine besondere Qualität, Intensität und Tiefe. Widersprüche und innere und äußere Konflikte, die sich aus dem Gefangensein in einem Entweder/oder ergeben, lösen sich auf.

9.2 Werte- und Bedürfnisperspektive

Aus der Aufgabe, die beiden Pole des Abschiednehmens und des Sich-Einlassens auf das Leben zu integrieren, ergibt sich das Bedürfnis, die innere und äußere Freiheit sowie die Möglichkeit zu haben, zwischen beiden *flexibel zu pendeln* und beide Pole mit anderen Menschen *zu teilen*. Im Idealfall sind das die Angehörigen und wichtigsten Menschen. Wenn das – wie so oft – nicht möglich ist, kann es Aufgabe der Psychoonkologen sein, Menschen bei diesem Pendeln zu begleiten, mit Zuständen an beiden Polen in Resonanz zu gehen. Das betrifft die Patienten, aber auch ihre Angehörigen.

Am *Pol der Verlustorientierung* tut es wohl, wenn Emotionen zugelassen werden können, wenn die Betroffenen zum Ausdrücken und Teilen aller Gefühle ermutigt und begleitet werden, und wenn ihre Gefühle normalisiert und als angemessen wertgeschätzt werden, anstatt sie zu pathologisieren und für behandlungsbedürftig zu erklären. Das kann dabei helfen, die Realität des Fortschreitens der Erkrankung und des nahenden Todes zu erkennen und sich darauf einzustellen. Die Verlustorientierung kann dazu motivieren, sich auf das Lebensende vorzubereiten, etwa im Rahmen einer vorausschauenden Pflegeplanung oder durch das Hinterlassen eines Vermächtnisses. Wenn die jeweils anstehenden Aufgaben erfüllt sind, stellt sich oft Ruhe und innerer Frieden ein.

Am anderen Pol kann ein *Engagement für das Leben* zu Lebensfreude, Lebensqualität und zu Erfahrungen führen, die dem Leben und dem Leiden wieder Sinn geben. Beim Leben an diesem Pol rückt die Verlustorientierung zumindest für Augenblicke in den Hintergrund. Das wird als Pause von der Krankheit erlebt, es kann wieder Kraft geschöpft werden, sowohl für das weitere Leben als auch für die Abschiede. Wenngleich sie vielleicht nicht mehr erreicht werden können, erscheint an diesem Pol die Ausrichtung auf angemessene neue Ziele wieder sinnvoll. Hoffnung – verstanden als Offenheit für neue Möglichkeiten – findet wieder Nahrung.

9.2.1 Spirituelle und religiöse Bedürfnisse

Bei den sich stellenden existenziellen Fragen zu den Themen Tod, Sinn, Isolation und Freiheit finden sich Antworten oft im Bereich von Spiritualität und Religion. So lässt die Konfrontation mit Leiden Krankheit und Tod *spirituelle Bedürfnisse* aufkeimen, von deren Erfüllung abhängen kann, wie Menschen ihre Krankheit bewältigen. Spiritualität und Religion können zu Quellen werden, aus denen Menschen schöpfen, Sinn und inneren Frieden in ihrem Leben finden und daran glauben können, dass die Dinge in Ordnung kommen, wie auch immer sich das Leben und die Krankheit entwickeln.

Das erweiterte biopsychosoziale Model – das biopsychosoziospirituelle Modell – schließt Spiritualität und Religion mit ein. Diese Dimension zu thematisieren vermag oft verborgene Ressourcen zu aktivieren. Wird sie problemhaft erlebt, etwa durch ein Angst machendes Gottesbild oder durch Konflikte mit den Regeln einer Religionsgemeinschaft, kann ein Gespräch entlastend wirken.

Eine der Möglichkeiten für den Einstieg in diese Dimension ist die Frage: *Sind Sie in Frieden?* (Steinhauser et al. 2006). Es bleibt dem Patienten überlassen, auf welcher Ebene er antwortet. Spricht er darüber, ob er Frieden mit sich selbst geschlossen hat, mit anderen Menschen oder mit Gott und dem Schicksal? Die Frage lässt sich in unterschiedlichen Zusammenhängen stellen und konkretisieren: Sind Sie in Frieden mit ihrem Leben, ihrer derzeitigen Situation, ihrer Erkrankung oder einer konkreten Therapieentscheidung? Oder: Sind ihre Angehörigen in Frieden mit diesen Dimensionen? Die Frage impliziert und suggeriert, man könne in Frieden sein – eine Sehnsucht und ein Bedürfnis vieler onkologischer Patienten.

Spirituelle Bedürfnisse beziehen sich auf vier Ebenen (vgl. Büssing a. Koenig 2010):

- Die *soziale Ebene* mit dem Thema der Verbundenheit und dem Spannungsfeld zwischen Liebe und Zugehörigkeit versus Isolation, Fragen der Kommunikation mit dem Partner etc.
- Die *emotionale Ebene* mit innerem Frieden, Hoffnung, Balance und Vergebung versus Disstress und Angst
- Die *existenzielle Ebene* von Sinn und Bedeutung mit den Themen Lebenssinn, Selbstverwirklichung, Erfüllung von Rollen etc.

- Die *spirituell-religiöse Ebene* der Transzendenz mit spirituellen Ressourcen, der Beziehung zu Gott und dem Heiligen, mit Gebet, Meditation etc.

HOPE-Modell

Um im Sinne des biopsychosoziospirituellen Modells Patienten systematisch auch auf der Ebene von Spiritualität und Religion anzusprechen, bieten sich durch das Akronym HOPE strukturierte Fragen an (Anandarajah a. Hight 2001). Das Modell differenziert zwischen Religiosität und Spiritualität als unabhängige Dimensionen, was sich insbesondere bei Personen als hilfreich erweist, die sich zwar als spirituell, aber nicht als religiös beschreiben.

H – *Hoffnung:* Quellen von Hoffnung, Sinn, Frieden, Stärke, Wohlbefinden und Liebe

O – *Organisierte Religion:* Zugehörigkeit zu Religionsgemeinschaften und daraus sich ergebende Rechte, Regeln und Pflichten, Besuch von Gottesdiensten, Rituale, Teilhabe; soziokulturelle und weltanschauliche Einbettung

P – *Persönliche Spiritualität und Praxis:* Gebet, Meditation, aber auch spirituelle Erfahrungen wie Nahtodeserlebnisse etc.

E – *Effekte:* Auswirkungen von Spiritualität und Religion auf die medizinische Betreuung und Belange am Ende des Lebens (»end-of-life issues«); Wunsch nach spezifischer seelsorgerischer Begleitung mit Krankensalbung, Reinigungsritualen etc.

Spiritualität und Religion sind nicht erst am Lebensende von Bedeutung. Schon rund um die Diagnosestellung spielen sie als mögliche Ressourcen eine Rolle. Andererseits kann sich der weltanschaulich-religiöse Hintergrund im subjektiven Krankheitskonzept niederschlagen, etwa ob man Krankheit und Leiden als zum Leben gehörig versteht oder als Bestrafung, ob man sich von Gott verlassen oder sich von ihm gerufen dem Paradies nahe fühlt und auf Erlösung und ein Leben nach dem Tod hofft.

In einem resonanzbasierten Verständnis von menschlichen Begegnungen ist der spirituell-religiöse Hintergrund des Therapeuten ebenfalls von Bedeutung, auch wenn es nicht explizit zum Thema wird, woran er glaubt, worauf er hofft.

In seiner Argumentation *Für eine Medizin der Zuwendung* schreibt der Freiburger Medizinethiker Giovanni Maio (2017, S. 177):

> »Wenn Heilung nicht mehr möglich ist, endet die Hoffnung nicht – sie beginnt erst. Erst dann ist die Situation der Bedrängnis so virulent, dass der Mensch sich auf die Suche nach einem tragenden Grund begibt. Auf dieser Suche braucht er Beistand, und zwar nicht in Form von Hoffnungsangeboten, sondern im Aufzeigen dessen, dass es sich lohnt, nach einem tragenden Grund weiter zu fragen und die Wirklichkeit danach zu durchforsten.«

9.3 Zwischen Hoffen und Bangen

Der römische Philosoph Marcus Tullius Cicero schrieb in einem Brief an einen Freund: »Dum spiro spero. Dum spero amo. Dum amo vivo.«[8] (Solange ich atme, hoffe ich. Solange ich hoffe, liebe ich. Solange ich liebe, lebe ich.) Hoffnung und Liebe sind wie das Atmen mit unserem Leben verbunden. Ohne sie sind wir der Isolation und einer existenziellen Verzweiflung ausgeliefert. Hoffnung und Liebe geben Kraft, Leiden zu ertragen und dem Tod ins Auge zu blicken.

Es scheint, als ob in der naturwissenschaftlich orientierten Medizin der Mut zu hoffen abhandengekommen ist. Diese Medizin baut auf Machbarkeit, Planung, strategisches Handeln und Management von Krankheiten und Symptomen oder, wenn sie an ihre Grenzen stößt, auf Fortschritte in der Forschung und therapeutische Durchbrüche. Prognosen, die sich aus Zahlen und Wahrscheinlichkeiten ergeben, vermitteln allerdings nicht unbedingt Hoffnung im Sinne eines Vertrauens in die Zukunft.

In der heutigen Zeit richtet sich die Hoffnung der Menschen insgesamt mehr darauf, die Zukunft zu kontrollieren und sich abzusichern. Wenn sich unsere Hoffnung einseitig auf äußere Faktoren bezieht, können wir allzu leicht vergessen, dass wir als Menschen die Fähigkeit haben, auch Halt zu finden, indem wir uns *innerlich* vergewissern. Je mehr wir auf die äußeren Fakten starren, desto mehr vernachlässigen wir das Potenzial, das in uns selbst steckt.

> Hoffen bedeutet, offen zu sein für Möglichkeiten, für etwas, von dem wir noch nicht wissen, wann es kommen und was es genau sein wird.

8 Verfügbar unter https://www.prüfung-ratgeber.de/2019/01/was-bedeutet-dum-spiro-spero-erklaerung/ [Zugriff: 20.05.2021].

In einer technischen Herangehensweise orientieren sich die Ziele der Medizin an deren Machbarkeit. Wird allerdings die Zukunft nur unter dem Gesichtspunkt der statistischen Wahrscheinlichkeit ihrer Machbarkeit betrachtet, engt das den Blick von Ärzten und Patienten stark ein. Diese Erwartungshaltung macht blind für all das, was *nicht* berechenbar und planbar, aber dennoch möglich ist. Die geweckten Erwartungen verengen den Horizont und induzieren Kontrollillusionen. Oft folgt Enttäuschung. Insbesondere in Krisensituationen tut man gut daran, »die Hoffnung nicht auf ein ganz bestimmtes Ziel einzuengen, sondern sie als das anzusehen, was sie ihrem Wesen nach ist: ein Offenbleiben für das, was kommen wird, und ein Vertrauen darauf, es bewältigen zu können« (Maio 2017, S. 169).

9.3.1 Hoffnung

Hoffnung ist jene Haltung gegenüber einer nicht vorhersehbaren Zukunft, die wir brauchen, um nicht zu verzweifeln, sondern die *Gegenwart aktiv zu gestalten.* Hoffnung muss widrige Realitäten nicht verleugnen. Sie erkennt sie an, lässt sich von ihnen aber nicht überwältigen. Hoffnung beinhaltet den Blick für das, was die Zukunft an positiven Möglichkeiten bereithält. Hoffnung verbindet Wissen mit Demut. Dem Hoffenden ist bewusst, dass man die Zukunft nicht in der Hand hat und sich der Eintritt des Erhofften nicht restlos planen und garantieren lässt. Wenn wir sicher wären, dass etwas eintritt, wäre das eher Erwartung als Hoffnung. Hoffnung im engen Sinn richtet sich auf etwas, das *nicht* von uns abhängt. Sie erkennt an, dass man auf nicht beeinflussbare Umstände angewiesen ist, auf eine glückliche Fügung oder äußere Hilfen. Hoffnung gibt Kraft, die nicht auflösbare Ungewissheit der menschlichen Existenz auszuhalten und selbst in Krisen existenzieller Bedrohung handlungsfähig zu bleiben.

Hoffnung bedarf der Bereitschaft zu Geduld, der Fähigkeit, die Dinge auf sich zukommen zu lassen und auf einen Prozess des Wachstums und Reifens zu vertrauen. Hoffnung setzt die Bereitschaft voraus, von der unmittelbaren Machbarkeit Abstand zu nehmen und den Zustand des Nichtwissens mittels Geduld zu überbrücken.

Hoffnung ist allerdings nicht mit bloßem Abwarten zu verwechseln. Sie schließt vielmehr den Impuls zur Gestaltung mit ein. Der *leidenschaftliche Einsatz für das Mögliche,* die Gestaltung der Gegenwart verbindet Hoffnung mit Freiheit: mit der menschlichen Freiheit, über Fakten hinauszudenken, Möglichkeiten einzubeziehen und aus einer

Offenheit für die Zukunft heraus ohne Scheuklappen und Geländer zu denken. Hoffen bedeutet, das eigene Bangen, die eigene Verletzlichkeit und Abhängigkeit anzuerkennen und sich zugleich auf die Zukunft einzulassen, mit der Zuversicht, das Kommende bewältigen zu können. In tieferem Sinne hofft man nicht auf ein im Außen zu findendes »Etwas«, sondern auf etwas in einem selbst, letztlich auf das *eigene Vertrauen darauf, dass etwas persönlich Bedeutungsvolles Bestand haben wird.*

9.3.2 Hoffen worauf? – Zwei Formen der Hoffnung

> »Es ist ein Gesetz im Leben: Wenn sich eine Tür vor uns schließt, öffnet sich eine andere. Die Tragik ist jedoch, dass man nach der geschlossenen Tür blickt und die geöffnete nicht beachtet.«[9]

Anhand dieser André Gide zugeschriebenen Metapher lassen sich auch zwei Formen von Hoffnung gut unterscheiden: Ein grundsätzliches Vertrauen darauf, dass sich eine Türe öffnet, wäre Ausdruck eines basalen hoffnungsvollen Gestimmtseins. Diese *universelle Hoffnung* trägt und leitet uns. Man kann sie hegen, verlieren und wiedergewinnen. Sie bildet die Grundlage für die konkreten Hoffnungen im Alltag, für ein Hoffen auf etwas Bestimmtes, auf etwas Wünschenswertes, das sich hinter der sich öffnenden Türe erschließt.

Im Laufe unseres Lebens verändert sich immer wieder, worauf wir hoffen, etwa wenn wir älter werden, sich äußere Umstände verändern oder wir etwas verlieren. Die Einschränkungen einer potenziell lebensverkürzenden Erkrankung stellen meist vieles von dem infrage, was wir uns erhoffen. Bei einem sich verändernden Gesundheitszustand und im Palliativbereich wird deutlich: Hoffen ist ein Prozess, bei dem sich die *konkreten Hoffnungen* ständig transformieren. Im Laufe einer Krebserkrankung richtet sich die Hoffnung bei der Diagnosestellung typischerweise auf eine günstige Prognose, auf ein gutes Ansprechen auf die Therapie und eine Verlängerung der verbleibenden Lebenszeit, im Idealfall auf Heilung. Wenn die Chancen auf Heilung schwinden, verändert sich der Fokus, auf den sich die Hoffnung richtet.

Die naheliegende Hoffnung vieler krebskranker Menschen bezieht sich auf die Erwartung oder den Wunsch, in der verbleibenden

9 Verfügbar unter https://www.gutzitiert.de/zitat_autor_andre_paul_guillaume_gide_thema_zufriedenheit_zitat_22739.html [Zugriff: 20.05.2021].

Lebenszeit noch erfüllende Erfahrungen zu machen. Dies sind meist Beziehungserfahrungen wie die Geburt des Enkelkindes, die Heirat der Tochter oder des Sohnes, die Einschulung des Kindes oder der Tag der silbernen Hochzeit etc.

Was darüber hinaus immer bleibt: Man kann auf ein Wunder hoffen. Man kann aber auch darauf hoffen, noch so lange, so normal und so würdevoll wie möglich zu leben. Man kann auf ein gutes Sterben hoffen, was immer das im Einzelfall genau bedeutet: ohne Schmerzen, ohne Atemnot, geborgen, von geliebten Menschen begleitet oder für sich allein. Man kann auf Vergebung und Frieden hoffen – mit sich selbst und dem eigenen Leben, mit anderen Menschen oder mit Gott. Jeder Mensch kann hoffen, dass von irgendwo her die Kraft und der Mut kommen, die Krankheit und das mit ihr verbundene Leid zu bewältigen. Er kann darauf hoffen, dass bis zum letzten Atemzug das Bewusstsein für die Kostbarkeit des Lebens erhalten bleibt, auch indem er anderen etwas bedeutet und er niemandem zur Last fällt. Dass sein Leben und vielleicht auch das Sterben ein Vermächtnis enthält und er anderen etwas Wertvolles hinterlassen kann. Neben seinem Vermächtnis an die Hierbleibenden kann er auch auf etwas hoffen, was nach dem Tod kommt. Auf eine Art des Weiterlebens, auf eine Wiederkehr oder auf ewige Ruhe. Wenn er für sich selbst nichts erhofft, kann er für seine Nachfahren oder die Welt etwas hoffen.

Ältere Palliativpatienten durchlaufen in diesem Transformationsprozess der Hoffnung immer wieder drei ineinander verflochtene Schritte (Duggleby a. Wright 2009):

1. Zunächst stellt sich die Aufgabe, hinzuschauen und das Leben anzuerkennen, wie es gerade ist (»acknowledging life the way it is«). Zu einer realistischen Einschätzung bedarf es allerdings auch einer offenen, angemessenen und fachkundigen Information.
2. Der zweite Schritt besteht in der Suche nach all dem, was Sinn und Bedeutung stiftet (»searching for meaning«). Dazu dient die Rückschau auf das, was im Leben wesentlich und wertvoll war und was man hinterlassen möchte.
3. Im dritten Schritt wird die Hoffnung neu bewertet und an die jeweils verbleibenden Möglichkeiten und deren Realisierung angepasst (»positive reappraisal«).

9.3.3 Falsche Hoffnungen und die Perspektive der Behandler

Der Logik des Maschinenmodells folgend, glauben viele Ärzte, sie könnten ihren Patienten Hoffnung machen, ihnen diese aber auch rauben. Diese Vorstellung ergibt sich aus der Macht, die sie ihren Therapien zuschreiben. Tritt allerdings das, was sie zumindest bei einem gewissen Prozentsatz ihrer Patienten erwarten, nicht ein, werden sie mit ihrer Ohnmacht konfrontiert. Gefühle von Ohnmacht einzugestehen ist insbesondere dann belastend, wenn die Möglichkeiten der Palliativmedizin nicht als gleichwertige Option gelten, wenn Sterben als persönliches Versagen oder als Versagen der Medizin erlebt wird und eine Hoffnung fehlt, die sich auf erreichbare Ziele bezieht.

Eine ethnografische Studie aus den Niederlanden beschreibt anhand von Patienten mit kleinzelligem Bronchialkarzinom (einer Krebserkrankung mit schlechter Prognose) das *kommunikative Zusammenspiel* von Ärzten und ihren Patienten. Ärzte wollen kein Todesurteil verkünden, und die Patienten wollen es nicht hören. Die Autoren fanden einen typischen Verlauf mit fünf Stadien (The et al. 2001):

1. durch die Diagnose ausgelöste existenzielle Krise
2. Konzentration auf die Therapie während der ersten Therapiephase
3. Zeit relativen inneren Friedens, während der Krebs auf den Röntgenbildern nicht sichtbar ist
4. zweite existenzielle Krise bei der erneuten Manifestation der Erkrankung
5. finale Krise beim Erhalt der Nachricht, dass eine weitere Behandlung nicht verfügbar oder machbar ist.

Die Autoren beschreiben die Kollusion in diesen Stadien. Dass der Blick auf die Prognose in den ersten Stadien von anderen Themen überdeckt wird, kommt beiden, den Ärzten und den Patienten, entgegen. Nach der Diagnosemitteilung richtet sich der Fokus der Aufmerksamkeit möglichst unmittelbar auf die Behandlung. Das zeitweilige Verschwinden des Tumors von den Bildern auf dem Röntgenschirm macht es den Beteiligten leicht, sich den Fragen nach dem weiteren Verlauf selbst bei schlechter Prognose nicht zu stellen. Nach dem Rezidiv wird in der Regel wieder auf die Therapie fokussiert. Fragen nach der Prognose werden dahingehend beantwortet, diese hänge vom Ansprechen auf die erneute Therapie ab: »Man werde sehen.« Äußerungen des Arztes lassen oft einen großen Interpretationsspielraum offen: »Der Tumor ist behandelbar, die Therapie hat gut angesprochen.« Oder: »Das Röntgenbild zeigt keine Abnormitäten.« Sie können leicht als Verheißung oder als Mitteilung von Heilung missverstanden werden. Auch mögen alle Beteiligten nicht glauben, dass all das, was man an Therapien auf sich genommen hat, umsonst gewesen sein soll. Im letzten Stadium wird deutlich, dass der Optimismus zumindest rückblickend auf einer Illusion beruhte, an die alle Beteiligten gerne glaubten.

Falsche Hoffnungen können zu Therapieentscheidungen führen, die Patienten und ihre Angehörigen im Nachhinein bereuen. Oft schränken belastende und aufwendige Therapien die Lebensqualität ein und kosten wertvolle Zeit, die Patienten im Wissen um den nahenden Tod vielleicht auf andere Weise verbracht hätten. Das Hoffen auf Heilung und Lebensverlängerung verhindert die Auseinandersetzung mit Tod, Sterben und dem Danach. Und diese Auseinandersetzung braucht Zeit. Es schmerzt, wenn man sie durch das Verfolgen unrealistischer und falscher Hoffnungen verloren hat.

Im Gegensatz zum Großteil der Publikationen, die sich mit dem Nähren von Hoffnung beschäftigen, betont eine andere niederländische Studie die *Schattenseiten der Hoffnung* (Nierop-van Baalen et al. 2019). Die interviewten Vertreter von Berufen des Gesundheitssystems vertraten für den Palliativbereich großteils sehr klare Positionen: Die Wahrheit müsse mitgeteilt werden, man müsse dem Tod ins Auge schauen, unnötiges Leid wie durch experimentelle Behandlungen solle vermieden werden, Patienten sollen in Akzeptanz und nicht im Kampf sterben, wichtige Bezugspersonen dürfen nicht belastet werden, Patienten sollen im Kreise ihrer Angehörigen sterben, und unrealistische Ziele sollen durch erreichbare Ziele ersetzt werden. Unrealistische Hoffnungen könne man nur so lange bestehen lassen, als man selbst nicht zum Lügen gezwungen sei oder sich selbst untreu werden müsse.

Aus einer solchen Haltung erwächst wiederum eine andere Gefahr: den Patienten die eigenen Vorstellungen davon überzustülpen, was gutes Sterben bedeutet. Dann würden Entscheidungen in der letzten Lebensphase nicht patientenzentriert, sondern behandlerzentriert erfolgen. Auch in diesen Fällen würden nicht die Präferenzen der Patienten, sondern jene der Ärzte und anderen Behandler den Ausschlag geben.

9.3.4 Posttraumatisches Wachstum

Es kann Betroffenen und Behandlern aber auch Hoffnung geben, wenn sie – vielleicht sogar aus eigener Erfahrung – wissen, dass existenzielle Krisen nicht nur krank machen, traumatisieren und Menschen in Verzweiflung stürzen können. Es macht Hoffnung, dass sich auch Möglichkeiten eröffnen, sich nicht »nur« wieder zu erholen, sondern schwere Zeiten auch als Entwicklungs- und Reifungsanforderung zu sehen.

Traumatische Erfahrungen sind dadurch charakterisiert, dass sie die bisherige Sicht auf die Welt grundlegend infrage stellen. Eine konstruktivistische Sicht legt nahe, diese Erschütterung auch als Chance zu sehen, das Selbst- und Weltbild neu zu konstruieren. Posttraumatisches Wachstum kann anhand der Metapher des Wiederaufbaus eines Hauses nach einem Erdbeben veranschaulicht werden: Nach der Erschütterung der Fundamente der Grundannahmen über das Leben kann eine neue Sicht auf die Welt aufgebaut werden (Tedeschi et al. 2018).

Posttraumatisches Wachstum kann sich zumindest in fünf Bereichen manifestieren:

1. Das eigene Leben und die alltäglichen kleinen Dinge werden mehr geschätzt.
2. Persönliche Beziehungen intensivieren sich, das Mitgefühl nimmt zu. Beziehungen, die sich in der Krise bewährt haben, werden enger. Von belastenden oder oberflächlichen Kontakten kann man sich leichter distanzieren.
3. Die eigene Verletzlichkeit wird als Realität anerkannt. Zugleich stärkt die überwundene Krise das Vertrauen in die Fähigkeit, auch in Zukunft Schwieriges zu bewältigen.
4. Die Krise ermöglicht, sich aus Strukturen zu lösen, die zuvor unveränderlich zu sein schienen. Prioritäten verändern sich. Oft verabschieden sich Betroffene von Menschen, die ihnen nicht guttun, oder von Berufsmodellen, die ihnen nicht mehr entsprechen. Sie wenden sich Dingen zu, die ihnen bedeutsamer und wichtiger erscheinen.
5. Viele Betroffene finden einen neuen und vertieften Zugang zu Spiritualität und Religion.

Neben allen Verlusten lohnt es sich auch darauf zu achten, welche Entwicklungen durch die Krebserkrankung möglich waren und was gewonnen wurde (»gains and losses«; Loeffler, Poehlmann a. Hornemann 2018). Beim Großteil der Patienten mit lebensbedrohenden Erkrankungen sind – wenn sie Zeit und Unterstützung haben – Entwicklungen in Richtung eines posttraumatischen Wachstums zu beobachten. Sie entwickeln neue Sichtweisen auf das Leben, das eher als Geschenk erlebt und dankbar angenommen wird, mit einer Wertschätzung für das Hier und Jetzt und die kleinen Dinge. Die Auseinandersetzung mit existenziellen Themen, Spiritualität und dem Lebenssinn führt Patienten oft zu neuen Lebenszielen. Oft verändert sich auch die Beziehung zum eigenen Körper. Er wird bewusster wahrgenommen, seine Signale werden gehört, man geht freundlicher mit ihm um und entwickelt die Fähigkeit, besser für ihn zu sorgen. Zu dieser Freundlichkeit gehört auch das Unterlassen von selbstgefährdendem Verhalten oder Substanzmissbrauch. Manche Patienten berichten von Entwicklung und Transformation ihrer Persönlichkeit. Das wird beispielsweise beschrieben als mehr Bewusstheit für ein »mögliches Selbst«, ein »authentisches« und ein »besseres Selbst«. Sie erleben sich als offener, sympathischer, kreativer und lebendiger.

Survivors, die in ihrer Kindheit eine Krebserkrankung überlebt haben, beschreiben ihre Entwicklung zu spirituelleren, weiseren, empathischeren und menschlicheren Erwachsenen (Hefferon, Grealy a. Mutrie 2009). Sie wurden demütiger und bescheidener, auch weil sie gezwungen waren, um Hilfe zu bitten. Viele Studien berichten von der Entwicklung eines »stärkeren Selbst« oder eines »Kämpfers«, der sich aus der Erfahrung heraus bildete, körperliches Leiden überstanden zu haben. Manche berichten von einem gestärkten Selbstwertgefühl und darüber, auf sich stolz zu sein; über mehr Selbstvertrauen und mehr Vertrauen in ihre Resilienz, das heißt ihre Fähigkeit, auch zukünftige Herausforderungen gut meistern zu können. Mit einem »empathischen Selbst« verknüpfen sie mehr Geduld und Mitgefühl mit anderen Menschen, aber auch ein Verbundenheitsgefühl mit der gesamten Menschheit. Oft taucht das Bedürfnis auf, der Gesellschaft etwas von dem zurückzugeben, was sie selbst empfangen haben. Das betrifft ehrenamtliche Tätigkeiten, Aktivitäten in der Forschung oder auch das Weitergeben der eigenen Erfahrungen (ebd.).

9.4 Wohin soll die Reise gehen? Sinn als Orientierungshilfe

Auf der Reise des Lebens stellt sich immer wieder die Aufgabe, sich zu orientieren und über die Richtung zu entscheiden, die man einschlägt – im Großen wie im Kleinen. Dazu bestimmen wir mehr oder weniger bewusst, was wir wichtig nehmen und welche Bedeutung wir einzelnen Menschen, Dingen, Handlungen, Ereignissen und Zielen zuschreiben. Sinn entsteht durch eine höchst subjektive und individuelle Bedeutungsgebung. Lebenssinn umfasst die subjektive Bewertung des eigenen Lebens als mehr oder weniger sinnvoll. Das Gefühl für Sinn und Lebenssinn entfaltet sich dynamisch, variiert und ist nicht unbedingt bewusst. In Sinnkrisen wird die Abwesenheit von Sinnerleben bis hin zur Sinnleere auf leidvolle Weise zum Thema (Schnell 2016).

Um bei dieser herausfordernden Reise nicht zu verzweifeln und vom Weg abzukommen, ist das Erleben von Sinnhaftigkeit bei onkologischen Erkrankungen von besonderer Bedeutung. Aus der salutogenen Betrachtungsweise sah Antonovsky (1997) in der Sinnhaftigkeit das Vertrauen darauf, dass die Anforderungen im Leben Herausforderungen sind, die Anstrengung und Engagement lohnen. Sinnhaftigkeit wird als Komponente des Kohärenzsinns (S. 48) zu einer wichtigen Ressource beim Ertragen vom Leiden und zu einem Motor in Richtung Gesundheit. Viktor Frankl zitierte Nietzsche (1888, § 12) mit dessen Ausspruch: »Hat man sein warum? des Lebens, so verträgt man sich fast mit jedem wie?.«

Körperliche und soziale Einschränkungen durch eine Krebserkrankung und deren Therapie werden insbesondere dann als leidvoll und als Disstress erlebt, wenn sie mit einem Verlust an Sinnerleben verbunden sind. Das Schwinden des Erlebens von Sinnhaftigkeit wird zu einer existenziellen Bedrohung, wenn die Motivation zum Weiterleben infrage gestellt wird oder ganz verloren geht. So liegt es nahe, in der Begleitung von Menschen mit Krebserkrankungen der oft vernachlässigten Sinndimension jene Aufmerksamkeit zukommen zu lassen, die ihr angemessen ist. Dies betrifft den diagnostischen Blick ebenso wie ihre Berücksichtigung beim therapeutischen Vorgehen.

9.4.1 Sinnorientierte Interventionen

Die Gruppentherapie Irvin D. Yaloms war wohl die einflussreichste sinnorientierte Intervention in der Geschichte der Psychoonkologie. In seiner Gruppe waren Brustkrebspatientinnen in einem fortgeschrittenen Stadium dazu eingeladen, sich über die existenziellen Themen Tod, Sinnlosigkeit, Isolation und Freiheit in der Gestaltung des Lebens auszutauschen (Yalom a. Greaves 1977). Die Weiterentwicklung des Konzepts zur *Supportiv-Expressiven Gruppentherapie* durch David Spiegel gründet auf Yaloms Arbeit (Spiegel a. Claasen 2000; Reuter u. Spiegel 2016). Die Veröffentlichung der Überlebenszeiten der Gruppenteilnehmerinnen warf die Frage auf, inwiefern psychoonkologische Interventionen zur Verlängerung der Lebenszeit beitragen können (S. 281).

Die *sinnzentrierte Gruppentherapie* (»meaning-centered group therapy«; Breitbart et al. 2015) richtet sich an schwerstkranke Patienten mit Krebs, die unter Demoralisierung leiden. Das strukturierte Vorgehen bezieht sich auf Viktor Frankl, sucht nach persönlichen Quellen von Sinn, thematisiert Schuld und Bedauern angesichts von Lebensentscheidungen und verpassten Möglichkeiten und widmet sich dem persönlichen Vermächtnis. Teile der Intervention sind auch in der Einzeltherapie anwendbar. Es ist allerdings gerade der Austausch und das Erleben in der Gruppe, die als wertvoll erfahren werden. Denn einer der Wege, das Leben sinnvoll zu gestalten, besteht darin, von anderen etwas zu bekommen, aber auch für andere da zu sein und ihnen etwas geben zu können. In der Gruppe wird deutlich: Menschen sind getrennte, vereinzelte Wesen, aber sie teilen das Schicksal der Sterblichkeit. Eine Patientin Yaloms bezeichnete sich als einsames Schiff im Dunkeln. Ein Anlegen sei de facto nicht möglich gewesen, »aber es war trotzdem sehr tröstlich, die Lichter anderer Schiffe zu sehen, die dasselbe Gewässer befuhren« (Yalom 2003, S. 116).

Die *»Meaning-Making Intervention«* (sinngemäß: Bedeutung/Sinn stiftende Intervention) soll insbesondere jene Patienten kurz nach der Krebsdiagnose unterstützen, die durch die Erschütterung der Fundamente des bisherigen Selbst- und Weltverständnis unter einem Sinnverlust leiden (Lee et al. 2006). Die Intervention zielt auf die Anerkennung der Gegenwart, das Nachdenken über die Vergangenheit und eine Ausrichtung auf die Zukunft. Diese drei Zeitdimensionen werden anhand einer Lebenslinie visualisiert. Diese wird als einfache horizontale Linie auf ein Blatt Papier gezeichnet. Die Patienten werden gebeten, sich vorzustellen, dass der linke Pol ihre Geburt und der rechte Pol das Ende ihres physischen Lebens bedeutet. Dann wird ihnen die Aufgabe gestellt, die jetzige Position durch einen Kreis auf der Linie zu markieren.

Die Patienten werden im Rahmen der »Meaning-Making Intervention« anschließend eingeladen, ihre Geschichte von der Krebsdiagnose bis zur momentanen Situation zu erzählen, um gemeinsam vertieft zu verstehen, worunter sie besonders leiden. Zur Stärkung werden auch gut bewältigte Lebensereignisse und frühere Wendepunkte im Leben auf der Lebenslinie markiert und vergegenwärtigt. Bewältigungsstrategien werden herausgearbeitet. Abschließend werden die Patienten darin ermutigt, Zukunftsvisionen zu entwickeln, bisherige Lebensziele und deren Bedeutung an die neue Situation anzupassen und neu zu ordnen. Daraus ergeben sich kurzfristige und langfristige Ziele, die gemeinsam formuliert werden. Zum Transfer in den Alltag werden konkrete Schritte und Aktivitäten gesucht, die in diese Richtung führen.

Schließlich sei noch das von einem kanadischen Team entwickelte Programm *»Managing Cancer and Living Meaningfully«* (CALM; sinngemäß: Krebs bewältigen und sinnerfüllt leben) erwähnt, das wesentliche Elemente eines resonanzbasierten Vorgehens enthält. Das Programm wurde für die Einzelpsychotherapie mit Krebskranken in fortgeschrittenen Krankheitsstadien entwickelt, die voraussichtlich noch mindestens sechs Monate Lebenszeit vor sich haben (Rodin et al. 2018). Seine theoretische Fundierung findet CALM in der Intersubjektivitätstheorie, der Bindungstheorie und der existenziellen Therapie Yaloms. Die Themen des Programms betreffen vier Bereiche:

- Symptommanagement, Therapieentscheidungen und Kommunikation mit dem Behandlungs- und Pflegeteam
- Veränderungen in der Identität, den Rollen und der Beziehung mit wichtigen Bezugspersonen
- Spiritualität, Sinnstiftendes, individuelle Bedeutung der Erkrankung und des Leidens; Setzen von Prioritäten
- Vorbereitung auf die Zukunft, Hoffnung und Auseinandersetzung mit dem Sterben

Das Vorgehen basiert auf einer bindungsorientiert gestalteten authentischen Therapiebeziehung, ist im Setting hochgradig flexibel und fokussiert auf Sinn und Bestimmung im Leben. Ein spezifisches Ziel ist das Kultivieren der Fähigkeit, flexibel und situativ angemessenen zwischen zwei Polen wechseln zu können: dem Engagement fürs Leben und der Vorbereitung auf die Zukunft inklusive der Auseinandersetzung mit Tod und Sterben. Angestrebt wird die Integration beider Pole durch eine doppelte Bewusstheit (»double awareness«, S. 313). In einem Zeitraum von sechs Monaten werden bis zu acht fünfzigminütige Einzeltherapiesitzungen angeboten. In jeder Sitzung bestimmt der Patient, welcher Themenbereich in welchem Ausmaß behandelt wird.

9.4.2 Das Buch des Lebens: Ein sinnstiftendes Narrativ entwickeln

Dem Sohn einer sterbenskranken Krebspatientin, der bei den Besuchen seiner Mutter immer nur schweigend am Bett saß und nicht wusste, worüber er mit ihr sprechen sollte, gab Lawrence LeShan (2013) eine wertvolle Anregung: Er schlug vor, sie zu bitten, ihm aus ihrem Leben zu erzählen. Das könne er dann seinen Kindern weitererzählen, wenn sie ihn einmal nach ihrer Großmutter fragen. Diese Einladung erweckte neue Lebensgeister der Mutter. Sie begann Tonbandkassetten zu besprechen und auf diese Weise Teile ihres Lebens zu erhalten und der Nachwelt zugänglich zu machen.

Verfahren, die Menschen Gelegenheit geben, auf ihr Leben als Ganzes zurückzuschauen, haben im Rahmen der sinnstiftenden Interventionen einen hohen Stellenwert. Von einer vertrauensvollen und wertschätzenden Beziehung getragen, fällt es Patienten oft leichter, eine wohlwollende Metaperspektive einzunehmen, auf ihr Leben zurückzublicken und während des Erzählens eine Geschichte entstehen zu lassen. Wenn Erzähler und Zuhörer aus einer gewissen Distanz auf die Ganzheit blicken, lassen sich die einzelnen Fäden erkennen, aus denen der einzigartige Stoff des Lebens gewoben wurde.

Narrative haben einen Anfang, eine Mitte und ein Ende. Ausgangspunkt können die unterschiedlichsten Fragen sein:

- Woher komme ich, und wohin gehe ich?
- Welche schönen Dinge habe ich erlebt?
- Welche aufregenden und schwierigen Dinge habe ich erfahren und bewältigt?
- Woran bin ich gescheitert?
- Was hat bisher gefehlt?
- Was ist für die Zukunft noch wünschenswert?

Erzählend kann man freundlich und mit Mitgefühl auf die Person schauen, die man einmal war.

Das Erzählen der eigenen Lebensgeschichte macht prägende Grundannahmen bewusst, die das Leben in eine bestimmte Richtung lenken. Wenn limitierende Annahmen zum Vorschein kommen, kann man sie in den Gesamtzusammenhang der Lebensgeschichte einordnen, hinterfragen und gegebenenfalls relativieren. Auch die Geschichte der Erkrankung kann man im Kontext der gesamten Lebensgeschichte besser verstehen, ebenso die eigene Geschichte, wenn man sie in den größeren Rahmen der Zeitgeschichte einordnet, die den Hintergrund bildete. Mit einem kontextualisierenden Blick erscheint vieles ganz von selbst in einem neuen Licht. Im Sinne eines Reframings können Details aus neuen Blickwinkeln betrachtet werden.

Es verleiht Menschen Würde, wenn sich der Blick des Betrachters von der Krankheit auf die ganze Person und ihre Geschichte weitet. Beim Lauschen einer Lebenserzählung können Details der Lebensgeschichte, Aufgaben, die erfüllt, und Dinge, die erreicht oder überwunden wurden, bezeugt und gewürdigt werden. Die *würdezentrierte Therapie* (»dignity therapy«) besteht im Kern aus oft nur ein bis zwei Gesprächen, in denen persönlich bedeutsame Erfahrungen, Rollen und Errungenschaften im Leben des Patienten aktualisiert werden. Der Therapeut transkribiert das Gespräch und erstellt ein *Generativitätsdokument* – ein persönliches Vermächtnis. Er übergibt das in schriftlicher Form abgefasste Dokument dem Patienten, der es gegebenenfalls einer Person seiner Wahl überlassen kann (Chochinov 2017).

Auch in »*Outlook*«, einem für die Palliativversorgung entwickelten Verfahren, steht das Erzählen der Lebensgeschichte im Mittelpunkt (Steinhauser et al. 2009): In einer ersten Sitzung wird ein Lebensrückblick angeregt. In einer zweiten wird danach gefragt, was man zukünftigen Generationen gerne mitteilen oder hinterlassen würde. In einer dritten Sitzung kommt das Thema Reue und Vergebung hinzu sowie die Frage, was man anders machen würde, wenn man noch einmal leben könnte.

Eine japanische Forschergruppe entwickelte den in zwei Sitzungen durchführbaren »*Short-Term Life Review*« (Kurzzeit-Lebensrückblick; Ando et al. 2010). Die Leitfragen betreffen gute wie auch schlechte Erinnerungen, die wichtigsten Rollen, die lebendigsten Erinnerungen und ein potenzielles Vermächtnis. Das Gespräch wird aufgenommen und transkribiert. Die Schlüsselwörter bilden die Basis für ein einfaches Album, das der Therapeut anlegt und in Form einer Collage durch Bilder und Fotos aus Büchern und Magazinen anreichert, die zu den Aussagen passen. Das Album ist nicht als Vermächtnis für Hinterbliebene gedacht. Dadurch entsteht kein Druck, ein bestimmtes positives Bild von sich zu vermitteln. In der zweiten Stunde dient das angefertigte Album dazu, die Erinnerungen lebendiger werden zu lassen.

Handreichung: Fragen zum Lebensrückblick

Lebensgeschichte

- Erzählen Sie mir ein wenig aus Ihrem Leben; besonders über die Ereignisse, die Sie am besten in Erinnerung haben oder die am wichtigsten in Ihrem Leben waren. (WZT)[10]
- Was war Ihre beste Zeit? (WZT)
- Wann haben Sie sich besonders lebendig gefühlt? (WZT)
- Wenn jemand einen Film über Ihr Leben drehen würde, was müsste darin unbedingt vorkommen? (OL)
- Was war das Wichtigste in Ihrem Leben und warum? (STLR)
- Was in Ihrem Leben ist Ihnen am lebendigsten und eindrücklichsten in Erinnerung?
- Was war der stolzeste Moment in Ihrem Leben? (STLR)
- Was waren für Sie die wichtigsten Rollen, die Sie in Ihrem Leben eingenommen haben (familiär, beruflich, gesellschaftlich etc.)? Warum waren Ihnen diese Rollen wichtig, und was haben Sie Ihrer Meinung nach darin erreicht? (WZT)
- Welches Ereignis oder welche Person hat Sie in Ihrem Leben am meisten beeinflusst? (STLR)

Vergebung

- Wenn Sie noch einmal leben würden, was würden Sie anders machen? (OL)
- Gibt es Dinge oder Zeiten, die Sie bereuen? (OL)
- Gibt es jemanden, dem Sie verzeihen möchten? (OL)
- Gibt es jemanden, dem Sie vergeben möchten? (OL)
- Sind Sie in Frieden? (OL)

Hinterlassenschaft und Vermächtnis

- Was haben Sie über das Leben gelernt, das Sie gerne anderen weitergeben möchten? (WZT)
- Welche Empfehlungen oder welchen Rat hätten Sie für wichtige Personen in Ihrem Leben oder die jüngere Generation? (STLR)

10 Die Kürzel der Quellen werden am Ende der Handreichung erklärt.

- Wenn Sie eine Sache wählen könnten, um sie zu hinterlassen, was wäre das? (OL)
- Gibt es etwas, was Ihre Familie über Sie wissen sollte? (STLR)
- Gibt es bestimmte Dinge, die Sie Ihrer Familie über sich mitteilen wollen? Gibt es bestimmte Erinnerungen, die Sie mit Ihrer Familie teilen wollen? (WZT)
- Gibt es Dinge, von denen Sie merken, dass sie noch ausgesprochen werden wollen? Oder auch Dinge, die Sie Ihren Angehörigen gerne noch einmal sagen möchten? (WZT)
- Was möchten Sie noch vollenden oder vollbringen? (OL)
- Was sind Ihre Hoffnungen und Wünsche für die Menschen, die Ihnen am Herzen liegen? (WZT)
- Gibt es andere Dinge, die Ihnen während dieses Gesprächs eingefallen sind und die noch Thema sein sollten? (WZT)

Quellen: OL, Outlook (Steinhauser et al. 2009); STLR, Short-Term Life-Review (Ando et al. 2010); WZT, Würdezentrierte Therapie (Chochinov 2017)

9.4.3 Dankbarkeit als Ressource

Verfolgt man das »Was-stattdessen-Prinzip« konsequent und nähert man sich immer mehr dem an, was man im Kern für wesentlich erachtet, landet man bei etwas Sinnvollem und Bedeutungsvollem, für das man dankbar sein kann. So entspricht es unserem Vorgehen, die Aufmerksamkeit der Patienten auch auf das zu lenken, bei dem sich Gefühle von Dankbarkeit melden.

Weltliche Dankbarkeit entsteht in menschlichen Beziehungen, wenn man aufgrund einer positiven Intention eines anderen Menschen *unerwartet* etwas Gutes und Wertvolles bekommen hat. Sie ist Ausdruck von Geben und Nehmen, fördert das Gefühl von Verbundenheit und lässt Freude aufkommen. Eine *transzendente* Form der Dankbarkeit entsteht, wenn wir uns mit unseren Mitmenschen, der Natur, der Welt oder mit etwas Göttlichem verbunden fühlen und uns als Teil eines größeren Ganzen empfinden. Sie wurzelt in der Essenz unserer Existenz (Emmons a. Stern 2013).

Dankbarkeit kann man als eine generelle Lebensorientierung pflegen. In Therapien gilt es zunächst, die Idee der Dankbarkeit einzuführen. Mit der so oder ähnlich immer wieder erzählten *Geschichte des italienischen Grafen mit den Glücksbohnen* kann man indirekt anregen, die schönen Momente im Leben wahrzunehmen und zu würdigen:

Dieser Graf wurde sehr, sehr alt, weil er sein Leben zutiefst genoss. Er verließ niemals sein Haus, ohne eine Handvoll Bohnen einzustecken. Er tat dies, um die schönen Momente des Tages bewusst wahrzunehmen und um sie besser zählen und erinnern zu können. Für jede positive Kleinigkeit, die ihm tagsüber begegnete – z. B. eine Blume, ein Lichtstrahl, ein fröhlicher Plausch auf der Straße, das Lächeln einer Frau, ein Glas guten Weines – für alles, was sein Herz und seine Sinne erfreute, ließ er eine Bohne von der rechten in die linke Jackentasche wandern. Abends saß er auf einer Bank vor seinem Haus und nahm die Bohnen aus der linken Tasche. Er zelebrierte diese Minuten. Bei jeder Bohne führte er sich vor Augen, was ihm an diesem Tag Schönes widerfahren war, und freute sich. Sogar wenn er nur eine Bohne zählte, war der Tag gelungen – es hatte sich gelohnt zu leben!

Im onkologischen Bereich berichten Patienten oft von spontan auftretenden Gefühlen von Dankbarkeit, wenn sie sich bewusst werden, dass das Leben und viele Kleinigkeiten keineswegs selbstverständlich sind, sondern als Geschenk dankbar angenommen und wertgeschätzt werden können. Dankbarkeit kann kultiviert werden, etwa indem man sich in der Achtsamkeitspraxis vornimmt, spontan auftretende Momente der Dankbarkeit bewusst wahrzunehmen und etwas länger in ihnen zu verweilen. Man kann sich vornehmen, einmal pro Woche zehn Minuten dafür zu nutzen, seine Dankbarkeit in einem Brief an eine Person seiner Wahl auszudrücken. Bei an Brustkrebs erkrankten Frauen mit Rezidivangst zeigte diese Intervention schon nach sechs Wochen positive Auswirkungen (Otto et al. 2016). Auch die Anregung, sich jeden Tag abends eine Viertelstunde Zeit für sich selbst zu nehmen, führte zu positiven Veränderungen. Die konkrete Anweisung lautete (Sztachańska, Krejtz a. Nezlek 2019): »Es gibt viele Dinge in unserem Leben, große und kleine, über die wir dankbar sein können. Denken Sie über den Tag nach, und schreiben Sie (…) alles auf, wofür Sie heute dankbar sind.«

10 Der letzte Teil des Weges

Sterben heißt, all das zu verlieren und loszulassen, was wir sind, was uns vertraut ist, was uns wichtig und lieb ist. Es verlangt alles. Aber irgendwann bleibt uns keine andere Wahl mehr. Krankheiten, die absehbar zum Tode führen, geben uns die Freiheit und lassen uns die Möglichkeit, dieses Loslassen aktiv mitzugestalten.

10.1 Individuelle Leidenserfahrungen

In ihrer empirischen Untersuchung beschreibt die Musiktherapeutin, Psychotherapeutin, Psychoonkologin und Theologin Monika Renz (Renz et al. 2012) aus St. Gallen das Sterben als einen *dreiphasigen Prozess* mit einem *Davor*, einem *Hindurch* – dem Übergang –, und einem *Danach*. Sie versteht Sterben als einen existenziellen spirituellen Reifungsprozess mit einer Veränderung des Wahrnehmens als Transformation von totalem Schmerz zu totalem innerem Frieden. Im Zentrum ihrer Beschreibung steht die *Phase des Übergangs*, auf die eine Phase des Friedens folgt. Der Übergang selbst ist charakterisiert durch das Erleben eines Angst machenden Tunnels, als Angst vor dem Fallen, als Kampf mit »apokalyptischen Reitern«, als quälende innere und äußere Unruhe. Auf diesen Übergang folgt eine *Phase der spirituellen Öffnung* mit dem Gefühl, an einem wunderschönen Ort aufgefangen und gehalten zu werden, mit einem Empfinden der Schwerelosigkeit, des inneren Friedens, der Ehrfurcht, des Hörens von himmlischen Flöten, des Sehens von strahlendem Licht und engelsgleichen Gestalten.

Dem Loslassen und Sich-fallen-Lassen in das absolut Unbekannte stellen sich unterschiedliche *Hindernisse* in den Weg: Angst, Kampf, Verleugnung, gravierende familiäre Probleme und reaktivierte Traumata. Das Vertrauen, das man braucht, um loszulassen, hat *zwei Komponenten*, eine *situative*, etwa wie man sich begleitet fühlt, welche Bindungsfiguren konkret anwesend oder auch innerlich verlässlich verfügbar sind. Zuflucht können Angehörige und Freunde geben, aber auch professionelle Helfer, Tiere oder Halt gebende Instanzen aus der Religion. Dieses Vertrauen hat aber auch eine *entwicklungsbedingte individuelle Komponente, die mit Urvertrauen und Bindungserfahrungen zusammenhängt.* Aktualisierungen traumatischer Erfahrungen und früher Bindungserfahrungen sind für die letzte Lebensphase typisch wenn es darum geht, ob man sich aufgehoben und geborgen, oder – wie vielleicht schon von klein auf – allein, verlassen und bedroht fühlt (Petersen u. Köhler 2005).

Eine beim Fortschreiten von Krebserkrankungen auftauchende *Angst* ist die vor dem *Verlust der Würde.* Wenn Menschen in der letzten Phase ihres Lebens mit Erfahrungen konfrontiert sind, die sie als Verlust der eigenen Würde erleben, wird die Angst zur Realität. Ursachen für Ängste, die eigene Würde zu verlieren, finden sich auf unterschiedlichen Ebenen (Chochinov et al. 2006):

- *Körperliche* Gründe sind etwa die Unfähigkeit, die bisherigen bedeutsamen Rollen zu erfüllen, die Herausforderungen des Alltags zu bewältigen, Körperfunktionen ohne fremde Hilfe selbstständig ausführen zu können, und Veränderungen in der äußeren Erscheinung.
- *Psychische* Gründe sind beispielsweise Verwirrung, Orientierungslosigkeit und die Einsicht, dass man nicht mehr klar denken kann.
- Auf der *Beziehungsebene* sind es Verletzungen der Intimsphäre, das Gefühl, nicht angemessen unterstützt zu werden, anderen zur Last zu fallen oder nicht mit Respekt und Verständnis behandelt zu werden. Es können »Kleinigkeiten« sein wie der Eindruck, entwürdigenden Blicken ausgesetzt zu sein.
- *Existenzielle* Gründe sind beispielsweise der Verlust des Gefühls, wer man ist; Gefühle oder Eindrücke, das Leben habe keinen Sinn, wertlos zu sein oder nicht wertgeschätzt zu werden, im Leben keine wertvollen Beiträge geleistet zu haben oder über das Leben keine Kontrolle mehr zu haben.

Die letzte Wegstrecke des Lebens ist oft von den Fragen gekennzeichnet, was *nach dem Tod* sein wird. Das betrifft den Sterbenden und seine Vorstellungen von einem Leben nach dem Tod sowie viel konkreter jene, die zurückbleiben. Auf Hoffnungen und Sinnerleben, die über das Lebensende hinausreichen, sind wir schon eingegangen (Abschn. 9.3 und 9.4). Vielen Menschen ist es ein Bedürfnis, all das zu regeln, was man klären und besprechen kann, und das zu planen, was planbar ist (Abschn. 10.3). Rund um die letzten Dinge des Lebens wird aber oft erst sehr spät auf schmerzhafte Weise deutlich, dass *Angehörige* über eine Progredienz der Erkrankung und über die Möglichkeit des nahenden Todes nicht im Bilde waren. Dies ist häufig aus der guten Absicht zu verstehen, einander zu schonen und nicht zu belasten. Extreme Formen, Dinge nicht wahrhaben zu wollen oder zu können (Verleugnung), sind oft nur aus einer systemischen Perspektive als interaktionelles Bewältigungsverhalten verstehbar. Insofern ist die Einbeziehung der Angehörigen in der letzten Lebensphase dringend geboten.

10.2 Werte- und Bedürfnisperspektive

Vielen Menschen ist wichtig, ihren Werten entsprechend so zu sterben, wie sie gelebt haben – etwa im Kreise ihrer Angehörigen oder für sich allein, im Kampf oder in Hingabe und Vertrauen, ohne Glauben an irgendetwas oder im Vertrauen in Gott. In der Begleitung gilt es, das zu akzeptieren. Auf der anderen Seite bietet sich am Lebensende die letzte Chance, etwas Neues und bisher nicht Erfahrenes nachzuholen. Das kann wiederum die vier emotionalen Grundbedürfnisse (Abschn. 5.3.1) betreffen:

- Das Erleben, *verbunden zu sein* und getragen zu werden – auch und gerade in schwierigen Zeiten. Neue Bindungserfahrungen im Sinne der von Elisabeth Kübler-Ross (1984) beschriebenen »bedingungslosen Liebe« sind bis zum letzten Atemzug möglich und unterstützen die Transformation – und sei es im Rahmen einer mitmenschlich-professionellen Sterbebegleitung. Alte Wunden können noch heilen, etwa wenn Vergebung möglich wird. Abschiede bewusst zu gestalten kann zu innerem Frieden führen.
- Auch die Erhaltung von *Autonomie* und Würde stellt bis zuletzt ein wesentliches Bedürfnis des Menschen an seinem Lebensende dar. *Würde* entsteht im zwischenmenschlichen Kontakt, indem beim leidenden Menschen die Botschaft ankommt: Du bist wichtig. Du verdienst es, als ganze Person wahrgenommen und behandelt zu werden. Du verdienst eine Behandlung, die von Anerkennung, Respekt und Wertschätzung getragen ist. In Situationen, in denen etwa die Intimsphäre verletzt und körperliche und psychische Funktionen nicht mehr intakt sind, in Situationen, in denen Menschen an sich selbst und ihrem

Wert zweifeln, halten sie intensiv danach Ausschau, was sie im Spiegel des Blicks, was sie in den Augen derer, die sie anblicken, über sich selbst und über ihren Wert erfahren können.

- *Kompetenz* kann darin bestehen, Dinge in die Hand zu nehmen und zu planen, manchmal aber auch darin, sie auszublenden. Eine möglichst offene Kommunikation mit Behandlern und Angehörigen ist Voraussetzung, um Dinge zu planen.
- *Orientierung* wird durch das Vermitteln der benötigten Informationen gefördert und durch eine Fokussierung auf das, was dem Leben Wert und Sinn gibt.

In der Regel orientiert sich die Palliativmedizin primär an den bewussten Bedürfnissen der Sterbenden und am »Management« von Symptomen bis hin zur terminalen Sedierung. Modelle des Sterbens wie das von Monika Renz et al. (2012) verstehen Sterben als einen existenziellen spirituellen Reifungs- und Transformationsprozess (Abschn. 10.1). Aus diesem Verständnis heraus ergibt sich das Bedürfnis nach Unterstützung in diesem *Reifungsprozess*. Dieser Prozess hin zum Übergang wird gefördert durch eine Akzeptanz der Erkrankung und des Sterbens, indem Würde bewahrt und Sinn gefunden wird sowie die Traumata integriert werden. Eine empathische und professionelle Sterbebegleitung greift nicht nur die verbalen, sondern auch die nonverbalen und symbolischen Äußerungen der Patienten verstehend auf und unterstützt den Prozess.

Dem Bedürfnis nach Orientierung und Kompetenz kommt die Vorstellung entgegen, man könne nicht nur eine Lebenskunst entwickeln, sondern auch die *Kunst des Sterbens*. Die in vielen Kulturen wie auch in der christlichen »Ars moriendi« vermittelte Botschaft lautet: Man kann und sollte sich auf den Tod vorbereiten (Imhof 1991). Als David Spiegel den Dalai Lama fragte, warum es sich aus dessen Sicht für Frauen mit einer fortgeschrittene Krebserkrankung bewähre, wenn sie in Gruppen miterleben, wie andere sterben und sie ihren eigenen Tod planen, bekam er folgende Antwort (Spiegel a. Claasen 2000, S. 3 f.; Übers. d. Verf.):

> »Ich habe einen sehr vollen Reiseplan, und das macht mir oft ziemlich Angst. Dann frage ich mich auch, ob ich es schaffen werde, alle Dinge zu tun, die zu tun sind. Wenn meine Unsicherheit zu groß wird, bitte ich einen meiner Assistenten, mir zu erläutern, was ich in den nächsten zwei Tagen zu tun habe. Wenn ich dann weiß, was mich erwartet, fühle

> ich mich besser. Auf diese Weise begegnen Buddhisten auch dem Tod. Wir verbringen viel Zeit damit, uns auf ihn vorzubereiten. Er ist dann kein unbekanntes Gebiet mehr.«

Rund um die letzten Dinge des Lebens wird auf schmerzhafte Weise deutlich, wenn *Angehörigen* die Progredienz der Erkrankung nicht klar war und sie sich der Möglichkeit des nahenden Todes nicht bewusst sind. Vom Lebensende her gedacht, kann der Abschied im Sinne einer *Synchronisierung des Trauerprozesses* der beteiligten Personen besser gelingen, wenn die Angehörigen im Krankheitsverlauf von Anfang an mit einbezogen werden. Die Botschaft, die eine Einladung zur Teilnahme der Angehörigen an den ersten Diagnosemitteilungs- und Therapieplanungsgesprächen enthält, ist klar: eine Krebsdiagnose betrifft nicht nur den Patienten, sondern sein ganzes System. Alle sind gefordert. Damit möglichst alle relevanten Personen zur Bewältigung beitragen können, müssen sie mit ins Boot geholt werden. Auch in Einzelbegleitungen und Einzelpsychotherapien müssen die Angehörigen mitgedacht und gegebenenfalls punktuell persönlich mit einbezogen werden.

Am Ende ihres Lebens sollten Patienten zu einem angemessenen Zeitpunkt nach Hause, auf Palliativstationen oder in Hospize verlegt oder auf »ihrer« Station palliativmedizinisch behandelt werden. Diese Verlagerung des Schwerpunkts des Therapieziels und der Verzicht auf potenziell lebensverlängernde Maßnahmen fällt oft schwer und gelingt oft nicht (Harrington a. Smith 2008). Übertherapie in den letzten Lebenstagen und der Tod auf einer Intensivstation kann ein – vielfach von Patienten gewünschtes – Sterben zu Hause verhindern.

Auf der anderen Seite sterben keineswegs alle Menschen mit Krebs an ihrer Krebserkrankung. Sie sterben auch an Herzinfarkten, Schlaganfällen, an einer Sepsis, einer Blutung oder an Therapiekomplikationen. Insofern ist die Annahme problematisch, die Vorstellungen eines »idealen Sterbens« könnten in jedem Fall verwirklicht werden. Nicht selten stellen sie sich in konkreten Situationen als unpassend heraus, und der Verzicht auf eine Krankenhausbehandlung wäre nicht im Sinne des Patienten. Nicht selten sind Familienmitglieder in Nachgesprächen dankbar dafür, dass ihr Angehöriger »nicht am Krebs« gestorben ist.

Um sich auf den Tod eines nahen Angehörigen einstellen und vorbereiten zu können, benötigen auch die Bezugspersonen medizinische *Informationen* zu Prognose und möglichem Krankheitsverlauf. Auch sie brauchen praktische Informationen über den Zugang zu Ressourcen, psychosoziale Unterstützung bei der Bewältigung von Anforderungen und Konflikten in der Familie und Informationen über religiös-spirituellen Beistand. Auf der *emotionalen Ebene* stellen sich ihnen die Aufgaben einer vorwegnehmenden Trauerarbeit und der Auseinandersetzung mit der Frage, wie es ihnen nach dem Tod des Angehörigen gehen wird. Die *Verhaltensdimension* bezieht sich auf das vorausschauende Planen und Regeln des Umgangs mit Besitz, des Begräbnisses bzw. des konkreten Alltags, der auch nach dem Tod weitergehen muss (Hebert et al. 2009). Nach einem Sterben im Krankenhaus kann es die Trauerarbeit »Hiergebliebener« erleichtern, mit etwas Abstand mit jemandem über die letzten Stunden des Verstorbenen zu sprechen, der unmittelbar dabei war.

Eine Struktur, um proaktiv die Bedürfnisse in der frühen Phase der Palliativversorgung zu erheben, ist der *SENS-Ansatz*. Das Akronym SENS (Fliedner et al. 2019) steht für:

S – Symptome und subjektives Leiden
E – Entscheidungsfindung
N – Netzwerk, das den Patienten trägt
S – Support, das, was das Unterstützungssystem braucht.

Zur Linderung von *Symptomen* bietet die Palliativmedizin ein breites Spektrum an Möglichkeiten. Ihre Anwendung hängt ebenso wie die *Entscheidungsfindung* – das gemeinsame Erarbeiten eines zufriedenstellenden Gesamtbehandlungsplanes – von gelingender Kommunikation des Behandlersystems mit dem Patientensystem ab. Voraussetzung für die Auseinandersetzung mit existenziellen Themen ist eine ausreichende Linderung der Symptome.

Die umfassende Palliativversorgung bedarf eines *Netzwerks* von Personen, die sterbende Menschen – wenn nötig – rund um die Uhr betreuen. Dieses Netzwerk zu knüpfen und die Kommunikation und Kooperation innerhalb dieses Netzwerks zu fördern, wäre die Aufgabe eines »Case-Managers«. Wer diese Rolle übernimmt, ist im Einzelfall zu klären. Der *Support* für das Unterstützungsnetzwerk ist der vierte Punkt im SENS-Ansatz, der allerdings häufig am wenigsten Raum bekommt, insbesondere beim Sterben in Akutkrankenhäusern.

10.3 Advance Care Planning als Suche nach Wegen für den letzten Lebensabschnitt

> **Definition: Advance Care Planning (ACP)**
> Die *vorausschauende Planung der gesundheitlichen Behandlung, Versorgung und Pflege* ist ein *Prozess,* der Erwachsene in jedem Alter und Krankheitsstadium dabei unterstützt, ihre persönlichen Werte, Lebensziele und Präferenzen in Bezug auf die künftige medizinische Versorgung herauszufinden und mitzuteilen. Sie zielt darauf ab, dass Menschen bei schwerer und chronischer Krankheit jene medizinische Versorgung erhalten, die ihren Werten, Zielen und Vorlieben entspricht.

Die vorausschauende Pflegeplanung sollte den Betroffenen, eine Person, der sie bei der Entscheidungsfindung vertraut, und Vertreter des Gesundheitssystems zusammenbringen, um Gespräche über die Präferenzen des Betroffenen in Bezug auf die medizinische Versorgung zu ermöglichen. Die Diskussion sollte sich an der Bereitschaft des Patienten orientieren, über seine zukünftige medizinische Versorgung zu sprechen, und daran, wie weit er über seinen Gesundheitszustand und die Prognose seiner Krankheit informiert werden möchte.

Das Gespräch sollte sich zunächst auf die allgemeinen Ziele der medizinischen Versorgung konzentrieren und den Patienten darauf vorbereiten, fundierte Entscheidungen zu treffen, die auf dem basieren, was für ihn am wichtigsten ist. Der Prozess kann schließlich auch die Auswahl und Vorbereitung einer anderen *vertrauenswürdigen Person* umfassen, die medizinische Entscheidungen treffen kann, wenn der Betroffene selbst nicht mehr dazu in der Lage ist.

Die zentralen Werte und Entscheidungen der ACP sollen *schriftlich* festgehalten und auf eine Weise aufbewahrt werden, dass sie geschützt, aber zugleich zugänglich sind und bei Bedarf gefunden werden. Die ACP sollte im Laufe der Zeit immer wieder und insbesondere bei sich ändernden Gesundheits- oder Lebensumständen überprüft und gegebenenfalls aktualisiert werden (Expertenempfehlungen nach Sudore et al. 2017).

Die ACP wird in der S3-Leitlinie Palliativmedizin für Patienten mit einer nicht-heilbaren Krebserkrankung (Leitlinienprogramm Onkologie 2020) empfohlen, und eine »Gesundheitliche Versorgungsplanung für die letzte Lebensphase« ist in Deutschland im Hospiz-

und Palliativgesetz (HPG) von 2015 verankert. Dennoch stößt deren Umsetzung auf viele *Barrieren*. Es ist höchst anspruchsvoll, sich dem Unausweichlichen zu stellen und dabei innerhalb des Toleranzfensters der emotionalen Erregung (Abb. 10, S. 128) zu bleiben. Das ist die Voraussetzung dafür, Best-Case- und Worst-Case-Szenarien zu durchdenken, sich auf seine Werte zu besinnen, Worte zu finden und sich darüber auch noch austauschen zu können.

Die Expertenempfehlungen verstehen die ACP als einen Prozess, bei dem die Betroffenen in der Regel Ermutigung und Unterstützung benötigen. Diese Unterstützung kann zu einer zentralen Aufgabe in der psychoonkologischen Betreuung werden. Die Ermutigung zu einer dem Patienten entsprechenden Offenheit in der Kommunikation betrifft sowohl die privaten Bezugspersonen als auch die relevanten Personen aus dem medizinischen Bereich. Es ist im Einzelfall zu entscheiden, womit begonnen wird, ob es zu einer realistischen Einschätzung des Krankheitszustands zuerst eines vertieften Gesprächs mit dem zuständigen Arzt bedarf oder ob zu dessen Gelingen zunächst eine Vertrauensperson gewonnen werden sollte. Wenn sich der Patient über die Sinnhaftigkeit einer vorausschauenden Pflegeplanung bewusst ist, ist schon viel gewonnen. Falls dieses Bewusstsein nicht von selbst heranreift, bedarf es der Anregung durch den Arzt oder den Psychoonkologen.

Bleibt trotz stetiger, den Patienten abholender Angebote dessen klarer Wunsch bestehen, dem Thema Tod und Sterben in seiner verbleibenden Lebenszeit *keinen* Platz zu geben, ist auch das zu respektieren und als Fähigkeit anzuerkennen. Zugleich gilt es offen zu bleiben dafür, dass sich diese Haltung jederzeit verändern kann.

In der Kommunikation mit Patienten und Angehörigen in der letzten Phase des Lebens lassen sich wieder die Prinzipien umsetzen, die auch für die Diagnosemitteilung gelten, und wie sie etwa im SPIKES-Modell beschrieben sind (S. 72), und folgende Schritte voneinander abgrenzen:

1. Wieder gilt es zunächst die Voraussetzungen zu klären, wie die Beteiligten verstehen und einschätzen, in welchem Stadium der Patient sich mit seiner Krankheit derzeit befindet und was die Betroffenen – der Patient und die Angehörigen – darüber wissen wollen, wie es voraussichtlich weitergehen wird und worauf sie sich im weiteren Verlauf der Erkrankung möglicherweise einstellen müssen.

2. Das Gespräch über die Prognose erfolgt dann entsprechend den zuvor erhobenen individuellen Bedürfnissen und entwickelt sich im Dialog.
3. Als dritter Schritt sind die Voraussetzungen für das weitere Vorgehen zu erheben:
   - *Behandlungsziele:* Wenn sich Ihre gesundheitliche Situation verschlechtert, was sind Ihre wichtigsten Ziele?
   - *Ängste, Sorgen:* Was sind Ihre größten gesundheitlichen Befürchtungen und Sorgen die Zukunft betreffend?
   - *Funktionen:* Welche Fähigkeiten sind für Sie so entscheidend wichtig, dass Sie sich ein Leben ohne sie nicht vorstellen können?
   - *Abwägungen bezüglich lebensverlängernder Maßnahmen:* Wenn Sie kränker werden, was sind Sie bereit, für eine mögliche Lebensverlängerung in Kauf zu nehmen?
   - *Abstimmung mit der Familie:* Was weiß Ihre Familie über Ihre Prioritäten und Wünsche?
4. In einem letzten Schritt wird das weitere Vorgehen besprochen, und konkrete Schritte werden geplant.
5. Gegebenenfalls sollten bei einem nächsten Treffen die Familie und Vertreter des Helfersystems eingeladen werden, um die offenen Punkte zu diskutieren (Bernacki a. Block 2014, S. E7).

Weiterführende Informationen zur ACP, zu Patientenverfügungen und Vertreterverfügungen findet sich unter anderem bei Schmitten, Nauck u. Marckmann (2016).

Eine bemerkenswerte Intervention, die »*Mindfully Optimizing Delivery of End-of-Life (MODEL) Care Intervention*« unterstützt Betroffene und eine Vertrauensperson im Prozess der Advance Care Planning, indem sie Achtsamkeit mit einbezieht (Cottingham et al. 2019). In einem zwölfstündigen strukturierten Gruppenprogramm über sechs Wochen wird über die an das MBSR-Programm (»Mindfulness-Based Stress Reduction«) angelehnten Übungen angeregt, Gleichmut zu üben, auf den eigenen Körper und die Bedürfnisse zu hören und Werte zu erforschen. Diese Erforschung erfolgt zum Teil auch im Austausch mit der Vertrauensperson in formal strukturierten »achtsamen Dialogen«. Zu deren inhaltlichen Schwerpunktsetzung dienen neben allgemeinen Informationen zur ACP Unterlagen mit Fragen, die sich in der Regel am Ende des Lebens stellen.

In einer Begleitstudie berichteten die Gruppenteilnehmer über eine verringerte emotionale Reaktivität, eine Erweiterung der adaptiven Copingfähigkeiten, über vertiefte Beziehungen und über eine bessere Kommunikation auch über die Erkrankung. Wenngleich in der Gruppe zusätzliche Faktoren wirksam werden, lassen sich die zentralen Elemente des Programms auch in der Beratung einzelner Betroffener und ihrer Angehörigen umsetzen. Das Einzel- oder Zweiersetting ermöglicht darüber hinaus ein individuelleres Eingehen auf die Bedürfnisse der Beteiligten.

10.4 Begleitung mit Hypnose und Achtsamkeit in der letzten Lebensphase

Hypnose und Achtsamkeit können auch in der letzten Phase des Lebens wertvolle Beiträge leisten. Die Hypnose ergänzt palliativmedizinische Angebote, manchmal sogar dort, wo diese an ihre Grenzen stoßen. Wenn quälende Symptome gelindert sind, unterstützt die Achtsamkeit Patienten dabei, sich bis zuletzt auf die positiven und heilsamen Momente zu konzentrieren und diese bewusst auszukosten. Sie ermöglicht die Fokussierung darauf, was wesentlich ist und Sinn vermittelt – in der Gegenwart, im Ausmalen der Zukunft und im Erinnern an die Vergangenheit. Hierzu können Trancen beitragen, in denen sich nicht selten Türen in transpersonale Ebenen öffnen. Geschichten aus verschiedenen Kulturen, die über das Sterben und das Leben danach erzählt werden, können Halt geben, auf Positives fokussieren, Verbundenheit und Zuversicht vermitteln.

10.4.1 Hypnose zur Linderung von Symptomen in der Palliativmedizin

In Hypnose kann man zur Linderung von Leidenszuständen auch in der Palliativmedizin eine *räumliche* und *zeitliche Dissoziation* anregen und utilisieren. Im Umgang mit der Zeit – mit Vergangenheit, Gegenwart und Zukunft – eröffnen sich in Trance viele Möglichkeiten: die Fokussierung auf eine erwünschte gegenwärtige Erfahrung, das Aktualisieren von wünschenswertem Vergangenem und Zukünftigem, das veränderte Zeiterleben in Trance und die Trancelogik, in der Ungleichzeitiges als gleichzeitig erlebt werden kann (Schulze 2013).

Eine Reise in eine symptomfreie Zukunft oder in die Zeit vor dem Auftreten des Symptoms führt zur Dissoziation von einem Symptom. Das Fokussieren auf Angenehmes in der Gegenwart bringt Wohlbefinden und Entspannung. Vergangene Erfahrungen können als Ressource genutzt werden. In Trance ist es möglich, etwas abzurunden und Dinge in der inneren Realität zu Ende zu bringen, wenn sie in der äußeren Realität nicht mehr »erledigt« werden können. In der Zeitlosigkeit des Tranceerlebens kann man noch Lebensträumen nachgehen. Die Lehren aus der Vergangenheit geben Kraft für die Gegenwart. All dem, was einem früher zu schaffen machte, muss in der Gegenwart kein Platz mehr gegeben werden. Und alle Lehren aus der gegenwärtigen Erfahrung stärken die Hoffnung für die Zukunft. Und auch über den Tod hinaus kann all das, was als Vermächtnis an geliebte Menschen weitergegeben wird, auch diesen eine wertvolle Lehre sein und Kraft und Hoffnung geben. Darüber hinaus kann der Patient in Trance aus der Zukunft zurückschauen, angekommen in der Ewigkeit, und freundlich und wohlwollend auf die Gegenwart zurückblicken und dabei mehr wissen, als er jetzt weiß.

Patientenbeispiel: Ich kämpfe wieder um Stalingrad

Thema: Anwendung von Ideomotorik bei einer Schlafstörung wegen des Auftauchens traumatischer Erinnerungen in Albträumen als Nebenwirkung von Opiaten, deren Verabreichung wegen der Schmerzsymptomatik notwendig ist.

Patient und Kontext

Der 69-jährige Herr S. ist wegen starker Schmerzen aufgrund eines fortgeschrittenen Nierenkarzinoms mit ausgedehnter Metastasierung in Knochen und Lunge in stationärer Behandlung. Ich (HE) werde als schmerztherapeutischer Konsiliararzt hinzugezogen.

Gespräch am Vormittag

Therapeut Wie gut sind die Schmerzen unter Kontrolle? Sie sind ja deswegen stationär aufgenommen worden und nehmen Ihre Tabletten regelmäßig.

Patient Die Schmerzmittel helfen mir eigentlich gut. Wenn ich ruhig im Bett liege, bin ich damit praktisch schmerzfrei. Beim Gehen sind sie wieder da, aber ich muss ja sowieso vorsichtig sein mit der Belastung, und viel geht eh nicht mehr, weil dann die Luft knapp wird. Aber dann kamen in der Nacht diese grauenhaften Albträume. Ich liege wieder in Russland im Schützengraben. Es sind minus

20 Grad oder noch kälter, und ich kämpfe wieder *um* Stalingrad. (*Er sagt »um«, nicht »in Stalingrad«.*) Der Stationsarzt hat mir dann zusätzlich zum Morphin für die Nacht Medikamente gegeben, die die Träume abstellen sollen, aber das hat überhaupt nichts gebracht. Ich kann trotzdem nicht schlafen. Es sind eigentlich auch keine Träume, sondern ich erlebe das alles ganz direkt, so grauenhaft, wie es damals gewesen ist (*eine bekannte, mögliche Nebenwirkung von Opiaten*). Wir haben auch schon alles ausprobiert, wie es mit anderen oder weniger Schmerztabletten geht oder gar keinen für die Nacht. Dann habe ich zwar keine Albträume, kann aber vor lauter Schmerzen nicht schlafen. Inzwischen bin ich total fertig. Ich bin ja nur wegen der Schmerzen stationär aufgenommen worden und wäre viel lieber zu Hause, aber das geht ja nicht, weil die das Problem nicht in den Griff bekommen.

THERAPEUT Das ist wirklich eine böse Zwickmühle. Ich habe mit Ihrem Stationsarzt auch schon alles gründlich durchgesprochen. Das, was er an Medikamenten ausprobiert hat, wären auch meine Vorschläge gewesen als der hier im Klinikum zuständige Schmerzspezialist. Ich komme heute Nachmittag noch mal zu Ihnen mit mehr Zeit – jetzt muss ich noch dringend auf eine andere Station – um gemeinsam zu überlegen, welche Möglichkeiten es noch gibt über das hinaus, was bisher versucht worden ist.

Zu diesem Vorgespräch habe ich keine Aufzeichnungen. Ich habe es nach etwa 35 Jahren rekonstruiert – wie auch die im Folgenden beschriebene Verwendung ideomotorischer Fingersignale in Hypnose – exemplarisch so nahe wie möglich an der Haltung und Wortwahl, die sich über Jahrzehnte bewährt haben. Zum einen hatte ich wirklich nicht mehr viel Zeit, das Gespräch fortzusetzen, andererseits aber fürchtete ich auch, an die Grenzen meiner Fähigkeiten zum Mitgefühl zu gelangen, falls sich herausstellen sollte, dass Herr S. ein »alter Nazi« war. Ich war damals als Arzt und Bürger im linken politischen Spektrum aktiv. Damit wir den Verlauf der Sitzung im Nachhinein diesbezüglich gemeinsam reflektieren können, habe ich die in der Schmerzambulanz tätige Krankenschwester gebeten, mit anwesend zu sein. Auch wenn ich sehr skeptisch war, wollte ich Herrn S. anbieten, gemeinsam in Hypnose auf unbewusster Ebene nach einer »inneren Möglichkeit« zu suchen, ob und wie sich seine leidvolle Erfahrung, entweder Schmerzen oder Albträume zu haben, ändern könnte. Der medikamentöse Weg war jedenfalls ausgeschöpft – mit äußerst unbefriedigendem Ergebnis. Sein im Unbewussten möglicherweise schlummerndes Potenzial konnte nur auf der Ebene einer persönlichen Beziehung kontaktiert werden.

Gespräch am Nachmittag

Als die Krankenschwester und ich ins Zimmer kommen, sitzt Herr S. zusammengesunken in einem Rollstuhl vor seinem Bett. Ich setze mich auf einen Stuhl relativ nah neben ihm, etwas schräg gegenüber, auf der einen Seite (fast Knie an Knie) und Schwester I. setzt sich etwas weiter entfernt auf seine andere Seite.

THERAPEUT Geht es gerade mit den Schmerzen? (*Herr S. nickt.*) Ich hatte ja versprochen, heute Nachmittag noch mal zu kommen, mit mehr Zeit, um gemeinsam zu überlegen, was es noch für Möglichkeiten geben könnte. *(Er hat Blickkontakt mit mir.)* Ich habe Schwester I. von unserem Schmerzteam gebeten mitzukommen, damit wir im Nachhinein gemeinsam überlegen können, wie es gelaufen ist und wie wir Ihnen am besten helfen können. Die Idee ist – nachdem mit den Medikamenten, also mit etwas, was »von außen« kommt, noch keine Änderung zum Besseren erreicht werden konnte –, dass ich mit Ihnen zusammen erforsche, ob es eventuell »von innen« heraus, also bei Ihnen selbst persönlich, Fähigkeiten und Möglichkeiten gibt, dass sich was ändert *(fragender Gesichtsausdruck)*.

Bevor ich Ihnen erkläre, wie wir das machen, möchte ich auf Nummer sicher gehen, dass ich Ihre aktuelle Situation richtig verstanden habe *(Zusammenfassung und Pacing):* Sie sind nur wegen der Schmerzbehandlung ins Klinikum gekommen, eigentlich wären Sie viel lieber zu Hause. Nach zwei Wochen, in denen alles, was den Ärzten hier in der Universitätsklinik zur Verfügung steht, ausprobiert worden ist, stecken sie in einer Klemme: Die Morphintabletten helfen zwar einerseits sehr gut gegen die Schmerzen, andererseits scheinen sie aber auch der wesentliche Grund dafür zu sein, dass nachts diese grauenhaften, traumatischen alten Erfahrungen wieder auftauchen. Die fühlen sich so an, als würde es gerade eben geschehen; und das in der Nacht, die ja eigentlich dazu da ist, endlich mal zur Ruhe zu kommen und erholsam zu schlafen. *(Seinen Gesichtsausdruck interpretiere ich als zustimmend, ja sogar dahin gehend, dass er das Gefühl hat, dass ihn mal endlich jemand mit seinem Problem richtig versteht.)* Wie man es bisher auch anzupacken versucht hat, das Problem mit Medikamenten zu lösen, das Ergebnis war für Sie enttäuschend und auf Dauer unerträglich. *(Seine Mimik ist offen und zustimmend.)* Ehrlich gesagt, wie ich Ihnen heute Morgen schon gesagt habe, auf dieser Ebene weiß ich, als Spezialist für Schmerzbehandlung hier im Klinikum, es auch nicht besser als Ihr Stationsarzt, aber *(Leading, Aufbau einer Erwartungshaltung)* ich kann mir vorstellen, dass es *in (betont)* Ihnen, auf einer Ebene der unbewussten Möglichkeiten und Fähigkeiten, eventuell eine Chance gibt, etwas zu verändern *(fragender Gesichtsausdruck)*. Es ist ja so: Wenn wir durch bewusstes Nachdenken und Bemühen das Ende der Fahnenstange erreicht haben und nicht mehr weiter wissen, heißt das ja nicht amtlich und automatisch, dass es darüber hinaus nichts gibt. Es ist schwer zu unterscheiden, ob etwas nicht geht, weil es grundsätzlich nicht möglich ist, oder es daran liegt, *wie* man es versucht hat. Außerdem unterliegen die Bedingungen, wann Schmerzen auftreten, wie sie sich anfühlen und ob wir erholsam schlafen können oder nicht, sehr vielen natürlichen und unwillkürlichen Steuerungsvorgängen, die bei jedem Menschen anders sind und sich verändern können. *(Meine Sprechweise, die langen Sätze und vermutlich auch die lindernd wirksame Morphinmedikation lassen Herrn S. etwas schläfrig und entspannt wirken.)*

Um auf einer inneren Bühne nachzufragen, ob sich irgendetwas an Ihrem Problem ändern kann, sei es an den Schmerzen oder den Albträumen oder an der Zwickmühle, in die Sie geraten sind, lehnen Sie sich jetzt bitte ein wenig zurück *(Herr S. folgt dieser Anweisung unverzüglich)*, schließen die Augen *(er tut dies)*, balancieren Ihren Kopf gut auf den Schultern *(er setzt sich ein wenig gerader hin)* und lassen bitte innerlich irgendeine Erfahrung auftauchen, eine Szene – vielleicht in der Natur, zu Hause an Ihrem Lieblingsplatz oder in einem bequemen Sessel sitzend – während ich Ihre Hand nehme und für eine Weile am Handgelenk halte und ein wenig unterstütze und jetzt merken kann, dass ich sie eigentlich gar nicht mehr halten und unterstützen müsste, damit sie einfach so bleiben könnte, wie sie jetzt ist. *(Ich beschreibe, was ich spüre, und beobachte, dass sich eine kataleptische Reaktion in Arm und Hand entwickelt.)* Ich tippe jetzt mit meiner anderen Hand Ihre Finger an: den Daumen (*nacheinander, so wie ich es ankündige*), den Zeigefinger, den Mittelfinger, den Ringfinger und den kleinen Finger. Sie haben das gespürt, und Ihre Finger haben die Berührungen gespürt. Lassen Sie es sich weiter gut gehen an Ihrem inneren Ort der Ruhe und des Wohlbefindens. *(Ich unterstütze sein Handgelenk nicht mehr, die Hand bleibt kataleptisch so, wie sie ist, für mich ein Zeichen der Zustimmung bzw. einer tiefen therapeutischen Dissoziation.)* Ihre unbewussten Fähigkeiten möchte ich nun bitten, mitzuarbeiten und Ihnen und mir eine Botschaft zu schicken. Wenn es irgendeine innere Möglichkeit gibt, irgendetwas – und sei es nur eine Kleinigkeit – zum Besseren zu verändern, damit Sie aus dieser

Zwickmühle rauskommen, die wir besprochen haben, dann soll einer der Finger Ihrer Hand, die ich gar nicht mehr halten muss, damit sie so ganz bequem und ohne jegliche Anstrengung bleibt, so wie sie ist *(die Position der Hand verändert sich nicht)*, mir ein Zeichen geben. Der Finger *kann sich (betont)* bewegen, ganz von sich aus, ohne Ihr aktives und bewusstes Zutun. *(Pause)*

Herr S. sitzt entspannt mit geschlossenen Augen, atmet tief, ruhig und regelmäßig. Ich lehne mich ein wenig zurück, nachdem ich meine Hand zurückgenommen und auf meinem Knie abgelegt habe und atme selbst mal tief durch. Nach ein paar Minuten beginnt der kleine Finger ein wenig zu zittern.

THERAPEUT Wenn diese Bewegung des kleinen Fingers der linken Hand, die ich gerade eben gesehen habe, nicht nur einfach so und zufällig erfolgt ist, sondern als Antwort auf unsere Frage zu verstehen ist, die wir an die unbewussten Fähigkeiten gestellt haben, ob sich etwas zum Besseren ändern kann, dann soll die Bewegung bitte noch etwas deutlicher ausfallen. (*Die Bewegung wird zwar nicht stärker, aber hält noch eine ganze Weile an. Solange dies zu sehen ist, schweige ich.)*

Das war für mich und Schwester I. eindeutig zu sehen, dass die Bewegung weiter angehalten hat. Ich bedanke mich bei Ihrem Unbewussten für die Mitarbeit und bin gespannt, worin die Veränderung zum Besseren bestehen wird. Morgen früh werde ich wieder auf die Station kommen und Sie besuchen und nachfragen. *(Die Hand bleibt weiterhin unverändert, ohne Fingerbewegung.)*

Genießen Sie jetzt noch ein wenig diesen entspannten Zustand der Ruhe und des Wohlbefindens. *(Nach einer Weile beginnt seine Hand ganz allmählich und zögerlich abzusinken.)* Nehmen Sie sich die Zeit, die die Hand braucht, um sich wieder normal und schwer anzufühlen, um ganz allmählich abzusinken und wieder bequem auf Ihrem Oberschenkel zu landen, wo sie sich wie nach getaner Arbeit ausruhen kann, um sich vom inneren Erleben – wo auch immer es Ihnen in den letzten Minuten recht gut gegangen ist – zu verabschieden und mit Ihrer Aufmerksamkeit zurückzukommen ins Hier und Heute, am *(Datum)* auf dieser Station im Klinikum Großhadern im Rollstuhl vor Ihrem Bett sitzend, zwischen mir und Schwester I. (*Herr S. atmet tief durch und öffnet die Augen.)*

Hallo! Willkommen zurück. Ich bin mal gespannt, was Ihr kleiner Finger gemeint haben könnte. Morgen Vormittag werde ich es ja erfahren, wenn ich Sie besuche. Sie können mir dann berichten, wie die kommende Nacht mit der gewohnten Schmerzmitteleinnahme verlaufen ist. Dann bis morgen.

Wir verabschieden uns von Herrn S. mit einem Händeschütteln.

Nachbesprechung

Schwester I. und ich sind der Meinung, dass Herr S. »weit weg« war und dass es ihm dort wohl gut ging. Wir sind skeptisch, ob sich etwas ändern wird, am ehesten vielleicht, dass er schnell aus seinem Albtraum aussteigen und/oder wieder einschlafen kann.

Weiterer Verlauf

Am nächsten Morgen berichtet Herr S., dass er durchgeschlafen habe. Ich beglückwünsche ihn zu seinen inneren Fähigkeiten und wünsche ihm, dass das möglichst lange anhält und dass er sich jederzeit melden könne, wenn er etwas brauche. Am Tag darauf wird er nach einer weiteren guten Nacht nach Hause entlassen.

Etwa vier Wochen später halte ich meine Neugier nicht mehr zurück, wie es wohl weitergegangen ist. Ich rufe bei Herrn S. zu Hause an. Seine Frau ist am Telefon: »Das ist ja interessant, dass Sie jetzt anrufen, gerade eben ist mein Mann wieder per Krankentransport abgeholt worden, um ihn ins Klinikum zu bringen. Er bekommt keine Luft mehr. Sie können ihn sicher wieder auf der Station erreichen, er wird sich freuen.«

Von dem Gespräch mit Herrn S. bei meinem Besuch auf der Station nach seiner Wiederaufnahme erinnere ich kaum Details, bis auf eine ganz besondere Atmosphäre, ähnlich einem Gespräch mit einem weisen, alten Mönch in der friedlichen Stille eines Klosters. Ich war damals Ende dreißig, und die Auseinandersetzung mit der Elterngeneration und ihrer Rolle in der Zeit des Nationalsozialismus war für mich ein zentrales Thema. Ich habe von Herrn S. erfahren, dass er als junger Mann und Soldat der Waffen-SS wirklich daran geglaubt hatte, dort in Stalingrad »für Deutschland« kämpfen zu müssen und sich erst viel später historisch und persönlich damit kritisch befasst hat. Kurz darauf ist er auf der Station friedlich verstorben. Seine Atemnot durch die fortgeschrittene Metastasierung der Lunge konnte mit einer Erhöhung der schmerztherapeutisch unverändert wirksamen Morphindosis (ohne Nebenwirkungen) gut palliativ behandelt werden.

Anmerkung

Solche erstaunlichen Veränderungen sind zwar typisch für das große Potenzial des hypnotherapeutischen Ansatzes, aber in der Psychoonkologie keineswegs alltäglich. Es sind kostbare Einzelfälle. Wenn es allerdings – wie bei Herrn S. – gelingt, das Potenzial der Selbstorganisationsfähigkeiten eines Menschen zu erschließen und zu erweitern, werden derartige Veränderungen möglich.

Eine solche Erfahrung – wie mit Herrn S. – macht für die »Begleiter ein Stück des Weges« einen großen Unterschied: Ihnen steht fortan eine grundsätzliche Zuversicht zur Verfügung, dass das Potenzial der Selbstorganisation solche notwendigen und Not wendenden Veränderungen herbeiführen kann.

10.4.2 Existenzielle Fragen, Abschied, Hoffnung und Sinn in hypnotischen Trancen

Wenn sich die Behandler oder Psychoonkologen im Sinne des Pacing zunächst den Symptomen widmet, diese würdigt und dadurch Besserungen eintreten, kann sich der Patient auf existenzielle Fragen einlassen. Oft taucht in symptombezogenen Trancen im Rahmen von Imaginationen zu Wohlbefinden und Sicherheit spontan das Thema Abschied auf. Vielfach öffnen sich Türen zu religiösen, spirituellen oder transpersonalen Räumen. In hypnotischen Trancen lassen sich nacheinander unterschiedliche Schichten der Themen Sterbender ansprechen, um Linderung von Symptomen und eine Verbindung mit Hoffnung und Sinn anzuregen (Handel a. Neron 2017):

Ausgehend von einem wohltuenden Hier und Jetzt lassen sich bedeutungsvolle Möglichkeiten kreieren:

> … um der Zeit mehr Leben hinzufügen … wie auf einer Reise … wie ein Segelboot, das angenehm gleitet … gleitend getragen auf der Oberfläche des Wassers … von den sanften Wellen des Ozeans, mühelos, leicht und ruhig … und der Ozean weiß um die Reise … mühelos gleitend, sanft unterstützt und getragen vom Wasser … sicher und leicht.

Indem sich die Aufmerksamkeit auf die hypnotische Erfahrung im Hier und Jetzt richtet, rückt die unbekannte und unsichere Zukunft in den Hintergrund:

> ... und ein Teil von Ihnen fühlt sich wie das Segelboot ... das immer weiter segelt ... und alle Beschwerden hinter sich lässt ... so leicht, dass die Wellen das Boot tragen ... das Segelboot, das sicher dahin gleitet ... bis zum Horizont.

In der Trance wird die Zukunft als Prozess vermittelt, als metaphorische Reise in die Unendlichkeit, die in der Trancelogik niemals endet. Die Zukunft ist grenzenlos, unendlich und unermesslich:

> ... und das Segelboot gleitet dem Horizont entgegen ... immer weiter ... lässt alles Unbehagen hinter sich ... gleitet ... sicher bis zum Horizont ... und darüber hinaus ... und bis zum nächsten Horizont ... und weiter, unaufhörlich und zeitlos in sicheren Gewässern ... unterstützt ... sanft ... auf dieser Reise ... von Horizont zu Horizont ... sicher und angenehm in die Unendlichkeit ... und vielleicht sogar darüber hinaus.

Auch wenn sich letztlich jeder Mensch seinem Sterben und seinem Tod allein stellen muss, kann das Gewahrsein dessen, dass andere in den gleichen Gewässern unterwegs sind, ein Gefühl von Verbundenheit vermitteln. Auch das Wissen, dass man diese Erfahrung mit allen Menschen teilt, kann unterstützend wirken:

> ... und auch wenn wir uns in dieser Welt manchmal allein fühlen ... ist es tröstend, die Lichter der anderen Schiffe zu sehen ... der anderen Schiffe, die in sicheren Gewässern gleiten ... auch der Unendlichkeit entgegen ... und darüber hinaus ... einige sind vor uns ... einige folgen uns ... alle gleiten gemeinsam ... auf dieser Reise ... fühlen sich sicher verbunden ... beim gleitenden Segeln ... auf ihrer unendlichen Reise.

10.4.3 Metaphern und Geschichten zu Tod und Übergang

Die Vorstellungen darüber, wie und wo die Reise des Lebens endet, sind geformt durch den kulturellen und religiösen Hintergrund, aber ebenso durch persönliche Prägungen. Eigene spirituelle Erfahrungen oder Nahtodeserfahrungen (»near-death experiences«) sind am besten dazu in der Lage, die Angst vor dem Tod zu mindern und nicht selten sogar ganz zu nehmen.

Aus einer konstruktivistischen Sicht geht es keineswegs um den Wahrheitsgehalt von kollektiven und individuellen Geschichten, die vom Sterben, vom Tod und dem Leben danach erzählt werden. In der Palliativmedizin stehen – bei allem Respekt vor religiösen Überzeugungen – die Auswirkungen dieser Vorstellungen und Erzählungen im Vordergrund: ob sie inneren Frieden ermöglichen, stärken, Hoffnung und Sinn vermitteln oder Hilflosigkeit, Isolation, Angst, Verzweiflung und Gefühle von Sinnlosigkeit auslösen.

Da es wohl keinen Menschen gibt, der sich *keine* Vorstellung von dem macht, was das ist und wie das gehen könnte – das Sterben –, gilt es zur Erforschung der subjektiven Wirklichkeit der Patienten darüber ins Gespräch zu kommen. Diese Vorstellungen lassen sich utilisieren, indem man all das, was Angst verringert, Sicherheit, Kraft, Sinn und Hoffnung gibt, in weiteren Gesprächen oder auch in Trancen aufgreift.

Auf die vielfältigen Möglichkeiten der Hypnose, den Patienten auf seiner Reise nach den Bedrohungen auf hoher See in einen *sicheren Hafen* zu lotsen, wurde schon hingewiesen. Ebenso auf die Möglichkeit, Erfahrungen an Sicherheit vermittelnde innere »Bindungsfiguren« zu reaktivieren oder zu verinnerlichen (S. 294). In Gegenwart solcher Figuren – die eine *sichere Basis* bieten – kann das Explorationssystem des Patienten aktiviert werden. Damit wird eine offene, neugierige Haltung gegenüber dem Transzendenten und dem Mysterium des Todes möglich (Loetz et al. 2013). Im *Handbook of Contemporary Clinical Hypnosis* (Brann, Owens a. Williamson 2012) bilden die drei Kapitel zu Hypnose in der Onkologie eine Fundgrube an Interventionen und Metaphern.

Manchmal kann es angemessen sein, darüber hinausgehende unterschiedliche Vorstellungen, die sich in der Menschheitsgeschichte entwickelt haben, anzubieten. Die wohl am detailreichsten ausgeführte Beschreibung des Übergangs stammt aus der tibetischen Tradition. In der Populärliteratur bekannt wurden die Beschreibungen von Nahtodeserlebnissen, die dazu angetan sind, die Angst vor dem Tod zu verringern (Kübler-Ross 1984). Einzelne ihrer Elemente lassen sich als Trancen ausbauen: Die Erfahrung, den Körper zu verlassen (»out-of-body experience«), entspricht einer Ganzkörperdissoziation. Auch die Rückschau auf das Leben lässt sich mit unterschiedlichen Schwerpunkten sowohl im Gespräch als auch in Trancen anregen. Das Tunnelerleben auf dem Weg ins Licht mit der Begegnung mit einer kulturell geprägten liebevollen oder göttlichen Gestalt stellt sich manchmal in Trancen spontan ein. In der tibetischen Kultur entspräche das Wahrnehmen des reinen, weißen Lichts am Ende des Tunnels dem Erkennen der eigenen Buddha-Natur.

Die in Nahtodeserlebnissen in der Phase nach dem Übergang beschriebenen, spontan auftretenden Erfahrungen lassen sich durchaus ebenfalls in Trancen einbauen, etwa das Ankommen an einem wunderschönen Ort, das schwerelose Schweben, das Willkommen- und Getragensein im Licht, der Frieden und die Ehrfurcht.

In der Verknüpfung mit Achtsamkeit könnte man den Prozess des Abschiednehmens vom irdischen Leben als zunehmende *Disidentifikation* von all dem verstehen, was uns bis dorthin wichtig war. Im Sinne des *Selbst als Kontext* (S. 287) geht es darum, sich als das Bewusstsein, als den Raum zu erfahren, in dem Gedanken, Gefühle und Empfindungen auftauchen und wieder vergehen. Die folgende Anleitung utilisiert – in Anlehnung an Consuela Casula (2018) – die Disidentifikation:

> Nimm deinen Körper so gut wie im Moment möglich als Ganzes wahr, friedlich und ruhig. Wo auch immer du es findest, genieße das Gefühl der Stille innen und außen. Gib ihm Raum, indem du beobachtend Abstand von deinen Gedanken und Gefühlen gewinnst. Nimm in aller Klarheit wahr, dass all das, was du beobachten kannst, nicht du bist. Du bist mehr als deine Gedanken und Gefühle. Denn Gedanken sind nur Gedanken, und Gefühle sind nur Gefühle. Gedanken und Gefühle kommen und gehen. Du kannst sie bemerken, sie einfach sein lassen und wieder gehen lassen. Auf diese Weise übst du Offenheit, Wohlwollen, eine freundliche und nicht bewertende Haltung. Bemerke, was du denkst und welche Art von Gedanken sich melden, heiße sie willkommen, lass sie sein, und lass sie wieder gehen. Bemerke, was du fühlst, mach dir klar, welche Art von Gefühlen auftauchen, heiße auch sie willkommen, lass sie da sein und auch wieder gehen. So kannst du deinen inneren Lieblingsplatz aufsuchen, deine innere Lieblingsmusik hören und wohltuende Erfahrungen inneren Friedens erinnern. Getragen von friedvollen Empfindungen, kannst du dich willkommen fühlen von den Menschen, die du liebst und die dich lieben.

Zu den einzelnen Elementen des Sterbens bieten sich die verschiedensten Metaphern und Geschichten an. Für den Übergang zwischen den Welten findet sich die Metapher der *Türe in einem weißen Raum* (Aravind, Owens a. Williamson 2015). Sie führt in einen anderen Raum, in dem Menschen versammelt sind, die für den Sterbenden bedeutsam sind. Das können geliebte Menschen sein, die schon vorausgegangen sind, faszinierende historische Persönlichkeiten oder einfach Fremde, die an diesem Treffen teilnehmen. Der Therapeut regt den Patienten dazu an, an der geschlossenen Türe zu lauschen, während er beiläufig von unterschiedlichsten Partys und anderen Zusammenkünften erzählt, bei denen man sich freut, Leute zu treffen, die man schon lange nicht mehr gesehen hat und in deren Gegenwart man sich wohlfühlen und entspannen kann. Wenn es angemessen erscheint, kann man den Patienten einladen, den Raum zu betreten, sich eine Weile dazuzugesellen, und ihn anschließend davon berichten lassen. Aus den dabei gemachten Erfahrungen kann man posthypnotische Suggestionen ableiten. Menschen mit religiösem Hintergrund kann man vorschlagen, dass die Türe in ein Gotteshaus oder einen geheiligten Raum führt. Posthypnotische Suggestionen beinhalten dann die Anregung, einen Vertreter der Religion zu kontaktieren.

Zum Loslassen bietet sich die *Geschichte vom Fluss* an, der sich seinen Weg zunächst durch die Felsen erkämpft, dessen Wasser aber am Rand der Wüste schließlich versickert. Lange wehrt er sich, seine Eigenart aufzugeben, bis ihn der Sand auf die Möglichkeit hinweist, mithilfe der Wärme der Sonne seine Form zu wandeln und sich als Wolke dem Wind anzuvertrauen, sich über die Wüste tragen zu lassen und auf der anderen Seite an einem Gebirge wieder sanft herabzuregnen. Der Fluss erkennt, dass er bereit sein muss, seine Form zu verändern, um die Wüste zu durchqueren.

Achtsamkeit kann dazu beitragen, das Positive in der Gegenwart wahrzunehmen und bis zum Ende des Lebens die Lebensqualität zu erhöhen. Ihre buddhistische Einbettung fördert Einsichten in die veränderliche Natur unserer Existenz und unsere Sterblichkeit. Das Kultivieren von Nicht-Reaktivität erleichtert den Umgang damit.

In der Palliativmedizin ist die *Achtsamkeit der Begleiter* von besonderer Bedeutung. Aus Interviews mit Patienten und den sie pflegenden Angehörigen wurden fünf Komponenten herausdestilliert, die wesentlich zur Erfüllung existenzieller Bedürfnisse beitragen und deren Vernachlässigung Patienten schmerzhaft erleben: Präsenz, achtsames Zuhören, Empathie, Mitgefühl und achtsamer Umgang mit Grenzen. Die Basis jeglicher Begleitung bei existenziellem Leiden ist Präsenz (Beng et al. 2015). Denn existenzielles Leiden ist keine Frage, die eine Antwort verlangt. Es ist auch kein Problem, das eine Lösung erfordert. Existenzielles Leiden ist ein Mysterium, das nach Präsenz ruft (Rousseau 2010).

10.5 Die Perspektive der Behandler

Der Begriff *Konspiration des Schweigens* (Lemus-Riscanevo, Carreño-Moreno a. Arias-Rojas 2019) beschreibt ein in der Palliativmedizin erschreckend häufiges Kollusionsphänomen. In Leitlinien wird klar empfohlen, mit Patienten, deren Lebenserwartung voraussichtlich weniger als ein Jahr beträgt, Gespräche im Sinne des Advance Care Planning (Abschn. 10.3) zu führen. Trotzdem vermeiden alle Beteiligten oft, die Prognose und die Möglichkeit des nahenden Todes mit den entsprechenden Handlungsnotwendigkeiten zu thematisieren. Therapieziele bleiben oft ebenso unbesprochen wie die Beendigung invasiver – oft experimenteller – Therapien mit minimalen Erfolgsaussichten. In stiller Übereinkunft drehen sich Gespräche dann um die verbleibenden Therapieoptionen dritter und vierter Wahl und klammern das Sterben aus.

Eine intersubjektive Sicht macht klar, dass ein zuversichtlicher Blick in die Zukunft – wie auch immer sich diese gestalte – sich ebenso wie die Vermeidung dieses Blicks stets aus dem Zusammenwirken zweier Personen mit ihren bewussten und unbewussten Anteilen ergibt. Es ist dabei oft keineswegs eindeutig, wer wen schonen will, wer befürchtet, dem anderen die Hoffnung zu nehmen, so trügerisch sie auch sein mag: Patienten warten auf ein Signal ihrer Ärzte, Ärzte warten auf Signale ihrer Patienten. In diesem Abschnitt soll der Fokus auf den bewussten und unbewussten Anteilen der Behandler liegen.

Eher bewusstseinsnah ist das *Rollenverständnis* von Ärzten, die für diese Gespräche primär zuständig sind. Viele fühlen sich eher im biomedizinischen als in einem biopsychosozialen und intersubjektiven Modell beheimatet. Durch das *biomedizinische Modell* geprägte Ärzte interpretieren den Auftrag des Patienten lediglich im Sinne der Behandlung der Krankheit und ihrer Symptome und der Unterstützung des Patienten im Kampf gegen die Erkrankung (Abschn. 3.3). Die emotionale und mitmenschliche Unterstützung delegieren sie häufig an andere Berufsgruppen. Stößt die Behandlung der Krankheit an Grenzen, wird der selbst definierte, eingeschränkte Auftrag unerfüllbar. Dies erleben sie dann häufig als Versagen der Medizin oder gar als persönliches Versagen. Haben sie hingegen die Sichtweise und Werte der Palliativmedizin verinnerlicht, wird auch die Linderung von Symptomen zum Ziel. Werden hier die Grenzen erreicht, bleibt nicht selten eine terminale Sedierung als einzige logische Konsequenz.

In einem *biopsychosoziospirituellen* und *intersubjektiven Modell* interpretieren die Behandler den Auftrag des Patienten auf eine umfassendere Weise. Neben der Behandlung der Erkrankung und der Symptome werden die Begleitung des Patienten, die Unterstützung auf seinem Weg bis zum letzten Atemzug und seiner Reifung zum Tode, aber auch die Unterstützung der Angehörigen als Ziele immer wesentlicher. Die Angst, es könnte ein Punkt kommen, an dem man als Behandler nichts mehr für den Patienten tun könne, wird in diesem Verständnis gegenstandslos. Wenn es nichts mehr zu tun gibt, bleibt immer noch das mitmenschliche Sein und gemeinsame Aushalten des Unvermeidlichen (Rousseau 2010). Die Sicht als Reifungsprozess hilft dabei (S. 335).

Für die Begleitung Sterbender erscheinen die in Psychotherapien gültigen Regeln als unangemessen. Der Psychoanalytiker Eissler beschreibt in Fallstudien ein Kernelement des Vorgehens als »Geschenksituation«. Es könne dem Tod den Stachel nehmen, wenn der Psychiater seinem sterbenden Patienten ein unerwartetes *Geschenk* macht (Eissler 1978, S. 98):

> »Von der ersten Begegnung an muss der Patient den Eindruck haben, dass er sich voll und ganz auf seinen Psychiater verlassen kann und dieser seiner Hilfsbereitschaft keine Schranken auferlegt. Der Psychiater darf auch nicht zuwarten, bis der Patient seine Wünsche ausspricht; in gewissem Ausmaß muss der Patient erleben, dass der Psychiater seine Wünsche besser kennt als er selbst. Dann erlebt er das Geschenk so, als würde der Arzt ihm ein Stück seines eigenen Lebens schenken.«

Das Konzept von Übertragung und Gegenübertragung beinhaltet auch die unbewussten Anteile therapeutischer Beziehungen. Die *Gegenübertragung* – jene Gedanken, Gefühle und Haltungen, die der Behandler seinen Patienten entgegenbringt – wird aus unterschiedlichen Quellen gespeist. Behandler gehen mit Gefühlen von Patienten in Resonanz und können von deren Gefühlen, etwa auch von existenziellen Ängsten, gleichsam angesteckt werden (»emotional contagion«). Wenn Menschen eigene Gefühle nicht mehr aushalten, können sie diese auf eine Weise abkapseln, dass sie zwar für sie selbst nicht mehr spürbar sind, sie aber für andere Menschen, die mit ihnen in Resonanz sind, in oft fremder, überwältigender und erschreckender Weise erlebbar werden (projektive Identifikation).

Das Wissen um diese Zusammenhänge ist ebenso wichtig wie jene Anteile der Gegenübertragung zu reflektieren, die sich aus der eigenen Geschichte oder der eigenen aktuellen Situation des Therapeuten speisen. Patienten, die uns begegnen, erinnern uns – keineswegs unbedingt bewusst – an mehr oder weniger bedeutsame Menschen aus unserer Geschichte. Der Kampf um das Leben des Patienten fühlt sich dann so an, als kämpfe man um das Leben eines solchen Menschen, um das Leben von Personen, die einem aktuell wichtig sind oder gar um das eigene Leben. Gerade bei gleichaltrigen oder bei jenen Patienten, bei denen man Ähnlichkeiten entdeckt, etwa das Alter der Kinder, liegt es nahe, sich mit ihnen zu identifizieren. Die tödliche Krankheit unserer Patienten erinnert an die Zerbrechlichkeit und Sterblichkeit aller Menschen, auch an die eigene und jener, an denen wir besonders hängen.

Ist diese Einsicht nicht auszuhalten und somit nicht bewusstseinsfähig, besteht für Therapeuten die Gefahr, den Kontakt mit dem Unaufhaltsamen und damit auch mit dem Patienten zu vermeiden, oder in Aktionismus zu verfallen (»enactment«) und damit die Bedürfnisse der Patienten aus den Augen zu verlieren.

Mit Bezug auf das Teilemodell ist vorstellbar, dass die *eigenen leidenden* und *sterblichen Anteile* für den Behandler so bedrohlich werden können, dass er sie nur im Außen, im Patienten, wahrnehmen und bekämpfen kann. Wenn einerseits Patienten ihren inneren Heiler oder Arzt noch nicht entwickelt oder den Kontakt zu diesem verloren haben und andererseits die Behandler ihre eigenen leidenden und unvollkommenen Anteile abspalten, polarisieren sich diese komplementären Anteile. In dieser Dyade führt der Weg zur Ganzheit und damit zur Heilung darüber, dass beide Beteiligten den jeweils abgespaltenen Pol integrieren:

- Für den Patienten gilt es, den inneren Arzt zu entwickeln, ein Prinzip, das sich als gesundheitsförderliche Selbstorganisation durch dieses Buch zieht.
- Für den Behandler gilt es, auch die eigenen leidenden, verletzlichen und zerbrechlichen Anteile wahrzunehmen, ihnen einen angemessenen Platz zu geben und sie zu würdigen. In der griechischen Mythologie und im Schamanismus ist die eigene Verwundung Voraussetzung dafür, die Qualitäten eines Heilers zu entwickeln (»wounded healer«) (Gottschlich 2007). Das Ver-

> bundensein mit allen Menschen auch im Leiden (»common humanity«) ist eine der drei Komponenten im buddhistischen Konzept des Selbstmitgefühls (S. 291).

Wieder erscheint uns die mit Mitgefühl verbundene, durch Achtsamkeit kultivierte professionelle Mitmenschlichkeit und die Entwicklung eines *Metaarztes* (S. 182) als Weg im Umgang mit all diesen Herausforderungen. Der Metaarzt erinnert möglichst kontinuierlich daran, sich an den Bedürfnissen des Patienten zu orientieren. Er unterstützt aber auch dabei, die eigenen Bedürfnisse zu erkennen, um sie nicht auf Kosten des Patienten zu erfüllen, sondern auf andere Weise gut für sich selbst zu sorgen.

Auch für die Behandler stellt sich in der Begleitung von Patienten im Sterben die Aufgabe, gemäß dem *dualen Prozessmodell* (Abschn. 9.1.3) beide Pole zu integrieren: das Engagement für sein Leben und die Bewusstheit über dessen Begrenztheit und Abschiedlichkeit. Wenn Patienten und ihre Behandler beide Pole zu integrieren vermögen, kann es gelingen, Patienten die angemessenen Behandlungen zukommen zu lassen und sie zugleich auf das Sterben vorzubereiten, den richtigen Zeitpunkt zu finden, machbare, aber nicht mehr sinnvolle Behandlungen zu unterlassen, die Patienten nach Hause zu entlassen und vor Ort nach den Regeln des »best supportive care« (der bestmöglichen unterstützenden Behandlung) zu behandeln oder sie für die letzten Tage auf eine Palliativstation oder in ein Hospiz zu verlegen.

Auch die Entwicklung einer *Trauerkultur der Behandler,* wie sie in vielen Hospizen schon selbstverständlich ist, könnte dazu beitragen. Insgesamt kann auch die Einbettung in ein Team und das Rollenverständnis als Teamplayer Behandlern dabei helfen, sich nicht in der Rolle eines einsamen Helden zu verlieren, der alle Verantwortung allein zu tragen hat. Solche oft in der medizinischen Ausbildung zwischen den Zeilen und durch Vorbilder vermittelten Bilder können zu einer Gefährdung in Richtung Burnout und *Empathiemüdigkeit* (»compassion fatigue«) beitragen (Harrer 2017). Mitmenschliche Professionalität kann im Gegensatz dazu zu »Mitgefühlszufriedenheit« (»compassion satisfaction«) führen (Stamm 2010).

11 Grenzen

In der Onkologie stoßen alle Beteiligten offensichtlich ständig an ihre *Grenzen.* Es gilt, diese Grenzen immer wieder auszuloten und, wo möglich, zu erweitern; letztendlich gilt es aber auch, sie zu respektieren und zu akzeptieren. Selbstverständlich stoßen auch die Umsetzung einer resonanzbasierten Medizin und die Anwendung von Hypnose und Achtsamkeit an ihre Grenzen, an die Grenzen der beteiligten Personen, der Anwendbarkeit der Methoden und der Rahmenbedingungen.

Selbst wenn es gelingen sollte, immer *therapeutisch wirksam* zu *kommunizieren,* stellen sich der Realisierung des gemeinsam erarbeiteten Vorgehens nicht selten *Hindernisse* in den Weg. Die *Patientenzentriertheit* ist dort begrenzt, wo aus sogenannten Sachzwängen das Eingehen auf die Bedürfnisse eines Patienten organisationsbedingt nicht möglich ist. Das kann Patienten dazu veranlassen, den hauptverantwortlichen Arzt oder das Krankenhaus zu wechseln oder das Heil außerhalb des etablierten Medizinsystems zu suchen. In einem defizit- und krankheitszentrierten Milieu ist die Umorientierung auf *Ressourcen* und *Gesundheitsziele* meist alles andere als einfach.

Nach dem Modell der *therapeutischen Allianz* (S. 79) geht es um Hindernisse in drei Bereichen:

- in der Vertrauensbeziehung
- in der fehlenden Übereinkunft über die Ziele
- im mangelhaften Einverständnis über die Mittel, um die vereinbarten Ziele zu erreichen.

Es gibt unterschiedliche Gründe, warum es Patienten nicht möglich ist, ihren Ärzten und Therapeuten zu *vertrauen.* Das kann an überwältigenden traumatischen Erfahrungen liegen, an der fehlenden Erfahrung, einem Menschen wirklich vertrauen zu können, aber auch an gravierenden Enttäuschungen im Medizinsystem. Gründe können auch eine aktuelle Bewusstseinstrübung, tiefes Misstrauen oder Einschränkungen sein, die Situation realistisch einzuschätzen – auch im Sinne von Verleugnung.

Eine Übereinkunft über die *Ziele* der Therapie kann Behandler an ihre Grenzen bringen, wenn die Ziele eines Patienten allzu weit von ihren eigenen Vorstellungen abweichen oder ihren Werten widersprechen.

Auch die Anwendung von psychotherapeutischen *Mitteln* kann auf Ablehnung stoßen. So kann das Hinzuziehen eines Psychoonkologen als Stigmatisierung oder Abschiebung erlebt werden, oder es bestehen Vorbehalte gegenüber Hypnose und Achtsamkeit, etwa aus weltanschaulichen Gründen. Diese Vorbehalte müssen abgeklärt und besprochen werden. Sprachbarrieren können den Zugang zu Patienten erschweren. In den Bereich eines kultursensiblen Vorgehens gehört die Berücksichtigung von Wünschen Angehöriger, kulturell bedingte Tabus zu bedenken, etwa das Tabu, mit dem Patienten über sein mögliches Sterben zu sprechen. Hier finden sich oft erst dann Möglichkeiten und Wege zu einer gelingenden Kooperation, wenn die dahinterstehenden Bedürfnisse verstanden und respektiert werden. Die Anwendung von Selbsthypnose oder Achtsamkeitsübungen stößt oft auf innere und äußere Grenzen, wenn Eigeninitiative und Energie oder passende Rahmenbedingungen fehlen.

Ein *resonanzbasiertes* Vorgehen braucht ein Minimum an Zeit und einen angemessenen Rahmen. Es bedarf zumindest so viel *Zeit,* um immer wieder nachspüren zu können, was in den Beteiligten vorgeht, und auch Zeit, um es in Worte zu fassen. Es braucht einen *geschützten Rahmen,* in dem man es sich erlauben kann, nachzuspüren und auch intensiveren Gefühlen Platz zu geben. Es braucht Zeit und einen Raum, in dem man sich aufgefangen fühlen kann und nicht gleich wieder funktionieren muss. Das betrifft die Patienten ebenso wie die Behandler.

Es braucht die Bereitschaft und das Vermögen, mit all dem umzugehen, was in diesem geschützten Rahmen auftaucht. Das trifft insbesondere dann zu, wenn traumatische Erfahrungen aktualisiert werden und sich Menschen außerhalb des Toleranzfensters der Erregung (Abb. 10, S. 128) befinden. In solchen Situationen hat Vorrang, sie nach Möglichkeit dabei zu unterstützen, sich zu regulieren. Ein Erregungsniveau innerhalb des Toleranzfensters ist generell die Voraussetzung für die von uns beschriebenen Vorgehensweisen.

Für *gelingende Resonanzerfahrungen* sind Schwingungsfähigkeit und die Fähigkeit zur Selbstwahrnehmung auf körperlicher und emotionaler Ebene nötig. Um die Resonanz in Beziehungen zu spüren (»feeling felt«) bedarf es der Fähigkeit, die Schwingungen des Gegenübers wahrzunehmen. Auch dafür gibt es Einschränkungen im Falle fehlender Entwicklungsschritte oder durch aktuelle Zustände, etwa bei dissoziativen Phänomenen.

Achtsamkeit ist eine komplexe Fähigkeit, über die einige Patienten schon in einem höheren Ausmaß verfügen, deren Komponenten bei anderen aber erst kultiviert werden müssen – beispielsweise die Fähigkeit, einen verlässlichen inneren Beobachter zu entwickeln, eine freundliche Haltung gegenüber sich selbst oder die Wahrnehmung des eigenen Körpers. Den eigenen Körper wahrzunehmen ist gerade bei Menschen mit Krebserkrankungen oft höchst zwiespältig. Hier kann eine ängstlich getönte, überwache Beobachtung des Körpers und etwaiger Hinweise auf Gefahrensignale die Lebensqualität verringern (Blawath, Metten u. Tschuschke 2014). Schutz vor dieser Gefahr bietet eine erweiterte Auffassung von Achtsamkeit, nach der es nicht nur gilt zu bemerken, was ist, sondern sich vielmehr auch daran zu erinnern, was heilsam ist und hilft. In diesem Sinne kultiviert die Achtsamkeitsschulung viele heilsame Wege, etwa die Aufmerksamkeit zu lenken oder potenziell auf die Krankheit hinweisenden Empfindungen mit Gleichmut zu begegnen und damit deren Bewertung auf ihre Angemessenheit prüfen zu können.

In welche Bereiche der inneren Erfahrungswelt die *Hypnose* führt, ist nie vorhersehbar. Es besteht die Möglichkeit, dass belastende oder traumatische Erinnerungen auftauchen. Durch die zuvor geschulte Achtsamkeit mit ihrer Orientierung auf die gegenwärtige, in der Regel sichere Umgebung kann nach allen Ausflügen in die Innenwelt wieder der sichere Hafen aufgesucht werden. Im besten Fall ist das eine tragfähige therapeutische Beziehung.

Auch alle *Behandler* haben Grenzen. Die Grenzen ihrer *Kompetenz* lassen sich erweitern, etwa durch Fortbildungen im Bereich der Kommunikation und in spezifischen Bereichen der Psychoonkologie, von Hypnose und Achtsamkeit. Um mit Hypnose und Achtsamkeit zu arbeiten, sind eigene positive Erfahrungen mit den Methoden nicht nur hilfreich, sondern notwendig.

Aufgrund ihrer Geschichte können die Behandler hinsichtlich ihrer Schwingungsfähigkeit, Resonanzbereitschaft und Resonanzfähigkeit auf Limitierungen stoßen. In aktuellen Situationen kann es gute Gründe geben, sich zu schützen und mit bestimmten Aspekten der Patienten nur wohldosiert oder gar nicht in Resonanz zu gehen. Entfremdung – als Gegenpol zur gelingenden Resonanz – ist nicht selten die Ursache oder aber die Folge von Erschöpfungszuständen im

Sinne eines Burn-outs (Rosa 2016). Wenn man nur noch funktioniert, ist *Präsenz,* wie wir sie verstehen und für erforderlich halten, nicht mehr möglich.

Zuletzt die gute Nachricht: Der von uns vertretene Ansatz ist anspruchsvoll, aber zugleich ein grundlegender. Anspruchsvoll für alle Behandler, basal und grundlegend als Angebot für alle Patienten. Die Patienten und ihre Bedürfnisse ins Zentrum zu stellen verhindert potenziellen Schaden. Auch *Präsenz* kann nie schaden, ist in der Regel aber wohltuend und heilsam. Präsenz, wie wir sie verstehen, ermöglicht gelingende Resonanz, das heißt ein Einschwingen auf die Bedürfnisse der Patienten – und sei es das Bedürfnis, lieber allein zu sein. Auch das gilt es zu respektieren und mit dem Angebot zu verbinden, wiederzukommen, wenn der Patient es möchte.

12 Ein inneres Team kultivieren

Um neue Möglichkeiten zu erschließen, braucht es Bedingungen, unter denen sich die Selbstorganisation des Patienten verändern kann. In Therapieprozessen bildet der Therapeut die relevante Umwelt. Durch die Art und Weise, wie er dem Patienten begegnet, wie er *für ihn* und *mit ihm* da ist, schafft und fördert er Bedingungen für co-kreative Entwicklungen.

Gemäß dem Teilemodell ist dieses Beziehungsangebot dadurch geprägt, in welchem Zustand der Therapeut seinem Patienten begegnet, mit welchen Persönlichkeitsanteilen er ihm zur Verfügung steht. Deshalb stellen wir weiter unten in einem Gedankenexperiment ein *fiktives inneres Team von Persönlichkeitsanteilen* zusammen, die zur Umsetzung der Bausteine unseres Modells beitragen. Dieses Team symbolisiert wesentliche Aspekte einer resonanzbasierten Onkologie. Unser Vorschlag soll die Leser dazu anregen und ihnen Lust darauf machen, ihr höchstpersönliches inneres Team zu entwickeln. Die Hervorhebung einiger engagierter Vertreter dessen, was uns bedeutsam scheint, soll deren Beitrag würdigen. Wir betrachten es als lebenslange Herausforderung, die mit therapeutischen Anliegen verknüpften Anteile zu kultivieren und das, wofür sie stehen, immer weiter zu verfeinern.

In einem resonanzbasierten Konzept ist die *Präsenz* der Ausgangs- und Grundzustand des Therapeuten. Wir sehen Präsenz als einen geerdeten und zentrierten Zustand von wohlwollender und interessierter Offenheit nach innen und nach außen. Wir verstehen sie

- als *verkörperte* Präsenz, da sie die körperliche Dimension miteinbezieht
- als *mitfühlende* Präsenz, da das Wohlwollen auch Mitgefühl enthält
- als *mitmenschliche* Präsenz, indem sie mitmenschliche Verbundenheit spürt – auch aufgrund des Bewusstseins, dass alle Menschen auf ihrem Lebensweg dem Leiden, Krankheit und letztlich auch dem eigenen Tod begegnen
- schließlich als *professionelle* Präsenz, indem sie ein Bewusstsein über die Rolle miteinschließt, in der man dem Patienten begegnet.

Präsenz beinhaltet die Bereitschaft, den Patienten ohne Vorlieben *wahrzunehmen*, sich auf ihn *einzustimmen* und mit ihm in *Resonanz* zu gehen, sowie eine Offenheit nach innen und das wache und bewusste Bemerken eigener innerer Vorgänge. Diese Offenheit betrifft *beobachtbare Phänomene* und *unbewusste Prozesse* – sowohl im Patienten als auch im Therapeuten – gespeist aus einem gemeinsam gebildeten Unbewussten und aus der Verbindung zu einem größeren, kollektiven und generativen Unbewussten im Sinne Gilligans (2014).

Achtsamkeitspraxis kultiviert einen inneren Beobachter, der immer müheloser, kontinuierlicher und verlässlicher zur Verfügung steht. In unserem Modell behält dieser *Metaarzt* oder *Metatherapeut* als zentrale Intention das Wohl des Patienten und dessen Auftrag im Auge. Er prüft, inwieweit die erkenntnis- und handlungsleitenden Theorien dem individuellen Patienten und der Situation angemessen sind und übernimmt im inneren Team die Führungsposition. Er weiß um seine *Teammitglieder* und ihre Qualitäten, aber auch um ihre Grenzen. Er sorgt für den Austausch und die Kooperation aller mit allen, koordiniert die verschiedenen Perspektiven auf das Ganze und integriert alle Anteile zu einem Team. Bei Bedarf zieht er andere hinzu. Das fiktive innere Team von Persönlichkeitsanteilen des Therapeuten umfasst in dem von uns vorgeschlagenen Vorgehen folgende Mitglieder:

- Das *Therapeutische Selbst* (»therapeutic self«; Watkins 1978) ist bereit und fähig, mit Patienten in Resonanz zu gehen und mit ihnen zu fühlen. Helen Watkins hat dieses resonante Selbst verkörpert. Neben diesem *Resonanzbereiten,* der sich auf den Patienten einlässt und mit ihm mitschwingt, gehören noch weitere Anteile zum *Empathieteam:*
- Der *Perspektivenübernehmer* versetzt sich eher kognitiv in den Patienten und versucht, die Welt mit dessen Augen wahrzunehmen. Der *Differenzierer* erkennt, welches Erleben aus der Resonanz mit dem Patienten gespeist ist und unterscheidet es von dem, was aus dem eigenen Hintergrund und den eigenen Bedürfnissen des Therapeuten erwächst. Der *Utilisierer* hat die Aufgabe, die Erkenntnisse dieser Anteile zu benennen und zum Wohle des Patienten zu nutzen.
- Der *Hypnosetherapeutenanteil* begegnet dem Patienten in dessen Bezugssystem, vertraut auf dessen Ressourcen sowie unbewus-

ste Kräfte und trachtet danach, seine Interventionen individuell maßzuschneidern. Er realisiert die Prinzipien von Kooperation und Utilisation. Die von *Milton H. Erickson* suggerierte Idee, »Meine Stimme begleitet Sie überall hin« (Zeig 2006), hilft ihm, Orientierung gebende hypnotherapeutische Modelle zieldienlich zu nutzen. Mögliche »Stimmen« sind die von Milton Erickson selbst, von Erika Fromm, Joseph Barber, David Cheek, Stephen Gilligan und Gunther Schmidt, um nur einige für unser Konzept bedeutsame zu nennen.

- Dem *von der Integrierten Medizin Begeisterten* dient *Thure von Uexküll* mit seiner Wiedereinführung des Subjekts und dessen individueller Bedeutungsgebung als Vorbild. Er vertritt eine biopsychosoziale Sicht und erinnert an den Metaarzt, der auf die Umsetzung der sich daraus ergebenden Intentionen in der Praxis achtet.
- Ein *von der Bedeutung der salutogenetischen Sichtweise Überzeugter* erinnert auch in Situationen größter Not an das Mantra *Aaron Antonovskys:* »Unterstütze deinen Patienten bei Verstehbarkeit, Handhabbarkeit und Sinnhaftigkeit.«
- Der *Sinnsucher* betrachtet wie Viktor Frankl Menschen als Wesen auf der Suche nach Sinn und begleitet und unterstützt sie auf diesem Weg.
- Ein *existenziell orientierter Therapeutenanteil* bietet Beistand bei der Auseinandersetzung mit den Themen Tod, Isolation, Freiheit und Sinnlosigkeit. Er ist angesichts des Unvermeidlichen *mit* dem Patienten, *bei* ihm und *für* ihn da, als menschliches Wesen, das mit diesen Themen ebenso konfrontiert und auf der Suche ist, wie dieser. Er kann von *Irvin D. Yalom* viel lernen.
- Ein *innerer Humberto Maturana* verweist auf die Prinzipien der Selbstorganisation und mahnt damit zu therapeutischer Demut und Bescheidenheit. Zugleich vertraut er auf ein emergentes Entstehen von nicht planbaren Phänomenen, die dem Wohl des Patienten dienen.
- Der *Für-Würde-Eintretende* behält den ganzen Menschen im Blick, um dessen Würde zu bewahren. Er ist von der Haltung von *Cicely Saunders* und *Harvey Chochinov* inspiriert.
- Ein *verinnerlichter Heinz von Förster* meldet sich bei ethischen Fragen und rät: Trage dazu bei, dass sich die Zahl der Möglichkeiten deines Patienten vergrößert.

- Der *Achtsamkeitsschüler* hat sich auf den Weg der Geistesschulung begeben. Er orientiert sich am *Dalai Lama* oder an einem anderen Lehrer, um heitere Gelassenheit, Mitgefühl und Achtsamkeit zu lernen. Er übt, Mitgefühl und Fürsorge auch gegenüber sich selbst anzuwenden.
- *Der wohlwollend mit sich selbst umgeht und gut für sich sorgt* ist sich der eigenen Grenzen bewusst und respektiert sie. Er sorgt dafür, dass die eigenen Bedürfnisse nicht vernachlässigt werden und Lebendigkeit Raum bekommt. Dieser Anteil ist für die Arbeit in der Psychoonkologie essenziell und hat einen wichtigen Helfer, den *der gut auf die Rahmenbedingungen achtet*.

Bei der Suche nach »persönlichen Merkmalen effektiver Krebstherapeuten« (Gerl 1984) fiel auf, dass sich diese einen professionellen Rahmen geschaffen haben, der im Einklang mit ihren wesentlichen Persönlichkeitszügen steht, um mit diesen sowohl kreativ arbeiten als auch deren Entfaltung weiter fördern zu können. Die Therapie von Menschen mit einer Krebserkrankung erfordert, sich flexibel an den jeweils anstehenden therapeutischen Aufgaben zu orientieren. Ein aufeinander abgestimmtes inneres und äußeres Behandlungsteam stellt sich jeder Herausforderung im Idealfall gemeinsam. Unser Vorschlag einer *resonanzbasierten Onkologie* versucht alle diese Aspekte zu berücksichtigen.

Glossar

Hinweise: Pfeile → verweisen auf andere im Glossar erklärte Begriffe. Aus mehreren Wörtern zusammengesetzte Begriffe (z. B. innerer Beobachter) sind alphabetisch beim Adjektiv einsortiert. Die Nummer wichtiger Abschnitte des Buches zum jeweiligen Begriff werden in Klammern aufgeführt.

Advance Care Planning: Vorausschauende Planung von Therapie, Pflege und Versorgung insbesondere in der Palliativmedizin, um persönliche Werte, Lebensziele und Präferenzen in Bezug auf eine zukünftige medizinische Versorgung herauszufinden, um sie auch berücksichtigen zu können, wenn der Patient nicht mehr dazu in der Lage sein sollte, diese selbst zu äußern. (10.3)

Akzeptanz: Wahrnehmen jenseits allen Bewertens. Annahme eigener Gefühle, Gedanken, körperlicher Empfindungen, so wie sie sind, anstatt sich zu bemühen, daran etwas zu ändern. (8.4)

Anfängergeist: Beschreibt im Zen-Buddhismus eine Haltung, Dinge so zu betrachten, als würde man sie zum ersten Mal wahrnehmen. Eine Haltung von Offenheit und Unvoreingenommenheit, eine im besten Sinne kindhafte Neugier. Parallelen zur explorativen Haltung in der Hypnose. (6.5.2)

Annäherungsziele: Ziele, bei denen es darum geht, sich etwas anzunähern, was anstrebenswert ist und Bedürfnisse befriedigt. (4.4)

»Begleitung ein Stück des Weges« (Ebell 2008, 2015): Angebot einer therapeutischen Unterstützung für die Auseinandersetzung mit den Auswirkungen von Krankheit und medizinischer Therapie. Drei Zeitfenster: kurzfristig in Krisen, mittelfristig als symptomorientierte Unterstützung bei der Krankheitsbewältigung sowie als Hilfe zur Selbsthilfe und im Rahmen längerfristiger Psychotherapien. (6.3.1; 8.3)

Behaviorales Aktivierungssystem (BAS): Neuronale Netzwerke, die bei Annäherungsverhalten aktiviert sind. (5.6.1; 7.4.1)

Behaviorales Inhibitionssystem (BIS): Neuronale Netzwerke, die bei einer als bedrohlich erlebten Situation aktiviert sind. Das BIS dient der Abwehr und Vermeidung (»Vermeidungssystem«), führt zu Angst, zur Einschränkung der Aufmerksamkeit, zu einer motorischen Hemmung des Verhaltens und zu einem intensivierten Explorieren der Umgebung und einer Vorbereitung auf ein Flucht- und Kampfverhalten. (5.6.1; 7.4.1)

Disidentifikation: Transformatorischer Wirkmechanismus der Achtsamkeitspraxis. Das Einnehmen einer Beobachterhaltung ermöglicht die Loslösung von Identifikationen mit Gefühlen, Gedanken, Persönlichkeitsanteilen und Rollen, die sich beispielsweise so ausdrücken lässt: »Ich muss nicht alles glauben, was ich denke, ich kann meine Gedanken stattdessen einfach nur beobachten.« (6.4.3; 6.5.4; 10.4.3)

Dissoziation: Begriff mit unterschiedlichen Bedeutungen: 1) zur Beschreibung krankheitswertiger Phänomene; 2) unwillkürlicher Schutzmechanismus gegenüber überwältigenden (traumatischen) Erfahrungen; 3) auch im Alltag auftretendes gesundes Trancephänomen (→ Trance), bei dem Teile der Wahrnehmung ausgeblendet (dissoziiert) werden. (10.4.1)

Disstress: Anhaltender und belastender Zustand hoher Erregung und erhöhter Erregbarkeit. Gegensatz zum normalen sogenannten Eustress, den Reaktionen von Körper und Seele auf Herausforderungen jeglicher Art, die wieder abklingen, wenn die Auslöser (Stressoren) wegfallen. (7.1.1)

Doppelte Bewusstheit (»double awareness«): Beschreibt im Kontext der Palliativmedizin einen Zustand des Wissens um den nahenden Tod und die Notwendigkeit des Abschiednehmens, bei dem es zugleich auch gelingt, sich dem Leben zuzuwenden und die Gegenwart auszukosten. (9.1.3)

Drittelregel: Milton Erickson (1967, S. 85; Zitat siehe S. 184) hat am Beispiel der Schmerzerfahrung darauf hingewiesen, dass sich gegenwärtiges Erleben aus *drei Anteilen* zusammensetzt: aus dem, was man *im jeweiligen Moment unmittelbar wahrnimmt*; aus dem, was man in der Gegenwart von dem abruft, was man *in der Vergangenheit an Ähnlichem im Gedächtnis abgespeichert hat* und aus dem, was man aufgrund dieser beiden Komponenten *für die Zukunft automatisch »vorausberechnet«* und in der Gegenwart vorwegnimmt. (7.1)

Ego-States: → Teilemodell. (8.5.2)

Emergenz: Hervortreten neuer Eigenschaften oder Qualitäten eines Systems, die sich aus dem Zusammenspiel seiner Elemente ergeben und sich nicht ohne Weiteres aus den Einzelteilen des Systems erklären lassen. Was als »neu« anzusehen ist, hängt von der Betrachtungsweise ab. (6.2.8)

Empathie (»empathy«): Fähigkeit, sich in das Erleben einer anderen Person einzufühlen und ihre Perspektive zu übernehmen. Abzugrenzen von → Mitgefühl (»compassion«). (6.5.2; 8.4.3)

Evidenzbasierte Medizin (»evidence-based medicine«, EbM): Aktueller »Goldstandard« der medizinischen Praxis (State of the Art), dessen Grundlage empirische Studien und im Expertenkonsens erarbeitete krankheitsspezifische Leitlinien bilden. (3.3)

Fatigue: Zustand extremer und anhaltender Müdigkeit, körperlicher Schwäche, Energiemangel und Erschöpfung, in dem selbst kleinste Anforderungen zur Überforderung werden können. (7.4.5)

Gesamttherapiekonzept: Idealerweise ein im kooperativen Dialog von zwei »Experten« auf Augenhöhe entstandenes und kontinuierlich adaptiertes Konzept über das therapeutische Vorgehen – des Experten für das Krank*heits*bild (Behandler) und des Patienten als Experten für die Erfahrung seines eigenen subjektiven Krank*seins.* (5.7)

Gleichmut (»equanimity«): In buddhistischen Texten wird die Haltung von Gleichmut mit einem Spiegel verglichen, der davon unberührt bleibt, was sich in ihm spiegelt. Gleichmut ist die selbst erteilte radikale Erlaubnis, alles wahrzunehmen, was ist, ohne unmittelbar reagieren zu müssen. (6.4.4; 8.4.2)

Heilung: Ergebnis von in der Evolution bewährten und von der menschlichen Spezies als sozial lebende Säugetiere weiterentwickelten Prozessen der Selbstorganisation. Heilung »geschieht« und kann nur erleichtert und gefördert, aber nicht »gemacht« werden. (5.6.3; 6.2.5; 7.5) Siehe auch → Selbstheilung.

Ideodynamik (Eigendynamik): Unwillkürliches Geschehen, das nicht der bewussten Kontrolle unterliegt und aus nicht bewussten Quellen gespeist wird. Es umfasst nicht nur motorische Phänomene (→ Ideomotorik), sondern auch Empfindungen (Ideosensorik), Gefühle, Gedanken und innere Bilder, die aus dem Kräftespiel des Systems heraus auftauchen. (6.3.5; 6.3.7)

Ideomotorik: Über Vorstellungen, Ideen und unbewusste Prozesse vermittelte unwillkürliche Muskelbewegungen. Als Hypnosetechnik ermöglicht sie – beispielsweise über Fingersignale – den Zugang zu nicht bewussten Bereichen wie früheren Erfahrungen und Ressourcen. (6.3.5; 6.3.6)

Imagination: Potenziell alle Sinneskanäle (→ VAKOG) umfassende Vorstellung auf einer inneren Bühne. Bildet beispielsweise als Wohlfühl- oder Kraftort den Ausgangspunkt und den Kern angeleiteter Hypnoserituale oder einer Selbsthypnose. (7.3.2)

Induktion: (lat.: *inducere* für »hineinführen«) Vorgehen zum Beginn eines Hypnoserituals, das dazu anregt, die Aufmerksamkeit von der Außenwelt abzuziehen und nach innen zu richten. (7.3.3)

Innerer Beobachter: Jene Instanz, die bemerkt, dass ich gerade etwas bemerke, bzw. ein Prozess, bei dem aus einer Metaperspektive das Wahrnehmen wahrgenommen und das Bemerken bemerkt wird. (6.4.3)

Intersubjektivität: Sicht der therapeutischen Beziehung als dynamisches intersubjektives Feld, das sich in der Begegnung und aus der Verbundenheit zweier menschlicher Subjekte ergibt. (4; 6.3.3)

Kampf-Flucht-Erstarrungs-System (»Fight-Flight-Freeze-System« FFFS): Entwicklungsgeschichtlich herausgebildetes psychophysiologisches Reaktionsmuster bei realer oder empfundener Lebensgefahr. (7.4.1)

Kohärenzsinn: Aus salutogenetischer Perspektive (Antonovsky 1997) der zentrale Faktor für psychische Gesundheit und Stabilität, auch angesichts übermenschlicher Belastungen (z. B. im Konzentrationslager). Der Kohärenzsinn besteht aus drei Komponenten: etwas verstehen, damit umgehen können und darin einen Sinn sehen. (4.4; 5.3; 5.6.1; 9.4)

Kollusion (lat.: *colludere* für »zusammenspielen«): In der Regel uneingestandenes und daher unreflektiertes »Arrangement« zweier oder mehrerer Beteiligter. Dieses betrifft Interaktionsmuster und Rollenverteilungen und kommt zwar unbewussten oder zumindest unausgesprochenen Bedürfnissen der Beteiligten entgegen, lässt aber andere wesentliche Bedürfnisse unberücksichtigt.

Konsiliar- und Liaisondienst (engl.: *»consultation-liaison«, CL): Konsiliardienst* bezeichnet ein institutionalisiertes Angebot zur Beurteilung und Mitbetreuung von Patienten, das Ärzte für ihre Patienten anfordern können. *Liaisondienst* beschreibt eine intensivere und kontinuierliche Kooperation mit einer Krankenhausabteilung. Sie umfasst neben patientenzentrierten (Konsultation) auch teamzentrierte Leistungen. Ein *psychoonkologischer CL-Dienst* als interdisziplinäres Angebot von Ärzten oder Psychologen mit einer abgeschlossenen psychoonkologischen Weiterbildung ist in Deutschland für die Anerkennung von onkologischen Abteilungen als Kompetenzzentren zwingend vorgeschrieben.

Konstruktivistisch: Jeder Mensch konstruiert seine eigene Wirklichkeit, indem er Informationen aus der Umwelt filtert und interpretiert. Auch persönliche Aussagen eines Patienten über seine individuelle Wirklichkeit werden vom Zuhörer gefiltert und interpretiert. Erstaunlicherweise kann Kommunikation trotzdem gelingen – aufgrund der bestehenden Ähnlichkeiten von Interpretationsmustern der Beteiligten und von intersubjektiver Resonanz (→ Intersubjektivität). (6.2.3; 6.3.4)

Kooperation: Zentrales Prinzip der Hypnotherapie. In unserem Modell arbeiten die jeweiligen Experten für → Krank*heit* und → Krank*sein* trotz der Asymmetrie in ihren Rollen als Behandler und Behandelte »auf Augenhöhe« zusammen. (5.7; 6.2.2)

Krankheit: Erklärungsperspektive der Behandler bzw. Experten für den aktuellen Stand des theoretischen und klinisch-praktischen Wissens (Krank*heits*bild) als wesentliche Voraussetzung einer → Kooperation, das heißt für gemeinsame Entscheidungen mit den Patienten, den Experten für die Erfahrungen ihres Krank*seins*. (3; 5.2.2; 5.5)

Kranksein: Erfahrungsperspektive der behandelten Patienten als der Experten für ihr eigenes Krank*sein*. (3.2; 4.2; 5.1; 5.7)

Leading: Der zirkuläre Prozess hypnotherapeutischer Kommunikation enthält Vorschläge des Therapeuten, die in eine bestimmte Richtung führen. Voraussetzung für eine hohe Bereitschaft des Patienten, diesen zu folgen, ist → Pacing, das heißt, dass der Patient aufgrund genauer Beobachtung verbal oder nonverbal so gespiegelt wird, dass er sich verstanden fühlt. (5.5.2; 6.2)

Leiden: Die emotional-affektive Bewertung und der Grad der Ablehnung einer unangenehmen Erfahrung durch die betroffene Person ist ausschlaggebend dafür, wie sehr diese darunter leidet, beispielsweise unter den Symptomen einer Erkrankung. Biografische Vorerfahrungen beeinflussen dieses Erleben erheblich, oft auch ohne bewusste Kenntnis der Zusammenhänge. (3.2; 4.4; 5.2; 5.6.1) Siehe auch → Drittelregel.

Liaisondienst: → Konsiliar- und Liaisondienst.

Metaarzt (Metatherapeut): Jene Instanz, die während aller ärztlichen bzw. therapeutischen Interaktionen immer wieder einen Augenblick innehaltend bemerkt, welche Intentionen, Vorannahmen und Modelle gerade handlungsleitend wirken. Parallelen zum → inneren Beobachter. (6.5.4; 10.5)

Mitgefühl: Offenheit und Empfindsamkeit gegenüber dem → Leiden in uns selbst und anderen, gepaart mit dem Wunsch und dem Bestreben, dieses Leid zu lindern oder sein Entstehen zu verhindern. Mitgefühl richtet sich somit auf andere leidende Wesen, aber auch auf sich selbst (Selbstmitgefühl). (8.4.3)

Möglichkeitsraum: Metapher für innere Spielräume und Wahlmöglichkeiten, die sich eröffnen, wenn sich äußere Bedingungen und/oder innere Zustände ändern, Ressourcen erschließen oder hinzukommen, z. B. durch einen → Perspektivenwechsel. (5.6)

Narrative Dimension der Therapie: Das Hören und Erzählen von Geschichten kann heilsam sein. Die (Re-)Konstruktion der eigenen Lebensgeschichte ist ein bewährtes Angebot für einen sinnstiftenden und würdigenden Rückblick nicht nur am Lebensende – die großen Themen Reue und Vergebung mit eingeschlossen. (9.4.2)

Nocebo: (lat.: *nocere* für »schaden«) Analog zu den positiven Auswirkungen von mit der Verabreichung eines → Placebos verbundenen Botschaften können sich Mitteilungen auch negativ auswirken. Durch Noceboeffekte können ausgesprochene und nonverbale Mitteilungen von Behandlern ihren Patienten auch schaden, abhängig davon, wie der Empfänger sie versteht und interpretiert (→ konstruktivistische Auffassung). (5.6.3)

Pacing: Ausgangspunkt des zirkulären Prozesses hypnotherapeutischer Kommunikation. Wird der Patient – aufgrund genauer Beobachtung – verbal und/oder nonverbal so gespiegelt, dass er sich verstanden fühlt, kann sich allein das schon positiv auswirken. Zugleich wird er dadurch eher bereit sein, den in eine bestimmte Richtung führenden Vorschlägen des Therapeuten (→ Leading) zuzustimmen und zu folgen. (5.5.2; 6.2)

Palliativmedizin: Spezialgebiet der Medizin, in dem möglichst alle zur Verfügung stehenden Mittel zur Linderung von Symptomen (→ Krank*heit*) und → Leiden (→ Krank*sein*) eingesetzt und Patienten gemäß ihrer körperlichen, psychischen, sozialen und spirituellen Bedürfnisse unterstützt werden. (10)

Patientenzentrierte Kommunikation: »Ein kommunikatives Verhalten, das den Patienten in seiner aktuellen körperlichen und emotionalen Verfassung wahrnimmt, seine persönlichen Werte, Bedürfnisse und Präferenzen berücksichtigt und seine Selbstkompetenz, Handlungs- und Entscheidungsfähigkeit fördert.« (AWMF-Leitlinie 2014). Therapeutisch wirksame Kommunikation ist patientenzentriert. (4.1)

Perspektivenwechsel: Umorientierung der Aufmerksamkeit weg von → Vermeidungszielen, hin zu gemeinsam mit den Betroffenen entwickelten, individuell lohnenden → Annäherungszielen. (4.2; 4.4; 5.6)

Placebo: Um therapeutische Effekte zu prüfen, wird in kontrollierten Studien die Wirkung eines Medikaments (»Verum«) mit der eines gleich aussehenden »Scheinmedikaments« verglichen, das keinen Wirkstoff enthält. Placeboeffekte verweisen auf die erstaunlich positiven Auswirkungen von Erwartungen und Beziehungsfaktoren. (5.6.3; 6.2.8; 6.3.3) Siehe auch → Nocebo.

Posthypnotische Suggestion: In der Regel gegen Ende einer Hypnose ausgesprochener Auftrag, der als → Suggestion zeitverzögert wirksam wird. Beispiel: »Wenn sich wieder diese innere Unruhe melden sollte, werden Sie sich daran erinnern, den Boden unter den Füßen zu spüren.« (7.3.4; 7.4.2; 7.4.4)

Posttraumatisches Wachstum: Die existenzielle Erschütterung und das Durchleiden einer Krebserkrankung bieten Betroffenen Herausforderungen und Chancen, sich auf eine positive Weise zu entwickeln und zu reifen, wie es ihnen ohne die Erkrankung wahrscheinlich nicht möglich gewesen wäre. (8.1.4; 9.3.4)

Präsenz: Therapeutische Präsenz ist eine Qualität des *Seins,* die das, was Therapeuten *tun,* wirksam werden lässt. *Präsenz* bedeutet, dass der Therapeut sowohl im Hier und Jetzt im eigenen Körper verankert, geerdet, zentriert und mit sich selbst in Kontakt ist als auch mit dem Patienten und mit dem, was sich in diesem und in der Beziehung zwischen beiden von Moment zu Moment entfaltet. *Präsenz* beinhaltet eine Offenheit für alles, was sich zeigt, und die Bereitschaft zu → *Resonanz,* Begegnung und Verbundenheit. (4.3; 6.5.2; 12)

Progredienz: Fortschreiten einer Krebserkrankung durch lokales Tumorwachstum und/oder Metastasen. (7.5.1; 9)

Psychoneuroimmunologie: Interdisziplinäres Forschungsgebiet, das sich mit den komplexen Wechselwirkungen zwischen Psyche, Nervensystem, Hormonsystem und Immunsystem beschäftigt.

Rapport: (frz. für »Verbindung«) Was in der Hypnose eine gelingende therapeutische Beziehung ausmacht. Verbindung entsteht durch das Erleben, auf der »gleichen Wellenlänge zu sein«, das heißt von → Resonanz. → Pacing ist eines der Mittel, um Rapport herzustellen. Bei gutem Rapport fühlt sich der Patient vom Therapeuten auf wohltuende Weise erreicht und begleitet. (5.5.2; 6.2.1; 6.3.3; 6.5.2)

Remission: Rückbildung einer malignen Erkrankung. Sie kann vollständig sein (Vollremission), teilweise (Teilremission), dauerhaft oder nur vorübergehend. Spontanremissionen sind solche, die nicht mit medizinischen Therapiemaßnahmen erklärt werden können. (7.5.3; 8.1.1; 8.1.2)

Reorientierung: Vorgehen am Ende eines Hypnoserituals. Dazu wird die Aufmerksamkeit von der inneren Erfahrungswelt wieder ganz ins Hier und Jetzt zurückgelenkt, um wieder mit der aktuellen Außenwelt in Kontakt zu kommen und sich zu orientieren. (7.3.3)

Resilienz: Vorhandensein von Widerstandskräften und Fähigkeiten, die es einer Person ermöglichen, Belastungen zu meistern, anstatt krank zu werden oder daran zu zerbrechen. (4.4; 9.3.4)

Resonanz: Eine der Physik und Musik entlehnte Metapher, die als Ergebnis der Einstimmung eine Beziehungsqualität des Mitschwingens beschreibt und eine Verbindung zwischen den in Resonanz schwingenden Elementen herstellt, z. B. zwischen Behandlern und Behandelten. (4.3; 6.1; 6.5)

Resonanzbasierte Medizin (»resonance-based medicine«): Eine Praxis der Medizin, die durch eine kooperative und resonante Beziehung zweier Experten charakterisiert ist: eines Experten für die → Krank*heit* und des Experten für sein subjektiv erlebtes, individuelles → Krank*sein* und → Leiden. (6.1)

Resonanzdreieck: In einer Dreiecksbeziehung von Lehrer, Schüler und Lehrstoff führt gelingende → Resonanz in der Pädagogik zu einem befriedigenden Lernprozess (Rosa u. Endres 2016). Nicht gelingende Resonanz bewirkt das Gegenteil: ein »Entfremdungsdreieck«. Dieses Verständnis lässt sich auf das Dreiecksverhältnis von Ärzten, Patienten und Krebserkrankung und den mit ihr verbundenen Herausforderungen übertragen. (4.1; 4.3; 6.1; 6.3.3)

Responsiveness: Ansprechbarkeit auf Hypnose bzw. → Suggestionen. In unserem Modell verstanden als Folge intersubjektiver Resonanz und als Fähigkeit, bestimmte Suggestionen zu befolgen, nicht als konstantes Persönlichkeitsmerkmal im Sinne der messbaren Suggestibilität. (6.3.3)

Ressource: Quelle von Unterstützung. Zu einer solchen kann alles werden, was zur Bewältigung einer Herausforderung, zu einer persönlichen Weiterentwicklung und zur → Heilung beitragen kann wie z. B. Fähigkeiten, die sich in anderen Kontexten bewährt haben, oder biografische Erfahrungen. (4; 5.6.1; 6.3.7; 9.2)

Rezidiv: Wiederkehr einer Krebserkrankung nach zunächst erfolgreicher Behandlung (→ Remission). (7.5.1; 8.1.3; 9)

Ritual: Eine nach Regeln ablaufende Handlung. In einem Hypnoseritual ist zwar auf bestimmte Elemente unbedingt zu achten, es sollte aber an die Beteiligten und die Situation angepasst werden. (6.3.2; 7.3.3; 7.3.4)

Salutogenese: Ständiger Prozess der Entstehung von Gesundheit. Die salutogenetische Perspektive beschäftigt sich mit den Faktoren, die Gesundheit fördern. Sie ist eine notwendige Ergänzung der Frage nach der Pathogenese, das heißt der Entstehung von Krankheit und nach krank machenden Faktoren. (3.2; 4.4)

Seeding: Indirekte Form hypnotherapeutischer Kommunikation, bei dem in die Konversation Begriffe eingestreut (gesät) werden, wodurch die Reaktionsbereitschaft in eine zieldienliche Richtung gebahnt wird.

Selbstheilung: Als Prozess der → Selbstorganisation ist jegliche → Heilung als Selbstheilung zu verstehen. Meist wird der Begriff im Zusammenhang mit sogenannten Selbstheilungskräften verwendet, auch als Hoffnungsträger bei ungünstiger Prognose. (5.6.3; 7.5; 8.3.1)

Selbsthypnose: Eigenständige Durchführung und Gestaltung eines Hypnoserituals als konsequente Erweiterung der Möglichkeiten, die Ressourcen der Patienten mit einzubeziehen. Optimierung durch kontinuierliches Besprechen der Erfahrungen mittels »kollegialem Fachsimpeln«. (7.3.4)

Selbstorganisation: Entstehung und Wandel spezifischer raumzeitlicher und/oder sinnbezogener Ordnungen als Eigenleistung eines Systems. Sie kann nicht von außen gesteuert werden. (6.2.5; 6.2.6; 6.2.8; 6.3.7)

Selbstwirksamkeit (»self-efficacy«): Selbstwirksamkeitserwartungen sind von zentraler Bedeutung für den Umgang mit den Herausforderungen einer Krebserkrankung. Hypnose und → Selbsthypnose sollen Erfahrungen von Selbstwirksamkeit vermitteln, indem sie erlebbar machen, dass auch eigene Fähigkeiten bzw. Selbstheilungskräfte wichtige positive Veränderungen bewirken. (5.6.1; 6.2.2; 7.3)

»Shared Decision Making« (SDM): Modell, das die lange vorherrschende, paternalistische Auffassung von ärztlichen Therapieentscheidungen abgelöst hat. Ziel ist eine gemeinsame, also partizipative Entscheidungsfindung (PEF) mit dem Patienten. Diese berücksichtigt sowohl die vom Arzt vermittelten oder aus anderen Quellen vorliegenden Informationen als auch die Autonomie und die Bedürfnisse des erkrankten Individuums. (5.7.1; 5.7.2)

Suggestion: Hypnotherapeutischer Fachbegriff, dessen Bedeutung didaktisch zwischen zwei Polen angesiedelt werden kann: einerseits als mächtige und wirksame Direktive oder gar Befehl eines Hypnotiseurs, der befolgt wird; andererseits als Vorschlag (engl., frz.: *suggestion* für »Vorschlag«), um in Hypnose innere Wahlmöglichkeiten zu eröffnen. (5.5.2; 5.6; 6.2; 6.3.3; 7.3) Siehe auch → posthypnotische S.

Survivor (Überlebender): Person, die nach der Therapie einer Krebserkrankung keine Krankheitszeichen mehr zeigt und/oder als geheilt gilt, aber unabhängig davon lebenslang an den Folgen der Erkrankung und der Therapie leiden kann. (8.1.2; 8.1.3; 8.1.4; 9.3.4)

Synergetik: Die derzeit elaborierteste disziplinübergreifende Theorie der → Selbstorganisation (Haken u. Schiepek 2010). (6.2.5)

Teilemodelle: Ein dem Menschenbild der inneren Vielfalt entsprechendes psychologisches Arbeitsmodell, mit dem sich unterschiedliche Aspekte und Zustände einer Person wahrnehmen, differenzieren, benennen, verstehen und würdigen lassen; wertvoll zum Verständnis und zur Integration von widersprüchlichen Zuständen, von für den Patienten selbst manchmal unverständlichen Empfindungen und Verhaltensweisen. Teilearbeit als Übersetzung dieser Zustände, Konflikte und Bedürfnisse der Patienten in Persönlichkeitsanteile gehört zu den in diesem Buch vermittelten Grundkonzepten. Sie dient dem Verständnis und der Reflexion der intrapsychischen Dynamik der Patienten, aber auch der Dynamik in der therapeutischen Beziehung. Dabei sind insbesondere auch die jeweils aktivierten Persönlichkeitsanteile der Behandler und deren Wechselwirkungen mit jenen der Patienten mit einzubeziehen. Das Modell der Ego-States ist das in der Hypnotherapie bekannteste Teilemodell. (5.3; 5.7.2; 6.2.1; 6.2.7; 6.5.4; 8.5)

Therapeutische Beziehung: Sie ist Grundlage jeglichen professionellen Austauschs zwischen Behandlern und Behandelten. Ihre Intensität und Qualität wird auch durch den Auftrag der Behandlung bestimmt. In der Psychoonkologie prägen → Präsenz, → Empathie und → Mitgefühl die Haltung des Therapeuten und damit sein Beziehungsangebot. (3; 6.1; 6.5.2)

Therapeutisch wirksame Kommunikation: Sie ist patientenzentriert und bedürfnisorientiert, das heißt, sie richtet sich an die Person des Patienten, stellt seine Erfahrungswelt in den Mittelpunkt und orientiert sich an seinem individuellen → Leiden, seinem Wohlergehen und seinen Bedürfnissen. (4; 5.1; 6.2; 8.3) Ihre Verwendung im therapeutischen Kontext wird didaktisch als aufeinander aufbauende Stufen einer Pyramide dargestellt (Abb. 2).

Toleranzfenster: Das Bild des Toleranzfensters beschreibt das Ausmaß an Erregung (Arousal), innerhalb dessen ein Mensch für neue Erfahrungen aufnahmefähig ist und flexibel reagieren kann. Nach oben wird es durch Zustände von Hyperarousal und Chaos begrenzt, nach unten durch Hypoarousal und Erstarrung (Abb. 10). (6.2.6)

Trance: Kontinuum verschiedener Bewusstseinszustände, die durch unterschiedliche Trancephänomene charakterisiert sind. Es reicht von Alltagstrancen über therapeutische Tieftrancen bis hin zu Trancezuständen, die als kulturgeschichtlich alte Phänomene durch (Heilungs-) Rituale (→ Ritual) hervorgerufen werden können. In der Psychoonkologie werden hypnotische Trancen therapeutisch verwendet oder utilisiert (→ Utilisieren). Spontane Trancen entstehen auch durch fokussierte Aufmerksamkeit, z. B. bei der Mitteilung der Diagnose einer Krebserkrankung; letztere sind im Hinblick auf potenzielle Noceboeffekte (→ Nocebo) besonders zu beachten. (6.2.1; 6.2.2; 6.2.3; 6.3.2; 6.3.3; 6.3.4; 7.3)

Trauma: Seelische Verletzung durch ein als existenzbedrohend erlebtes Ereignis, das die Bewältigungsmöglichkeiten eines Menschen überfordert. In der Psychoonkologie ist es wesentlich, Traumafolgen und »Traumazustände«, die z. B. durch diagnostische Maßnahmen getriggert werden, zu erkennen und vor allem (Re-)Traumatisierungen möglichst vorzubeugen. Hierbei ist auch die Möglichkeit von nicht erinnerten, aber im Verhalten und in Beziehungen wirksamen früheren, weit zurückliegenden Traumatisierungen mit einzubeziehen. (7.1.1; 9.3.4; 10.1)

Utilisieren: Zentrales Element der Ericksonschen Hypnotherapie. Zieldienliches Verwenden und »Nutzbarmachen« all dessen, was sich in therapeutischen Begegnungen im Patienten und/oder im Behandler zeigt. (5.6.2; 6.2.2)

VAKOG: Kürzel für die Möglichkeiten, die Außenwelt und in der Hypnose die Innenwelt sinnlich zu erleben: Visuell (Sehen) – Akustisch (Hören) – Kinästhetisch (Spüren) – Olfaktorisch (Riechen) – Gustatorisch (Schmecken). In → Imaginationen über alle Sinneskanäle wahrzunehmen führt in der der Regel zu einer intensiven und realitätsnahen Erfahrung. (7.3.2; 7.3.3; »Grundfigur« siehe S. 208)

Vermeidungsziele: Ziele, die darauf ausgerichtet sind, etwas Unerwünschtes möglichst vollständig zu beseitigen oder zu vermeiden. Der → Perspektivenwechsel weg von Vermeidungszielen hin zu → Annäherungszielen ist zentraler Bestandteil des in diesem Buch vorgestellten Modells. (4.4; 5.6; 7.3)

»Was stattdessen«: Grundfigur für den → Perspektivenwechsel weg von → Vermeidungszielen hin zu → Annäherungszielen. (4.4; 6.2.2; 7.3, Abb. 12 bzw. Abb. 13)

Literatur

Adler, R. H. (2009): Engel's biopsychosocial model is still relevant today. *Journal of Psychosomatic Research* 67 (6): 607–611. DOI: 10.1016/j.jpsychores.2009.08.008.

Ahmad, A. S., N. Ormiston-Smith a. P. D. Sasieni (2015): Trends in the lifetime risk of developing cancer in Great Britain. Comparison of risk for those born from 1930 to 1960. *British Journal of Cancer* 112 (5): 943–947. DOI: 10.1038/bjc.2014.606.

Ahsen, A. (1984): ISM: The Triple Code Model for imagery and psychophysiology. *Journal of Mental Imagery* 8 (4): 15–42.

Amraoui, J., C. Pouliquen, J. Fraisse et al. (2018): Effects of a hypnosis session before general anesthesia on postoperative outcomes in patients who underwent minor breast cancer surgery: The HYPNOSEIN Randomized Clinical Trial. *JAMA network open* 1 (4): e181164. DOI: 10.1001/jamanetworkopen.2018.1164.

Anandarajah, G. a. E. Hight (2001): Spirituality and medical practice: Using the HOPE questions as a practical tool for spiritual assessment. *American Family Physician* 63 (1): 81–89. PMID: 11195773.

Ando, M., T. Morita, T. Akechi a. T. Okamoto (2010): Efficacy of short-term life-review interviews on the spiritual well-being of terminally ill cancer patients. *Journal of Pain and Symptom Management* 39 (6): 993–1002. DOI: 10.1016/j.jpainsymman.2009.11.320.

Andreas, S. (2016): Pain control. *The Milton H. Erickson Foundation Newsletter* 36 (3): 8.

Andrykowski, M. A. (2007): Survival benefits associated with provision of psychotherapeutic support to patients with gastrointestinal cancer: Lots of bang for a few bucks? *Journal of Clinical Oncology* 25 (19): 2644–2645. DOI: 10.1200/JCO.2007.11.3175.

Antonovsky, A. (1997): Salutogenese. Zur Entmystifizierung der Gesundheit. Tübingen (dgvt-Verlag).

Aravind, K. K., J. Owens a. A. Williamson (2015): Death, dying and loss. In: L. Brann, J. Owens a. A. Williamson (eds.): The handbook of contemporary clinical hypnosis. Theory and practice. Malden (Wiley Blackwell), pp. 375–387.

Arnon, Z. (2016): The principles of positive suggestive communication in the field of medicine. How to manage communication that influences patients. New York (Nova Science).

AWMF, Deutsche Krebsgesellschaft & Deutsche Krebshilfe (2014): Psychoonkologische Diagnostik, Beratung und Behandlung von erwachsenen Krebspatienten, Langversion 1.1. Verfügbar unter https://www.leitlinienprogramm-onkologie.de/leitlinien/psychoonkologie/ [Zugriff: 26.02.2021].

Back, A. L., R. M. Arnold, W. F. Baile et al. (2005): Approaching difficult communication tasks in oncology. *CA: A Cancer Journal for Clinicians* 55 (3): 164–177. DOI: 10.3322/canjclin.55.3.164.

Baile, W. F., R. Buckman, R. Lenzi et al. (2000): SPIKES – A six-step protocol for delivering bad news: Application to the patient with cancer. *The Oncologist* 5 (4): 302–311. DOI: 10.1634/theoncologist.5-4-302.

Balint, E. (1969): The possibilities of patient-centered medicine. *Journal of the Royal College of General Practitioners* 17: 269–276.

Balint, M. (2019): Der Arzt, sein Patient und die Krankheit, 12. Aufl. Stuttgart (Klett-Cotta) [orig. (1957): The doctor, his patient and the illness. Madison (International Universities Press)].

Bányai, É. I. (1998): The interactive nature of hypnosis: Research evidence for a social-psychobiological model. *Contemporary Hypnosis* 15 (1): 52–63. DOI: 10.1002/ch.116.

Bányai, É. I. (2002): Hypnosis and mainstream psychology. *Hypnosis International Monographs* 6: 1–13.

Barber, J. (1991): The locksmith model: Accessing hypnotic responsiveness. In: S. J. Lynn a. J. W. Rhue (eds.): Theories of hypnosis. Current models and perspectives. New York, London (Guilford), pp. 241–274.

Barber, J. a. J. Gitelson (1980): Cancer pain: Psychological management using hypnosis. *CA: A Cancer Journal for Clinicians* 30 (3): 130–136. DOI: 10.3322/canjclin.30.3.130.

Barry, M. J. a. S. Edgman-Levitan (2012): Shared decision making – The pinnacle of patient-centered care. *The New England Journal of Medicine* 366 (9): 780–781. DOI: 10.1056/NEJMp1109283.

Battino, R. (2000): Guided imagery. New York (Crown House).

Beng, T. S., L. E. Chin, N. C. Guan et al. (2015): Mindfulness-based supportive therapy (MBST): Proposing a palliative psychotherapy from a conceptual perspective to address suffering in palliative care. *The American Journal of Hospice & Palliative Care* 32 (2): 144–160. DOI: 10.1177/1049909113508640.

Benson, H. (1997): Heilung durch Glauben. München (Heyne).

Berger, A. M., K. Mooney, A. Alvarez-Perez et al. (2015): Cancer-related fatigue, Version 2.2015. *Journal of the National Comprehensive Cancer Network* 13 (8): 1012–1039. DOI: 10.6004/jnccn.2015.0122.

Berlière, M., F. Roelants, C. Watremez et al. (2018): The advantages of hypnosis intervention on breast cancer surgery and adjuvant therapy. *Breast* 37: 114–118. DOI: 10.1016/j.breast.2017.10.017.

Bernacki, R. E. a. S. D. Block (2014): Communication about serious illness care goals: A review and synthesis of best practices. *JAMA Internal Medicine* 174 (12): 1994–2003. DOI: 10.1001/jamainternmed.2014.5271.

Bernheim, H. (1888): Die Suggestion und ihre Heilwirkung. Übersetzt von S. Freud, Leipzig/Wien (Deutike). Nachdruck Dresden (Fachbuchverlag) 2015 [orig. (1886): De la suggestion et de ses applications à la thérapeutique. Paris (Doin)].

Blawath, S., R. Metten u. V. Tschuschke (2014): Achtsamkeit, Depression und Lebensqualität bei Krebs: Der nicht-lineare indirekte Effekt von Achtsamkeit auf die Lebensqualität von Krebspatienten. *Zeitschrift für Psychosomatische Medizin und Psychotherapie* 60 (4): 337–349. DOI: 10.13109/zptm.2014.60.4.337.

Bohleber, W. (2013): Der psychoanalytische Begriff des Unbewussten und seine Entwicklung. *Psyche* 67 (09): 807–816. DOI: 10.21706/ps-67-9-807.

Bonshtein, U. (2012): Relational hypnosis. *The International Journal of Clinical and Experimental Hypnosis* 60 (4): 397–415. DOI: 10.1080/00207144.2012.700613.

Bordin, E. S. (1979): The generalizability of the psychoanalytic concept of the working alliance. *Psychotherapy: Theory, Research & Practice* 16 (3): 252–260. DOI: 10.1037/H0085885.

Brach, T. (2013): Mit dem Herzen eines Buddha: Heilende Wege zu Selbstakzeptanz und Lebensfreude. München (Barth).

Brann, L., J. Owens a. A. Williamson (2012): The handbook of contemporary clinical hypnosis. Theory and practice. Malden (Wiley-Blackwell).

Brdar, M. (2018): Reiseführer für eine ungeplante Reise. Diagnose Krebs. Ein Buch für Betroffene und ihre Begleiter. Heidelberg (Carl-Auer).

Breitbart, W., B. Rosenfeld, H. Pessin et al. (2015): Meaning-centered group psychotherapy: An effective intervention for improving psychological well-being in patients with advanced cancer. *Journal of Clinical Oncology* 33 (7): 749–754. DOI: 10.1200/JCO.2014.57.2198.

Brink, E. van den u. F. Koster (2013): Mitfühlend leben. Mit Selbst-Mitgefühl und Achtsamkeit die seelische Gesundheit stärken: Mindfulness-Based Compassionate Living – MBCL, 3. Aufl. München (Kösel).

Brisch, K. H. (2020): Bindungsstörungen. Von der Bindungstheorie zur Therapie, 17. Aufl. Stuttgart (Klett-Cotta).

Brown, P. (1991): The hypnotic brain. Hypnotherapy and social communication. New Haven (Yale University Press).

Brunner, J. (2016): Ressourcenorientierte Psychotherapie. *Psychotherapeut* 61 (3): 255–270. DOI: 10.1007/s00278-016-0096-1.

Brunner, J. (2017): Psychotherapie und Neurobiologie. Neurowissenschaftliche Erkenntnisse für die psychotherapeutische Praxis. Stuttgart (Kohlhammer).

Buchholz, M. B. u. G. Gödde (2013): Balance, Rhythmus, Resonanz. Auf dem Weg zu einer Komplementarität zwischen »vertikaler« und »resonanter« Dimension des Unbewussten. *Psyche* 67: 844–880.

Buhl, P.-A. (2019): Heilung auf Widerruf. Überleben mit und nach Krebs. Stuttgart (Klett-Cotta).

Bundschuh-Müller, K. (2004): »Es ist was es ist …« Achtsamkeit und Akzeptanz in der Personzentrierten und Experientiellen Psychotherapie. In: T. Heidenreich u. J. Michalak (Hrsg.): Achtsamkeit und Akzeptanz in der Psychotherapie. Ein Handbuch. Tübingen (dgvt), S. 405–455.

Burnet, F. M. (1970): The concept of immunological surveillance. *Progress in Experimental Tumor Research* 13: 1–27. DOI: 10.1159/000386035.

Büssing, A. a. H. G. Koenig (2010): Spiritual needs of patients with chronic diseases. *Religions* 1 (1): 18–27. DOI: 10.3390/rel1010018.

Butler, B. (1954): The use of hypnosis in the care of the cancer patient. *Cancer* 7 (1): 1–14. DOI: 10.1002/1097-0142(195401)7:1<1::aid-cncr2820070103>3.0.co;2-0.

Cabizuca, M., C. Marques-Portella, M. V. Mendlowicz et al. (2009): Posttraumatic stress disorder in parents of children with chronic illnesses: A meta-analysis. *Health Psychology* 28 (3): 379–388. DOI: 10.1037/a0014512.

Carlson, L. E. (2015): Mindfulness in oncology: Healing trough relationship. In: P. L. Dobkin (ed.): Mindful medical practice. Clinical narratives and therapeutic insights. Cham (Springer), pp. 71–74.

Carlson, L. E. u. M. Speca (2013): Krebs bewältigen mit Achtsamkeit. Wie Ihnen MBSR hilft, das Leben zurückzugewinnen. Bern (Huber) [orig.: Carlson, L., M. Speca, a. Z. Segal (2011): Mindfulness-based cancer recovery. A step-by-step MBSR approach to help you cope with treatment and reclaim your life. Oakland (New Harbinger)].

Carlson, L. E., K. Toivonen, M. Flynn et al. (2018): The role of hypnosis in cancer care. *Current Oncology Reports* 20 (12): 93. DOI: 10.1007/s11912-018-0739-1.

Casula, C. (2018): Clinical hypnosis, mindfulness and spirituality in palliative care. *Annals of Palliative Medicine* 7 (1): 32–40. DOI: 10.21037/apm.2017.07.07.

Chapman, C. R., R. P. Tuckett a. C. W. Song (2008): Pain and stress in a systems perspective: Reciprocal neural, endocrine, and immune interactions. *The Journal of Pain* 9 (2): 122–145. DOI: 10.1016/j.jpain.2007.09.006.

Charles, C., A. Gafni a. T. Whelan (1997): Shared decision-making in the medical encounter: What does it mean? (or it takes at least two to tango). *Social Science & Medicine* 44 (5): 681–692. DOI: 10.1016/s0277-9536(96)00221-3.

Cheek, D. B. (1994): Hypnosis. The application of ideomotor techniques. Boston (Allyn and Bacon).

Chochinov, H. M. (2017): Würdezentrierte Therapie. Was bleibt – Erinnerungen am Ende des Lebens. Göttingen (Vandenhoeck & Ruprecht).

Chochinov, H. M., L. J. Krisjanson, T. F. Hack et al. (2006): Dignity in the terminally ill: Revisited. *Journal of Palliative Medicine* 9 (3): 666–672. DOI: 10.1089/jpm.2006.9.666.

Cillessen, L., M. Johannsen, A. E. Speckens et al. (2019): Mindfulness based interventions for psychological and physical health outcomes in cancer patients and survivors: A systematic review and meta analysis of randomized controlled trials. *Psycho-Oncology* 28 (12): 2257–2269. doi10.1002/pon.5214.

Classen, C., L. D. Butler, C. Koopman et al. (2001): Supportive-expressive group therapy and distress in patients with metastatic breast cancer: A randomized clinical intervention trial. *Archives of General Psychiatry* 58 (5): 494–501. DOI: 10.1001/archpsyc.58.5.494.

Coburn, W. J. (2014): Psychoanalytic complexity. Clinical attitudes for therapeutic change. New York, London (Routledge).

Cottingham, A. H., K. Beck-Coon, J. K. Bernat et al. (2019): Addressing personal barriers to advance care planning: Qualitative investigation of a mindfulness-based intervention for adults with cancer and their family caregivers. *Palliative & Supportive Care* 17 (3): 276–285. DOI: 10.1017/S1478951518000354.

Cramer, F. (1996): Symphonie des Lebendigen. Versuch einer allgemeinen Resonanztheorie. Frankfurt/M. (Insel).

Cramer, H., R. Lauche, A. Paul et al. (2014): Hypnosis in breast cancer care: A systematic review of randomized controlled trials. *Integrative Cancer Therapies* 14 (1): 5–15. DOI: 10.1177/1534735414550035.

Cyna, A. M., M. I. Andrew, S. G. M. Tan a. A. F. Smith (eds.) (2011): Handbook of communication in anaesthesia and critical care. A practical guide to exploring the art. New York (Oxford University Press).

Desbordes, G., T. Gard, E. A. Hoge et al. (2015): Moving beyond mindfulness: Defining equanimity as an outcome measure in meditation and contemplative research. *Mindfulness* 6 (2): 356–372. DOI: 10.1007/s12671–013–0269–8.

Diamond, M. J. (1987): The interactional basis of hypnotic experience: On the relational dimensions of hypnosis. *International Journal of Clinical and Experimental Hypnosis* 35 (2): 95–115. DOI: 10.1080/00207148708416046 [dt. (1993). Die interaktionelle Basis der hypnotischen Erfahrung. Über die Beziehungsdimensionen der Hypnose. *Imagination* 15 (2): 5–32].

Dinkel, A. (2018): Psychotherapeutische Ansätze zur Behandlung von Progredienzangst bei Patienten mit einer Krebserkrankung. *Verhaltenstherapie & Verhaltensmedizin* 39 (2): 198–210.

Duggleby, W. a. K. Wright (2009): Transforming hope: How elderly palliative patients live with hope. *The Canadian Journal of Nursing Research* 41 (1): 204–217. PMID: 19485053.

Ebell, H. (1984): »*Therapy attempts to stimulate processes that induce spontaneous remissions and increase meaningful life experience.*« Persönliche Aufzeichnungen während eines Seminars auf dem ersten deutschsprachigen Kongress zur Ericksonschen Hypnotherapie in München.

Ebell, H. (1995): Hypnosis and cancer pain: Ericksonian approach versus standardized suggestibility testing. In: S. R. Lankton a. J. K. Zeig (eds.): Difficult contexts for therapy. New York (Brunner/Mazel), pp. 1–8.

Ebell, H. (1996): Hypnose und Psychoneuroimmunologie – Magisches Denken im Mantel wissenschaftlicher Erkenntnisse. *Experimentelle und Klinische Hypnose* 12: 91–105.

Ebell, H. (2008a): Selbsthypnose als ergänzendes Therapieangebot für Patienten mit starken Schmerzen auf Grund einer Krebserkrankung. Ausführliche Darstellung der klinischen Forschungsarbeit im Klinikum Großhadern 1988–1991. Abrufbar unter: www.doktorebell.de/index.php?content=Veroeffentlichungendoktorebell.de [Zugriff: 17.01.20]

Ebell, H. (2008b): The therapist as a travelling companion to the chronically ill: Hypnosis and cancer related symptoms. *Contemporary Hypnosis* 25 (1): 46–56. DOI: 10.1002/ch.348.

Ebell, H. (2015): Hypnotherapie in der Psychoonkologie. In: E. Muffler (Hrsg.): Kommunikation in der Psychoonkologie. Der hypnosystemische Ansatz. Heidelberg (Carl-Auer), S. 65–82.

Ebell, H. (2017a): »Störung« = Voraussetzung homöostatischer Regulation. Wie viel Kranksein braucht Gesundheit? Vortrag im Rahmen des Carinthischen Dialogs zum Thema »Chaos – Mutter der Ordnung« 2013. In: J. u. C. Franz (Hrsg.): Carinthische Dialoge 2012–2016 auf Schloss Bach. Eine Nachlese. Wien (Eigenverlag der Carinthischen Dialoge).

Ebell, H. (2017b): Hypno-Therapeutische Kommunikation: Kernelement einer resonanzbasierten Medizin (»Resonance Based Medicine«). *Hypnose – Zeitschrift für Hypnose und Hypnotherapie* 12 (1+2): 195–224.

Ebell, H. (2018a): Onkologie und Psychoonkologie. In: A. Kaiser Rekkas (Hrsg.): Hypnose und Hypnotherapie. Manual für Praxis, Fortbildung und Lehre. Heidelberg (Carl-Auer), Modul 3, S. 205–240.

Ebell, H. (2018b): »Hypnose« und/oder »Hypnotische Kommunikation«. Kommentar des Herausgebers für Fallberichte. *Hypnose – Zeitschrift für Hypnose und Hypnotherapie* 13 (2): 231–236.

Ebell, H. u. W. Häuser (2010): Entspannung und Imagination (Selbsthypnose). *PiD – Psychotherapie im Dialog* 11 (2): 140–144. DOI: 10.1055/s-0030-1248462.
Ebell, H. u. K. Hönig (2015): Krebserkrankungen. In: D. Revenstorf u. B. Peter (Hrsg.): Hypnose in Psychotherapie, Psychosomatik und Medizin. Manual für die Praxis, 3. Aufl. Berlin (Springer), S. 665–686. DOI: 10.1007/978-3-642-54577-1_57.
Eissler, K. R. (1978): Der sterbende Patient. Zur Psychologie des Todes. Stuttgart (frommann-holzboog).
Elkins, G. R., A. F. Barabasz, J. R. Council a. D. Spiegel (2015): Advancing research and practice: The revised APA Division 30 definition of hypnosis. *The International Journal of Clinical and Experimental Hypnosis* 63 (1): 1–9. DOI: 10.1080/00207144.2014.961870.
Emmons, R. A. a. R. Stern (2013): Gratitude as a psychotherapeutic intervention. *Journal of Clinical Psychology* 69 (8): 846–855. DOI: 10.1002/jclp.22020.
Ende, M. (1973): Momo. Stuttgart (Thienemanns).
Endo, H. a. M. Inoue (2019): Dormancy in cancer. *Cancer Science* 110 (2): 474–480. DOI: 10.1111/cas.13917.
Engel, G. L. (1992): How much longer must medicine's science be bound by a seventeenth century world view? *Psychotherapy and Psychosomatics* 57 (1–2): 3–16. DOI: 10.1159/000288568.
Epstein, R. M. a. R. L. Street jr. (2007): Patient-centered communication in cancer care: Promoting healing and reducing suffering. Bethesda (National Cancer Institute).
Erickson, B. A. (2013): Ericksonian hypnosis for changing lives. Vortrag auf der Jahrestagung der Deutschen Gesellschaft für Hypnose und Hypnotherapie in Bad Lippspringe. Pers. Mitschrift von H. Ebell.
Erickson, M. H. (1967): An introduction to the study and application of hypnosis for pain control. In: J. Lassner (ed.): Hypnosis and psychosomatic medicine. Berlin (Springer), pp. 83–90. DOI: 10.1007/978-3-642-87028-6_11.
Everson, T. C. a. W. H. Cole (1966): Spontaneous regression of cancer. Philadelphia (Saunders).
Faller, H., M. Schuler, M. Richard et al. (2013): Effects of psycho-oncologic interventions on emotional distress and quality of life in adult patients with cancer: Systematic review and meta-analysis. *Journal of Clinical Oncology* 31 (6): 782–793. DOI: 10.1200/JCO.2011.40.8922.
Fardell, J. E., B. Thewes, J. Turner et al. (2016): Fear of cancer recurrence: A theoretical review and novel cognitive processing formulation. *Journal of Cancer Survivorship* 10 (4): 663–673. DOI: 10.1007/s11764-015-0512-5.
Feldman, R. (2020): What is resilience: An affiliative neuroscience approach. *World Psychiatry* 19 (2): 132–150. DOI: 10.1002/wps.20729.
Fliedner, M. C., G. Mitchell, D. Bueche et al. (2019): Development and use of the »SENS«-structure to proactively identify care needs in early palliative care – An innovative approach. *Healthcare* 7 (1): 32. DOI: 10.3390/healthcare7010032.
Frank, J. D. (1997): Die Heiler. Wirkungsweisen psychotherapeutischer Beeinflussung. Vom Schamanismus bis zu den modernen Therapien, 2. Aufl. Stuttgart (Klett-Cotta) [orig. (1961): Persuasion and healing. A comparative study of psychotherapy. Baltimore, London (John Hopkins University Press)].

Fredrickson, B. L. (2004): The broaden-and-build theory of positive emotions. *Philosophical Transactions of the Royal Society of London. Series B, Biological Sciences* 359 (1449): 1367–1378. DOI: org/10.1098/rstb.2004.1512.

Frerichs, W., P. Hahlweg, E. Müller et al. (2016): Shared decision-making in oncology – A qualitative analysis of healthcare providers' views on current practice. *PloS one* 11 (3): e0149789. DOI: 10.1371/journal.pone.0149789.

Fürstenau, P. (2002): Neue therapeutische Welt durch beidäugiges diagnostisch-therapeutisches Sehen. Vortrag am 26. April 2002 im Rahmen der 52. Lindauer Psychotherapiewochen. Tonkassette. Müllheim/Baden (Auditorium Netzwerk).

Gardner, G. G. (1976): Childhood, death, and human dignity: Hypnotherapy for David. *The International Journal of Clinical and Experimental Hypnosis* 24 (2): 122–139. DOI: 10.1080/00207147608405603.

Gebhardt, C., C. Gorba, K. Oechsle et al. (2017): Die Kommunikation schlechter Nachrichten bei Krebspatienten: Inhalte, Kommunikationspräferenzen und psychische Belastungen. *Psychotherapie, Psychosomatik, medizinische Psychologie* 67 (7): 312–321. DOI: 10.1055/s-0043-113628.

Geller, S. (2018): Therapeutic presence and polyvagal theory. Principles and practices for cultivating effective therapeutic relationships. In: S. W. Porges a. D. Dana (eds.): Clinical applications of the polyvagal theory. The emergence of polyvagal-informed therapies. New York (Norton), pp. 106–126.

Gerdes, N. (1984): Der Sturz aus der normalen Wirklichkeit und die Suche nach Sinn. Ein wissenssoziologischer Beitrag zu Fragen der Krankheitsverarbeitung bei Krebspatienten. Referat auf der 2. Jahrestagung der Deutschen Arbeitsgemeinschaft für Psychoonkologie e. V. (dapo) in Bad Herrenalb. Verfügbar unter https://engelnkemper.org/wp-content/uploads/2017/05/gerdes_sturz.pdf [Zugriff: 26.02.2021].

Gerl, W. (1984): Persönliche Merkmale effektiver Krebstherapeuten. *Hypnose und Kognition* Einführungsheft: 36–42.

Germer, C. K. (2009): Achtsamkeit: Was ist das? Wozu dient sie? In: C. K. Germer, R. Siegel u. P. Fulton (Hrsg.): Achtsamkeit in der Psychotherapie. Freiamt/Schwarzwald (Arbor), S. 15–49.

Geuenich, K. (2012): Akzeptanz in der Psychoonkologie. Therapeutische Ziele und Strategien. Stuttgart (Schattauer).

Gilbert, P. (2013): Compassion Focused Therapy. Therapeutische Skills kompakt. Paderborn (Junfermann) [orig. (2010): Compassion focused therapy. Distinctive features. London (Routledge)].

Gilbert, P. (2020): Compassion: From its evolution to a psychotherapy. *Frontiers in Psychology* 11: 586161. DOI: 10.3389/fpsyg.2020.586161.

Gilligan, S. G. (1991): Therapeutische Trance. Das Prinzip der Kooperation in der Ericksonschen Hypnotherapie. Heidelberg (Carl-Auer), 6. Aufl. 2016 [orig. (1987): Therapeutic trances. New York (Brunner/Mazel)].

Gilligan, S. G. (2014): Generative Trance. Die Erfahrung kreativen Flows. Paderborn (Junfermann) [orig. (2012): Generative trance. The experience of creative flow. Bethel, CT (Crown House)].

Ginandes, C. (2006): Six players on the inner stage: Using ego state therapy with the medically ill. *The International Journal of Clinical and Experimental Hypnosis* 54 (2): 113–129. DOI: 10.1080/00207140500528125.

Gindl, B. (2002): Resonanz als Grundprinzip in Musik, Improvisation und Therapie. *Rhythmik* 2: 4–15.
Gindl, B. (2003): Anklang. Die Resonanz der Seele. Paderborn (Junfermann).
Glawischnig-Goschnik, M. (2010): »Glaube, Liebe, Hoffnung«. Verbales, Nonverbales und Musikalisches in Grenzbereichen der CL-Versorgung. *Psychiatrie & Psychotherapie* 6 (4): 197–201. DOI: 10.1007/s11326-010-0137-2.
Glawischnig-Goschnik, M. (2019): Resonance Based Medicine (RBM) in der Praxis. Methoden, Interventionen, Fallbeispiele. In: E. Pfeifer (Hrsg.): Natur in Psychotherapie und Künstlerischer Therapie: Theoretische, methodische und praktische Grundlagen, Bd. 2. Gießen (Psychosozial), S. 279–299.
Gößling, H.-W. (2013): Hypnose für Aufgeweckte. Hypnotherapie bei Schlafstörungen. Heidelberg (Carl-Auer), 2. Aufl. 2016.
Gottschlich, M. (2007): Medizin und Mitgefühl. Die heilsame Kraft empathischer Kommunikation, 2. Aufl. Wien (Böhlau).
Grabovac, A. D., M. A. Lau a. B. R. Willett (2011): Mechanisms of mindfulness: A buddhist psychological model. *Mindfulness* 2 (3): 154–166. DOI: 10.1007/s12671–011–0054–5.
Grawe, K. (2004): Neuropsychotherapie. Göttingen (Hogrefe).
Gray, J. A. (1990): Brain systems that mediate both emotion and cognition. *Cognition & Emotion* 4 (3): 269–288. DOI: 10.1080/02699939008410799.
Gray, J. A. a. N. MacNaughton (2003): The neuropsychology of anxiety. An enquiry into the functions of the septo-hippocampal system, 2nd ed. Oxford, New York (Oxford University Press).
Haken, H. u. G. Schiepek (2010): Synergetik in der Psychologie: Selbstorganisation verstehen und gestalten, 2. Aufl. Göttingen (Hogrefe).
Haley, J. (1996): Typisch Erickson. Muster seiner Arbeit. Paderborn (Junfermann).
Handel, D. L. a. S. Néron (2017): Cancer palliation: Layered hypnotic approaches mending symptoms, minding hope, and meaning. *The American Journal of Clinical Hypnosis* 60 (1): 33–49. DOI: 10.1080/00029157.2017.1299678.
Harrer, M. E. (2001): Spiritualität und Gesundheit. Das bio-psycho-sozio-spirituelle Menschenbild. *Psychopraxis* 4 (7): 20–26.
Harrer, M. E. (2017): Was können Achtsamkeit und Akzeptanz zur Entwicklung der Empathiefähigkeit beitragen? *Psychotherapie* 22 (2): 127–158.
Harrer, M. E. (2018): Hypnose und Achtsamkeit. Zwei Schwestern auf dem Tandem. Heidelberg (Carl-Auer).
Harrer, M. (2020): Achtsamkeit und Hypnose. Milton Erickson und Buddha im Dialog. *Suggestionen* 13–14.
Harrer, M. E. u. H. Weiss (2016): Wirkfaktoren der Achtsamkeit. Wie sie die Psychotherapie verändern und bereichern. Stuttgart (Schattauer).
Harrington, S. E. a. T. J. Smith (2008): The role of chemotherapy at the end of life: »When is enough, enough?«. *JAMA* 299 (22): 2667–2678. DOI: 10.1001/jama.299.22.2667.
Hartmann, M. S. (1991): Praktische Psycho-Onkologie. Psychologische Therapiekonzepte und Anleitungen für Patienten zur psycho-sozialen Selbsthilfe bei Krebserkrankungen. München (Pfeiffer).
Hebert, R. S., R. Schulz, V. C. Copeland a. R. M. Arnold (2009): Preparing family caregivers for death and bereavement. Insights from caregivers of termin-

ally ill patients. *Journal of Pain and Symptom Management* 37 (1): 3–12. DOI: 10.1016/j.jpainsymman.2007.12.010.

Hefferon, K., M. Grealy a. N. Mutrie (2009): Post-traumatic growth and life threatening physical illness: A systematic review of the qualitative literature. *British Journal of Health Psychology* 14 (2): 343–378. DOI: 10.1348/135910708X332936.

Herschbach, P. a. A. Dinkel (2014): Fear of progression. In: U. Goerling (ed.): Psycho-Oncology. Berlin (Springer), pp. 11–29.

Hilgard, E. R. (1977): Divided consciousness. Multiple controls in human thought and action. New York (Wiley).

Hill, R. a. E. L. Rossi (2021): Mirroring Hands. Eine klientenresponsive Therapie für Körper und Psyche. Heidelberg (Carl-Auer) [orig. (2018): The practitioner's guide to mirroring hands. A client-responsive therapy that facilitates natural problem-solving and mind-body healing. Bancyfelin (Crown House)].

Hitzer, B. (2020): Krebs fühlen. Eine Emotionsgeschichte des 20. Jahrhunderts, 3. Aufl. Stuttgart (Klett-Cotta).

Holland, J. C. (2002): History of psycho-oncology: Overcoming attitudinal and conceptual barriers. *Psychosomatic Medicine* 64 (2): 206–221. DOI: 10.1097/00006842-200203000-00004.

Howe, L. C., K. A. Leibowitz a. A. J. Crum (2020): When your doctor »gets it« and »gets you«: The critical role of competence and warmth in the patient-provider interaction. *Frontiers in Psychiatry* 11 (art 475): 187–208. DOI: 10.3389/fpsyt.2019.00475.

Imhof, A. E. (1991): Ars moriendi. Die Kunst des Sterbens einst und heute. Wien (Böhlau).

Jaenicke, C. (2010): Veränderung in der Psychoanalyse. Selbstreflexionen des Analytikers in der therapeutischen Beziehung. Stuttgart (Klett-Cotta).

Jensen M. P. (2015): Hypnose bei chronischem Schmerz. Ein Behandlungsmanual, 2. Aufl. Heidelberg (Carl-Auer) [orig. (2011): Hypnosis for chronic pain management. Therapist guide. New York (Oxford University Press)].

Jensen, M. P. (2019): Hypnose zur Verbesserung des Komforts bei Patienten mit chronischen Schmerzen. Handout zu einem Seminar im Rahmen des Jahreskongresses der Deutschen Gesellschaft für Hypnose und Hypnotherapie in Bad Lippspringe am 15.11.19.

Jensen, M. P., D. M. Ehde a. M. A. Day (2016): The behavioral activation and inhibition systems: Implications for understanding and treating chronic pain. *The Journal of Pain* 17 (5): 529.e1-529.e18. DOI: 10.1016/j.jpain.2016.02.001.

Kaiser Rekkas, A. (Hrsg.) (2018): Hypnose und Hypnotherapie. Manual für Praxis, Fortbildung und Lehre. Heidelberg (Carl-Auer).

Kaiser Rekkas, A. (2018a): Besuch im Eispalast. In: dies. (Hrsg.): Hypnose und Hypnotherapie. Manual für Praxis, Fortbildung und Lehre. Heidelberg (Carl-Auer), S. 226 (Modul III, Abschn. 12.7).

Kaiser Rekkas, A. (2018b): »Im Teich der Erholung« – Energie tanken. In: dies. (Hrsg.): Hypnose und Hypnotherapie. Manual für Praxis, Fortbildung und Lehre. Heidelberg (Carl-Auer), S. 234 (Modul III, Abschn. 12.10).

Kappauf, H. (2014): Wunder sind möglich. Spontanheilung bei Krebs, 2. Aufl. Freiburg/B. (Kreuz).

Kappauf, H. (2019): Spontanremissionen bei Krebs. Beobachtungen zu Häufigkeit und Wirkmechanismen. *Schweizer Zeitschrift für Onkologie* 17 (5): 21–26.

Karnieli-Miller, O. a. Z. Eisikovits (2009): Physician as partner or salesman? Shared decision-making in real-time encounters. *Social Science & Medicine* 69 (1): 1–8. DOI: 10.1016/j.socscimed.2009.04.030.

Kaspar, C. (2015): Die Simonton-Methode. Selbstheilungskräfte stärken, den Krebs überwinden. Hamburg (Rowohlt).

Klein, P. (2010): Interview mit Dr. Gunther Schmidt im August 2008 im Rahmen des Zukunftskongresses Metaforum in Abano Terme. In: P. Klein et al. (Hrsg.): Integrale Aufstellungen. Methoden und Modelle der Inneren Form. Wien (arcus-lucis). Verfügbar unter http://www.profikom.de/dokumente/buch.integrale.aufstellungen.pdf [Zugriff: 26.02.2021].

Klopfer, B. (1957): Psychological variables in human cancer. *Journal of Projective Techniques* 21 (4): 331–340. DOI: 10.1080/08853126.1957.10380794.

Kögler, M. u. M. Fegg (2009): Entspannungsverfahren. In: P. Heußner, M. Besseler, H. Dietzfelbinger et al. (Hrsg.): Manual Psychoonkologie. Empfehlungen zur Diagnostik, Therapie und Nachsorge, 3. Aufl. München (Zuckschwerdt), S. 206–210.

Koocher, G. P. (1981): The damocles syndrome. Psychosocial consequences of surviving childhood cancer. New York (McGraw-Hill).

Koole, S. L. a. W. Tschacher (2016): Synchrony in psychotherapy: A review and an integrative framework for the therapeutic alliance. *Frontiers in Psychology* 7 (862). DOI: 10.3389/fpsyg.2016.00862.

Krahé, C. A. Springer, J. A. Weinman a. A. Fotopoulou (2013): The social modulation of pain: Others as predictive signals of salience – A systematic review. *Frontiers in Human Neuroscience* 7: 386. DOI: 10.3389/fnhum.2013.00386.

Kübler-Ross, E. (1984): Über den Tod und das Leben danach. Güllesheim (Silberschnur), 40. Aufl. 2012.

Küchler, T., B. Bestmann, S. Rappat et al. (2007): Impact of psychotherapeutic support for patients with gastrointestinal cancer undergoing surgery: 10-year survival results of a randomized trial. *Journal of Clinical Oncology* 25 (19): 2702–2708. DOI: 10.1200/JCO.2006.08.2883.

Kumbier, D. (2019): Arbeit mit dem Inneren Team bei Krebs und anderen Erkrankungen. Methoden- und Praxisbuch. Stuttgart (Klett-Cotta).

Langewitz, W. (2011): Patientenzentrierte Kommunikation. In: R. H. Adler, W. Herzog, P. Joraschky et al. (Hrsg.): Uexküll Psychosomatische Medizin: Theoretische Modelle und klinische Praxis, 7. Aufl. München (Elsevier), S. 338–347.

Lankton, R. S. (ed.) (1982): Hypnosis and cancer. *American Journal of Clinical Hypnosis* 25: 2–3.

Lauterbach, K. (2015): Die Krebs-Industrie. Wie eine Krankheit Deutschland erobert. Berlin (Rowohlt).

Lee, V., S. R. Cohen, L. Edgar et al. (2006): Meaning-making intervention during breast or colorectal cancer treatment improves self-esteem, optimism, and self-efficacy. *Social Science & Medicine* 62 (12): 3133–3145. DOI: 10.1016/j.socscimed.2005.11.041.

Lemus-Riscanevo, P., S. Carreño-Moreno a. M. Arias-Rojas (2019): Conspiracy of silence in palliative care: A concept analysis. *Indian Journal of Palliative Care* 25 (1): 24–29. DOI: 10.4103/IJPC.IJPC_183_18.

Lenk, W. (1985): Vorschläge zur Veränderung des Simonton-Programms. In: B. Peter (Hrsg.): Hypnose und Hypnotherapie nach Milton H. Erickson. München (Pfeiffer), S. 214–223.

LeShan, L. L. (1999): Psychotherapie gegen den Krebs. Über die Bedeutung emotionaler Faktoren bei der Entstehung und Heilung von Krebs, 8. Aufl. Stuttgart (Klett-Cotta) [orig. (1980): You can fight for your life. Emotional factors in the treatment of cancer. New York (Evans)].

LeShan, L. L. (2013): Diagnose Krebs: Wendepunkt und Neubeginn. Ein Handbuch für Menschen, die an Krebs leiden, für ihre Familien und für ihre Ärzte und Therapeuten, 10. Aufl. Stuttgart (Klett-Cotta) [orig. (1989): Cancer as a turning point. New York (Dutton)].

Leuner, H. (1994): Beitrag der katathym-imaginative Psychotherapie zu einer progressionsorientierten, psychoanalytisch-systemischen Psychotherapie. *Imagination* 16 (2): 5–14.

Leventhal, H., L. A. Phillips a. E. Burns (2016): The common-sense model of self-regulation (CSM): A dynamic framework for understanding illness self-management. *Journal of Behavioral Medicine* 39 (6): 935–946. DOI: 10.1007/s10865-016-9782-2.

Lichtenstein, A. V. (2017): Cancer: Bad luck or punishment? *Biochemistry* 82 (1): 75–80. DOI: 10.1134/S0006297917010084.

Loeffler, S., K. Poehlmann a. B. Hornemann (2018): Finding meaning in suffering? Meaning making and psychological adjustment over the course of a breast cancer disease. *European Journal of Cancer Care* 27 (3), e12841. DOI: 10.1111/ecc.12841.

Loetz, C., J. Müller, E. Frick et al. (2013): Attachment theory and spirituality: Two threads converging in palliative care? *Evidence-based Complementary and Alternative Medicine:* eCAM 2013: 740291. DOI: 10.1155/2013/740291.

Maio, G. (2017): Den kranken Menschen verstehen. Für eine Medizin der Zuwendung, 2. Aufl. Freiburg (Herder).

Maio, G. (2020): Über die heilende Kraft des echten Gesprächs. *Deutsche Zeitschrift für Onkologie* 52 (1): 30–34. DOI: 10.1055/a-1101-3265.

Marchioro, G., G. Azzarello, F. Viviani et al. (2000): Hypnosis in the treatment of anticipatory nausea and vomiting in patients receiving cancer chemotherapy. *Oncology* 59 (2): 100–104. DOI: 10.1159/000012144.

Meares, A. (1984): Eine Form intensiver, mit dem Rückgang von Krebs verbundener Meditation. *Hypnose und Kognition* (Einführungsheft): 27–35.

Meerwein, F. (1968): Das ärztliche Gespräch. Grundlagen und Anwendungen, 4. Aufl. Bern (Huber) 1998.

Meerwein, F. (Hrsg.) (1981): Einführung in die Psycho-Onkologie. Bern (Huber).

Mehnert, A., T. J. Hartung, M. Friedrich et al. (2017): One in two cancer patients is significantly distressed: Prevalence and indicators of distress. *Psycho-Oncology* 27 (1): 75–82. DOI: 10.1002/pon.4464.

Mende, M. (2010): Basic emotional needs: A key concept in the assessment and treatment of trauma. *Contemporary Hypnosis* 27 (2): 95–102.

Moerman, D. E. a. W. B. Jonas (2002): Deconstructing the placebo effect and finding the meaning response. *Annals of Internal Medicine* 136 (6): 471–476. DOI: 10.7326/0003-4819-136-6-200203190-00011.

Muffler, E. (Hrsg.): Kommunikation in der Psychoonkologie. Der hypnosystemische Ansatz. Heidelberg (Carl-Auer).

Mukherjee, S. (2012): Der König aller Krankheiten. Krebs – eine Biografie. Köln (DuMont).

Neff, K. D. (2012): Selbstmitgefühl. Wie wir uns mit unseren Schwächen versöhnen und uns selbst der beste Freund werden. München (Kailash).

Neff, K. u. C. K. Germer (2019): Selbstmitgefühl – Das Übungsbuch. Ein bewährter Weg zu Selbstakzeptanz, innerer Stärke und Freundschaft mit sich selbst. Freiburg/Brsg. (Arbor).

Newton, B. W. (1984): Hypnose in der Behandlung von Krebspatienten. *Hypnose und Kognition* (Einführungsheft): 5–16.

Nierop-van Baalen, C., M. Grypdonck, A. van Hecke a. S. Verhaeghe (2019): Health professionals' dealing with hope in palliative patients with cancer, an explorative qualitative research. *European Journal of Cancer Care* 28 (1): e12889. DOI: 10.1111/ecc.12889.

Nietzsche, F. (1888): Götzen-Dämmerung: Sprüche und Pfeile. Leipzig (Verlag von C. G. Neumann). Verfügbar unter http://www.nietzschesource.org/#eKGWB/GD [Zugriff: 22.05.2021].

Nowak, H., N. Zech, S. Asmussen et al. (2020): Effect of therapeutic suggestions during general anaesthesia on postoperative pain and opioid use: Multicentre randomised controlled trial. *British Medical Journal* 371, m4284. DOI: 10.1136/bmj.m4284.

Ogden, P., K. Minton u. C. Pain (2010): Trauma und Körper. Ein sensumotorisch orientierter psychotherapeutischer Ansatz. Paderborn (Junfermann).

Ong, J. C. (2016): Mindfulness-based therapy for insomnia. Washington (American Psychological Association).

Orange, D. M., G. E. Atwood u. R. D. Stolorow (2001): Intersubjektivität in der Psychoanalyse. Kontextualismus in der psychoanalytischen Praxis. Frankfurt/M. (Brandes & Apsel).

Ott, M., M. Singer, J. Hannemann et al. (2017): Wird mit onkologischen Erkrankungen vor dem Hintergrund psychoneuroimmunologischer Erkenntnisse aktuell angemessen umgegangen? *Deutsche Zeitschrift für Onkologie* 48 (4): 144–151. DOI: 10.1055/s-0036-1597177.

Otto, A. K., E. C. Szczesny, E. C. Soriano et al. (2016): Effects of a randomized gratitude intervention on death-related fear of recurrence in breast cancer survivors. *Health Psychology* 35 (12): 1320–1328. DOI: 10.1037/hea0000400.

Parsa-Parsi, R. u. U. Wiesing (2017): Weltärztebund: Revision des ärztlichen Gelöbnisses. *Deutsches Ärzteblatt* 114 (44): A-2023-2024.

Peter, B. (1987): Milton H. Ericksons Weg der Hypnose. *Experimentelle und Klinische Hypnose* 3: 129–142.

Peter, B. (2015): Chronische Schmerzen. In: D. Revenstorf u. B. Peter (Hrsg.): Hypnose in Psychotherapie, Psychosomatik und Medizin, 3. Aufl. Berlin (Springer), S. 593–605. DOI: 10.1007/978–3-642_54577–1_50.

Petersen, Y. u. L. Köhler (2005): Die Bindungstheorie als Basis psychotherapeutischer Interventionen in der Terminalphase. *Forum der Psychoanalyse* 21 (3): 277–292. DOI: 10.1007/s00451-005-0241-x.

Petzold, T. D. (2021): Drei entscheidende Fragen. Salutogene Kommunikation zur gesunden Entwicklung. Bad Gandersheim (Verlag Gesunde Entwicklung).

Porges, S. W. (2019): Die Polyvagal-Theorie und die Suche nach Sicherheit. Gespräche und Reflexionen; Traumabehandlung, soziales Engagement und Bindung, 3. Aufl. Lichtenau/Westfalen (Probst) [orig. (2011): The polyvagal theory. Neurophysiological foundations of emotions, attachment, communication, and self-regulation. New York (Norton)].

Potié, A., F. Roelants, A. Pospiech et al. (2016): Hypnosis in the perioperative management of breast cancer surgery: Clinical benefits and potential implications. *Anesthesiology Research and Practice* Article ID 2942416. DOI: 10.1155/2016/2942416.

Renz, M., M. Schuett Mao, D. Bueche et al. (2012): Dying is a transition. *The American Journal of Hospice & Palliative Care* 30 (3): 283–290. DOI: 10.1177/1049909112451868.

Reuter, K. u. D. Spiegel (2016): Psychische Belastungen bei Krebserkrankungen. Gruppentherapie nach dem supportiv-expressiven Ansatz. Göttingen (Hogrefe).

Richter-Kuhlmann, E. (2015): Choosing wisely. Mut haben, etwas nicht zu tun. *Deutsches Ärzteblatt* 112 (44): A1810–1811.

Rodin, G., C. Lo, A. Rydall et al. (2018): Managing cancer and living meaningfully (CALM): A randomized controlled trial of a psychological intervention for patients with advanced cancer. *Journal of Clinical Oncology* 36 (23): 2422–2432. DOI: 10.1200/JCO.2017.77.1097.

Rosa, H. (2016): Resonanz. Eine Soziologie der Weltbeziehung. Berlin (Suhrkamp).

Rosa, H. u. W. Endres (2016): Resonanzpädagogik. Wenn es im Klassenzimmer knistert. Weinheim (Beltz).

Rosenberg, M. B. (2016): Gewaltfreie Kommunikation. Eine Sprache des Lebens, 12. Aufl. Paderborn (Junfermann).

Rossi, E. L. u. M. H. Erickson (Hrsg.) (2015): Gesammelte Schriften von Milton H. Erickson. Studienausgabe (6 Bände). Heidelberg (Carl-Auer). 2. Aufl. 2018 [orig.: Erickson, M. H. (1980): The collected papers of Milton H. Erickson on hypnosis. 6 vol. Edited by E. L. Rossi. New York (Irvington)].

Rousseau, P. (2010): Presence. *Journal of Clinical Oncology* 28 (22): 3668–3669. DOI: 10.1200/JCO.2010.29.2979.

Sackett, D. L., W. M. C. Rosenberg, J. A. M. Gray et al. (1996): Evidence based medicine: What it is and what it isn't. *British Medical Journal* 312: 71–72. DOI: 10.1136/bmj.312.7023.71.

Saligan, L. N. a. H. S. Kim (2012): A systematic review of the association between immunogenomic markers and cancer-related fatigue. *Brain, Behavior, and Immunity* 26 (6): 830–848. DOI: 10.1016/j.bbi.2012.05.004.

Samuels, M. a. H. Z. Bennett (1975): Be well, 2nd ed. New York (Random House).

Saunders, C. (2001): The evolution of palliative care. *Journal of the Royal Society of Medicine* 94 (9): 430–432. DOI: 10.1177/014107680109400904.

Schellong, J., F. Hanschmidt, T. Ehring et al. (2019): Diagnostik der PTBS im Spannungsfeld von DSM-5 und ICD-11. *Nervenarzt* 90 (7): 733–739. DOI: 10.1007/s00115-018-0668-0.

Schiepek, G., W. Aichhorn, H. Schöller u. H. Kronberger (2018): Prozessfeedback in der Psychotherapie. *Psychotherapeut* 63 (4): 306–314. DOI: 10.1007/s00278-018-0272-6.

Schiepek, G. u. B. Matschi (2013): Ressourcenerfassung im therapeutischen Prozess. *PiD – Psychotherapie im Dialog* 14 (1): 56–61. DOI: 10.1055/s-0033-1337098.

Schiepek, G., A. Zellweger, H. Kronberger et al. (2010): Psychotherapie. In: G. Schiepek (Hrsg.): Neurobiologie der Psychotherapie, 2. Aufl. Stuttgart (Schattauer), S. 567–593.

Schmid, G. B. (2019): Selbstheilung stärken. Wie Sie durch Vorstellungskraft Ihre Gesundheit optimieren. Berlin (Springer).

Schmidt, S. (2012): Achtsamkeit bei Schmerzen. In: M. Zimmermann, C. Spitz u. S. Schmidt (Hrsg.): Achtsamkeit. Ein buddhistisches Konzept erobert die Wissenschaft. Bern (Huber), S. 115–134.

Schmitten, J. in der, F. Nauck u. G. Marckmann (2016): Behandlung im Voraus planen (Advance Care Planning): Ein neues Konzept zur Realisierung wirksamer Patientenverfügungen. *Palliativmedizin* 17 (4): 177–195. DOI: 10.1055/s-0042-110711.

Schnell, T. (2016): Psychologie des Lebenssinns. Berlin (Springer).

Schnur, J. B., D. H. Bovbjerg, D. David et al. (2008): Hypnosis decreases presurgical distress in excisional breast biopsy patients. *Anesthesia and Analgesia* 106 (2): 440–444. DOI: 10.1213/ane.0b013e31815edb13.

Schön, D. A. (1983): The reflective practitioner. How professionals think in action. New York (Perseus Books).

Schulze, W. (2013): Hypnose und Hypnotherapie in der Palliativmedizin – Symptombehandlung und spirituelle Begleitung. *Palliativmedizin* 14 (02): 59–72. DOI: 10.1055/s-0032-1327427.

Schwartz, R. C. (2002): Systemische Therapie mit der Inneren Familie. Stuttgart (Klett-Cotta), 3. Aufl. [orig. (1995): Internal family systems therapy. New York (Guilford)].

Schwartz, R. C. (2008): IFS. Das System der Inneren Familie. Ein Weg zu mehr Selbstführung. Norderstedt (Books on Demand).

Schwarz, R. (1994): Die Krebspersönlichkeit. Mythos und klinische Realität. Stuttgart (Schattauer).

Shazer, S. de (1988): Clues. Investigating solutions in brief therapy. New York (Norton). [dt. (1989): Der Dreh. Überraschende Wendungen und Lösungen in der Kurzzeittherapie. Heidelberg (Carl-Auer), 14. Aufl. 2019].

Shor, R. E. (1959): Hypnosis and the concept of the generalized reality-orientation. *American Journal of Psychotherapy 13 (3):* 582–602. DOI: 10.1176/appi.psychotherapy.1959.13.3.582.

Siegel, D. J. (2012): Der achtsame Therapeut. München (Kösel).

Siegel, D. J. (2017): Das achtsame Gehirn, 5. Aufl. Freiburg/Brsg. (Arbor).

Sifton, E. (2003): The serenity prayer. Faith and politics in times of peace and war. New York (Norton).

Simonton, C. O. (1989): Prinzip Mut. München (Heyne).

Simonton, O. C., R. M. Henson u. B. Hampton (2011): Auf dem Wege der Besserung. Schritte zur körperlichen und spirituellen Heilung. Reinbek bei Hamburg (Rowohlt), 8. Aufl. [orig.: (1992): The healing journey. New York (Bantam Books)].

Simonton, O. C., S. Matthews-Simonton u. J. Creighton (1982): Wieder gesund werden: Eine Anleitung zur Aktivierung der Selbstheilungskräfte für Krebspatienten und ihre Angehörigen. Reinbek (Rowohlt), 10. Aufl. 2011 [orig. (1978): Getting well again. A step-by-step, self-help guide to overcoming cancer for patients and their families. Los Angeles (Tarcher)].

Söllner, W. (2010): Psyche und Krebs. *PiD – Psychotherapie im Dialog* 11 (2): 145–150. DOI: 10.1055/s-0030-1248464.

Spiegel, D. (1985): The use of hypnosis in controlling cancer pain. *CA: A Cancer Journal for Clinicians* 35 (4): 221–231. DOI: 10.3322/canjclin.35.4.221.

Spiegel, D. (2014): Minding the body: Psychotherapy and cancer survival. *British Journal of Health Psychology* 19 (3): 465–485. DOI: 10.1111/bjhp.12061.

Spiegel, D. a. C. Classen (2000): Group therapy for cancer patients. A research-based handbook of psychosocial care. New York (Basic Books).

Spiegel, D., L. D. Butler, J. Giese-Davis et al. (2007): Effects of supportive-expressive group therapy on survival of patients with metastatic breast cancer: A randomized prospective trial. *Cancer* 110 (5): 1130–1138. DOI: 10.1002/cncr.22890.

Spiegel, D., H. C. Kraemer, J. R. Bloom a. E. Gottheil (1989): Effect of psychosocial treatment on survival of patients with metastatic breast cancer. *Lancet* 334 (8668): 888–891. DOI: 10.1016/S0140-6736(89)91551-1.

Stamm, B. H. (2010): The Concise ProQOL Manual. Pocatello, 2nd ed. Verfügbar unter https://proqol.org/uploads/ProQOLManual.pdf [Zugriff: 26.02.2021].

Steinhauser, K. E., C. I. Voils, E. C. Clipp et al. (2006): »Are you at peace?«: One item to probe spiritual concerns at the end of life. *Archives of Internal Medicine* 166 (1): 101–105. DOI: 10.1001/archinte.166.1.101.

Steinhauser, K. E., S. C. Alexander, I. R. Byock et al. (2009): Seriously ill patients' discussions of preparation and life completion: An intervention to assist with transition at the end of life. *Palliative & Supportive Care* 7 (4): 393–404. DOI: 10.1017/S147895150999040X.

Stern, D. N. (2012): Veränderungsprozesse. Ein integratives Paradigma. Frankfurt/M. (Brandes & Apsel).

Stocker, C., J. Willms, F. Koster u. E. van den Brink (2020): Mitgefühl üben. Das große Praxisbuch »Mindfulness-Based Compassionate Living« (MBCL). Wiesbaden (Springer).

Stroebe, M. a. H. Schut (2010): The dual process model of coping with bereavement: A decade on. *Omega* 61 (4): 273–289. DOI: 10.2190/OM.61.4.b.

Sudore, R., H. D. Lum, J. J. You et al. (2017): Defining advance care planning for adults: A consensus definition from a multidisciplinary Delphi panel. *Journal of Pain and Symptom Management* 53 (5): 821–832.e1. DOI: 10.1016/j.jpainsymman.2016.12.331.

Sulmasy, D. P. (2002): A biopsychosocial-spiritual model for the care of patients at the end of life. *The Gerontologist* 42 (Spec No 3): 24–33. DOI: 10.1093/geront/42.suppl_3.24.

Sztachańska, J., I. Krejtz a. J. B. Nezlek (2019): Using a gratitude intervention to improve the lives of women with breast cancer: A daily diary study. *Frontiers in Psychology* 10: 1365. DOI: 10.3389/fpsyg.2019.01365.

Tate, A. (2020): Invoking death: How oncologists discuss a deadly outcome. *Social Science & Medicine* 246: 112672. DOI: 10.1016/j.socscimed.2019.112672.

Tedeschi, R. G., J. Shakespeare-Finch, K. Taku a. L. G. Calhoun (2018): Posttraumatic growth. Theory, research and applications. New York, London (Routledge).

The, A. M., T. Hak, G. Koëter a. G. van der Wal (2001): Collusion in doctor-patient communication about imminent death: An ethnographic study. *The Western Journal of Medicine* 174 (4): 247–253. DOI: 10.1136/ewjm.174.4.247.

Thompson, J. J., C. Ritenbaugh a. M. Nichter (2009): Reconsidering the placebo response from a broad anthropological perspective. *Culture, Medicine and Psychiatry* 33 (1): 112–152. DOI: 10.1007/s11013-008-9122-2.

Toivonen, K. I., K. Zernicke a. L. Carlson (2017): Web-based mindfulness interventions for people with physical health conditions: Systematic review. *Journal of Medical Internet Research* 19 (8): e303. DOI: 10.2196/jmir.7487.

Tomasetti, C. a. B. Vogelstein (2015): Cancer etiology. Variation in cancer risk among tissues can be explained by the number of stem cell divisions. *Science* 347 (6217): 78–81. DOI: 10.1126/science.1260825.

Trenkle, B. (2017): Dazu fällt mir eine Geschichte ein. Direkt-indirekte Botschaften für Therapie, Beratung und über den Gartenzaun, 3. Aufl. Heidelberg (Carl-Auer).

Trindade, I. A., C. Ferreira, M. Borrego et al. (2018a): Going beyond social support: Fear of receiving compassion from others predicts depression symptoms in breast cancer patients. *Journal of Psychosocial Oncology 36* (4): 520–528. DOI: 10.1080/07347332.2018.1440275.

Trindade, I. A., C. Ferreira a. J. Pinto-Gouveia (2020): Acceptability and preliminary test of efficacy of the Mind programme in women with breast cancer: An acceptance, mindfulness, and compassion-based intervention. *Journal of Contextual Behavioral Science* 15: 162–171. DOI: 10.1016/j.jcbs.2019.12.005.

Trindade, I. A., J. Marta-Simões, C. Ferreira a. J. Pinto-Gouveia (2018b): Chronic illness-related cognitive fusion explains the impact of body dissatisfaction and shame on depression symptoms in breast cancer patients. *Clinical Psychology & Psychotherapy* 25 (6): 886–893. DOI: 10.1002/cpp.2323.

Tronick, E. (1998): Dyadically expanded states of consciousness and the process of therapeutic change. *Infant Mental Health Journal* 19 (3): 290–299. DOI: 10.1002/(SICI)1097-0355(199823)19:3<290::AID-IMHJ4>3.0.CO;2-Q.

Tschuschke, V. (2020): Psychoonkologie praktizieren. Welche Hilfe wann und bei wem? Stuttgart (Schattauer).

Uexküll, T. von u. W. Wesiack (1991): Theorie der Humanmedizin. Grundlagen ärztlichen Denkens und Handelns, 2. Aufl. München (Urban & Schwarzenberg).

Varga, K. u. Z. Kekecs (2015): Oxytocin und Cortisol in der hypnotischen Interaktion. *Hypnose – Zeitschrift für Hypnose und Hypnotherapie* 10 (1+2): 95–112.

Vehling, S., D. Gerstorf, F. Schulz-Kindermann et al. (2018): The daily dynamics of loss orientation and life engagement in advanced cancer: A pilot study to characterise patterns of adaptation at the end of life. *European Journal of Cancer Care* 27 (4): e12842. DOI: 10.1111/ecc.12842.

Vehling, S. a. D. W. Kissane (2018): Existential distress in cancer: Alleviating suffering from fundamental loss and change. *Psycho-Oncology* 27 (11): 2525–2530. DOI: 10.1002/pon.4872.

Walach, H. (2001): Das Wirksamkeitsparadox in der Komplementärmedizin. *Forschende Komplementärmedizin und klassische Naturheilkunde* 8 (4): 193–195. DOI: 10.1159/000057221.

Walach, H. u. C. Sadaghiani (2002): Plazebo und Plazeboeffekte – Eine Bestandsaufnahme. *Psychotherapie, Psychosomatik, medizinische Psychologie* 52 (8): 332–342. DOI: 10.1055/s-2002-33077.

Wampold, B. E., T. E. Imel u. C. Flückiger (2018): Die Psychotherapie-Debatte. Was Psychotherapie wirksam macht. Bern (Hogrefe).

Wander, M. (2009): Leben wär' eine prima Alternative. Frankfurt/M. (Suhrkamp).

Watkins, J. G. (1978): The therapeutic self: Developing resonance — Key to effective relationships. New York (Human Sciences).

Watkins, J. G. u. H. H. Watkins (2019): Ego-States – Theorie und Therapie. Ein Handbuch, 4. Aufl. Heidelberg (Carl-Auer) [orig. (1997): Ego states. Theory and therapy. New York (Norton)].

Watzlawick, P., Beavin, J. B., Jackson, D. D. (2017): Menschliche Kommunikation. Formen, Störungen, Paradoxien, 13. Aufl. Bern (Hogrefe) [orig. (1967): Pragmatics of human communication. A study of interactional patterns, pathologies, and paradoxes. New York (Norton.)].

Weerth, R. (2005): Rapport und Beziehung in der Neuro-Linguistischen Psychotherapie. In: B. Bader, M. Haberzettl, R. Weerth et al. (Hrsg.): Emotion und Beziehung – Diskussion und Praxis des NLP, Bd. 1. Hamburg (Psymed), S. 137–157. Verfügbar unter https://www.institut-muenster.de/wp-content/uploads/2013/12/rapport-und-beziehung.pdf [Zugriff: 26.02.2021].

Weis, J., U. Heckl, D. Brocai u. S. Seuthe-Witz (2006): Psychoedukation mit Krebspatienten. Stuttgart (Schattauer).

Weis, N. (2018): Nebenwirkungen naturheilkundlich behandeln. *momentum* 3: 19–23.

Weiss, H., M. E. Harrer u. T. Dietz (2019a): Das Achtsamkeits-Übungsbuch. Für Beruf und Alltag. Mehr Lebensqualität durch Entschleunigung; mit zwei CDs, 7. Aufl. Stuttgart (Klett-Cotta).

Weiss, H., M. E. Harrer u. T. Dietz (2019b): Das Achtsamkeitsbuch. Stuttgart (Klett-Cotta).

Weiss, H., G. Johanson u. L. Monda (Hrsg.) (2019): Hakomi – achtsamkeitszentrierte Körperpsychotherapie. Theorie und Praxis. Stuttgart (Klett-Cotta) [orig. (2015): Hakomi mindfulness-centered somatic psychotherapy. A comprehensive guide to theory and practice. New York, London (Norton)].

Welter-Enderlin, R. u. B. Hildenbrand (Hrsg.) (2016): Resilienz – Gedeihen trotz widriger Umstände, 5. Aufl. Heidelberg (Carl-Auer).

Wilber, K. (1996): Mut und Gnade: In einer Krankheit zum Tode bewährt sich eine große Liebe. München (Goldmann).

Willke, H. (2005): Systemtheorie II: Interventionstheorie. Grundzüge der Intervention in komplexen Systemen, 4. Aufl. Stuttgart (Lucius & Lucius).

Willutzki, U. u. T. Teismann (2013): Ressourcenaktivierung in der Psychotherapie. Göttingen (Hogrefe).

Yalom, I. D. (2003): Theorie und Praxis der Gruppenpsychotherapie, 7. Aufl. Stuttgart (Pfeiffer bei Klett-Cotta).

Yalom, I. D. a. C. Greaves (1977): Group therapy with the terminally ill. *The American Journal of Psychiatry* 134 (4): 396–400. DOI: 10.1176/ajp.134.4.396.
Young, S. (2004): Break through pain. A step-by-step mindfulness meditation program for transforming chronic and acute pain. Boulder (Sounds True).
Young, S. (2014): Fünf Wege, sich selbst besser kennenzulernen. Eine Einführung in Basic Mindfulness. Verfügbar unter https://www.shinzen.org/wp-content/uploads/2016/12/art_5Wege_G.pdf [Zugriff: 26.02.2021].
Zeig, J. K. (Hrsg.) (2006): Meine Stimme begleitet Sie überall hin. Ein Lehrseminar mit Milton H. Erickson, 9. Aufl. Stuttgart (Klett-Cotta).
Zeig, J. K. (2020): Einzelunterricht bei Erickson. Hypnotherapeutische Lektionen bei Milton H. Erickson, 6. Aufl. Heidelberg (Carl-Auer) [orig. (1985): Experiencing Erickson. An introduction to the man and his work. New York (Brunner/Mazel)].
Zeig, J. K. a. B. Geary (eds.) (2000): The letters of Milton H. Erickson. Phoenix (Zeig, Tucker & Co).
Zelinka, V., Y. Cojan a. M. Desseilles (2014): Hypnosis, attachment, and oxytocin: An integrative perspective. *The International Journal of Clinical and Experimental Hypnosis* 62 (1): 29–49. DOI: 10.1080/00207144.2013.841473.
Zindel, J. P. (2009): Hypnose – eine ganz besondere therapeutische Beziehung. *Hypnose – Zeitschrift für Hypnose und Hypnotherapie* 4 (1+2): 107–125.
Zindel, J. P. (2019): Explorieren als Haltung und Methode in der Hypnosetherapie. Vortrag auf der Jahrestagung der Milton Erickson Gesellschaft für klinische Hypnose in Bad Kissingen, 24.03.19. Verfügbar unter https://www.zindel-hypnose-texte.ch/de/explorer [Zugriff: 26.01.2021].

Über die Autoren

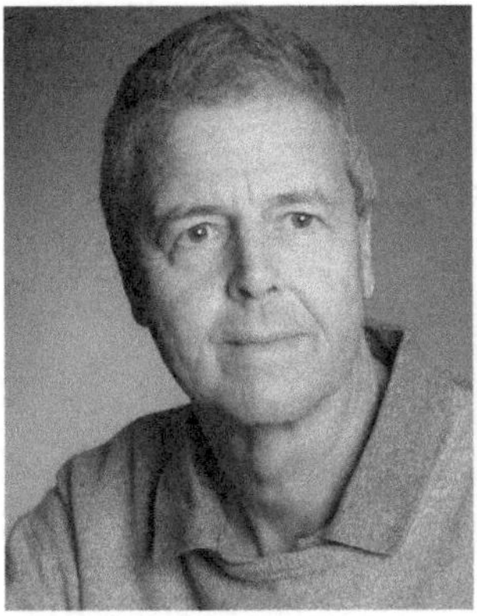

Michael E. Harrer, Dr. med.; Facharzt für Psychiatrie und Psychotherapeutische Medizin; Psychotherapeut (Ausbildungen in Hypnosepsychotherapie, Katathym imaginativer Psychotherapie und Hakomi) und Supervisor (ÖVS); Lehrtherapeut für Hypnosepsychotherapie (ÖGATAP); seit 1992 in freier Praxis in Innsbruck, jetzt in Salzburg tätig; Mitaufbau und langjähriger Obmann einer Anlaufstelle für Krebskranke und ihre Angehörigen in Innsbruck, »netzwerk krebs_vorsorge_nachsorge«; Veröffentlichung u. a.: *Hypnose und Achtsamkeit. Zwei Schwestern auf dem Tandem* (2018).

Kontakt: *www.achtsamkeitinderpsychotherapie.at*

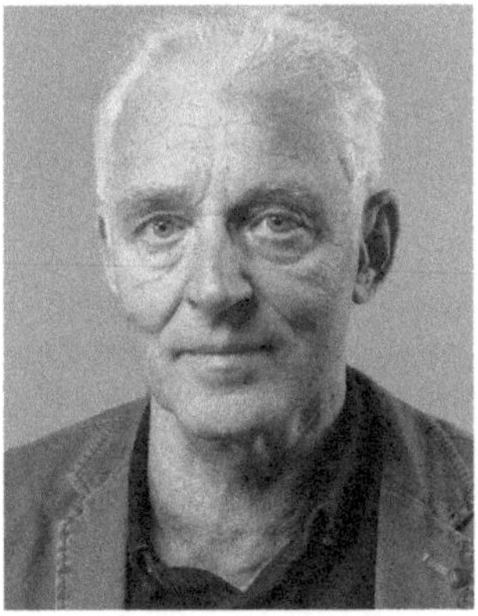

Hansjörg Ebell, Dr. med.; Facharzt für Psychotherapeutische Medizin, Facharzt für Anästhesie; bis 2014 Psychotherapiepraxis (tiefenpsychologisch, verhaltenstherapeutisch, hypnotherapeutisch) in München mit Schwerpunkt auf der Begleitung von Menschen mit chronischen Erkrankungen; Lehrtätigkeit (Hypnose, Schmerztherapie und Psychoonkologie) für psychotherapeutische und medizinische Fachgesellschaften sowie in der ärztlichen und psychologischen Weiterbildung; Supervisor für Schmerztherapie, Psychoonkologie und Palliativmedizin. Publikationen zum klinischen Stellenwert von Hypnose in Psychoonkologie und Schmerztherapie.

Kontakt: *www.doktorebell.de*